쉽게 배우는

보건의사소통

쉽게 배우는

보건의사소통

초판 인쇄: 2023년 8월 25일
초판 발행: 2023년 8월 30일

저　자: 최 선 혜
발행인: 문 정 구
발행처: (주)바이오사이언스출판
본　사: 10860 경기도 파주시 탄현면 국화향길 10-56, 1동
서울 사무소: 06569 서울특별시 서초구 도구로 115, 3층(방배동)
전　화: (02)581-4057~8
팩　스: (02)581-4059
이메일: inquiry@bioscience pub.com
홈페이지: http://www.biobooks.co.kr
ISBN: 978-89-6824-151-2 (93510)

등록번호: 제22-3079호
값 27,000원

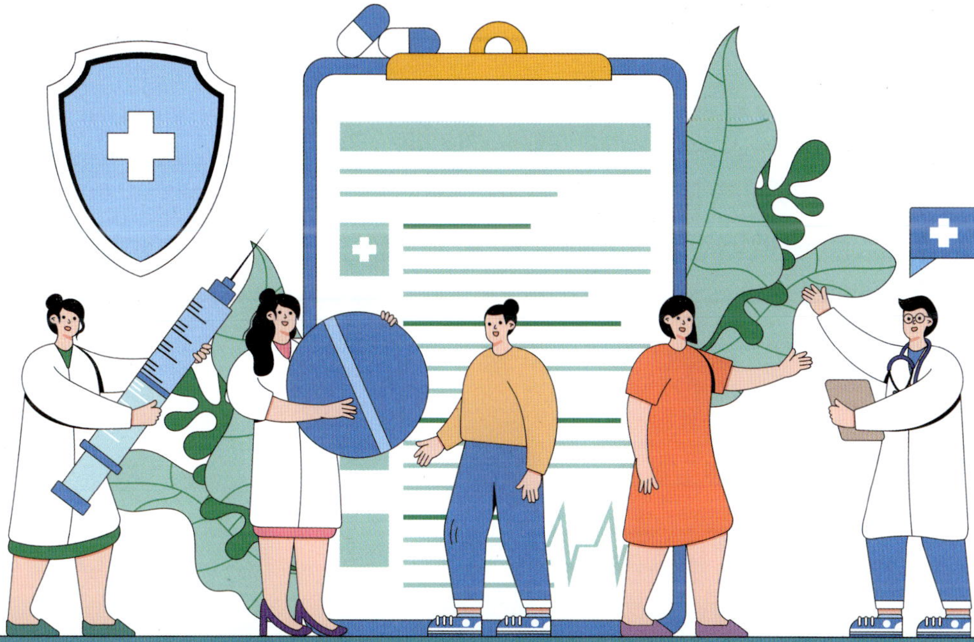

쉽게 배우는 HEALTH COMMUNICATION

보건의사소통

최선혜 지음

(주)바이오사이언스출판

BIOSCIENCE

저자 소개

최선혜

고려대 간호학 학사, 고려대 의학과 이학박사(기초의학–신경약리 전공)

현재 고려사이버대학 보건의료학부 외래교수, 고려대 강사

최근에는 보건의료환경에서 의사소통과 생명윤리에 관심을 두고 강의와 집필을 하고 있다.

머리말

안녕하십니까,

저자로서 보건의료환경에서 전문가로 활동하고 계시거나 앞으로 전문가가 되기 원하시는 분들을 만나게 된 것을 매우 기쁘게 생각합니다. 여러분도 알고 계시듯이, 보건의료환경은 다양한 사람들과 다양한 상황에서 소통해야 하는 복잡한 분야입니다. 특히, 환자들의 건강과 안녕을 다루기 때문에 정확하고 효과적인 의사소통이 필수적입니다. 또한 의사소통의 기술은 보건의료전문가, 개인의 역량뿐 아니라, 조직 내 협력과 효율성을 향상시키는 점에서 매우 중요한 영향을 미칩니다.

이 책은 보건의료분야에서 근무하는 전문가들을 위해 의사소통의 중요성과 이해를 돕고자 의사소통의 이론과 현장에서 활용할 수 있는 의사소통의 기술들을 소개하고 있습니다. 기본적인 내용에서부터 전문적인 의사소통 전략까지 다양한 측면을 다루어, 전문가들이 스스로 발전할 수 있도록 지원합니다.

또한 이 책은 다양한 보건의료 전문분야를 고려하여 의사소통의 특수성과 다양성을 다루고 있습니다. 대상자(환자)와 그 가족(보호자), 동료 전문가들과의 의사소통에서 특징과 필요들을 이해하고, 이에 대한 효과적인 의사소통 기술을 습득할 수 있을 것입니다.

책의 구성은 1부(기본편)와 2부(심화편)가 각각 13장으로 대학교재로 사용할 경우 1부와 2부를 엮어 1주(100~120분) 분량의 진도를 다룰 수 있도록 마련되어 있습니다. 각 장마다 에피소드를 통해 주제에 대한 흥미를 유도하거나, 토의질문을 통해 자신의 생각을 글로 표현해 볼 수 있도록 장려하고 있습니다.

보건의료분야에서 의사소통은 그 자체로 학습과 발전이 필요한 영역입니다. 보건의료전문가로서 여러분이 의사소통 기술을 익히고 향상시키는데 이 책이 작은 보탬이 되기를 바라며, 여러분의 지속적인 관심과 실천이 이어지길 기대합니다.

끝으로, 저의 지난 보건의사소통 강좌들이 보다 완성도 있게 갖추어지도록 도움을 주신 모든 분께 감사드립니다. 특히, 삶과 인격으로 소통과 배움의 가치를 가르쳐 주신 신경호 교수님과 보건의사소통 교육에 대한 애정 어린 가르침을 보이시고 도전을 주신 안상윤 교수님, 한금선 교수님께 깊은 감사를 드립니다. 그리고 강의안이 책으로 엮이고 학생들에게 전해지기까지 많은 수고를 더하여 주신 (주)바이오사이언스출판의 관계자분들, 특히 김동현 부장님과 홍수희 팀장님, 파워기획의 장명옥 실장님께도 심심한 감사의 말씀을 전합니다.

감사합니다.

2023년 8월

최 선 혜 드림

차례

1부 보건의사소통(기초편)

2부 보건의사소통(심화편)

1부

보건의사소통 (기초편)

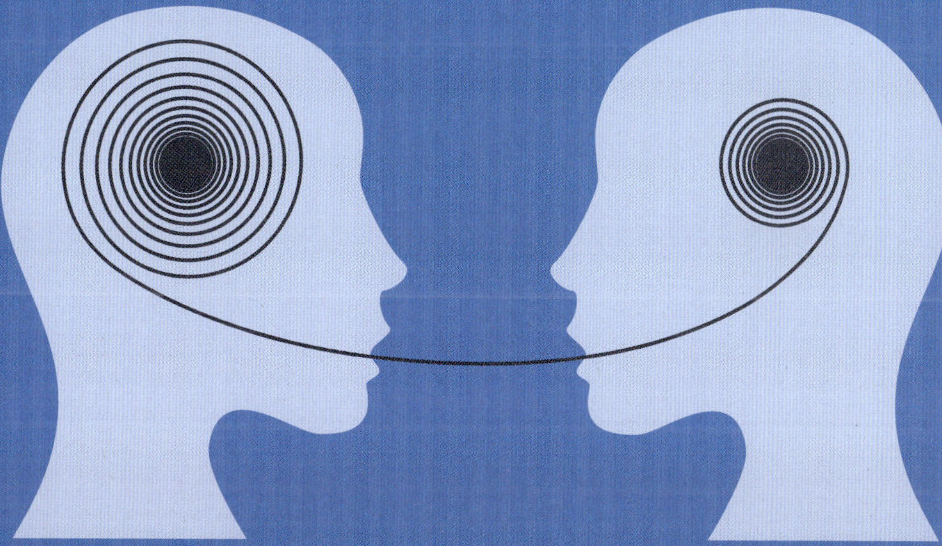

1장

의사소통의 개념

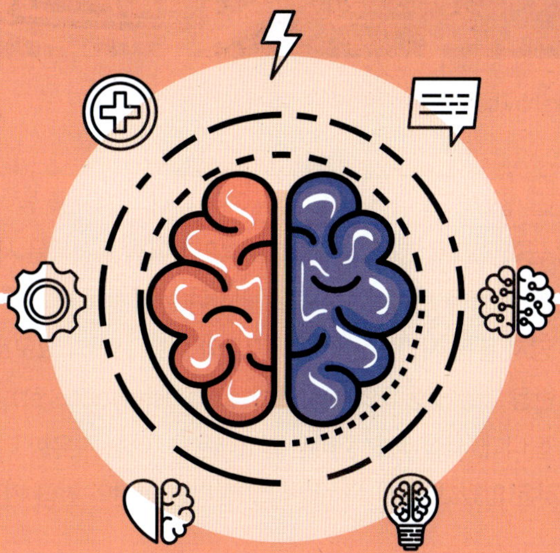

학습 목표

1. 의사소통의 기본적인 개념을 설명할 수 있다.
2. 의사소통 과정의 각 요소와 그 기능을 설명할 수 있다.

학습 내용

1. 의사소통의 정의
2. 의사소통의 구성
3. 의사소통의 과정
4. 의사소통의 영향 요인
5. 의사소통의 기능
6. 의사소통의 중요성
7. 의사소통의 학습 가능성

Episode 1

의사소통과 관련한 세기적 사건 – 1989년 베르린 장벽의 붕괴와 독일의 통일*

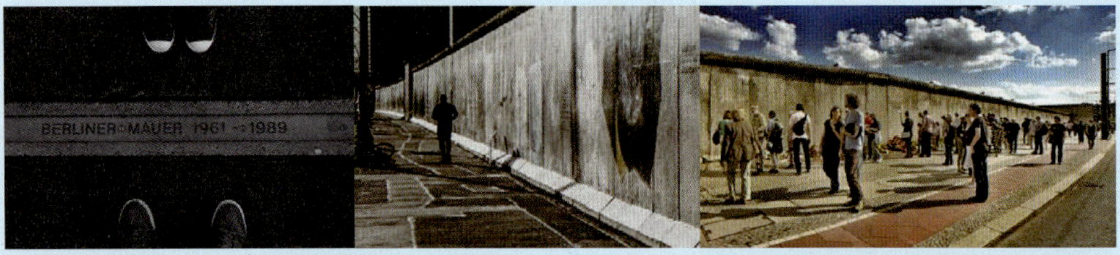

© 이미지 출처 : https://pixabay.com/

독일은 제2차 세계대전을 일으키고 나서 패망한 후 여러 나라의 제재를 받아 동독(동독 독일 민주공화국)과 서독(서독 연방 공화국)으로 분단이 되었고, 1949년 이후 동서독은 사회주의와 자유 민주주의로 나뉘어 40여 년 이상의 세월을 보냈습니다. 그로 인하여 실제 동독과 서독 사이의 교류는 지극히 제한적이었으며, 1989년 당시 동독 시민들은 언론의 자유와 여행 개방의 요구로 거의 매주 시위를 했습니다. 이러한 시민들의 반응 때문에 동독의 에리히 호네커(Erich Honecker) 정부는 여행 자유화 정책에 대해서 발표를 하게 됩니다. 사실 애초 준비된 발표내용은 "여행 자유화"라는 명목에도 불구하고 내용상 그다지 자유로운 것은 없었고, 단지 큰 변화라고 한다면 여권의 발급 기간이 조금 단축되는 정도였습니다.

그런데 당시 동독 총서기관 귄터 샤보프스키(Günter Schabowski)가 이 정책을 발표할 때, 한 이탈리아 기자가 "언제부터 국경 개방이 시행됩니까?"라는 질문에 휴가를 다녀온 직후라 이 정책에 대한 제대로 된 내용을 숙지하지 못한 샤보프스키는 별 생각 없이 "지연 없이 즉시"라고 답을 하게 되었습니다. 더욱이 독일어가 좀 서툴었던 이탈리아 기자는 동독이 국경 자유 통과를 결정했다고 판단하였고 세계적인 신문사에 기고를 하게 됩니다. 사실 다른 외신들에서는 이러한 해석은 없었는데 한 신문사에서만 이런 오보를 내게 된 것입니다. 그러나 당시 "동독이 서독과의 국경 자유통과를 결정하였다"는 이 소문은 전 세계로 급격히 퍼지게 되었고, 동독과 서독 시민들의 귀에도 들어가 수많은 시민들이 흥분에 휩싸여 베를린 장벽에 모여, 손수벽을 허물고 서로 만나는 역사적인 순간들이 벌어지기 시작하였습니다. 이때 동독의 국경 수비대들은 딱히 어떤 지시를 받지 않았기 때문에, 총을 쏘거나 제재를 하거나 할 틈도 없이 베를린 장벽은 28년 만에 무너져 내렸습니다.

이 장벽이 무너지기 전까지 5천 명의 사람들이 동독에서 서독으로 가기 위해 이 장벽을 넘었고, 많은 사람들이 죽었으며, 불과 몇 달 전까지만 해도 이 장벽을 넘다가 죽은 사람도 있었는데, 이렇게 뜻하지 않은 기회로, 그것도 의사소통의 오류로 인하여 "베르린 장벽이 붕괴"된 것입니다. 이 사건은 세계적으로 큰 파장을 일으키며 독일의 통일을 가속화하였고, 냉전 시대의 종결점을 알리는 중요한 사건 중 하나로 꼽히며, 독일 통일은 동유럽의 변화와 세계정치의 흐름을 크게 바꾸는 계기가 되었습니다.

현재 베를린 장벽에는 소통과 관련한 많은 예술 작품들이 그려져 있으며, 아직까지도 여러 예술 활동이 펼쳐지고 있습니다. 이제 베르린 장벽은 소통의 오류로 시작되어 더 큰 소통을 이루어낸 역사적 장소가 되었습니다.

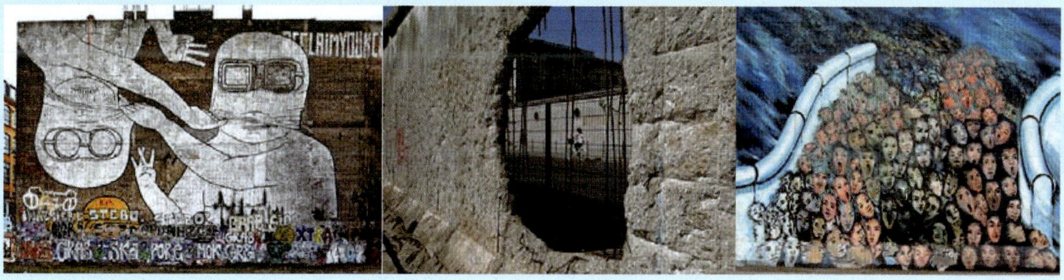

*자료원: 위키백과 (https://ko.wikipedia.org/)

1 의사소통의 정의

의사소통의 핵심은 바로 내 생각과 뜻이 잘 전달하는 것입니다. 내 의도를 정확하게 전달하지 못합니다면 의사소통은 제대로 이루어지지 않은 것입니다.

意 뜻 의

思 생각 사

疏 나누다 소

通 통하다 통

의사소통의 뜻은 한자로는 뜻 의(意), 생각 사(思), 나누다 소(疏), 통하다 통(通)입니다. 즉, 생각이 나눠져서 서로 통한다는 뜻입니다.

영어로는 communication(커뮤니케이션)이라고 하며, 이 단어의 어원은 communis(커뮤니스)로 라틴어 파생어에 communicare(커뮤니케어), communico(커뮤니코)라는 단어들이 있습니다. 우리 말로 풀어보면 '전하다, 나누다, 참여하다, 공유하다, 통하다, 일반적으로 사용하다'

라는 의미입니다. 우리가 잘 아는 community(커뮤니티)라는 단어도 바로 여기서 파생된 단어입니다. 커뮤니티라 하면 우리가 함께하는 지역사회를 뜻하며, 함께 나누고, 소통하고 교류하는 의미들을 담고 있습니다. 사실 영어로 communication이라 하면, 통신이라는 뜻이 앞서, 우리가 사용하는 의사소통의 뜻으로는 "human communication"이라고 해야 합니다.

간단히 말하자면, 의사소통이란 말과 글로 주고받는 것, 또 가지고 있는 생각이나 뜻이 통하는 것, 어떤 경험을 함께 하는 것으로 정의할 수 있습니다.

의사소통(Human Communication)이란?

의사소통은 사람들 간의 소통과 상호작용을 의미하는 용어입니다. 사람들이 서로 의사소통을 하고 정보를 교환하며, 감정과 생각을 전달하고 이해하며 상호작용하는 것을 포함합니다. 의사소통은 언어, 비언어적 수단(예: 얼굴 표정, 몸의 움직임, 손짓 등), 기술적 도구(예: 전화, 이메일, 소셜 미디어 등) 등을 통해 이루어질 수 있습니다.

의사소통은 사회적, 문화적, 심리적, 인지적인 측면 등 다양한 영역에서 연구되고 이해되고 있습니다. 효과적인 의사소통은 조직, 가족, 친구, 사회 관계 등 다양한 상황에서 중요하며, 개인의 인간관계 및 사회적 적응, 직장에서의 성과, 리더십, 정치, 교육, 대화, 국제 관계 등에서 큰 역할을 합니다.

의사소통은 상호작용의 질을 향상시키고, 오해나 혼란을 방지하며, 사람들 사이의 관계를 강화하는 데 중요한 역할을 합니다. 효과적인 의사소통은 상호간의 이해, 신뢰, 공감, 협력, 문제해결, 갈등 해결 등을 촉진하며, 개인과 조직의 성공을 도모합니다.

의사소통의 사전적 정의를 살펴보면, "언어, 문자, 도형 등의 기호를 수단으로 서로의 정보나 메시지를 주고받아 의견, 지식, 태도, 감정 등을 공유하고 서로에게 영향을 미치는 행동 과정"이라고 합니다.

2 의사소통의 구성

여러 관점으로 의사소통의 구성을 표현할 수 있겠으나, 일반적으로 의사소통은 다음과 같은 요소들을 가집니다. (원래 의사소통은 주고받는 상호작용을 전제로 하나, 각 요소의 설명을 위해 일방향적인 소통면에서 다루고자 합니다.)

정보원은 정보를 전달하는 사람(발신자)이고, 메시지는 전달되는 내용이자 의사소통의 내

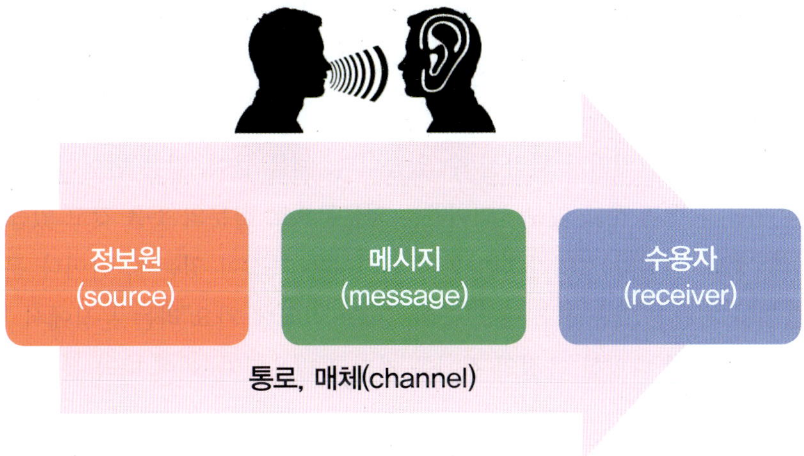

© 이미지 출처 : https://pixabay.com/

용이며, 그것을 듣거나 받는 사람이 수용자(수신자)가 될 것입니다. 그리고 이러한 정보의 이동은 어떤 방식을 통해 전달되는데, 이것을 통로 또는 매체라고 할 수 있습니다.

또한 의사소통을 위해 사용하는 기호와 규칙의 체계로써 매체는, 일반적으로 (1) 언어, (2) 준언어, (3) 비언어의 세 가지 범주로 나눌 수 있습니다.

(1) 언어

- 운율언어: 리듬과 억양
- 메시지: 전달하고자 하는 의사의 내용
- 어휘, 어휘의 내용: 어휘가 담고 있는 뜻, 난이도

언어는 사람들이 의미를 전달하고 소통하기 위해 사용하는 말과 문장의 체계입니다. 언어는 음성 언어(한국어, 영어, 중국어 등)와 서체 언어(예, 점자)로 나뉘어질 수 있습니다. 언어는 단어, 문법, 발음, 어휘 등의 규칙과 규범을 가지고 있어, 이를 통해 의미를 전달하고 소통합니다.

언어에서 운율과 억양은 언어의 발음에 관련된 요소로, 언어의 음성적인 특성을 나타냅니다. 운율과 억양은 언어의 발음과 톤에 따라 의사소통의 효과를 크게 좌우할 수 있는데, 적절한 언어 운율과 억양을 사용하여 발음을 명료하게 하고, 감정이나 의도를 표현하면 상대방과 원활한 의사소통이 가능하며, 소통의 질을 높일 수 있습니다. 또한 언어 운율과 억양은 문화나 지역에 따라 다양한 차이가 있을 수 있으므로, 상황에 맞게 사용하는 것이 중요합니다.

- 언어 운율: 언어 운율은 언어의 발음에 관련된 특성을 의미합니다. 음절, 단어, 문장의 발음에는 강세, 리듬, 장단, 음성의 높낮이 등의 운율적인 특징이 있어, 언어의 자연스러운 발음과 억양을 형성합니다.
  강세의 위치에 따라 의미가 달라질 수 있습니다. 예를 들어, 같은 단어이나 "먹어"는 명령 혹은 권유의 뜻을 갖고 있고, "먹어?"는 의문문으로 질문의 뜻을 갖고 있습니다.
  한국어의 경우, 음절의 길이가 다양하게 나타나는 특징이 있는데, 단어나 문장의 발음에 리듬적인 패턴이 있습니다. 예를 들어, "나는 학교에 가요"라는 문장에서 "나는", "학교에", "가요" 각각 다양한 음절의 길이를 가지고 발음되며, 이에 따라 문장에 리듬이 형성됩니다.
  또한 한국어에서는 음성의 높낮이가 문맥에 따라 달라지는 경우가 많습니다. 예를 들어, 질문이나 강조하는 부분에서는 목소리를 높이고, 일상적인 발화에서는 목소리를 낮추는 경향이 있습니다. 이러한 음성의 높낮이 변화를 통해 어떤 부분이 강조되는지나 발화의 뉘앙스를 표현할 수 있습니다.

- 억양: 억양은 언어의 발음에서 강세와 음성의 높낮이, 목소리의 톤, 강도, 감정의 표현 등의 특성을 나타냅니다. 억양은 언어의 감정, 의도, 강조, 문맥, 뉘앙스등을 표현하는 데 중요한 역할을 합니다.
  한국어인 경우 문장이나 단어의 발음에 따라 음성의 높낮이, 강세, 음성의 길이 등이 변하는 것을 억양으로 봅니다. 예를 들어, 물음표 뒤의 발음이 높아지는 경우, "정말 감동적이었어요!"라는 문장에서 "정~말"에 감정이나 강조를 담아낸다든지 하는 것입니다. 또한 한국어의 높임말과 반말의 차이가 발음에 나타나기도 하는데, 반말은 낮은 음성의 높낮이와 빠른 발음, 강한 강세 등이 특징이며, 높임말은 높은 음성의 높낮이와 느린 발음, 부드러운 강세 등의 특징을 보입니다.

(2) 준언어

- 음성적 신호: 언어적 내용과 분리된 음성적 요소로 음조, 강세, 전달 속도, 크기 등
  (때로는 억양도 준언어로 분류하기도 함)

준언어는 언어와 비슷하게 소통을 위해 사용되지만, 언어와는 다른 특징을 가지고 있습니다. 준언어는 언어와 같은 의사소통의 주요 수단으로 취급되지 않으며, 언어와는 다른 형식의

기호와 규칙을 사용합니다. 예를 들어, 국제적으로 사용되는 국기, 신호등, 도로 표지판, 체스나 바둑과 같은 보드 게임의 기호나 약도, 그림, 그래프 등도 준언어가 됩니다. 또한 "흥", "칫" 이런 소리는 언어가 아닌 음성신호로 삐쳤다는 의미를 전달하는 준언어에 해당합니다.

(3) 비언어

- 모습: 얼굴, 체형, 피부색, 머리모양, 의복, 장신구 등
- 동작언어: 몸의 움직임과 표정

비언어는 소리나 말이 아니며 동시에 기호를 사용하지 않고 전달되는 방식으로, 몸의 움직임과 자세, 동작, 표정, 몸짓말(동작언어, body language) 등으로 감정, 태도, 의도, 상태 등을 표현하고 전달합니다. 몸짓말의 예로는, 손의 동작(손 흔들기, 손 토닥이기 등), 어깨의 움켜잡기, 팔짱, 머리의 움직임, 눈의 표현(눈 깜빡임, 눈길 돌리기 등), 몸의 자세(뒷걸음질, 앞으로 기울이기 등) 등이 있습니다.

비언어, 몸짓말(Body Laguage)의 기능

몸짓말은 사람의 몸의 움직임, 자세, 동작, 표정 등을 통해 의사소통하는 방식을 말합니다. 일상적인 대화, 비언어적인 상호작용, 교류, 커뮤니케이션, 연극, 영화, TV 프로그램 등 다양한 상황에서 사용되며, 의사소통의 중요한 요소로 인식되고 있습니다. 예를 들어, 회의에서의 발표자의 자세, 강의자의 동작, 판매원의 표정 등이 몸짓말의 예로 볼 수 있습니다. 이러한 몸짓말의 표현은 문화, 국가, 지역, 개인별로 다양하게 다를 수 있으며, 상황에 따라 해석될 수 있습니다. 몸짓말을 적절하게 사용하면 상황에 맞는 의사소통을 원활하게 할 수 있고, 대화나 교류의 질을 향상시킬 수 있습니다.

3 의사소통의 과정

의사소통의 5단계

의사소통은 상호작용하는 개체들 간에 정보, 생각, 감정, 의견 등을 주고받는 과정입니다. 일반적으로 다음과 같은 5단계로 나눌 수 있습니다.

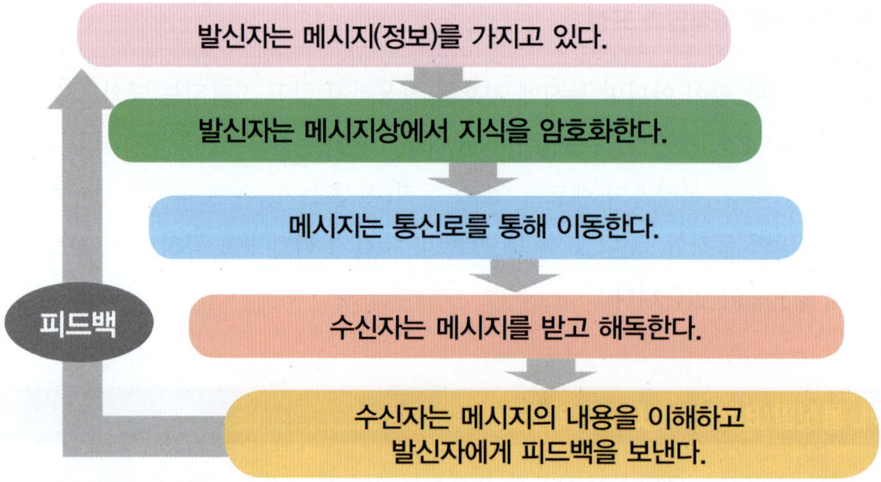

① **발화 또는 메시지 생성**: 첫째로, 발화 또는 메시지를 생성하는 단계. 발신자는 자신의 의도, 정보, 감정 등을 표현하고자 메시지를 생성하게 됩니다. 이 단계에서는 언어, 제스처, 표정 등 다양한 수단을 사용하여 메시지를 생성할 수 있습니다.

② **암호화(인코딩)**: 발신자가 생성한 메시지를 암호화하는 단계. 발신자는 자신이 가진 의도나 메시지를 언어나 기호로 변환하여 표현합니다. 예를 들어, 언어를 사용하여 발화를 구성하거나 글자, 숫자, 그림 등의 기호를 사용하여 메시지를 표현할 수 있습니다.

③ **전달**: 발신자가 생성한 메시지를 수신자에게 전달하는 단계. 발신자는 메시지를 언어적, 비언어적 수단을 사용하여 수신자에게 전달합니다. 예를 들어, 말하기, 쓰기, 몸짓, 표정, 시선 등을 사용하여 메시지를 전달할 수 있습니다.

④ **수신 및 해독(디코딩)**: 수신자가 발신자가 전달한 메시지를 받고 해석하는 단계. 수신자는 메시지를 듣고, 보고, 읽고, 이해하는 등의 과정을 통해 메시지를 수신하고 해독하여 그 의미를 해석합니다.

⑤ **이해 및 피드백:** 수신자가 발신자의 메시지를 이해하고 그에 대한 피드백을 생성하는 단계. 수신자는 해독한 메시지를 이해하고, 자신의 생각, 의견, 감정 등을 표현하여 발신자에게 피드백을 전달합니다. 이 단계에서는 발신자와 수신자가 상호작용하며, 대화가 이어지게 됩니다.

이와 같은 과정을 통해 의사소통이 이루어지며, 효과적인 의사소통을 위해서는 발신자와 수신자 모두가 메시지를 정확하게 생성하고 전달하며, 메시지를 정확하게 수신하고 해석하는 능력이 필요합니다.

의사소통의 장애물

의사소통의 다섯 단계에서는 다양한 장애물이 발생할 수 있습니다. 몇 가지 주요한 장애물은 다음과 같습니다.

- **언어적 장애물**
  언어는 의사소통의 주요 수단 중 하나이지만, 서로 다른 언어를 사용하는 경우에는 의사소통이 어려울 수 있습니다. 발화와 암호화 단계에서 발신자가 사용하는 언어가 수신자에게 이해되지 않는다면, 메시지가 전달되지 않거나 오해가 생길 수 있습니다.
- **비언어적 장애물**
  의사소통은 언어뿐만 아니라 비언어적 수단도 사용될 수 있습니다. 예를 들어, 제스처, 표정, 몸의 움직임 등이 비언어적인 메시지를 전달하는 데 사용됩니다. 그러나 이러한 비언어적인 수단들은 문화적인 차이, 개인적인 특성, 신체적 제약 등으로 인해 해석이 모호하게 될 수 있습니다.
- **물리적 장애물**
  물리적인 거리, 장소의 환경, 소음 등의 물리적 요인이 의사소통을 방해할 수 있습니다. 멀리 떨어진 곳에 있는 경우, 화상 통화나 전화로의 의사소통이 필요한 경우가 있을 수 있습니다.
- **인과적 장애물**
  발신자와 수신자 간의 관계, 갈등, 선입견 등이 의사소통을 방해할 수 있습니다. 이러한 인간 관계적인 요인들이 메시지의 해석과 수용에 영향을 미칠 수 있습니다.
- **인지적 장애물**
  발신자와 수신자의 인지적 능력, 지식 수준, 문화적 배경 등이 의사소통을 제약할 수 있습니다. 사전 지식의 부족, 어려운 개념의 사용, 불분명한 표현 등이 메시지의 이해를 어렵게 만들 수 있습니다.

이러한 장애물들은 의사소통의 각 단계에서 발생할 수 있으며, 상황에 따라 서로 다른 형태로 나타날 수 있습니다. 의사소통의 장애물을 인식하고, 서로의 의사소통을 원활하게 하기 위해 노력하고 적절한 전략을 사용하는 것이 중요합니다.

4 의사소통의 영향 요인

의사소통은 다양한 영향 요인에 의해 영향을 받을 수 있으며, 다음과 같은 네 가지 주요 영향 요인이 포함될 수 있습니다.

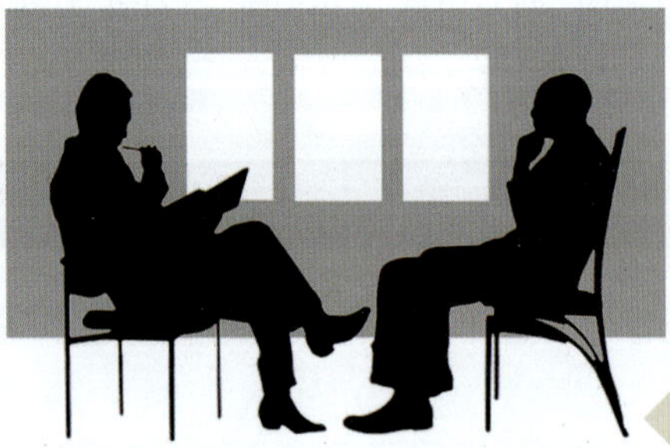

© 이미지 출처: https://pixabay.com/

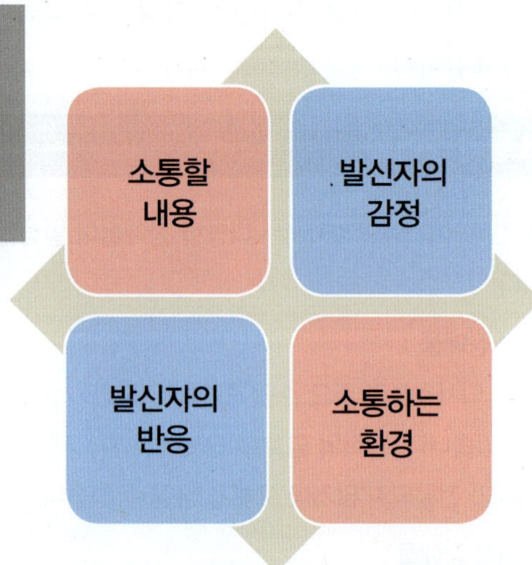

■ 소통할 내용

의사소통은 주로 메시지를 전달하고 수신하는 과정으로 이루어집니다. 메시지의 내용이 명확하고 이해하기 쉽다면, 의사소통은 원활하게 이루어질 가능성이 높습니다. 하지만 메시지의 내용이 모호하거나 복잡하다면, 의사소통이 혼동되고 오해가 생길 수 있습니다.

메시지 전달의 목적도 의사소통에 영향을 미칩니다. 우리 일상의 의사소통은 대개의 경우, 정보 전달이 많겠으나, 그 밖에도 다양한 목적을 가질 수 있습니다. 정보 전달 외에도 문제를 해결하기 위해서, 의사를 결정하기 위해서, 설득하기 위해서, 지시하기 위해서, 또는 확인하기 위해서 그리고 어떻게 하면 좋은 인간관계를 맺을까 하는 대인관계를 위한 소통도 있습니다.

또 내용이 좋은지 나쁜지에 따라서 이 의사소통이 엄청 달라집니다. 만약에 여러분이 어떤 사람의 가족이 비명을 달리하게 돼서 그 소식을 전해야 된다고 한다면 우리의 의사소통은 매우 진중해질 것입니다.

■ 발신자의 감정

발신자의 감정은 의사소통에 큰 영향을 미칩니다. 발신자의 감정 상태가 긍정적이고 안정적이라면, 의사소통이 원활하게 이루어질 가능성이 높습니다. 그러나 발신자가 부정적인 감정이나 감정의 기복을 보인다면, 의사소통이 어렵고 혼란스러울 수 있습니다. 감정적인 상대를 관리하고 적절한 감정 표현을 통해 의사소통을 효과적으로 수행할 필요가 있습니다.

■ 발신자의 반응

발신자가 수신자의 반응에 대해 민감하게 반응하는 것도 의사소통에 영향을 미칩니다. 발신자가 수신자의 피드백이나 의견에 개방적으로 대응하고, 적절하게 반응하면 의사소통이 원활하게 이루어질 수 있습니다. 그러나 발신자가 수신자의 반응을 무시하거나 부정적으로 받아들이는 경우, 의사소통이 저해될 수 있습니다. 발신자는 수신자의 반응을 주의깊게 듣고 적절하게 대응하여 의사소통의 질을 높이는 것이 중요합니다.

■ 소통하는 환경

의사소통이 이루어지는 환경도 의사소통에 영향을 미칩니다. 물리적인 환경인 소음, 조명, 공간 등이 의사소통을 방해할 수도 있고, 환경의 적절한 조절이 필요할 수도 있습니다. 예를 들어, 백화점이나 마트 같이 시끄러운 곳에서 의사소통을 한다고 하면 우리는 더 큰 소리를 지르거나 아니면 더 빨리 급하게 얘기하게 될지도 모릅니다.

또한 사회적인 환경인 문화, 규칙, 관습 등도 의사소통에 영향을 미치며, 다양한 문화 간의 차이에 따른 의사소통의 어려움도 발생할 수 있습니다.

그 밖에 소통 대상을 중심으로, 개인적 요인과 관계적 요인으로 구분하기도 합니다. 개인적 요인으로는 성격, 인지 능력, 경험, 태도 등이 이에 해당하며, 이는 각자의 의사소통 스타일과 특성을 형성하며, 타인과의 상호작용에 영향을 줄 수 있습니다. 한편, 관계적 요인은 발신자와 수신자 간의 관계, 상호작용, 갈등, 신뢰, 의존성 등이 의사소통에 영향을 미치는 것을 의미합니다. 좋은 관계와 상호작용은 의사소통의 효과를 향상시키고, 반대로 나쁜 관계와 갈등은 의사소통의 질을 저하시킬 수 있습니다.

5 의사소통의 기능

의사소통의 순기능

리더십
- 조직의 목적과 방향성을 전달하고 이해시킴

문제해결/의사결정
- 구성원 간의 합의를 도출하고 불만을 해소

대인관계
- 원활한 인간관계를 유지하게 함

팀워크와 사회화
- 구성원들의 단합을 격려
- 사회환경에 적응하게 함
- 상호간 직간접적인 감시

의사소통의 역기능

사회구성원 간의 분열
- 사고나 감정이 공유되지 않는 상태가 표출되어 대립과 오해를 일으킴

사회적 좌절감의 심화
- 사회적 갈등이 집단화되면서 오해가 깊어지고 고립감을 갖게 함

일방향적인 소통의 고착
- 일방적인 의사소통은 수동적이거나 무반응적인, 소통의 단절을 야기할 수 있음

확인되지 않은 소문의 확산
- 비난과 공격이 팽배한 사회 양상 가운데 거짓이 유포되기도 함

의사소통은 사회적 상호작용의 중요한 부분으로, 순기능과 역기능 두 가지 측면을 가지고 있습니다.

의사소통의 순기능

순기능(positive function)은 의사소통이 원래 의도된 목적에 따라 원활하게 이루어졌을 때

의 기능을 말합니다. 주요한 4가지 순기능을 살펴보면 다음과 같습니다.

첫째, 의사소통은 조직을 이끄는 **리더십**에서 의사소통은 조직의 목적과 방향성을 전달하고 이를 이해시키는 중요한 도구로 작용합니다. 효과적인 의사소통은 리더와 팀원 간의 관계를 강화하고, 리더십의 효과를 향상시킵니다. 특히 리더는 목적과 비전을 전달하고, 조직 내의 의사소통을 촉진하며, 구성원들의 의견을 수렴하고 피드백을 제공하여 의사소통의 질을 높일 수 있습니다. 또한, 팀원들은 리더와의 의사소통을 통해 질문, 의견, 걱정 등을 표현하고 리더와의 신뢰 관계를 구축할 수 있습니다.

둘째, 의사소통은 조직 내에서 **문제해결**, **의사결정**, 구성원 간의 합의 도출, 불만 해소 등에 도움을 줄 수 있습니다.

원활한 의사소통을 통하여 의견 교환과 정보 공유를 통해 문제를 분석하고, 다양한 관점과 아이디어를 수렴하여 해결책을 찾아갈 수 있습니다. 구성원 간 서로 다른 의견을 표현하고, 이를 존중하며, 공정하게 토론하고 협상하면서 합의를 도출할 수 있으며, 서로의 요구와 이익을 이해하고 조율하며, 최적의 결정을 내릴 수 있습니다. 또한 구성원들이 자신의 의견이나 감정을 표현하고, 서로 간의 갈등이나 불만을 해결하는데 의사소통은 필수적입니다. 의사결정에 참여하는 구성원들의 이해를 도모하고, 의사결정 과정에서의 불합리한 의사소통을 방지할 수 있습니다.

셋째, 의사소통은 조직 내의 **대인관계**를 원활하게 유지하는 데 도움을 줍니다.

개방적이고 투명한 의사소통은 조직 내의 갈등과 불화를 예방하고, 서로를 이해하고 존중하는 관계를 형성하는 데 도움을 줍니다. 갈등은 조직에서 피할 수 없는 현상이지만, 효과적인 의사소통은 구성원들이 서로를 이해하고, 갈등을 해소하며 조율하여, 조직 내의 관계를 개선시킵니다.

넷째, 의사소통은 **팀워크**와 **사회화**를 돕는 중요한 요소로 작용합니다.

효과적인 의사소통은 팀 구성원들 간에 업무와 관련된 정보, 업무 진행상황, 리더십의 방향성 등의 중요한 정보를 정확하게 전달하고 공유하게 합니다. 이로써 팀은 새로운 정보를 창출할 수 있고, 함께 공동의 목표를 달성하여 팀의 성과를 향상시킬 수 있습니다. 또한 명확하고 간결한 의사소통을 통해 오해와 혼란을 방지하고, 팀 내의 의사결정과 업무 진행을 원활하게 도모할 수 있습니다.

사회화는 개인이 사회적인 규칙, 가치, 문화, 행동 양식 등을 습득하고 통합하여 사회의 일원으로 적응하는 과정으로, 의사소통을 통해 타인과의 관계 형성, 사회적 역할 수행, 문화적 가치와 신념 습득, 그룹 내에서의 사회적 행동 양식 등을 배우는 과정으로 이루어집니다. 이러한 사회화는 의사소통을 통해 이루어지며, 효과적인 의사소통은 사회화를 돕는다는 점에서 상호 밀접한 관련이 있습니다.

또 의사소통은 서로의 대해서 한 일 또는 하고 있는 태도들을 평가할 수 있고 그것들을 피드백을 주고받으면서 하는 상호 간의 직간접적인 감시의 기능이 있습니다.

의사소통의 역기능

의사소통의 역기능(nagative function)은 의사소통이 원래 의도된 목적과는 다르게 부작용이나 문제를 발생시키는 경우를 말합니다. 다음은 주요한 4가지 역기능에 대해 설명하고 있습니다.

첫째, 의사소통이 원만하게 이루어지지 않으면 **사회구성원 간의 분열**이 발생할 수 있습니다.

의사소통으로 사고나 감정이 공유되지 않는 상태가 표출되어 대립과 오해를 일으킬 수 있습니다. 정보가 충분하지 않거나 모호하게 전달되는 불명확한 의사소통, 언어적 요소와 일치하지 않는 비언어적 요소, 선입견과 편견이 사고의 공유를 방해할 수 있으며, 상호간 감정적 상태에 대한 이해가 없이 소통할 경우도 갈등을 일으킬 수 있습니다. 예를 들어, 상대방이 분노나 슬픔을 느끼고 있는데 이를 무시하고 그저 문제해결에만 초점을 두면, 상황이 더 악화되고 대립이 발생할 수 있습니다. 그리고 이러한 갈등이 심화되고 지속되면 조직, 개인 간의 관계가 손상될 수도 있습니다.

둘째, 의사소통으로 갈등과 오해가 깊어지면, **사회적 좌절감**이 심화될 수 있습니다.

상대방이 자신의 의견이나 감정을 이해하지 못하거나 무시하는 것으로 느껴질 때, 개인들은 의사소통의 실패와 고립감을 느낄 수 있습니다. 이는 개인의 자아존중감을 저하시키고 사회적 관계에 부정적인 영향을 미칠 수 있습니다. 더 나아가 사회적 갈등이 집단화되면, 서로 다른 집단 간에 의사소통이 어려워질 수 있습니다. 서로 다른 가치, 신념, 문화, 언어 등으로 인해 오해와 혼란이 더욱 커지게 되면, 각 집단은 자신의 입장을 강조하고 상대 집단의 의견을 무시하거나 비난하는 경향이 있어, 대립과 갈등이 심화되고 의사소통이 더욱 어려워질 수 있습니다. 이는 사회적 관계의 파손과 장기적인 사회적 문제를 야기할 수 있습니다.

셋째, 상호적인 의사소통과 이해를 바탕으로 하지 않은 의사소통은 **일방향적인 소통의 고착**

이 되고 맙니다.

상대방의 의견이나 감정을 무시하거나 무관심하게 대응하는 경우, 상대방은 불만이나 불편을 느낄 수 있고, 이로 인해 상호 간의 의사소통이 차단되고 소통의 단절이 발생할 수 있습니다. 이는 대화의 질을 떨어뜨리고 대화를 더 이상적인 방향으로 이끌어내는 데 어려움을 줄 수 있습니다.

일방적으로 자신의 의견이나 요구를 강요하거나 압박하는 경우, 상대방은 저항감이나 불편함을 느낄 수 있습니다. 강요나 압박은 상호적인 대화를 방해하고, 상대방의 의사를 무시하는 것으로 인해 의사소통이 어려워질 수 있습니다.

의견을 고집하거나 타협하지 않는 경우, 상대방과의 대화가 교착상태에 빠질 수 있으며, 이는 의견 충돌이 더욱 심화되고 의사소통이 단절을 초래할 수 있습니다.

넷째, 의사소통으로 인하여 **확인되지 않은 소문이 확산**되기도 합니다.

특히 비난, 공격이 팽배한 사회양상에서 거짓 정보가 유포되기도 합니다. 결과적으로는 사람들 사이에 갈등과 대립이 발생하며, 이로 인해 의사소통이 비약적으로 악화되고 상호간의 대화와 이해가 어려워질 수 있습니다. 또 거짓 정보가 유포되면 사람들 사이 편견과 편향이 형성될 수 있습니다. 거짓 정보가 확산되면 사회적인 신뢰가 손실되고 사회적 분열이 심화될 수 있습니다. 사람들 사이의 의사소통이 저해되면, 사회적인 결속과 협력이 약화되고 사회적인 문제의 해결이 더욱 어려워질 수 있습니다.

좋은 의사소통이란?

- 따뜻한 느낌을 준다. 편안하다.
- 힘이 난다. 기분이 좋아지고, 미소가 나온다.
- 적극적이고 긍정적인 마음과 생각이 일어난다.
- 상대방의 마음을 읽을 수 있다.
- 나(느낌이나 생각)를 잘 표현할 수 있다.
  주저함이나 막힘이 없다. 잘 통하는 것 같다.
- 배려와 존중을 받은 느낌이다.

나쁜 의사소통이란?

- 부정적 느낌을 준다. 불편하다.
- 힘이 빠지고 기분이 나빠진다. 우울한 느낌이다.
- 화가 나고 악한 생각이 든다.
- 상대방을 불신하게 된다.
- 나(느낌이나 생각)를 잘 전달할 수 없다.
  소통이 단절된 느낌이다.
- 모욕감과 소외감을 느낀다.

6 의사소통의 중요성

소통지능(Communication Quotient)

잘 알려진 바와 같이 IQ, EQ, CQ는 각각 서로 다른 유형의 지능을 나타내는 단어입니다.

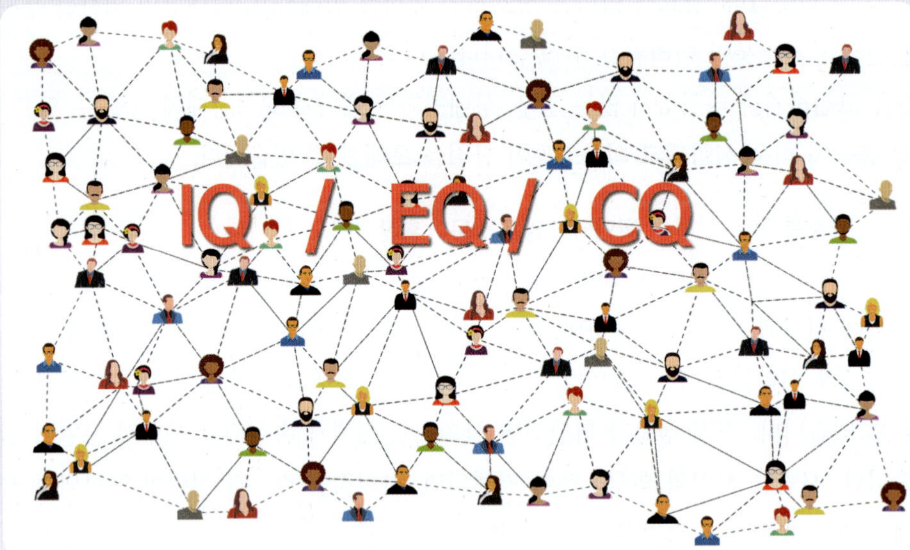

© 이미지 출처 : https://pixabay.com/

IQ(Intelligence Quotient, 지능지수)는 추론, 문제해결, 기억 및 수학적 기술 등을 포함한 인지 능력을 말하고, EQ(Emotional Quotient, 감성지수)는 자신의 감정과 타인의 감정을 이해하고 관리하는 능력을 포함한 감성적인 지능을 일컫습니다. CQ(Communication Quotient, 소통지수)는 개인이 효과적으로 의사소통할 수 있는 능력을 나타내는 소통지능을 뜻합니다(CQ 약어는 문화적인 배경, 관습, 의사소통 스타일 등 다양한 문화적 맥락을 이해하고 탐색하는 능력을 일컫는 문화적 지능(Cultural Quotient)으로 쓰이기도 함).

요즘 사회는 인터넷 사용으로 이전보다 더 많은 소통이 일어나고 또 더 많은 사람들이 소통에 참여하고 있습니다. 이렇게 복잡하고도 소통이 잦은 시대에 살고 있는 사람들에게 IQ나 EQ보다 CQ가 더 중요하게 부각되는 것이 자연스러운 일입니다. CQ는 효과적인 의사소통과 협업을 위해 매우 중요하며, CQ를 개발하는 것은 여러 다른 생활 영역에서 개인과 사회의 성공과 안녕에 기여할 수 있습니다. CQ를 개발하려면 다음과 같은 영역에 노력이 필요합니다.

첫째, 청중에게 맞춤형 메시지를 전달하는 능력을 향상시키기 위해, 상황에 따라 다양한 소통 스타일을 사용할 수 있도록 합니다.

둘째, 상대방의 의견에 대해 경청하고 이해하는 능력을 향상시키기 위해, 미리 판단하지 않고 상대방의 말에 집중하며 논리적인 해결책을 제시할 수 있도록 합니다.

셋째, 비언어적 신호를 적극 활용합니다.

넷째, 상대방의 감정과 의도를 파악하는 능력을 향상시키는 것이 중요하다.

의사소통은 상호작용이다

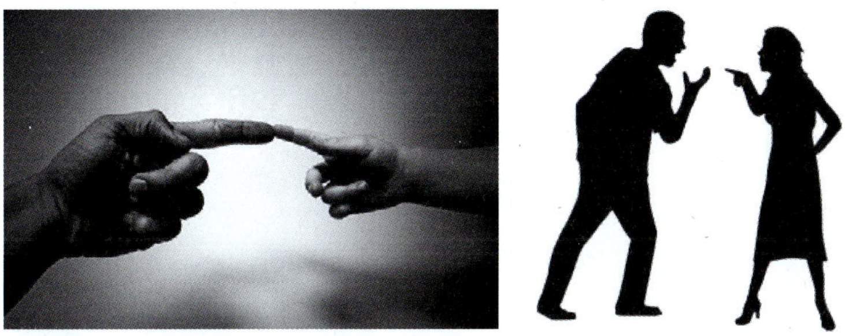

© 이미지 출처 : https://pixabay.com

의사소통은 보내는 자와 받는 자 사이에 어떤 특별한 교감이 존재합니다. 그리고 또 사람 사이의 감정을 움직이는 중요한 메커니즘이기도 합니다.

감정은 인간이 경험하는 감각, 기분, 욕구 등을 포함한 심리적인 상태를 말하며, 인간의 행동을 결정하는 데 중요한 역할을 합니다. 예를 들어, 우리는 대화를 할 때 상대방의 감정을 이해하고 그에 맞는 반응을 하게 됩니다. 이를 통해 상대방의 감정에 공감하고, 상대방과의 관계를 더욱 깊게 발전시킬 수 있습니다. 우리말에 "말 한 마디가 천냥 빚을 갚는다"라는 속담도 있듯이, 좋은 감정을 잘 담아낸 효과적인 의사소통이 우리의 이성적인 의사결정에 영향을 미칩니다.

사람의 뇌에는 추론, 계획, 문제해결, 집중, 판단, 의사결정 등과 같은 인간의 고차원적인 인지 기능을 조절하는 데 중요한 역할을 하는 전두엽이라는 부분이 있습니다. 주로 전두엽이 인간의 인지능력과 이성적인 판단에 중요한 역할을 하지만, 뇌의 다른 부분과 함께 작동하면서 우리의 행동과 감정을 결정하는 것으로 알려져 있습니다. 구조적으로 전두엽보다 안쪽에 존재하는 변연계라는 뇌부위는 주로 정서를 관장하는 중추로서, 전두엽과 교류하며 영향도 받지만, 나름의 고유한 기능으로 무의식적인 사람의 행동을 이끌 수 있습니다. 사람보다 원초적인 동물이라 여기는 파충류들은 전두엽이 거의 없고 변연계까지 발달하여 있는데, 그럼에도 불구하고 이들은 여전히 자신들의 생존을 위해 필요한 행동과 감정을 표현하며, 무의식적으로 움직입니다. 이와 같은 사실은 우리의 행동과 감정의 표현, 그리고 무의식적인 반응들이 뇌의 인지적인 부분을 벗어난 영역에서 영향을 받을 수 있음을 시사합니다.

의사소통은 서로의 감정을 읽고 또 일으켜내는 역동적인 상호작용입니다. 따라서 효과적인 의사소통을 위해서는 상호간의 인지적인 부분뿐 아니라 감정적인 부분도 중요하게 다룰 필요가 있습니다.

의사소통은 능력이다

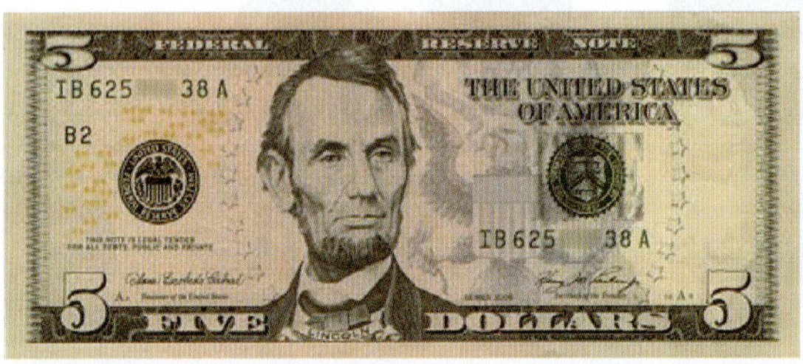

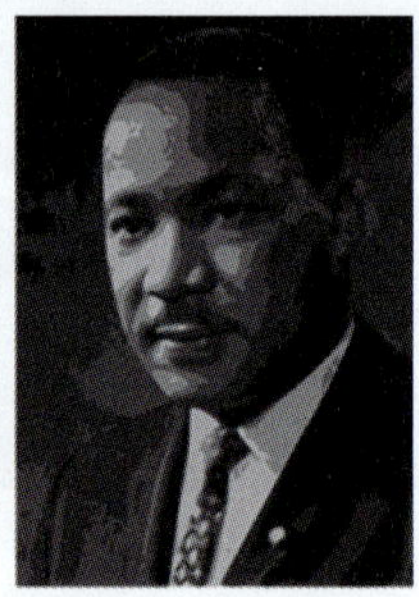
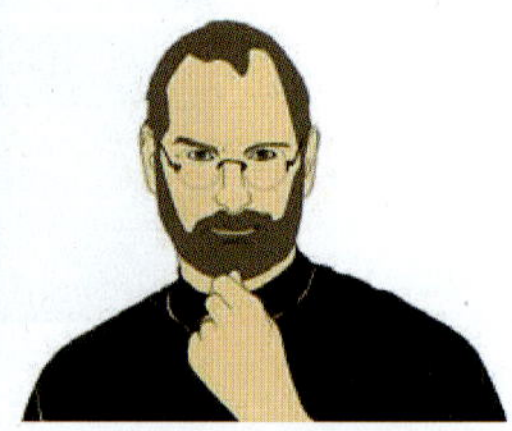

© 이미지 출처 : https://pixabay.com

에이브러햄 링컨(Abraham Lincoln), 마틴 루터 킹(Martin Luther King), 스티브 잡스(Steve Jobs)는 모두 각자의 분야에서 뛰어난 리더이며, 소통 능력 역시 높게 평가되는 인물들입니다.

에이브러햄 링컨은 미국 역사상 가장 위대한 대통령 중 한 명으로 평가되며, 미국 해방과 흑인 해방에 큰 역할을 했습니다. 그는 정치적인 대화와 협상에 뛰어난 능력을 보였으며, 이를 바탕으로 많은 변화를 이루어냈습니다. 또한, 그는 뛰어난 감수성과 감정 표현 능력으로 많은 사람들의 마음을 움직였습니다.

마틴 루터 킹은 미국 민권 운동의 지도자로, 평화적인 시민적 불복종을 주창했습니다. 그는 강력한 연설과 문장력으로 수많은 사람들의 마음을 움직이며, 미국에서 가장 중요한 리더 중 한 명으로 평가됩니다. 마틴 루터 킹은 탁월한 언어 능력을 바탕으로 대중들과 소통하였으며, 그의 연설은 지금까지도 많은 사람들에게 영향을 미치고 있습니다.

스티브 잡스는 애플의 창업자이자 CEO로서, 혁신적인 제품과 디자인, 마케팅 전략으로 애플을 세계 최고의 기업 중 하나로 만들었습니다. 그는 제품을 설명하는 능력이 뛰어나며, 이를 통해 제품을 소비자들에게 잘 전달하는 데 성공했습니다. 또한 그는 일관성 있는 메시지를 전달하고, 직원들과의 원활한 소통을 도모하여 조직 내부의 문제를 해결하는 데도 능숙했습니다.

이들은 모두 뛰어난 소통 능력을 바탕으로 자신의 분야에서 놀라운 성과를 이루어낸 사람들로, 이들의 경험은 우리에게 소통의 중요성을 다시 한번 상기시켜 줍니다. 또한 의사소통 자체가 어떤 능력의 한 양상임을 보여줍니다.

7 의사소통의 학습 가능성

'의사소통은 배울 수 있는가?' 여러분은 어떻게 생각하십니까? 그렇습니다. 의사소통의 학습내용으로는 주요한 지식이나 기술, 태도의 교육의 바탕 위에 의사소통 기술과 적절한 태도를 포함합니다. 또 관찰과 역할 모델을 통해서도 배울 수가 있습니다.

예를 들어, 의사들의 경우 도제적인 학습을 통해 의사소통을 가르쳐 왔습니다. 의사는 의학적 지식과 기술을 활용하여 환자의 건강을 유지하고 회복시키는 전문가입니다. 특히, 의사는 환자와 대화를 통해 서로의 의견을 교환하고, 환자의 상태를 이해하며, 적절한 치료를 제공하여야 하기에 높은 수준의 언어 능력과 의사소통 기술이 필요합니다. 의학 분야에서 도제 학습은 전문의와 후배 의사들 사이에서 진행되는 교육 방식으로, 전문의는 자신의 경험과 지식을 공유하고, 후배 의사들은 전문의의 도움을 받아 실제 환자 치료에 대한 기술과 경험을 습득하게 합니다. 그러나 최근 들어, 인턴과 레지던트라는 정규과정만으로 의사소통에 대한 도제적 학습이 충분치 않아 의과대학의 필수 교과목으로 도입하고 있습니다.

실제 여러 실험결과들을 종합해보면, 의과대학생들에게 의사소통을 가르치는 것은 의사소통기술의 향상을 가져왔습니다. 한 가지 예로, 의과대학생들 스스로 자신의 의사소통을 직접 평가를 해보는 방식으로 진행된 실험이 있는데, 의사소통에 대한 교육 전후로 개선효과가 있었습니다. 처음에는 환자들로부터 필요한 모든 정보를 잘 수집을 못하여 어려움을 겪기도 하고 환자의 문제가 환자 자신이나 가족들한테 미치는 영향에 대해서 구체적이고 정확한 질문들을 하지를 못했다고 합니다. 또 환자의 언어적, 비언어적 의사소통에 대한 반응에 어려움이 있었다고 평가 되었습니다. 그리고 심지어 면담 중에 지루한 표정을 나타내기도 했다고 합니다. 그러나 이러한 학생들이 의사소통 교육을 받고 나서는 교육을 받지 않은 그룹과 비교하여 의사소통이 상당히 효과적으로 개선이 되었고, 의사소통 기술이 그 이후로도 유지되는 모습을 보였다고 합니다.

이러한 영향은 비단 의과대학생들에게만 있는 것이 아닐 것입니다. 우리 모두가 의사소통을 배워야 할 필요가 있고 또 배운바 자기 자신과 다른 사람들의 삶에 좀더 나은 기여를 할 수 있습니다.

2장

의사소통의 유형(1)

언어적, 비언어적

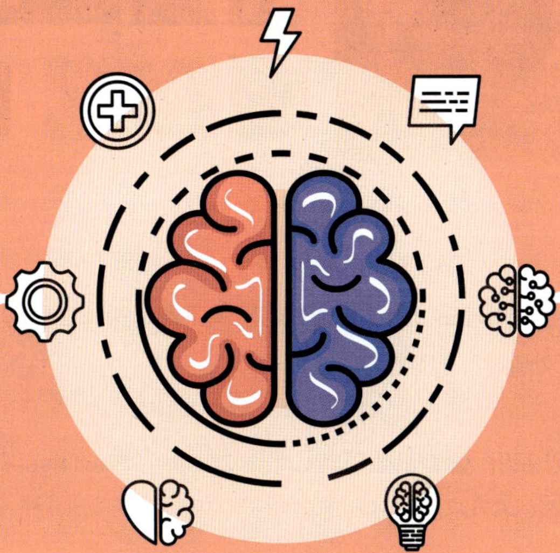

학습 목표

1. 언어적/비언어적 의사소통의 주요 개념을 이해하고 설명할 수 있다.
2. 언어적/비언어적 의사소통의 훈련을 통해 개발할 수 있다.

학습 내용

1. 언어적 의사소통
2. 비언어적 의사소통

Episode 2

의사소통을 추구하는 인간-통역기 개발하다

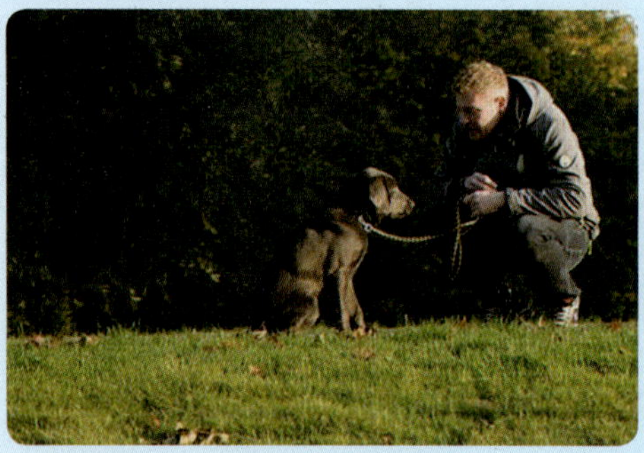

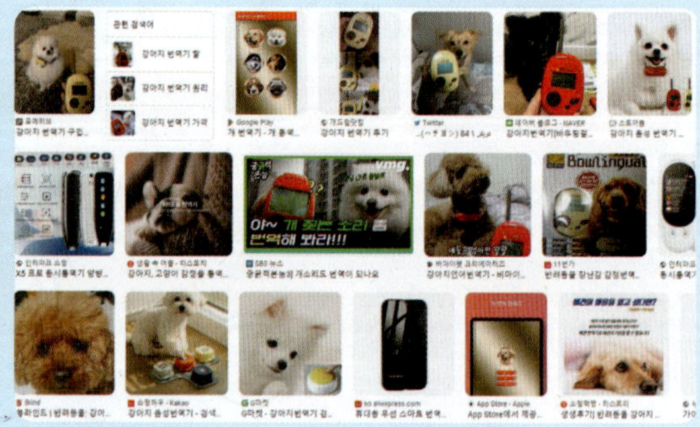

© 이미지 출처: https://pixabay.com, https://www.google.com/imghp

사람은 사람이 아닌 다른 종에게도 의사소통을 하려는 욕구가 강하다고 합니다. 그래서 사람들은 인류의 반려종, 개 통역기를 개발하기 시작했습니다.

- 2002년 일본 '다카라 토미' 사에서 개통역기 개발, 2009년 "Bowlingual" 출시, 개가 짖는 소리를 작은 컴퓨터가 분석해 6가지 감정의 상태를 결정, 표현
- "Dog translator" 여러 스마트폰 어플 출시
- 2008년 헝가리 에오트보스 로란드대 몰나 연구팀은 대략 6000가지의 개가 내는 소리 데이터를 디지털화하는 소프트웨어 개발
- 2009년 한림대 신형철 교수 연구팀 BMI 기술로 강아지 대화 성공
- 2015년 미국 에모리대 그레고리 번스 연구팀 fMRI로 인간-개 관계의 뇌파 읽어 냄

이러한 우리 모습을 보면, 인간이 얼마나 대화하고 싶고, 소통하고 싶어하는 존재인지 알 수 있습니다.

자료원: ITWORLD 2009.07.17. 기사(https://www.itworld.co.kr/news/),
사이언스타임즈 2008.01.17.; 2009.02.17 기사 (https://www.sciencetimes.co.kr/news/),
동아일보 2012.5.9. 기사(https://www.donga.com/news/)

의사소통의 대표적인 유형 중 하나는 **언어적 의사소통**과 **비언어적 의사소통**입니다.

언어적 의사소통은 말이나 글을 통해 정보를 전달하고 이해하는 것을 의미합니다. 이는 단어, 문장, 문법 등 언어적인 요소를 사용하여 상호간에 의사소통을 이루는 것입니다. 대표적인 예시로는 회의나 강의, 전화 등에서의 대화가 있습니다.

반면에 비언어적 의사소통은 언어적 요소를 사용하지 않는 의사소통으로, 주로 신체 언어나 표정, 제스처, 시선 등을 통해 정보를 전달하고 이해하는 것을 의미합니다. 예를 들어, 웃음이나 눈빛, 몸의 움직임 등이 이에 해당합니다. 비언어적 의사소통은 상황이나 문맥에 따라 의사소통의 효과를 크게 좌우할 수 있으며, 대화 상대방의 감정 상태나 태도를 파악하는 데 도움이 됩니다.

언어적 의사소통과 비언어적 의사소통은 서로 보완적인 관계에 있으며, 효과적인 의사소통을 위해서는 두 가지 요소가 적절히 조화를 이루어야 합니다.

1 언어적 의사소통

언어의 특징

페르디낭 드 소쉬르(Ferdinand de Saussure)라고 하는 학자는 "언어는 기호의 체계이다."라는 말을 했다고 합니다. 그는 언어가 단순히 단어와 문법의 집합이 아니라, 의미와 형식이 결합된 기호 체계이며, 이 체계는 인간이 현실을 인지하고 전달하는 데에 중요한 역할을 한다고 주장했습니다.

언어의 기호는 알파벳이나 한자 등과 같은 글자뿐만 아니라, 단어, 구절, 표현, 그림, 제스처 등도 포함될 수 있습니다. 이러한 기호들은 단순히 상징일 뿐 아니라, 인간이 현실을 인지하고 전달하는 데에 필요한 의미와 형식이 결합된 형태로 존재합니다.

또한 언어의 기호체계는 인간 사회에서 합의에 의해 형성되었습니다. 언어 사용자들은 기호의 뜻과 사용 방법에 대한 합의를 통해 언어를 사용합니다. 이러한 합의는 언어 사용자들 간에 공동체적으로 형성되며, 이를 언어학에서는 "언어 사용 규범"이라고 합니다.

따라서 언어는 인간이 현실을 인지하고 전달하는 데 필요한 기호 체계이며, 이러한 기호는 인간 사회에서 합의에 의해 형성된 것이라 할 수 있습니다.

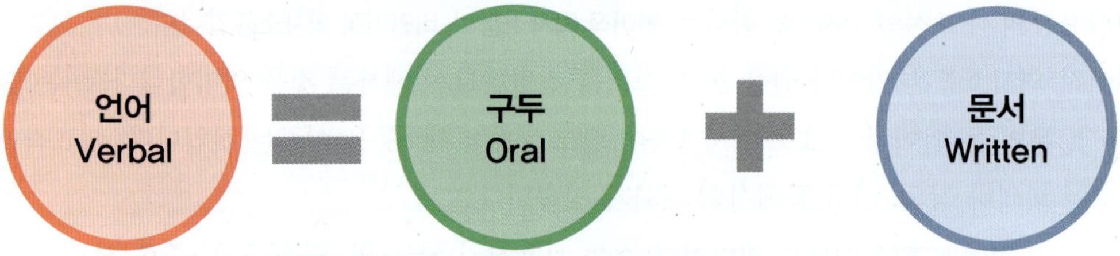

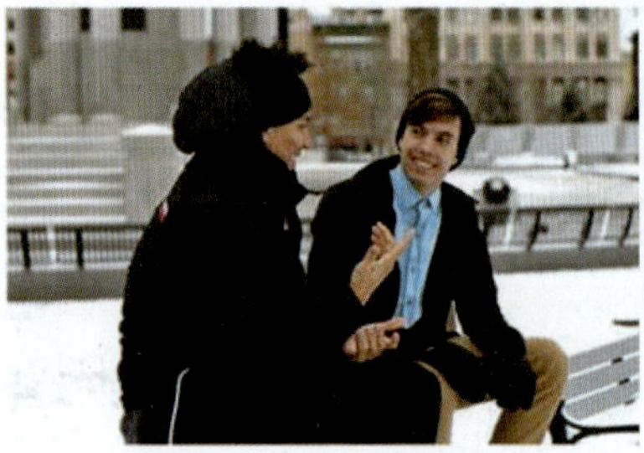

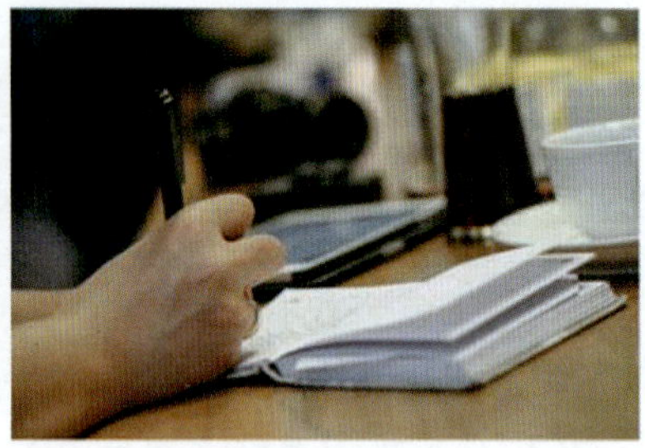

© 이미지 출처 : https://pixabay.com/

언어는 구체적으로 나누자면 **구두언어**와 **문서언어**로 나눌 수 있습니다.

구두 의사소통

구두 언어는 말로 전달되는 언어로, 대화, 강의, 연설, 토론 등의 형태로 사용됩니다.

구두 언어는 대화나 토론과 같은 상호작용적인 상황에서 효과적이며, 대화 상대방의 반응이 즉각적으로 전달되는 장점이 있습니다.

또 구두 의사소통은 문법적 요소와 상황적 요소가 함께 작용하여 이루어지며, 언어 사용자들은 이러한 요소들을 고려하여 의사소통을 할 필요가 있습니다.

(1) 구두 의사소통의 구성요소

■ 문법적 요소

문법적 요소는 단어, 문장, 문단, 메시지 등의 구성 요소로 구성됩니다.

- 단어: 언어에서 가장 작은 의미 단위
- 문장: 여러 단어가 결합되어 이루어진 것
- 문단: 여러 문장이 모인 것

• 메시지: 여러 문단이나 문장이 모인 것

문장이나 문단은 문법적인 규칙에 따라 구성되어야 하며, 이를 통해 의미가 명확하게 전달됩니다.

■ 상황적 요소

상황적 요소는 의사소통 상황에서의 맥락, 발화자와 청자의 관계, 발화자의 태도나 목적 등이 포함됩니다. 이러한 상황적 요소는 언어 사용자들이 의사소통을 할 때 중요한 역할을 합니다. 상황적 요소는 통상적인 말투, 문체, 문화적 차이 등을 반영하며, 이를 고려하지 않으면 의사소통이 원활하게 이루어지지 않을 수 있습니다.

■ 다양한 학문적 관점

그 밖에도 구두 의사소통의 구성 요소는 다양한 학문적 관점에서 다루기도 합니다.

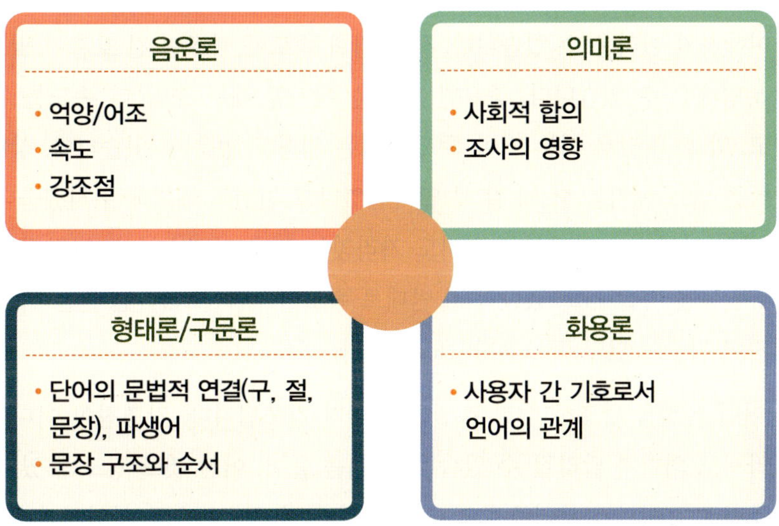

크게는 음운론과 형태론/구문론을 묶어서 형태에 따라, 의미에 따라, 또는 언어의 활용에 따라 어떤 구성인가 3가지로 분류하여 설명할 수도 있습니다.

➢ 음운론

음운론은 음운 체계, 음운의 구조와 기능, 음운 간의 상호작용, 음운 변화, 음운 형태론 등을 다룹니다.

• **억양/어조:** 톤, 억양, 어조 등은 언어에서 중요한 역할을 합니다. 같은 문장이라도 억양/어

조에 따라 의미가 달라질 수 있습니다. 예를 들면, "밥은 먹었어?" 또는 "밥은 먹었어." 의 의미가 달라집니다. "밥은 먹었어?"라고 뒤에를 억양을 올리면 질문이 되고 , 평서문에서는 다른 건 못 했을 수 있는데 밥은 먹었다는 뜻으로 전달될 수 있습니다. 기능적이고 문법적인 변화를 주는 것인데, 내용면에서는 약간 냉소적으로 들릴 수도 있습니다. 그리고 우리나라 말에서는 표준어가 서울 경기에서 쓰는 말인데 이 지역에서는 억양이 크게 두드러지지 않으나, 지방 방언들, 예를 들어 경상도 말 같은 억양은 약간 거세게 들리거나 싸우려고 하는 어조처럼 들린다고도 하기도 합니다. 또 외국어의 경우 억양만으로 전혀 이해가 안 되는 그런 상황이 발생하기도 한다고 합니다 . 어조 역시, 문장의 감정, 태도, 의도를 나타낼 수 있습니다. 예를 들어, "그 친구 용감하네~"라고 하면 어조에 따라 정말 용감하다는 감탄의 뜻과 뭔가 상황에 맞지 않는 행동을 한 사람을 두고 표현한 것일 수 있습니다. 아픈 환자분을 대할 때 이 분의 정서를 반영을 해야 되는데 만약에 부정적인 내용을 너무나 명랑한 어조로 얘기를 한다면 굉장히 낯설고 오해를 갖게 될 것입니다.

- **속도**: 언어의 발화 속도는 의사소통에 매우 중요합니다. 너무 빠르거나 느리게 말하면 상대방이 이해하기 어려울 수 있습니다. 또한 발화 속도가 빠르면 긴 호흡이 필요하므로 발음이 불분명해질 수 있습니다. 중요한 내용을 얘기할 때는 조금 더 속도를 천천히 말할 수도 있고, 막 화가 났을 때는 말이 좀 빨라지는 경향도 있을 수 있습니다. 상대방이 화를 내면서 빠른 말로 얘기를 할 때 잘 못 알아들었다고 천천히 얘기해 주시겠습니까 라고 하면, 상대방의 말이 느려지면서 분위기도 가라앉는 경우도 있습니다. 이렇게 말의 속도는 상대방의 반응을 바꿀 수도 있습니다. 반대로 속도가 너무 느리다면 듣는 이가 집중이 안 되고 심지어 짜증이 난다고 표현하기도 합니다.

- **강조점**: 어떤 음절을 강조하면 그 음절의 의미가 강조됩니다. 강조점이 어디에 위치하느냐에 따라서도 의미가 달라질 수 있습니다. 예를 들어, 어떤 것도 강조돼 있지 않는데 메일이나 문자로 "1시까지 보내주세요"라고 하면 그냥 평소문으로 읽히지만, "1시"에 강조를 하면, 꼭 1시까지가 지켜야 되는 우선순위가 있는 것으로 전달이 됩니다.

➢ 형태론/ 구문론

형태론은 문법적인 구성 요소를 다루는데, 단어의 형태나 형태소의 의미를 다루며 구문론은 문장의 구조와 구성 요소의 역할을 다룹니다. 익히 즐겨쓰는 예로, " 아버지가 방에 들어가신다"에서 조사가 한 단어 묶음의 역할을 해주고 있는데, 조사를 분리하여 다른 묶음이 되면, "아버지 가방에 들어가신다" 라는 전혀 다른 의미가 될 수 있습니다. 단어 자체의 형태를 살펴보는 것도 여기에 해당되는데, 한 낱말의 앞에 또는 뒤에 어떤 단어를 붙여서 접미어 접두어라는 것을 붙여 만들어진 것을 파생어라고 합니다(예: '덧신', '홀아비', '풋고추', '새파랗다' 등). 또 문장의 안에는 단어가 적절한 순서로 연결된 것이 중요하며 문법적 요소로 이해할 수 있습니다(예: "나는 밥을 먹는다"(○), "나는 먹는다 밥을"(X)).

➢ 의미론

의미론은 단어나 문장의 의미를 다루며, 단어의 뜻이 어떻게 구성되는지, 문장에서 어떤 의미가 전달되는지 등을 다룹니다. 의미란 것은 여러 사람들이 함께 공유하는 그런 경험으로 이해되는 것으로, 사회적 합의가 담겨져 있습니다. 예를 들어, 환자를 대할 때, "좋아질 수 있으실 거예요"라고 말하는 것과 "좋아질 수도 있으실 거예요"라고 말한다면, "도"라는 조사하나로 좋아질 수 있을 거라는 개방된 표현이 좋아질 수도 있지만 안 좋아질 수도 있다는 것을 전제한 의미로 달라집니다. 이와 같이 의미론에서는 언어 의미의 다양성과 변화를 이해하는 것에 초점맞추어 있습니다.

➢ 화용론

화용론은 어떤 상황에서 어떤 단어나 표현을 사용해야 하는지, 즉 쓰임에 대한 것을 다루며, 말뜻, 어투, 말풍선 등을 다룹니다. 언어는 사용자 간에 합의된 기호라 하였는데, 환경과 상황에 따라 그 의미와 쓰임이 달라지는 것을 관심하는 것은 의미론과 유사하지만 의미론은 언어의 의미 체계를 연구하며, 단어의 의미, 문장의 의미, 문맥에서의 의미 등을 다루는 반면, 화용론은 언어 사용의 문맥과 목적을 중심으로 연구합니다. 즉, 말하는 사람이 말하는 내용을 듣는 사람에게 어떠한 의도를 가지고 전달하는지, 말하는 상황에서 상호작용이 어떻게 이루어지는지 등에 초점을 둡니다. 예를 들어, "나 좀 도와줄래?"라는 말이 있을 때, 상황에 따라서 실제로 도움을 요청하는 의미일 수도 있고, 거절을 의미할 수도 있습니다. 이러한 상황과 목적에 따라서 말하는 사람이 사용하는 언어 표현의 의미가 달라질 수 있습니다.

(2) 경험에 따른 영향

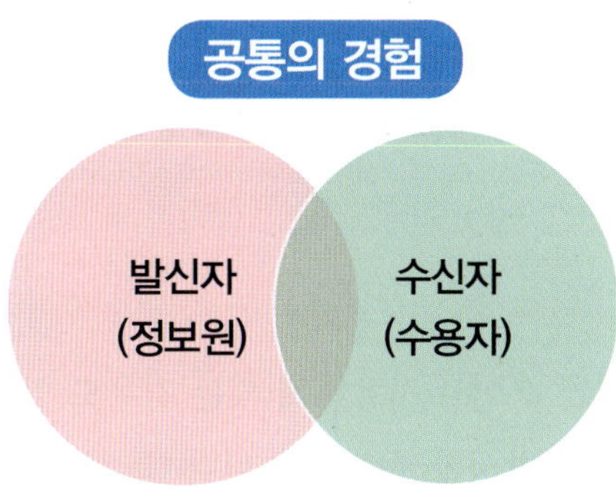

이렇게 어떤 형태에 따라서, 그 의미한 바에 따라서, 또는 활용되는 목적과 쓰임에 따라 의미를 달리할 수 있다는 것을 잘 이해하는 가운데 구두 의사소통을 하여야 합니다.

발신자(또는 정보원)에게 발화된 언어는 수신자(또는 수용자)에게 전달될 때 두 화자 간에 공통된 경험이 의사소통을 원활하게 하는 핵심 배경이 됩니다.

'장님 코끼리 만지기' 예화에서와 같이, 어떤 장님은 코를 만지고 와서 그것이 코끼리라고 얘기하고 어떤 장님은 귀를 만지고 와서 그것이 코끼리라고 할 수 있는데, 사실 다 같은 코끼리지만 서로 다른 부분으로 이해를 할 수 있습니다. 이와 같이 우리도 경험이 다르다면 같은 내용도 전혀 다르게 받아들일 수 있습니다.

다음은 이전 장에서 소개한 〈의사소통의 과정의 5단계〉입니다. 의사소통에서 장애물은 모든 단계에서 발생할 수 있다는 것을 보여줍니다.

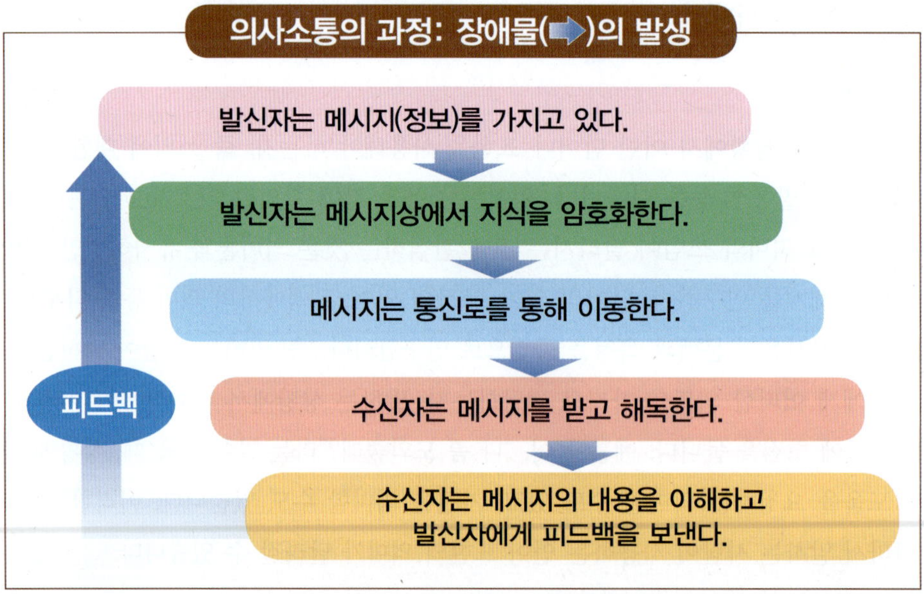

특히 발신자는 메시지 정보를 가지고 그 지식을 어떠한 단어로 또는 문장으로 암호화해서 말을 하게 되는데, 수신자는 그 암호를 해독합니다. 이 과정에서 서로의 갖고 있는 경험이 다르다면, 공통의 경험이 더 적다면 장애물이 더 크게 발생할 수 있습니다.

(3) 용어에 따른 영향

의사소통에서 같은 말을 다른 용어로 사용하게 되는 경우도 있고, 서로 이해하지 못하는 언어를 사용하는 것으로 장애물이 발생할 수도 있습니다. 특히 의료인, 보건의료전문가들이 사용하는 전문용어와 일반인들이 사용하는 용어가 달라 장애물이 발생할 수 있음을 염두에 두어야 합니다.

(4) 언어의 추상성과 대표성에 따른 영향

언어 자체가 가지는 특성으로 언어의 **추상성**과 **대표성**이 있습니다.

언어의 추상성은 언어가 현실 세계와 직접적인 연관성이 없는 추상적인 개념을 표현할 수 있다는 것을 의미합니다. 예를 들어, "자유", "행복", "사랑"과 같은 추상적인 개념은 언어를 통해 표현될 수 있습니다. 이러한 추상적인 개념은 실체적인 것이 아니기 때문에 언어로 표현하기 어려울 수 있지만, 언어를 통해 구체화되고 공유됨으로써 인간 사회에서 중요한 역할을 합니다.

반면에 언어의 대표성은 언어가 현실 세계에서 특정한 대상이나 개념을 대표하는 것을 의미합니다. 예를 들어, "사과"라는 단어는 현실 세계에서 존재하는 사과 과일을 대표하며, "학생"이라는 단어는 학교에서 공부하는 학생을 대표합니다. 이렇게 언어는 현실 세계에서 다양한 대상이나 개념을 대표함으로써 인간의 의사소통을 원활하게 합니다.

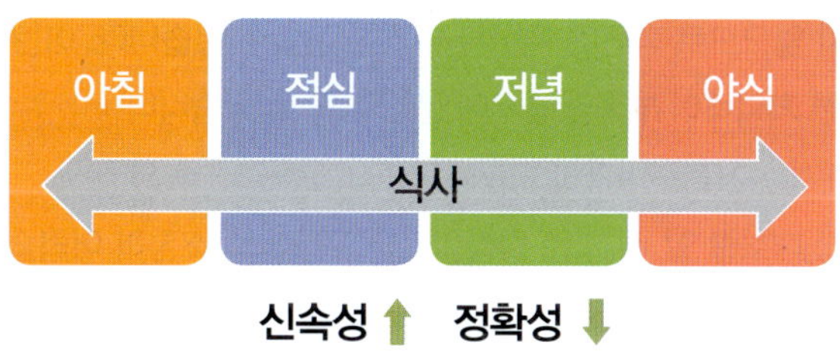

예를 들어, "아침, 점심, 저녁, 야식" 이 단어들을 보면 "식사"를 의미하는구나 라고 이해할 수 있을 것입니다. 그럼, 여기에서 식사라는 표현은 대표성을 갖게 되는 것이고 어느 정도 추상적인 개념을 아우르고 있는 것입니다. 이러한 언어의 추상성을 활용하면 다 묶어서 하나로 이야기할 수 있기 때문에 신속하게 정보를 전달할 수 있다는 장점이 있습니다. 반면에 정확성은 떨어집니다. 예를 들어, "식사를 걸렀다"라고 하면, 그것이 아침식사인지, 저녁식사인지 알 수 없기 때문입니다.

언어의 특징으로서 추상성과 대표성은, 언어를 다른 인지 능력과 구별되는 고유한 특성으로 만들며, 문화적으로 공유되는 의미 체계를 형성하는 데에도 영향을 미치며, 특히 언어적 의사소통에 중요한 역할을 합니다.

구두 의사소통의 장단점

구두 의사소통은 다음과 같은 장단점이 있습니다.

장점

- 개인의 의사, 감정 전달에 가장 많이 활용됩니다.
- 실시간 대화가 가능하다는 것입니다. 구두 의사소통은 글로 쓰는 것보다 빠르게 대화할 수 있습니다. 신속하며 곧바로 정정할 수 있습니다.
- 비교적 쉽게 배울 수 있습니다. 구두 의사소통은 언어를 배우는 것보다 간단합니다.
- 몸의 언어, 표정 등을 사용하여 상대방의 말에 대한 더 많은 정보를 전달할 수 있습니다. 이것은 대화 상대방과의 관계를 더 깊게 형성하는 데 도움이 됩니다.
- 대화 상대방의 반응을 볼 수 있습니다. 이는 대화를 진행하면서 정보를 확인하거나 대화를 이어나갈지 결정하는 데 도움이 됩니다.

단점

- 대화 상대방의 언어 능력이나 문화적 배경 등을 고려해야 할 필요가 있습니다.
- 언어를 모르는 사람과는 의사소통이 어렵습니다. 이러한 경우에는 언어를 통한 대화보다는 다른 수단을 찾아야 합니다.
- 화자와의 신뢰관계가 (문서보다)전달력에 영향을 받을 수 있습니다.
- 대화 내용이 기록되지 않으므로 나중에 재현하거나 참고할 수 없습니다. 이는 대화 상대방과의 중요한 협의나 결정에 대한 기억력이 부족한 경우에 문제가 될 수 있습니다.
- 목적을 달성하기 위해서는 사전준비가 필요합니다.
- 대화 상대방과 실시간 대화를 할 수 없는 상황이라면 구두 의사소통이 어렵습니다. 이러한 경우에는 쓰기나 전화 등의 대안을 찾아야 합니다.
- 불특정 다수와 대화할 때는 효과적이지 않을 수 있습니다.

문서 의사소통

문서 언어는 글로 쓰여진 언어로, 책, 논문, 보고서, 이메일 등의 형태로 사용됩니다. 문서 언어는 글을 통해 내용을 정확하고 체계적으로 전달할 수 있으며, 장기적으로 보존이 가능하다는 장점이 있습니다.

(1) 문서의 종류

문서 의사소통은 글로 쓰여진 문서를 통해 정보나 아이디어를 전달하는 것입니다. 여러 가지 종류가 있지만, 의료현장에서 주로 사용하는 대표적인 문서는 다음과 같습니다.

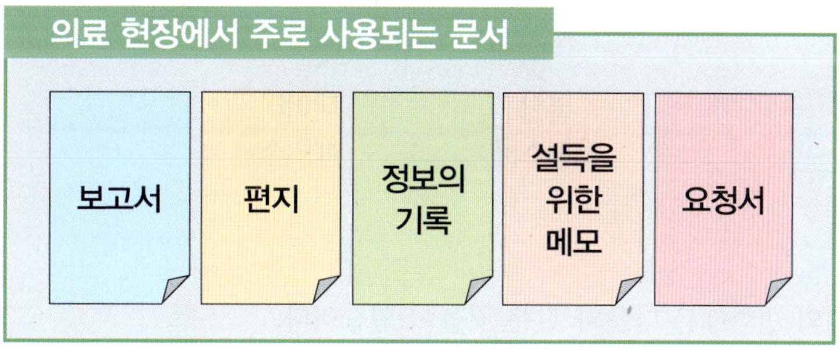

- **보고서**: 주로 비즈니스 분야에서 사용되는 문서로, 조사, 분석, 평가 등의 결과를 기록하는 것입니다.
- **편지(이메일)**: 서신 또는 전자 메일을 통해 정보를 주고받는 것입니다. 비즈니스나 개인적인 목적으로 많이 사용됩니다.
- **정보의 기록(예: 공지, 계약서)**: 중요한 내용으로 보존해야 할 것을 기록으로 남깁니다. 공지는 조직 내 또는 커뮤니티 내에서 모든 사람에게 전달되는 문서입니다. 계약서는 두 당사자 간의 합의를 나타내는 문서로, 서로의 권리와 의무 등을 명시합니다.
- **설득을 위한 메모**: 공동의 목적을 가진 조직 내에서 부서 간의 이해와 합의를 위해서 설득을 위한 메시지, 메모를 전달할 수 있습니다.
- **요청서/제안서**: 비즈니스 분야에서 많이 사용되는 문서로, 조직 내부 또는 외부에 협력을 위해 물품이나 서비스를 요청하는 경우 사용됩니다. 제안서는 서비스, 프로젝트 등의 아이디어와 관련된 정보를 기록하는 것입니다.

그 밖에 **블로그/소셜 미디어** 같은 페이스북, 트위터, 인스타그램 등의 플랫폼을 통해 기업의 웹사이트에서 정보를 공유할 수 있으며, 기업의 마케팅에 많이 활용됩니다.

(2) 문서 전달매체의 변화

최근 몇십 년간, 문서 매체는 큰 변화를 겪었습니다. 과거에는 종이를 사용하여 문서를 작성하였지만, 현재는 디지털 매체를 통해 문서를 작성하고 전달하는 것이 일반적입니다. 이에

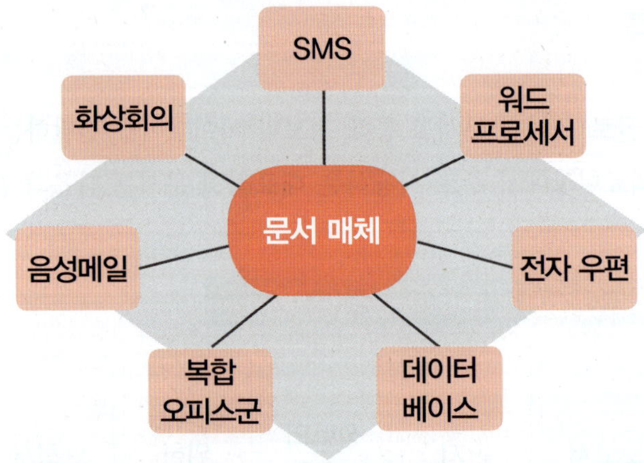

따라 문서 매체의 변화에는 다음과 같은 것들이 있습니다.

- **종이 문서에서 디지털 문서로**: 과거에는 문서 작성에 종이가 필수적이었으나, 현재는 컴퓨터와 인터넷 등의 디지털 매체를 통해 문서를 작성하고 저장할 수 있습니다. 이를 통해 문서 작성과 전달의 효율성과 편리성이 크게 개선되었습니다.
- **공유 방법의 변화**: 종이 문서는 주로 우편이나 직접 전달 등의 방법을 통해 공유되었지만, 디지털 문서는 이메일, 클라우드 저장소, 메신저 등의 방법을 통해 더 빠르고 쉽게 공유할 수 있습니다.
- **문서 형식의 다양화**: 종이 문서에서는 주로 텍스트와 이미지를 사용하여 문서를 작성하였지만, 디지털 문서는 비디오, 오디오, 애니메이션 등 다양한 형식으로 문서를 작성할 수 있습니다.
- **참조 및 검색의 용이성**: 디지털 문서는 검색 엔진을 사용하여 쉽게 문서를 찾아볼 수 있습니다. 또한 하이퍼링크를 통해 다른 문서나 웹사이트와 연결할 수 있어, 정보의 참조와 연결성이 더욱 높아졌습니다.
- **대용량 문서 처리의 용이성**: 디지털 문서는 저장 공간의 한계를 극복하여 대용량 문서를 쉽게 처리할 수 있습니다. 이를 통해 비즈니스 문서, 과학적 논문 등 대용량 문서를 빠르고 쉽게 작성할 수 있습니다.

문서 의사소통의 장단점

문서 의사소통은 다음과 같은 장단점이 있습니다.

장점

- **대량 정보전달의 용이:** 한번에 대량의 정보를 전달할 수 있습니다. 이는 단시간에 많은 정보를 전달하고 처리할 수 있도록 도와줍니다. 따라서 조직 운영 업무 수행에 효율적입니다.
- **정보 보존의 유용성:** 문서를 통해 정보를 전달하면, 받는 사람이 정보를 언제 어디서나 읽을 수 있습니다. 따라서 시간과 장소에 구애받지 않고 유연하게 의사소통할 수 있습니다. 또한 문서로 기록하면, 정보를 영구적으로 보존할 수 있습니다. 또한 문서를 언제든지 참고하고 재활용할 수 있으며, 정보의 손실을 예방할 수 있습니다.
- **정보전달의 명확성:** 정보의 내용과 의도가 명확하게 전달됩니다. 구두나 전화와 같은 말로만 의사소통하는 것보다 훨씬 정확하게 의사소통할 수 있습니다. 검토후 수정이 가능하기도 합니다(이는 문서기록이라는 불편함으로 단점으로 볼 수도 있음).

단점

- **소통지연 가능성:** 구두 의사소통보다 신속함이 떨어집니다. 문서를 통해 의사소통을 할 때는, 받는 사람이 문서를 읽을 때까지 소통이 지연될 수 있습니다. 이는 긴급한 의사소통의 경우 문제가 될 수 있습니다.
- **형식과 양식을 요구:** 글쓰기는 어떤 형식을 가지고 있는데, 형식에 너무 맞지 않으면 예의가 없게 전달될 수 있습니다. 따라서 그런 양식들을 숙지하고 문서 의사소통을 해야 하는 수고로움이 필요합니다.
- **보안과 기밀의 문제:** 민감한 정보를 포함한 문서를 전달할 때는, 보안과 비밀성 문제가 발생할 수 있습니다. 따라서 보안을 고려한 적절한 방식으로 문서를 전달해야 합니다.
- **비용 발생:** 문서를 작성하고 인쇄하는 등의 과정에는 일정한 비용이 듭니다. 따라서 문서 의사소통은 비용이 많이 들 수 있습니다.

(3) 문서 작성의 일반적 원칙

문서작성의 일반적인 원칙들은 다음과 같습니다.

- 문서 내용은 **가급적이면 문장으로 기술**되어야 합니다. 중심 내용만큼은 마침표를 찍을 수 있는 문장으로 하시는 것이 좋습니다.
- **수신자를 고려**하여 기술하는 것이 좋습니다. 협력업체에 보낼 편지인지 아니면 상사에게 보낼 편지인지 부하 직원에게 동료에게 보낼 편지인지에 따라서 달라지고, 상대방이 알

고 있는 경험 배경에 따라서도 또 다른 기술이 필요합니다.

- **한 메시지에는 한 가지 주제**만 담는 것이 좋습니다. 만약에 두 가지 내용을 보낸다면 좀 수고로워도 메일을 두 번 보내는 것이 더 유리합니다.
- **간결한 글**은 매우 중요합니다. 너무 많은 글들은 읽는 사람으로 하여금 핵심 내용을 파악하기 어렵게 합니다.
- **전달 시기와 방법**을 고려해서 선택해야 됩니다. 여러분이 환자의 어떤 중요한 약속에 대한 예약 알람이나 검사 결과를 보내는데 한밤중에 문자를 보낸다면 그것도 굉장히 전달력이 떨어질 뿐만 아니라 예의 바르지 않은 그런 전달로 느껴질 수도 있습니다.

언어 사용의 목적과 상황에 따라 구두와 문서를 적절하게 사용하는 것이 중요하며, 두 유형을 모두 효과적으로 다룰 수 있는 능력은 의사소통 능력을 높이는 데에 중요한 역할을 합니다.

2 비언어적 의사소통

언어적 의사소통은 말이나 글로 정보와 생각을 전달하는 것이라면, 비언어적 의사소통에는 몸짓, 표정, 억양, 시선, 음성 강도, 눈빛, 신체언어 등 의미와 감정을 전달하는 비언어적 신호가 포함됩니다.

여러 연구에 따르면, 비언어적 의사소통은 전체 의사소통의 60~93%를 차지하고, 언어적 의사소통은 나머지 7~40%를 차지할 수 있다는 것으로 제시되고 있습니다.

공개 연설이나 비즈니스 미팅과 같은 상황에서는 언어적 의사소통이 우세할 수 있지만, 대인관계나 문화적 맥락과 같은 상황에서는 비언어적 의사소통이 더 중요할 수 있습니다.

(1) 비언어 의사소통의 유형

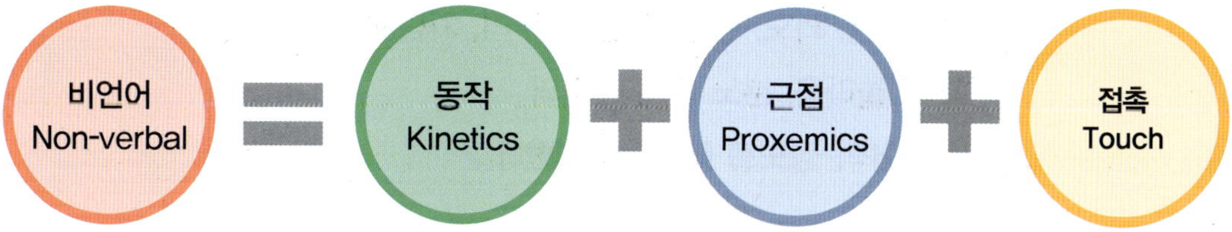

비언어적 의사소통(non verbal communication)에는 대표적인 몇 가지 유형이 있습니다.

- **동작(Kinetics):** 운동학은 비언어적 의사소통의 한 형태로서, 몸의 움직임과 자세를 통해 정보와 감정을 전달합니다. 이는 손짓, 신체의 위치, 몸의 방향 등을 통해 이루어집니다.
- **근접(Proxemics):** 사람들이 공간을 어떻게 사용하고, 그것이 다른 사람들과의 관계와 상호작용에 영향을 미치는지를 말하며, 이러한 세력권과 아울러 물리적 거리와 방향을 통해 사람들 간에 의미를 전달합니다. 예를 들어, 어떤 의사 선생님이 환자와 대면하여 대화한 후 "더 질문하실 게 있으십니까"라고 물으며 손으로 문고리를 잡고 있었다고 하면, 환자는 '이 의사가 지금 빨리 나가야 되는구나' 라고 생각할 수도 있습니다. '내 질문 내 이야기를 더 듣기를 원하는 것이 아니라 이야기를 마무리 짓는 내용으로서 이 말을 하고 있구나' 그렇게 이해될 수도 있습니다. 동작이상으로 공간에서 물리적 거리와 방향으로 표현되는 이러한 정보는 비언어적 소통이 됩니다.
- **접촉(Touch):** 접촉은 비언어적 의사소통의 한 형태로서, 신체 부위 간의 접촉을 통해 정보와 감정을 전달합니다. 이는 악수, 안부 인사, 안아주기 등을 통해 이루어집니다. 접촉도 근접의 연장으로 볼 수도 있겠으나, 엄밀하게는 다른 교감의 영역이 있기 때문에 따로 분류해서 해석합니다.

그 밖에 다음과 같은 내용들도 비언어 유형에 포함할 수 있습니다.

- 억양, 감정 표현의 준언어
- 태도, 자세
- 복장시간(적절한 복장 착용, 유니폼 등의 사회적 의미)
- 시간(약속 시간을 잘 지키는 것은 상대를 향한 일종의 존중과 예의의 표현)

> **대화 시 상대방의 얼굴을 보는 사람**은
> **신체조건, 외모, 행동, 억양, 사투리, 차림새**
> **행복, 놀라움, 분노 등의 감정의**
> **비언어적 정보**를 **더 잘 해석**한다.
>
> – Ekman et al., 1972

(2) 비언어 의사소통의 영향요인

비언어적 의사소통은 많은 영향요인에 따라 변화할 수 있습니다. 이러한 영향요인 중에는 민족, 인종, 문화가 있습니다.

- 다양한 **민족**은 서로 다른 비언어적 의사소통 방식을 가지고 있으며, 이는 그들의 역사, 전통, 경험, 사회적 상황 등과 관련이 있습니다.
- **인종**은 얼굴, 피부색, 신체 구조 등의 물리적 특징을 가지고 있으며, 이러한 특징은 비언어적 의사소통에서 중요한 역할을 합니다. 예를 들어, 얼굴 표정, 몸짓 등이 어떤 의미를 갖는지에 따라 인종마다 다른 비언어적 의사소통 방식이 존재할 수 있습니다.
- **문화**는 비언어적 의사소통에서 가장 중요한 영향요인 중 하나입니다. 각 문화는 서로 다른 비언어적 의사소통 규칙을 가지고 있으며, 이러한 규칙은 언어, 신념, 관습, 역사 등과 관련이 있습니다. 예를 들어, 어떤 문화에서는 눈을 직접 마주치는 것이 예의 바른 행동이지만, 다른 문화에서는 불쾌한 행동으로 여겨질 수 있습니다.

따라서 비언어적 의사소통에서는 민족, 인종, 문화를 고려해야 하며, 이는 상호문화적인 이해와 존중을 바탕으로 의사소통을 진행하는 것이 중요하다는 것을 의미합니다.

비언어 의사소통의 문화적 차이 – 남자들의 입맞춤

동유럽에서는 서로 입맞추는 행위가 일반적인 인사나 축하의 표현으로 쓰이는 경우가 있습니다. 이는 문화적인 차이로 이해되며, 동성애적인 표현으로 받아들이는 것은 아닙니다. 이러한 문화적 차이는 유럽의 서로 다른 지역에서도 볼 수 있으며, 예를 들어 프랑스에서도 인사를 할 때 양볼을 맞대는 것이 일반적입니다.

그러나 우리나라나 미국에서는 남성 간의 입맞춤은 대개 동성애적인 표현으로 받아들여집니다. 이는 우리나라나 미국 문화에서는 인사나 축하의 표현으로 입맞춤을 사용하는 것이 일반적이지 않기 때문입니다. (물론 미국 내에서도 지역에 따라 문화적인 차이가 있을 수 있으며, 특정한 커뮤니티 내에서는 입맞춤을 사용하는 것이 일반적일 수도 있습니다.)

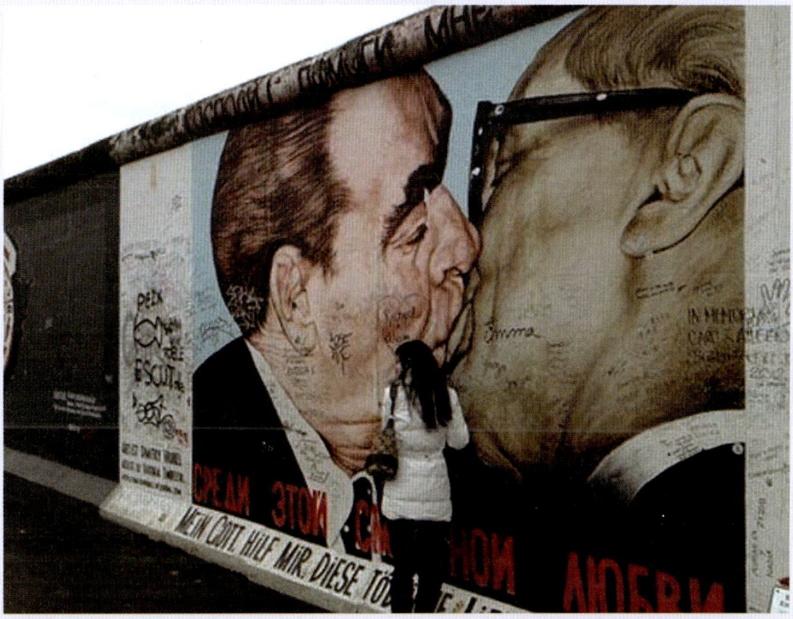

© 이미지 출처 : https://pixabay.com/

베를린 장벽의 예술작품들이 모여 있는 이스트갤러리에 유명한 포토존인 이 벽화는 동독의 수상, 에리히 호네커와레오니트 브레즈네프 구 소련 서기장이 공식석상에서 축하인사로 이른바 '형제의 키스'(브라더쿠스, Bruders Kuss: 독일어)를 한 장면을 담고 있습니다. 드미트리 브루벨(Dmitri Vrubel)이란 작가는 지난날 공산주의와 그 지도자들에 대한 비판적인 시각을 담아, '주여, 이 치명적인 사랑을 이겨내고 살아남게 도와주소서'라는 부제를 붙였습니다.

(3) 비언어 의사소통의 장단점

비언어를 사용하게 되면, 언어로 전달할 메시지를 반복 강조 보완할 수 있습니다. 예를 들어, "5시까지 오세요"라고 할 때, 손가락 5개를 펼쳐 5라는 숫자를 표현하여 보여준다고 하면, 그것은 반복적이고 강조적인 전달이 될 것입니다.

때로는 언어적 메시지를 조절하거나 규제할 수도 있습니다. 예를 들어 "어서 가세요"하면서 손으로 이쪽으로 가라는 표시를 한다면, 언어적 메시지를 규제하고 조절하는 것이 됩니다.

이렇게 언어적 메시지를 보완하는 비언어의 사용은 의사소통을 보다 정확하게 만들어주는 장점도 있지만, 반면에 잘못 사용된 비언어는 도리어 메시지를 모호하게 하거나 오해를 일으킬 수도 있습니다. 비언어를 사용하면서 주의하여야 할 부분이기도 한데, 비언어적 소통은 항상 언어적 의사소통 일치해야 합니다. 그렇지 않으면 상대방에게 혼동을 줄 수가 있습니다. 예를 들어, 만약에 여러분이 굉장히 불쾌한 표정을 짓고 있으면서 친절한 말씨로 "네, 환자분 말씀해 주세요." 말했다면, 듣는 환자(대상자)는 굉장히 당황스러울 것입니다. 그리고 그는 어떤 메시지를 더 중요하게 받아들일까요? 여러분의 친절한 멘트일까요? 아니면 여러분의 표정일까요? 때론 이렇게 언어적 의사소통과 정반대되는 메시지를 전달할 가능성도 있기 때문에 비언어적인 의사소통이 언어적 의사소통과 일치시키는 훈련이 필요합니다.

또 비언어는 의식하지 않은 채 전달되는 부분도 크기 때문에 의도하지 않은 속마음을 보여주게 될 때도 있습니다. 예를 들어, 많은 사람들이 이야기할 때 상대방의 내용에 관심이 없으면 일단 시선을 다른 곳으로 돌리고, 그 다음에 손으로 귀나 머리를 만진다고 합니다. 예의를 갖추고 배려하는 자리에서 의사소통을 하게 될 경우에는 비언어적 표현을 더욱 신중하게 처리해야 할 이유이기도 합니다.

비언어 의사소통의 장단점

비언어 의사소통 방식은 다음과 같은 장단점을 가지고 있습니다.

장점

- **보다 간단하고 직관적인 의사소통:** 비언어적인 표현은 매우 직관적이고 간단합니다. 사람들은 동일한 문화나 배경을 공유하지 않아도 쉽게 이해할 수 있습니다.
- **강한 감성적 표현:** 비언어적 표현은 강한 감성적인 요소를 담을 수 있습니다. 눈빛, 제스처, 몸짓 등으로 강한 감정을 표현할 수 있습니다.
- **다양한 상황에서 유용:** 비언어 의사소통은 다양한 상황에서 유용합니다. 예를 들어, 시각장애인과의 의사소통, 문화나 언어가 다른 사람들과의 의사소통, 소음이나 장애물이 많은 환경에서의 의사소통 등이 이에 해당합니다.

단점

- **한계적인 의사소통:** 비언어 의사소통은 한계적입니다. 언어적인 표현을 사용할 수 없기 때문에 미묘한 차이나 세부적인 내용을 전달하는 데 한계가 있습니다.
- **오해의 가능성:** 비언어 의사소통은 매우 주관적이며, 상황에 따라 다르게 해석될 가능성이 있습니다. 또한 동일한 표현이 다른 문화나 지역에서는 다르게 받아들여질 수 있습니다.
- **부정확성:** 비언어 의사소통은 정확하지 않을 수 있습니다. 의사소통이 부정확할 경우 오해, 혼란, 불편함, 충돌 등의 문제가 발생할 수 있습니다.

의사소통의 노하우

〈문서 작성 요령〉

- 일선에서는 **종이 문서**의 전달이 여전히 중요하다.
- **경영자에게 직접 업무 요청을 받은 중간관리자라면** - 직접 작성하고 부하직원에게 검토를 부탁하는 것이 좋다.
- **수신자**에 따라 문서작성의 목표를 분명히 하라.
- 문서 전체를 **한눈에 볼 수 있게** - 적절한 제목, 어법, 문법 등 살피라.
- **순서력, 논리력**을 키우라. (대개 결론부터 전달하는 것이 좋다.)
- **시각화 자료**(표, 차트 등)를 활용하라.
- **문서 형식, 양식**을 지키라.
  (가급적 보편적 양식을 활용하되, 정부기관 등 특정 요구 양식이 있는지 확인하라.)

3장

의사소통의 유형(2)

전화의사소통, 사이버의사소통

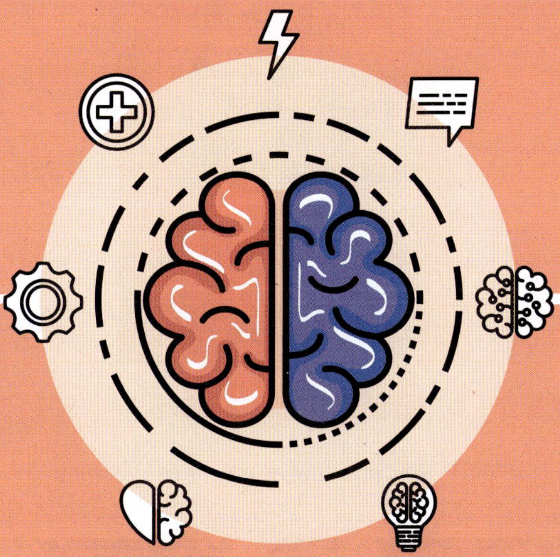

학습목표

1. 전화/이메일 의사소통의 주의사항을 잘 숙지하고 활용할 수 있다.
2. 사이버 의사소통에서 인간성을 부각시키는 의사소통 기술의 중요성을 인식하고 개발할 수 있다.

학습내용

1. 텔레커뮤니케이션
2. 전화 의사소통의 주의사항
3. 사이버 의사소통의 주의사항
4. 보건의사소통 기술의 시대적인 요구

Episode 3

정보통신의 발달

정보통신(Information and Communication Technology, ICT)은 정보와 통신 기술을 응용하여 정보를 전달하고 처리하는 기술 및 서비스를 말합니다. 이러한 기술은 사실 과거 예전부터 여러 가지 방법들이 시도되어 발달해왔습니다.

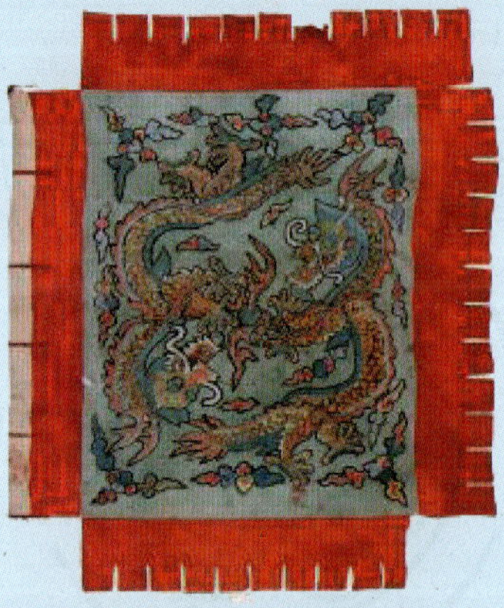

© 이미지 출처: https://www.gogung.go.kr/gogung

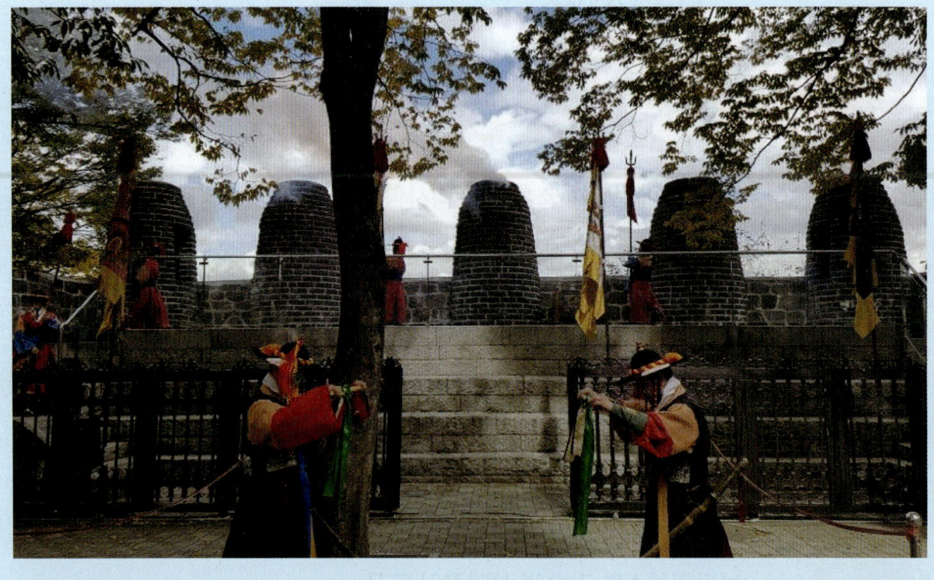

© 이미지 출처: https://www.koreatriptips.com

앞 첫 번째 사진은 조선시대 때 군에서 사용했던 원거리 신호 전달을 위한 깃발입니다. 두 번째 사진은 봉화를 보여주는데, 높은 성벽 위에 이런 굴뚝을 만들어서 연기를 띄우는 방식으로 신호를 전달하였습니다. 예를 들어, 적이 침략할 것 같은 조짐이 보일 때는 두 개, 또 국경 근처에 오면 세 개, 이런 식으로 그 강도와 신호의 내용에 따라서 몇 개의 굴뚝에 불을 때우는지를 미리 정해두고 먼 거리로 신호를 전달했습니다. 또 그 밖에 북을 사용하여 원거리 통신을 하기도 했습니다.

근대에 와서는 전기가 정보를 전달할 수 있는 중요한 매체가 되었고, 이때부터 전기 통신이라는 말이 사용되었습니다.

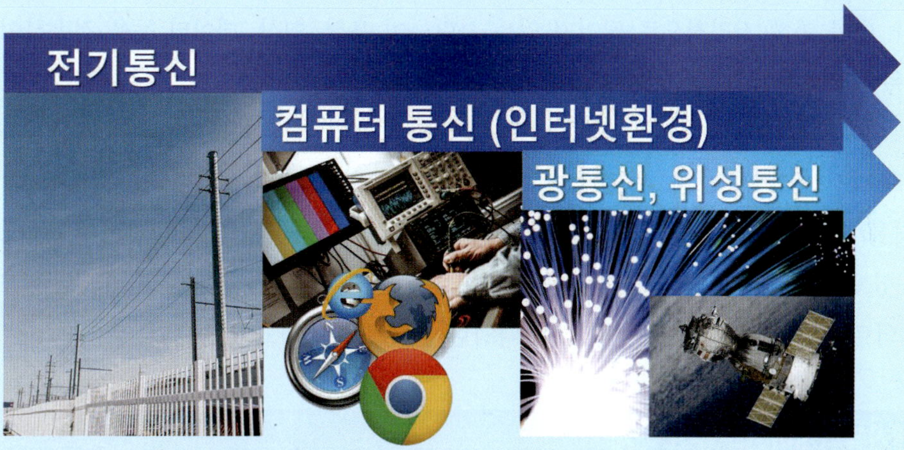

© 이미지 출처 : https://pixabay.com/

현대사회에서 정보통신은 컴퓨터, 인터넷 환경, 모바일 디바이스, 통신망 등을 이용하여 정보를 생성, 저장, 전달, 가공하는 기술과 이를 활용한 다양한 서비스를 포함합니다. 이러한 기술과 서비스는 인터넷, 전자메일, 소셜 미디어, 모바일 애플리케이션, 클라우드 컴퓨팅 등을 포함합니다. 이는 혁신적인 새로운 비즈니스 모델을 창출하고 사회와 경제의 변화를 주도하는 역할을 하고 있으며, 앞으로 더욱 발전할 것으로 예상됩니다.

1 텔레커뮤니케이션

텔레커뮤니케이션의 정의

텔레커뮤니케이션(Telecommunication)이란 먼 거리에 떨어져 있는 사용자 사이에 라디오, TV, 전신, 전화, 컴퓨터 등 전자 매체를 이용한 의사소통을 말합니다.

텔레커뮤니케이션은 사람과 사람, 기계와 기계, 그리고 사람과 기계 간의 통신을 가능하게 합니다. 이를 통해 지리적으로 떨어져 있는 사람들이 음성, 영상, 데이터 등을 전송하여 정보를 공유하고 소통할 수 있게 합니다.

텔레커뮤니케이션은 전화, 인터넷, TV, 무선 통신 등의 다양한 통신매체와 기술을 통합하여 더욱 발전하고 있습니다. 예를 들어, 스마트폰과 같은 모바일 디바이스를 통해 음성, 영상, 데이터를 전송하고, 인터넷과 클라우드 컴퓨팅을 활용하여 대용량의 데이터를 전송하고 처리할 수 있게 되었습니다. 이러한 발전을 바탕으로 텔레커뮤니케이션의 활용 영역은 비즈니스, 교육, 의료, 엔터테인먼트, 국방 등 더욱 다양한 분야로 확대되고 있습니다.

텔레커뮤니케이션의 주요 매체

텔레커뮤니케이션의 주요 매체들은 다음과 같습니다.

- **SMS(문자)**: 모바일 기기에서 텍스트 메시지를 보내고 받는 것
- **전자우편(이메일)**: 인터넷을 통해 전자적으로 편지를 주고 받는 것
- **음성메일**: 전화기를 통해 녹음된 음성 메시지를 전송하고 받는 것
- **화상회의**: 인터넷을 통해 시각적으로 원격으로 대화할 수 있는 것
- **워드 프로세서**: 문서 작성, 편집, 저장 등의 기능을 제공하는 소프트웨어
- **데이터베이스**: 정보를 구성하고 저장하며, 필요한 정보를 검색하고 업데이트할 수 있는 소프트웨어
- **복합오피스군**: 문서 작성, 프리젠테이션 제작, 이메일 등 여러 기능을 제공하는 소프트웨어 패키지

위와 같은 매체들은 텔레커뮤니케이션을 보다 효과적으로 수행하기 위해 활용됩니다.

텔레커뮤니케이션의 장단점

텔레커뮤니케이션의 주요 장점과 단점은 다음과 같습니다.

장점

- **편의성**: 텔레커뮤니케이션은 거리나 시간에 구애받지 않고 언제 어디서든 손쉽게 소통할 수 있게 해줍니다.
- **생산성 향상**: 빠른 응답과 실시간 소통이 가능하므로 업무를 효율적으로 수행할 수 있습니다. 또한 팀원들과의 소통과 공유를 빠르게 할 수 있어, 협업에도 유용합니다.
- **비용 절감**: 원격으로 통신하는 방식은 회의, 출장 등에 드는 비용을 절감할 수 있으며, 물리적 공간과 설비를 제공하는 비용도 절감할 수 있습니다.
- **다양한 기능**: 다양한 매체를 활용하여 보다 다양한 기능을 제공하므로, 업무에 따라 적합한 기술을 선택하여 사용할 수 있습니다.

단점

- **기술적 문제**: 인터넷 연결이 원활하지 않으면 텔레커뮤니케이션을 이용할 수 없습니다. 또한 시스템 장애, 보안 문제 등 기술적 문제가 발생할 수 있습니다.
- **사생활 침해**: 텔레커뮤니케이션을 통해 전달되는 정보가 노출될 가능성이 있습니다.
- **개인정보 노출**: 텔레커뮤니케이션에서는 개인정보를 공유하거나 저장할 수 있습니다. 이를 이용하여 해커가 대화 내용, 파일, 문서 등에 담긴 개인정보를 탈취하거나, 불법적으로 정보를 수집하거나 유포할 수 있습니다.
- **비대면 소통**: 실제 대면 상호작용과는 달리, 언어나 비언어적 요소를 제대로 전달하지 못할 수 있습니다. 언어, 문화, 관습 등의 차이로 인해 원활한 소통이 더 어려울 수 있습니다. 또한 비대면 소통은 감정적인 면이 부족할 수 있습니다. 화상 회의에서는 카메라를 통한 제한된 시야에서만 대화가 이루어지므로 지각적 요소가 제한될 수 있습니다. 비대면 소통이 지나치게 확대되면 대인 관계 측면에서 대면 상호작용이 부족하여 대인 관계가 손상될 수 있습니다.

사이버 윤리 문제

사이버 윤리 문제는 **익명성**과 **개인정보 보호**를 포함합니다. 디지털 기술의 보급으로 인해 온라인에서 익명으로 쉽게 활동할 수 있게 되어, 윤리적 딜레마를 야기할 수 있습니다. 예를 들어, 일부 개인들은 익명성을 이용해 사이버 괴롭힘, 괴롭힘, 또는 기타 형태의 온라인 불량행동을 저지를 수 있습니다. 또한 기업과 정부의 개인정보 수집과 사용이 널리 이루어지면서 개인정보 보호와 관련된 우려가 제기되고 있습니다.

통신기술의 발달로 디지털 콘텐츠의 공유가 용이해지면서, **저작권 문제** 또한 부정적 영향을 끼치고 있습니다. 디지털 기술을 통한 콘텐츠 공유는 저작권자가 콘텐츠 배포를 제어하기 어려워졌기 때문입니다. 이로 인해, 불법적으로 저작물을 이용하는 경우가 많아져 저작권자에게 손해가 발생할 수 있습니다. 게다가, 디지털 기술이 보급됨에 따라 해적 복제와 불법 다운로드 등의 문제도 증가하고 있습니다. 이러한 이유로, 디지털 시대에서는 저작권법을 인식하고 지적 재산권을 보호하는 조치를 취하는 것이 중요합니다.

또다른 문제는 **사이버 폭력**이 발생할 수 있는 것입니다. 디지털 통신 도구의 보급으로 인해, 괴롭힘이나 인터넷 상에서의 위협이 쉽게 이루어질 수 있습니다. 사이버 폭력은 위협적인 메시지를 보내거나, 소문을 퍼뜨리거나, 부끄러운 사진이나 영상을 공유하는 등 다양한 형태로 나타날 수 있습니다. 사이버 폭력은 정신적인 피해, 사회적 고립, 때로는 자살까지 이어질 수 있는 심각한 영향을 끼칩니다. 그러므로 사람들은 책임 있는 온라인 행동에 대한 교육을 실시하고 긍정적인 온라인 커뮤니티를 유지하며, 사이버 폭력 피해자들에게 지원과 자원을 제공하는 등의 예방조치를 취해야 합니다.

마이데이터

텔레커뮤니케이션 사용 시에는 개인정보 보호나 사생활 침해 같은 단점은 주의와 예방이 필요합니다. 일반적인 대처 방법으로, 개인정보 보호를 위해서는 강력한 암호화 기술을 사용하거나, 안전한 인증 방식을 사용해야 합니다. 또한 개인정보를 공유하기 전에 상대방이 신뢰할 만한지 확인해야 합니다.

이러한 위험성을 고려하여, "마이데이터"라는 개인이 보유하고 있는 데이터를 스스로 관리할 수 있도록 해주는 개념이 등장하였습니다. 이는 개인정보를 보호하고, 개인의 권리와 이익을 존중하며, 이를 활용하여 새로운 가치를 창출할 수 있는 방법입니다.

텔레커뮤니케이션으로 인한 피해 예방을 위하여 마이데이터 활용 및 개인정보 보호에 대한 교육과 인식 제고가 늘 강조되어야 합니다.

2 전화 의사소통의 주의사항

전화 의사소통은 개인의 교양 수준뿐 아니라 조직 또는 기관의 신뢰 수준을 가늠하는 바로미터(barometer)로 작용합니다. 따라서 전화 의사소통 시 주의해야 할 것을 잘 숙지할 필요가 있습니다.

전화 의사소통 시 지켜야 할 예절은 다음과 같습니다

- **밝은 목소리**는 좋은 첫 인상을 줄 수 있습니다. 전화를 받은 상대방은 목소리와 태도 등을 통해 상대방의 감정 상태를 파악할 수 있습니다. 따라서 전화를 걸 때에는 밝은 목소리와 친절한 태도를 유지하면 상대방에게 긍정적인 인상을 전달할 수 있습니다. 또한 전화 의사소통은 조직 또는 기관의 브랜드 이미지를 전달하는 중요한 수단 중 하나입니다. 따라서 전화를 거는 사람은 조직 또는 기관의 이미지에 맞게 적절한 언어와 톤으로 대화를 진행해야 합니다. 이를 통해 상대방에게 긍정적인 이미지를 전달할 수 있고, 조직 또는 기관의 브랜드 이미지를 높일 수 있습니다.

- **목소리나 전화 상태가 좋지 못할 때**는 지체하지 말고 사정을 알리고 문제를 해결해야 합니다. 전화를 받은 상대방은 대화 중에 목소리나 전화 상태 등에서 문제가 있음을 감지할 수 있습니다. 따라서 전화를 걸 때에는 목소리나 전화 상태가 좋지 않을 경우, 이를 적극적으로 알리고 대화를 이어 나가야 합니다. 그렇지 않으면 상대방은 당황스러워할 수 있으며, 신뢰도와 만족도가 떨어질 수 있습니다. (예) "죄송합니다만, 말씀이 잘 안 들립니다. 좀 더 크게 말씀해 주시겠어요?", "죄송합니다만, 도중에 말씀이 끊겨서 들립니다. 제가 전화를 다시 걸어 보겠습니다."

- **통화의 첫마디**로 **자기소개**를 하는 것이 좋습니다. 전화를 받은 상대방은 전화를 건 사람의 신원과 목적에 대해 궁금해할 수 있기 때문입니다. 전화를 걸 때 "안녕하십니까? 저는 ○○병원 ○○과 ○○○입니다."와 같이 자기소개를 먼저 진행하면 상대방은 전화의 목적과 상황에 대해 더욱 명확한 이해를 할 수 있고, 전화 의사소통의 효율성을 높일 수 있습니다.

- 전화로 **고객을 응대**하는 경우, 전화를 받을 때 병원 이름을 밝히기 전에 먼저 고객이 찾아주신 것에 대한 **감사를 표현**하는 것이 좋습니다. 예를 들어, "감사합니다. ○○○센터를 찾아 주셔서 감사합니다. ○○○병원 ○○○팀입니다."와 같이 말하면 고객은 자신이 올바른 곳에 전화했음을 인식하게 되고, 상대방에 대한 신뢰도도 높아질 수 있습니다. 이

렇게 시작된 전화 대화는 상대방과의 의사소통을 원활하게 이어 나가는데 큰 도움이 됩니다.

- 전화벨이 울리고 세 번 정도 이내 전화를 받는 것이 좋습니다. 또 만약 그 이상 늦게 받게 된다면, 상대방에게 **늦게 받게 된 것에 대해 죄송함을 표현**하고, 필요하다면 그 이유를 밝혀주는 것이 좋습니다. 또한 근무 시간 중이라면 통화가 되지 않으면 오해를 불러일으킬 수 있으므로, 가능한 문자로 전화를 받지 못한 사유와 다음 통화를 예약하는 내용을 보내거나, **신속하게 다시 연락**을 취하는 것이 좋습니다. 담당자가 다른 업무나 통화 중이라면, 자리가 먼 경우에도 신속히 전달받는 것이 중요합니다. (예) "늦게 받아서 죄송합니다. 담당자가 다른 분과 통화 중이어서 전화를 대신 받았습니다."
- 통화 중에는 언제나 **메모**를 할 수 있도록 준비해야 합니다. 전달사항이나 중요한 내용을 메모하여 기록해 두면 나중에 참고할 수 있고, 잊어버리지 않을 수 있습니다. 전달사항을 메모하지 않으면 상대방과의 의사소통이 원활하지 않을 뿐 아니라, 실수도 발생할 수 있습니다. "또렷한 기억보다 흐린 연필 자국이 낫다"라는 속담처럼, 메모는 매우 중요합니다.
- **메시지나 전달사항**은 **반드시** 상대방에게 **되물어서 확인**하는 것이 좋습니다. 특히 중요한 내용이나 복잡한 내용인 경우, 상대방이 제대로 이해하였는지 다시 한번 확인하는 것이 필요합니다. 이를 통해 상대방과의 의사소통이 원활해지고, 실수나 오해가 발생할 가능성을 줄일 수 있습니다. 예를 들어, "이해하신 대로 맞나요?" 또는 "다시 한번 확인해 주실 수 있나요?"와 같은 질문을 통해 상대방의 이해도를 확인할 수 있습니다.
- 올바른 전화 의사소통을 위해서는 자신이 **답변할 수 없는 문제**에 대해서도 부정적인 답변을 주는 것보다는 **대처 방안을 제시**하는 것이 좋습니다. 예를 들어, "이 문제에 대해서는 제가 직접 답변을 드릴 수 없지만, 해당 부서나 담당자에게 문의해 보시는 것이 좋을 것 같습니다"와 같이 대처 방안을 제시하는 것이 좋습니다. 이렇게 대처 방안을 제시하면 상대방의 문제 해결에 도움을 줄 수 있으며, 전화 의사소통의 질을 높일 수 있습니다.
- 정확한 답변을 제공하지 못하는 상황에서도 상대방의 입장에서 **최선을 다해 도움을 제공**하는 것이 중요합니다. 이때, 양해와 공감의 표현을 하거나 추가 정보를 제공하는 것이 좋습니다. 만약 다른 담당자나 부서에 문의해야 하는 경우, 양해를 구하고 잠시 기다려 달라 말을 전달하여 불편함을 최소화해야 합니다. 또한 상대방이 들리지 않도록 조용한 곳에서 문제를 해결하는 것이 좋습니다. (예) "죄송합니다만, 현재는 ○○○할 수 없는 규

정이 있어서 ○○○을 제공하지 못하는 점을 양해해 주시길 부탁드립니다. 도움을 드리지 못하여 죄송합니다."

- 전화 의사소통 중 주의하여야 하는 것은 **전화를 끊는 법**입니다. 대개 용건을 가지고 전화를 시작한 사람이 먼저 끊습니다. 이는 상대방의 시간과 예의를 존중하는 것이 됩니다. 그러나 상사나 높은 사람과의 통화에서는 상대가 끊고 난 후에 끊는 것이 좋습니다. 특히 우리나라에서는 존대가 중요한 예절이므로 상대에 따라 주의하여 판단하여야 합니다. 만약 상대방의 전화가 끊어지지 않는 경우, 상대방에게 불필요한(때론 불평 같은 부정적인) 내용이 전달되지 않도록 주의해야 합니다. 10초 이상 기다렸는데도 전화가 끊어지지 않는 경우, 끊어도 좋습니다.
- **스피커폰**을 사용하여 전화를 응대하는 경우, 반드시 상대방에게 스피커폰을 사용하고 있다는 사실을 알려야 합니다. 화자의 의도와 달리 불필요한 정보가 다른 대상에게 전해지지 않도록 주의하여야 합니다.
- 다른 사람의 **전화를 대신 받았을 때**는 그 사실을 상대방에게 분명히 알려주는 것이 예의입니다. 그래야 상대방이 안심하고 자신의 의견이나 요청을 전달할 수 있습니다. 또한 상대방이 기다려야 하는 경우라면 언제쯤 다시 연락을 드릴 것인지도 알려주는 것이 좋습니다. 이를 통해 상대방에게 신뢰감을 전하는 것이 중요합니다. (예) "다른 분이 전화를 받았는데, ○○○님께 정확히 전달해 드리도록 하겠습니다", "담당자가 전화 통화가 길어질 것 같은데 마치면 곧장 연락 드리도록 전달하겠습니다"
- **급한 용건**인 경우에는 메모를 사용하여 담당자에게 메시지를 전달하고, 필요시 담당자가 통화를 중단하고 전화를 받을 수 있게 합니다. 업무상 담당자가 아닌 사람이 통화하게 되었어도 담당자와 전화를 걸은 사람 둘 다를 배려하는 좋은 마음은 조직과 기관에 대한 긍정적인 이미지를 심어줍니다. (예) "담당자가 ○시에 돌아온다고 합니다. ○○ 부터 통화가 가능하실 것 같습니다."
- **공공장소**에서는 주변 사람들에게 불편을 끼치지 않도록 작은 소리로만 통화하거나, 진동이나 무음 모드로 설정하여 통화를 하여야 합니다. 특히 병원, 극장, 연주회, 교실, 회의실 등은 조용한 공간이기 때문에 큰 소리로 통화하면 주변인들의 집중력을 방해할 수 있고, 불쾌감을 줄 수 있습니다. 대중교통에서도 다른 승객들의 휴식을 방해하지 않도록 진동이나 무음 모드로 설정하는 것이 좋습니다.
- **잘못 걸린 전화**를 받을 때, 잘못 걸었을 때 죄송하다는 인사를 합니다. (예) "실례했습니

다." "전화를 잘못 걸으신 것 같습니다."

- **받고 싶지 않은 전화나 광고전화**가 걸려올 때, 가급적 응대하여 거절의 메시지를 전달하는 것이 좋습니다. 전화를 받지 않거나 바로 끊으면 그만큼 상대방에게 불쾌한 경험을 줄 수 있기 때문입니다. 비록 한 통화의 전화지만, 그런 대접은 비인격적이어서 부정적 영향을 파급하고 인간다움이 상실된 사회를 만들기 때문입니다. 아주 바쁜 경우에는 전화를 안받을 수도 있겠으나, 솔직히 여유가 있다면, 분명한 거절의 메시지로 대응하는 것이 옳습니다. 전화를 받았을 때, "지금은 업무 중이라 전화 통화가 곤란한데, 무슨 일 때문에 그러십니까?"와 같은 예의 바른 표현을 사용하여 대화를 시작하고, 마케팅 전화인 경우 "저는 그다지 관심이 없습니다. 죄송하네요."와 같은 거절의 메시지를 간단히 전달할 수 있습니다. 이렇게 하면 전화 상대방에게 불쾌한 경험을 줄이면서도, 상대방의 시간과 노력을 낭비하지 않고, 자신의 시간과 업무에 집중할 수 있습니다.

일반적인 언어 예절

1. 바른말 고운말 하기

바른 말 고운말 하기는 기본입니다. 하대하는 표현으로 남을 낮추어서 보는 말투나 반응들은 좋지 않습니다. 투명한 목소리 또한 무례함이 될 수 있습니다. 또 부정적인 어조를 사용하면 상대방이 듣기에 '지금 내가 얘기를 꺼내기가 좀 쉽지 않구나'라고 느낄 수도 있고, 가라앉거나 빠른 말하기 등은 오해의 소지가 있으니 좋지 않습니다. '지금 바쁘셔서 대화하기가 좀 곤란하구나' 라고 전해질 수 있습니다.

2. 호칭과 존댓말

상대방을 존경하고 예의를 표시하기 위해 존댓말을 사용합니다.

- **님:** 일반적인 존댓말, 이름이나 직위에 붙여서 사용. (예) "김 대리님"
- **씨:** 조금 덜 격식을 갖춘 존댓말, 상대방을 예의 바르게 대하는 데 사용. (예) "선영씨", "이씨"
- **호칭:** 호칭은 상대방의 지위나 관계에 따라 사용. (예) "선생님", "사장님"
- **상대 존대법:** 존댓말과 호칭을 사용. 상대방의 지위나 관계에 따라 표현이 달라짐. 예를 들어, 친구나 가족과 대화할 때에는 덜 격식을 갖춘 표현을 사용하고, 상사나 선배와 대화할 때에는 보다 격식적인 표현을 사용합니다.

3. 말씨

대화의 대상과 상황에 따라 사용하는 언어가 다를 수 있습니다. 예를 들어, 승무원이 사용하는 언어를 보면, 항상 고객에게 극존칭으로 대화하도록 매뉴얼로 정해져 있습니다. 동시에, 항공 운행상 비상 상황이 되면, 승무원은 승객에게 명령어로 지시하도록 교육받습니다. 이런 경우에는 반말의 명령어에 사람들이 더 빨리 수긍하고 행동하기 때문입니다. 따라서 상황에 따라 다른 말씨를 사용하는 것도 필요합니다. 그러나 대부분의 경우, 연령이나 직급을 따지지 않고 서로서로 존대해주는 것이 좋습니다. 상대를 존중하는 마음은 어조와 목소리에도 묻어나므로 늘 바른 마음가짐을 지키는 것이 중요합니다.

4. 분명한 목소리

말을 할 때 말꼬리를 흐리거나 떨어뜨리지 않고, 목소리를 분명하게 내는 것은 내가 말하려는 내용을 명확하게 전달할 수 있도록 도와줍니다. 뿐만 아니라, 분명한 목소리에는 화자의 자신감과 확신을 전달하는 역할을 합니다. 목소리가 흐리거나 떨어지면 상대방은 내가 말하고자 하는 내용에 대해 불안 또는 혼란스러움을 느껴 신뢰를 떨어뜨릴 수 있으며, 스스로에게도 자신감을 상실하게 만들 수 있습니다. 또 몸이 아프거나 감기에 걸리면, 청력이나 시력이 평소보다 감퇴되어 잘 못알아들을 수도 있기 때문에, 청자의 상태를 고려하여 더욱 분명한 목소리에 신경을 써야 할 경우도 있습니다.

5. 말의 속도

말의 속도를 적정하게 유지하는 것이 중요합니다. 급히 서두르다 보면 전달하고자 하는 내용이 누락될 수 있으므로, 적정한 속도로 말하고 상대방이 이해할 수 있도록 구체적으로 표현하는 것이 좋습니다. 또한 일반적으로 성질 급한 한국인의 성격을 고려하여 너무 느린 말씨도 좋지 않습니다.

6. 간결한 내용, 주고받는 대화

장황하게 말하는 경우, 상대방의 입장을 고려하지 않고 자기가 하고 싶은 말만 하는 경우도 있습니다. 이상한 소리나 끊임없는 말투는 대화 상대를 혼란스럽게 하고 지루하게 만듭니다. 상대방의 이해도를 높이기 위해 요점을 간결하게 정리하고, 핵심적인 내용을 우선적으로 전달하는 것이 좋습니다. 불필요한 단어나 문장은 생략합니다.

7. 상대방의 반응 기다리기

상대방이 말하는 동안은 집중해서 듣습니다. 상대방이 반응이 나오기까지 18초, 전화나 화상 대화상으로는 10초 정도 기다리는 것이 좋습니다.

한번 연습해 봅시다. "지금 신체 중 어디가 제일 불편하신가요?…(18초 세어 보기)"

8. 과도한 칭찬과 인사말은 금물

과도한 칭찬과 인사말은 되려 부담이 될 수 있습니다. 칭찬이나 인사말은 적절한 양과 타이밍에서 표현하는 것이 좋습니다. 예를 들어, 아침에 칭찬을 받는 것보다는 일의 결과가 좋아졌을 때나 성취감을 느낄 때 칭찬을 표현하는 것이 더 적절합니다. 대화를 시작할 때는 상대방의 이름을 부르거나 인사를 합니다. 예를 들어, "안녕하세요, ○○씨. 오늘 기분이 어떤가요?"와 같이 말합니다. 대화를 마치기 전에는 상대방에게 "대화해 주셔서 감사합니다"와 같이 감사의 말씀을 전합니다.

3 사이버 의사소통의 주의사항

이메일을 사용한 의사소통의 주의사항

사이버 의사소통에 대해 가장 많이 활용되는 방식 중 하나는 이메일을 주고 받는 것입니다. 또 사내에 쪽지 기능 또 채팅 기능이 있는 데이터베이스를 사용하는 경우도 여기 포함될 것입니다. 이러한 이메일 작성에는 특별히 주의하고 고려할 부분들이 있습니다.

다음은 몇 가지 이메일 작성 요령에 대해 소개합니다.

- **제목은 정확하게** 써주는 것이 좋습니다.
  지난 시간에 문서 작성에서도 나눴지만 ○○님께 이런 식의 제목들은 사실 스팸으로 처리될 수도 있고 조심스럽기 때문에 저희가 제목에는 전체적인 내용을 요약해서 볼 수 있는 그런 한 번에 알아볼 수 있는 그런 제목을 다는 것이 좋습니다.

- 맨 처음에 인사말 또 끝 인사말에는 **따뜻하고 존경의 마음이 전달되는 인사**를 넣어주는 것이 좋습니다. 일이 급하다 보면 이런 인사말이나 멘트들을 쉽게 생략하게 되는 경우도 있습니다. 이를 보완하기 위해 자신만의 기본적인 이메일 양식을 만들어 두는 것도 좋은 방법입니다. 이를 통해 메일 작성 시간을 좀 더 절약할 수도 있고 따뜻한 인사말을 통해 원만한 의사소통을 이끌어 낼 수 있습니다.

- **적절한 분량**도 중요합니다. 꼭 필요한 내용이 담긴 글이 바람직하며, 너무 장황한 내용은 좋지 못합니다.

- **이해하기 쉬운 간결한 문체**로 글을 써야 합니다. 사람마다 문장력이 다른데, 이런 글을 쓰기 위해서는 평소 육하원칙에 따라, '언제/어디서/누가/무엇을/어떻게/왜/했는지'의 내용이 담긴 간결한 글쓰기 훈련이 필요합니다. 또 필요한 경우에는 상대가 이해하기 쉽도록 주요 내용의 글꼴이나 글자색을 달리하거나 하이라이트 등의 표식을 넣는 것도 좋습니다.

- 회신을 해야 된다면 **회신의 기간**을 명확하게 **명시**를 해주시는 것이 좋습니다.

- 한번 글을 쓴 것을 다시 다듬는 **퇴고의 습관**을 갖는 것이 좋습니다. 이메일은 한 번 발송하면 다시 되돌릴 수 없기 때문에, 보내기 전에 꼭 한번 다시 읽어보고 오탈자가 없는지, 내용상 잘못된 것이 없는지 살펴보는 것이 좋습니다.

조직 내 이메일 정책

이메일은 대부분의 조직에서 중요한 비즈니스 커뮤니케이션 도구로 사용됩니다. 이메일을 통해 프로세스를 수행하고 업무를 관리하며, 또한 외부와의 소통과 고객 서비스를 제공하기도 합니다. 이메일 정책은 조직 내부에서 이메일 사용의 일관성과 효율성을 높이는 데도 중요합니다. 이메일 정책을 설정함으로써 조직 내부에서 이메일 사용에 대한 명확한 가이드라인을 제공할 수 있으며, 이를 통해 업무의 효율성을 높일 수 있습니다. 더욱이 이메일 정책은 조직의 데이터 보호 및 규정 준수를 보장하는 조직의 보안에 중요한 영향을 미칩니다. 따라서 조직 내 기밀성, 보안, 윤리, 법적 측면 등 다양한 문제들을 다루는 이메일 정책을 잘 수립하는 것과 잘 지켜지는 것이 필요합니다.

다음은 일반적인 보건의료 조직 내 이메일 정책에 대한 설명입니다.

- **개인적 사용주의, 공공자원 활용에 대한 양심적 문화**
  전화와 달리 이메일 같은 경우, 너무나 쉽게 개인이 공적 자원을 활용하게 될 수 있습니다. 따라서 조직 내 디지털 자원으로서 이메일 사용에 대한 규정을 작성하고, 이를 전체 직원에게 공지하고 교육을 시행하는 것이 좋습니다.
- **질병 기록 등 개인정보 보호 관련 규제**
  이메일 서버 관리자는 기록 보존 및 백업 정책도 마련해야 합니다. 이를 통해 비상 상황에 대비하고, 기밀성이 높은 정보들의 분실을 방지하여야 합니다.
- **이메일 저장과 발신, 해킹 주의:** 기밀, 비밀 정보는 다른 매체를 사용
  이메일 사용에 대한 가이드라인을 제공하고, 조직 내부에서 이메일을 안전하게 사용할 수 있도록 보안 프로토콜을 설정할 수 있습니다.
- **노출의 우려:** 인사 비밀 문서 사용 또는 일대일 면담
  노출에 우려가 되는 중요한 정보들은 가급적이면 일대일 면담을 통해 직접 대화하면서 정보를 공유하고, 대화 내용을 기록해 두지 않는 것이 좋습니다. 인사 비밀 문서와 같이 민감한 정보는 보안 프로토콜에 따라 처리되어야 합니다.
- **음란물이나 스토킹과 같은 부도덕한 이메일 유통방지**
  부도덕한 이메일이나 음란물류의 정보가 유통되지 않도록 주의해야 하며, 조직구성원은 이런 부분에 대한 윤리적 문제의식을 갖고 있어야 합니다.
- **저작권 침해 관련 인식과 실천 중요**
  조직에서는 이메일을 통해 많은 종류의 정보를 교환하며, 이 중에는 인쇄물, 문서, 그림, 동영상 등의 저작물도 포함될 수 있습니다. 그러므로 이메일을 사용할 때에도 저작권 침해에 대한 교육 및 예방적 조치가 필요합니다.

• **법적인 내용에 대한 교육 관리가 필요함**

이메일 사용에 대한 규정이나 정책에 따라 직원들의 이메일 사용을 감시하고, 교육 및 감독을 실시하는 것도 중요합니다. 이는 조직 내에서 이메일 사용에 대한 건전한 문화를 확립하고, 이메일 사용으로 인한 문제 발생을 예방하는 데 큰 역할을 할 것입니다.

화상 대화를 사용한 의사소통의 주의사항

COVID 19 팬더믹을 거치면서, 전 세계적으로 화상 대화가 더욱 보편화되었습니다. 가장 진보적인 의사소통 방법 중 하나로, 실시간으로 얼굴과 목소리를 전달하면서 소통하는 방법입니다. 하지만 아직까지 익숙하지 않은 소통 방법이기도 합니다. 따라서 화상 대화를 할 경우, 다음과 같은 내용을 주의하여야 합니다.

- **안정적인 인터넷 연결**: 화상 대화를 하기 위해서는 안정적인 인터넷 연결이 필수적입니다. 인터넷 연결이 불안정하면 화면이 깨지거나 음성이 끊어질 수 있어 의사소통이 원활하지 않을 수 있습니다.
- **적절한 환경**: 화상 대화를 할 때는 적절한 환경을 조성해야 합니다. 밝기와 조명, 배경 등을 신경 써서 조절하여 상대방이 보기 좋은 모습으로 나타날 수 있도록 해야 합니다. 또한 주변에서 방해받지 않을 수 있는 조용한 장소에서 대화를 진행하는 것이 좋습니다.
- **적절한 옷차림**: 화상 대화를 할 때는 적절한 옷차림을 유지하는 것이 좋습니다. 상대방과의 인상을 좌우할 수 있기 때문입니다. 반면에, 너무 혹은 너무 적게 입는 것은 부적절합니다.
- **카메라와 마이크 사용**: 화상 대화를 할 때는 카메라와 마이크를 적절하게 사용해야 합니다. 카메라를 정면에 두어 얼굴이 잘 보이도록 해야 하며, 마이크를 사용할 때는 목소리가 잘 전달되도록 마이크와의 거리와 음량을 조절해야 합니다.
- **대화의 내용**: 화상 대화를 할 때는 대화의 내용을 적절하게 조절해야 합니다. 상대방의 표정이나 언어 행동을 읽기 어려울 수 있으므로 말투나 표현 방법 등을 신중하게 선택해야 합니다. 또한 존중과 예의를 갖춘 대화를 해야 합니다.
- **보안**: 화상 대화를 할 때는 보안에 주의해야 합니다. 화상 대화를 할 때는 개인정보가 노출될 수 있으므로, 대화 상대를 명확하게 인증하고 보안에 대한 조치를 취해야 합니다.

화상 대화에서 지켜야 할 예절

화상 대화를 할 때에도 예의와 존중을 유지하는 것이 필요합니다. 상대방에게 불쾌감을 주지 않도록 말투와 행동을 신중하게 선택하는 것을 포함하여 주의할 예절이 있습니다.

- **시간 약속을 지키기**

  화상 대화는 전화와 달리 대기를 할 수 있는 가상공간이 주어집니다. 따라서 지정한 시간보다 늦게 나타나는 경우, 상대방이 기다릴 수 있고 이것은 예의에 어긋나는 것입니다. 만약 예상 도착 시간보다 늦어질 경우, 사전에 상대방에게 미리 알려드리는 것이 좋습니다.

- **적절한 화면배치와 음성 볼륨 유지하기**

  화상 대화 전화를 할 때는 영상으로 나오는 화면과 음성전달을 적절하게 조절해야 합니다. 화면의 배경이 깔끔하게 보이도록 세팅하며, 얼굴이 정면 중심부에 위치하도록 하여 일부만 보여주면 안됩니다(예: 머리만 보이거나 얼굴 절반만 보이기). 주변에 소음이 있다면 이를 적절히 제어하기 위하여 마이크 온오프를 주의깊게 조절하여야 합니다.

- **적절한 자세와 표정, 옷차림 유지하기**

  직접 대면하지 않는다고 자세나 옷차림이 불량하거나 불편해 보이는 것, 무표정한 것 등은 비언어적 전달력이 상쇄되는 화상 대화에서는 더욱 상대방에게 불안감을 줄 수 있습니다.

- **대화 내용에 집중하기**

  화상 대화 시 더욱 상대방의 말에 귀 기울이고, 적극적으로 대화에 참여해야 합니다. 대면 대화보다 대화 내용에 집중하는 노력이 필요합니다. 내 화면에서 상대방이 잘 보일 수 있도록 화면 크기를 조절하거나 잘 들리도록 볼륨을 조절하는 것이 좋습니다.

4 보건의사소통 기술의 시대적인 요구

원격의료에서 ERP시스템의 도입

최근 원격의료서비스를 개발이 활발한 가운데, 의료서비스와 경영관리를 더욱 효율적으로 하기 위한 ERP 시스템(Enterprise Resource Planning System, 전사적 자원관리 시스템)과 같은 기술의 도입이 대두되고 있습니다.

Enterprise Resource Planning System (ERP, 전사적 자원관리 시스템)이란?

ERP 시스템은 기업 내부의 모든 업무와 관련된 자원을 효율적으로 관리하는 시스템으로, 생산, 인사, 재무 등과 같은 다양한 부서와 업무를 통합적으로 관리합니다. 예를 들어, 기업이 생산을 위해 필요한 자재를 구매할 때, ERP 시스템을 통해 자재의 재고, 비용, 계약 등을 관리할 수 있습니다.

ERP 시스템은 크게 다음과 같은 모듈로 구성하여 관리됩니다.

- **재무관리 모듈**: 회계, 예산, 자금, 세금, 자산, 비용, 수익 등
- **생산관리 모듈**: 제조, 생산 계획, 생산 일정, 자재 관리, 품질 관리 등
- **인사관리 모듈**: 인사 정보, 급여, 근태, 교육 등
- **물류관리 모듈**: 재고, 배송, 물류 계획, 수입 관리 등
- **마케팅/영업관리 모듈**: 판매 관리, 고객 관리, 온라인 마케팅 등
- **고객관리 모듈**: 고객 서비스, 문의, 불만 처리 등

원격의료에서 ERP 시스템은 의료서비스 제공에 필요한 자원을 통합적으로 관리할 수 있게 해주어 효율적인 의료서비스 제공과 경영관리를 도와줍니다. 예를 들어, 환자 정보, 진료 기록, 처방전, 의약품 관리, 재고 관리 등 의료서비스 제공에 필요한 모든 데이터와 자원을 통합적으로 관리할 수 있습니다. 또한 ERP 시스템을 활용하면 의료서비스의 품질 향상과 비용 절감에도 도움이 됩니다.

이런 내용을 하나의 시스템 안에서 관리하고 먼 거리로도 그것을 전달할 수 있게끔 하는 이러한 기술의 활용은 이전보다는 더 많은 사이버 의사소통이 일어날 것을 예상하게 합니다.

공감능력의 퇴화?

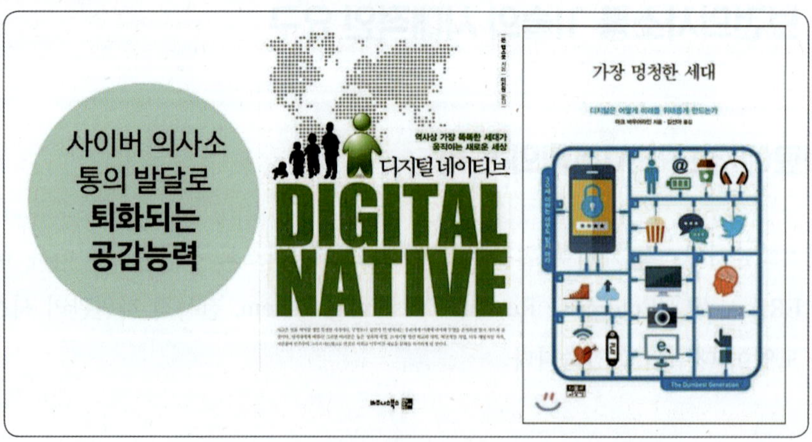

사이버 의사소통의 발달로 인간의 공감 능력이 퇴화했다는 주장이 일부 연구와 학자들에게서 제기되고 있습니다. 2011년 미국의 대학 연구에서는 대학생들의 공감 능력이 30년 전보다 떨어졌다는 결과를 도출했습니다. 이 연구에서는 14,000여 명의 대학생들을 대상으로 1979년부터 2009년까지 진행된 연구결과를 비교 분석하였습니다. 그 결과, 최근 대학생들은 자기중심적인 사고와 낮은 공감 능력을 보인다는 것이 확인되었습니다. 2010년 미국의 연구에서는 1970년대와 2000년대 사이의 대학생들을 대상으로 한 실험에서, 최근 대학생들의 공감 능력이 낮아진 것으로 나타났습니다. 이 연구에서는 대학생들에게 다른 사람의 감정을 파악하는 실험을 시행한 결과, 최근 대학생들은 자신보다 다른 사람의 감정에 대해 파악하기 어려워하는 경향이 있었습니다. 공감능력이 퇴화되었다고 일반화하기에는 어렵다고 하나, 현대사회에서는 다양한 요인들이 인간의 공감 능력에 영향을 미치고 있습니다. 소셜 미디어의 보급, 개인주의적 사고방식, 스트레스와 불안 등이 공감 능력에 영향을 미치고 있습니다. 특히 게임 중독에 빠진 청소년들에게는 대뇌피질의 운동 및 시각 연관 영역이 감소하는 것으로 나타나고 있습니다. 또한 게임 중독자들은 사회적 상호작용, 의사결정 능력, 감정조절 능력 등을 감소시키는 것으로 나타났습니다. 더욱이 2010년 이후로는 스마트폰의 보급은 인류가 어린시절부터 디지털 기기에 더 많이 노출되어 공감능력을 개발할 기회도 잃게 된다는 우려가 낳고 있습니다.

사이버 의사소통에서는 대화 상대의 비언어적 요소들(신체적인 반응이나 표정, 목소리 등)이 누락될 수 있기 때문에 대화 상대의 감정상태를 파악하는 것이 어려울 수 있습니다. 이러한 문제는 인해 대화 상대의 실제 의도나 감정을 파악하는 것이 어려워져서, 그에 맞게 공감하지 못하고, 공감능력을 향상시킬 수 있는 훈련의 기회도 줄어들 수 있는 것과 관련이 있습니다. 따라서 사이버 의사소통에서는 대화 상대와의 적극적인 대화 참여와 주의 깊은 관찰이 필요합니다.

화이트 칼라 AI 로봇 Amilia*

미국에서 개발된 Amilia는 인공지능 기술을 적용한 화이트 칼라 AI 로봇으로, 금발에 푸른 눈을 가진 백인 여성을 형상화한 인공지능 업무 로봇입니다. 그녀는 24시간 일하며, 휴가나 커피 한 잔도 필요하지 않습니다. 1800달러의 월급을 받고, 독일이나 러시아 같은 다른 나라로 이동해도 불편함 없이 일할 수 있습니다. 그녀는 사무직, 회계 관리, 상담원 등 12가지 업무를 처리할 수 있으며, 고객과 대화하는 동안 고객의 감정을 섬세하게 이해하고, 상황에 따라 적절한 반응을 보입니다. 또한 암기력이 뛰어나고, 20개 이상의 언어에 능통합니다.

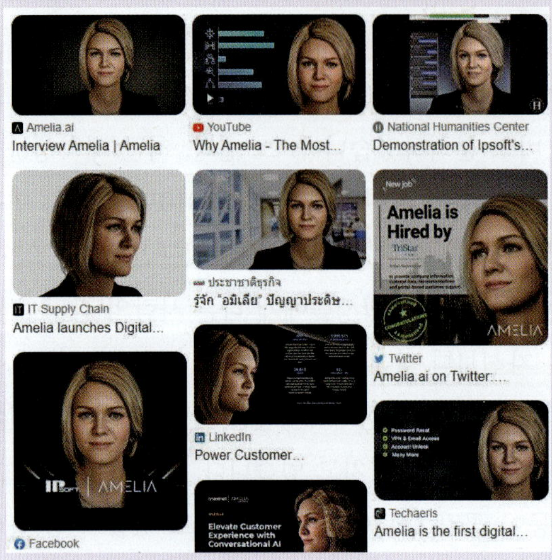

© 이미지 출처:https://images.google.com/imghp

글로벌 500여 기업이 그녀를 스카우트했습니다. 그녀의 탁월한 능력 중 하나는 고객과 상담할 때 화를 내거나 스트레스를 받지 않는 점입니다. 고객이 심한 욕설을 내거나 성희롱에 가까운 질문을 할 때도 그녀는 여유로운 미소로 대처하며, 고객의 감정을 섬세하게 이해합니다. 그녀는 고객이 웃으면 같이 웃고 화를 내면 진지하게 대처합니다. 이러한 공감 능력으로 그녀를 스카우트한 회사들은 놀라운 성과를 이뤄냈습니다. 2017년, Amilia를 채용한 이후 올스테이트의 고객 불만 해결 확률은 60.7%에서 75%로 상승했습니다. 그녀는 또한 암기력이 뛰어나며, 300페이지짜리 매뉴얼을 10초 만에 완벽하게 외웁니다. 이를 통해 유니시스에서는 반복적인 고객 문의가 2%나 줄었습니다. 그녀는 고객 맞춤 관리를 위해 전화번호와 과거 문의 내용을 함께 외워둡니다. Amilia는 이렇게 하면 예전 상황을 반복 설명할 필요가 없어져 고객 만족도가 높아진다고 스스로를 평가했다고 합니다. 또 그녀는 인간이 단순 비밀번호 변경 같은 작업에 시간을 낭비하기보다는 창의적이고 혁신적인 일에 더 많은 시간을 할애해야 한다고 말하며, 그것이 자신이 인간의 미래를 돕는 일이라고 덧붙였습니다.

*자료원: WEEKLY BIZ 2020.5.1.5 기사
(https://weeklybiz.chosun.com/site/data/html_dir/2020/05/14/2020051402128.html)

인간의 감정과 신체적 상호작용을 필요로 하는 상황에서는 텔레커뮤니케이션만으로는 완전한 의사소통이 이루어지기 어렵습니다. 텔레커뮤니케이션 기기는 어느 정도의 정보 전달은 가능하지만, 그 속에 담긴 감정이나 물리적인 접촉을 대신할 수는 없습니다.

비록 인공지능 기술이 발전하고 있지만, 우리는 여전히 비교할 수 없는 인간만의 감정이 존재함을 알고 있습니다. 만약 AI 로봇이 “당신이 슬퍼하는 것을 제가 잘 이해합니다”라고 말한다고 하더라도, 그 로봇은 실제로 슬픔이란 감정을 완벽히 이해하진 못할 것입니다. 따라서 그 로봇이 공감하는 표현을 하더라도 상대방이 공감을 느끼기에는 한계가 있습니다. 만약 우리가 인간성을 드러내는 민감하고 배려하는 반응을 할 수 있다면 우리는 AI가 대체할 수 없는 고유함을 발휘하게 될 것입니다. 단순히 효율적인 AI 시스템에 인간들의 자리를 잃게 될

것을 우려하는 것 이상으로, 우리 인간의 고유함이란 무엇인가를 더 탐구하게 되는 현재의 인공지능은 미치지 못하는 참 인간다운 가치와 철학을 탐구하는 것이 중요하며 인류의 과제일 것입니다.

| 인간성을 부각시킬 의사소통 요인-통제와 자기 노출

로터(Julian B. Rotter)는 1981년에 발표한 논문에서 **통제(control)**에 대해 다루었습니다. 그는 통제를 "사람들이 자신들의 생활과 경험에 관여하고 조절하려는 노력"이라고 정의했습니다. 또한 통제의 개념을 내부적 통제력과 외부적 통제력으로 나누어 설명하였습니다. **내부적(개인적) 통제력**은 개인이 자신의 생활과 경험에 대해 얼마나 많은 통제를 가지고 있는지를 나타냅니다. 이는 개인이 자신의 행동, 감정, 생각을 조절할 수 있는 능력과 관련이 있습니다. 반면 **외부적(관계적) 통제력**은 개인이 사회적 요소나 환경적 요소에 의해 얼마나 많은 제한을 받는지를 나타냅니다. 이는 개인이 자신의 상황을 조절할 수 있는 능력과 관련이 있습니다. 또한 로터는 통제와 **자기 노출(Self-disclosure)**의 관계를 분석하였습니다. 그는 자기 노출을 "다른 사람들에게 자신의 개인적인 경험, 생각, 감정 등을 공개하는 행위"라고 정의하였습니다. 그리고 자기 노출은 개인이 자신의 내부적 통제력을 높이는 데 도움을 주는 요소 중 하나라고 주장하였습니다. 이는 자기 노출을 통해 개인이 자신의 상황을 자발적으로 조절하고 변화시키는 능력을 향상시킬 수 있기 때문입니다.

(1) 통제

■ 통제의 정의

개인적으로는 내부적이거나 외부적인 사건에 대해 내가 반응을 할 때, 직접적인 영향을 끼치며 그 상황이나 사건을 조절할 수 있는 능력을 내적으로 인식하는 것을 의미합니다. 일종의 문제를 해결할 수 있다는 자신감과 같은 것입니다. 또한 통제란 관계적으로는 타인과 내가 연결되어 있어서 내 것이 아니더라도 다른 사람들의 감정이나 위치가 주변 상황에 영향을 미침을 인식하는 것입니다.

통제는 우리의 안정감과 관련이 있으며, 개인적으로는 정신적이나 신체적 건강과 관련된 개념입니다. 이를 통해 의사소통이 통합될 수 있으며, 통제력을 상실하면 자신감과 안정감을 잃게 되어 건강과 정신적 자원을 적절하게 활용할 수 없게 됩니다.

예를 들면, 아이가 처음으로 치과 스케일링을 받으러 간다면, 그 아이는 스케일링에 대한 경험이 없기 때문에 불안감을 느낄 수 있습니다. 그러나 사전에 스케일링에 대한 정보를 제공하면 그 아이는 자신만의 대처 방법을 생각해내며 자신이 상황을 조절할 수 있는 내적 능력이 있다고 인식할 수 있습니다. 이렇듯 통제는 타인과의 상호교류는 개인의 통제에 영향을 미칠 수 있고, 개인적으로는 인간관계의 내적인 요소가 됩니다.

통제를 상실하면 공포, 무료, 무능력 같은 기분을 경험할 수 있습니다. 한 예로, 세간에서 높은 지위를 가진 사람들이 많은 통제력을 행사하다가 뜻하지 않은 일로 좌초하게 되면 낙심하는 정도가 아니라 스스로 목숨을 끊기까지 하는 일이 일어나 뉴스가 되기도 합니다. 어떤 경우에는, 개인에 따라 다르겠으나, 통제의 여부가 존재의 존속에 대한 의미를 부여하리만큼 중요한 문제가 될 수도 있습니다.

■ 통제 유형

다양한 학자들의 이론이 있지만, 대체로 통제의 유형은 다음과 같이 분류될 수 있습니다.

- **행동적 통제:** 다른 사람들이나 상황에 따라 우리의 행동을 제한하거나 조절하는 것입니다. 이는 물리적인 행동이나 환경적인 제약 등을 통해 이루어집니다. 예를 들어, 재활 치료가 필요한 환자에게 "재활치료를 통해서 몸이 더욱 좋아지실 겁니다"라고 전달했을 때 환자가 더 열심히 재활 치료에 참여를 하게 된 경우, 환자의 행동에 영향을 미친 통제라고 볼 수 있습니다.
- **인식적 통제:** 자신의 인식, 생각, 믿음, 태도를 제어하는 것으로, 다른 사람들과 다른 생각

을 가지거나 다른 정보에 노출될 때 발생합니다. 예를 들어, 걱정 근심이 많은 환자에게 걱정 근심을 내려놓는 기분 전환법을 소개를 해주고 이를 통해 걱정 근심거리에 대한 인식의 변화가 생겼다면, 이것을 일컬어 인식적 통제라 할 수 있습니다.

- **지식적 통제:** 정보에 대한 접근이나 노출을 제어하는 것으로, 다른 사람들이 우리의 지식이나 경험을 얻을 때 발생합니다. 인식적 통제와 공유되는 부분도 있으나 지식 제공 자체만으로 변화를 일으키는 통제 기법입니다. 예를 들어, 검사 대상자에게 검사 과정에 대한 자세히 설명을 교육한 결과 환자의 불안이 감소했다면, 이것을 지식적 통제라고 볼 수 있습니다.
- **회고적 통제:** 자신의 감정, 생각, 경험을 평가하거나 반성하는 것을 제어하는 것으로, 노인 대상자들에게 주로 적용되는 방법이기도 합니다. 과거를 회상하면서 과거에 있었던 책임이나 어떤 상황에 대해서 올바른 방향으로 다시금 인식하게 도와주고 그 문제의 원인이나 해결책에 대해서도 전과 다른 생각을 갖도록 하는 것입니다. 이런 회고의 방법을 통해 영향을 끼치는 것을 회고적 통제라고 합니다.

로터는 이러한 통제의 유형들이 개인이 자신의 행동을 규제하고, 그 행동이 다른 사람들과 조화롭게 이루어지도록 돕는 역할을 한다고 설명하였습니다.

■ 통제의 기대효과

- 개인적으로는 한 개인이 무능력감이 발생할 수 있는 상황에서 **스스로 통제할 수 있다는 자신감**을 줍니다.
- 관계적으로는 통제는 상호작용하는 개체 또는 그룹 간의 관계에서 이루어지며, 전문가와 전문가, 전문가와 비전문가 간에도 다른 형태의 통제가 있을 수 있습니다. 또한 통제의 주도권을 가진 주체에 따라 통제의 방식과 결과가 달라질 수 있습니다. 예를 들어, 환자가 현재 통제감을 많이 상실한 상태이고 의료인이 강력하게 통제를 제시한다면, 의료인의 통제 하에 있는 환자는 안정감을 더 얻을 수 있을 것입니다. 이는 환자와 의료인 간의 상호관계가 통제에 영향을 미치기 때문입니다. 우리는 **통제를 발휘하는 관계**를 통해서 **주변 상황에 영향**을 줄 수 있고 또 **대인관계도 발전**시킬 수 있습니다.

통제의 관점에 따른 세 가지 유형

- **상보적 통제(Complementary Control):** 통제 주체와 대상 간의 관계에서 주체가 상대방을 통제함으로써 균형을 이루는 형태입니다. 예를 들어, 부모와 자녀 간의 상보적 통제는 부모가 자녀의 행동과 행위를 지도하고 조절하는 관계입니다. 부모는 자녀의 안전과 교육에 관여하고 지침을 제시하여 자녀를 보호하고 지도합니다.
- **대칭적 통제(Symmetrical Control):** 통제 주체와 대상 간에 상호적인 교환과 상호작용이 이루어지는 형태입니다. 이러한 관계에서 통제 주체와 대상은 서로의 통제를 증진하고 조율하며, 서로에게 영향을 미칩니다. 예를 들어, 동료 간의 대칭적 통제는 서로의 행동을 조정하고 협력하여 공동의 목표를 달성하는 상호작용을 나타낼 수 있습니다.
- **대응적 통제(Reciprocal Control):** 통제 주체와 대상 간의 상호작용에서 주체와 대상이 서로 다른 통제를 시도하면서 균형을 이루는 형태입니다. 예를 들어, 경쟁 상황에서 경쟁자 간의 대응적 통제는 상대방의 행동에 대응하여 자신의 행동을 조정하고, 상대방이 통제를 시도하는 것에 반응하여 균형을 찾으려는 상호작용을 나타냅니다. 때로는 주체와 대상이 시간의 흐름에 따라 바뀌기도 합니다. 예를 들어, 앞부분에서는 의사가 담당하고 뒷부분에서는 간호사가 담당하고 그 뒤에 행정처리에 대해서는 행정직원이 담당하는 경우 일 수 있습니다.

이러한 세 가지 통제 유형은 통제 주체와 대상 간의 관계에서 서로 다른 통제의 형태와 패턴을 설명하는 데 사용될 수 있습니다.

- **환자 입장:**
  통제의 효과는 특정 통제 유형은 자신의 잠재력을 높이고 무력감을 감소시킬 수 있는 것입니다. 앞서 언급한 네 가지 통제 유형의 예시를 생각해보면, 환자는 자신이 할 수 없다고 생각했던 일을 실제로 수행할 수 있게 되어 더 나아지는 느낌을 받을 수 있습니다. 이는 환자의 관점에서 주변 상황에 대한 통제감을 가지는 것이 건강을 유지하는 능력과 깊은 관련이 있다는 것을 의미합니다. 주변 상황을 통제하고 있다고 느끼는 것은 자신의 건강 문제를 스스로 지키고 해결할 수 있는 자신감을 얻게 되는 것이며, 이는 사실 건강 회복의 기초가 될 수 있습니다.
- **보건의료 전문가 입장:**
  다른 전문가와의 효과적인 협업을 위해 통제를 사용하며, 이를 통해 전문 분야에서 자신이 맡은 업무를 관리하고 문제를 해결하는 데 효과적으로 참여할 수 있습니다.

■ 효과적인 통제의 기술

- 통제가 가능한지 **대상자의 반응에 민감**해야 합니다. 대상자가 통제를 상실한 사람인지, 통제를 어느 정도 할 수 있는지 판단할 수 있어야 합니다.
- **통제 상실의 원인을 이야기**합니다. 대상자와 소통하면서 통제 상실이 어떤 이유로 발생했는지 공유하고 이해하는 것이 중요합니다.
- **대상자마다 선호도에 맞게 접근**합니다.대상자마다 선호하는 방식이 다를 수 있으므로 격려가 필요한 사람이나 정보가 필요한 사람, 인식을 변경해야 하는 사람 등에 따라 다양한 통제 방법을 사용해야 합니다. 또한 대상자가 무엇이 필요한지 스스로 깨달을 수 있도록 도와주어야 합니다.
- 대상자 **스스로가 자신의 통제 기능을 회복하도록 도와주어야** 합니다. 완전히 통제 능력을 상실했을 때는 나와의 관계성으로 통제를 연결하여 안심시켜 줄 필요가 있습니다. 그러나 대상자가 스스로 통제할 수 있는 것이 보다 건강한 상태이므로, 우리는 너무 많이 개입하지 않고 대상자가 자체적으로 통제 능력을 회복하도록 도와주는 대화 기술이 필요합니다.
- 새로운 지식, 인식, 기술, 행동변화를 배우게 하여 **전문가에게 덜 의존적이도록** 이끌어 주어야 합니다.
- **팀워크로 통제를 공유**할 때 더 좋은 협력을 이룰 수 있습니다. 이를 위해 서로의 업무에 대해 자세히 알고 있는 지침과 의사소통 매뉴얼을 개발함으로써 팀 내 마찰을 최소화할 수 있습니다(예: 의사소통 매뉴얼 개발, 업무분장 지침 등).

(2) 자기 노출

■ 자기 노출의 정의

자기 노출은 자기 경험과 자신의 반응을 타인에게 나타내 보이는 것입니다. 한 개인이 자신의 생각, 감정, 경험, 능력 또는 개인적인 정보를 다른 사람들과 공유함으로써 개인 간의 소통과 교류를 촉진하며, 상호적인 관계를 형성하고 심리적인 연결을 이끌어냅니다.

■ 자기 노출의 전제조건

- 자기 노출을 위해서는 **자기 이해와 수용이 선행**되어야 합니다. 이는 자기 노출을 통해 다른 사람들과 솔직하게 소통하고 상호적인 관계를 형성하는 데 중요한 요소입니다. 또한 자기 노출은 개인이 자발적으로 자신의 정보나 감정을 공유하는 것이므로, 개인이 자기

노출을 하기 위해서는 개인적인 의지와 결정이 필요합니다. 강요나 강제로 자기 노출을 요구하는 상황은 개인의 심리적 안정과 의사소통에 부정적인 영향을 미칠 수 있습니다.

- 개인은 **자신의 내면을 탐색하고 자기 경험을 진실하게 인식하는 능력**을 갖춰야 합니다. 또한 자신의 반응과 감정을 인정하고 받아들일 준비가 되어야 합니다.
- 자기 노출은 **타인의 반응을 두려워하지 않는 용기가 필요**합니다. 자신의 생각, 감정, 경험을 솔직하게 표현하면서도 비판이나 비난에 대한 두려움을 극복할 수 있는 자신감이 필요합니다. 용기를 통해 자기 노출을 할 때 개인은 자신의 소중한 내용을 공유하며 성장과 변화를 경험할 수 있습니다.

자기 노출의 영향 요인

- 의도
- 정보의 정도
- 유의성(긍정 또는 부정)
- 정직
- 친밀함
- 적절한 상황
- 적절한 범위
- 관계의 성질
- 적절한 시기와 빈도

정보의 양을 제한하여 내가 듣고 싶지 않은 정보까지 노출하는 것은 부담스러울 수 있습니다. 또한 적절한 상황과 문맥에서 긍정적인 자기 노출이 이루어져야 하며, 부정적인 내용을 부정적인 자리에서 노출하는 것은 다른 사람들에게 불편을 줄 수 있습니다. 또한 정직하지 않게 자신을 속이거나 자기 노출의 범위를 적절히 조절하지 않으면 문제가 될 수 있습니다. 또한 자기 노출의 범위는 친밀도에 따라 다르게 설정될 수 있습니다. 가족과 같이 더 친밀한 관계에서 자기를 노출하는 것이 편안할 수 있습니다. 자기 노출을 할 때는 수용과 지지를 받을 때가 더 수월하게 이루어질 수 있습니다. 또한 상대방이 도움을 주고자 하는 열정이 있을 때도 자기 노출이 쉬워질 수 있습니다. 또한 자기 노출을 요청받을 때도 상황에 따라 적절한 표현을 사용하여 자기 노출을 수월하게 할 수 있습니다.

자기 노출의 기대효과

- 건강한 대인관계의 개발에 있어서 **개방적인 의사소통**을 가능하게 합니다. 자기 노출은 다른 사람들에게 솔직하고 진솔한 모습을 보여줌으로써 상호간에 더 깊은 신뢰를 구축할 수 있습니다. 신뢰는 대인관계의 핵심이므로, 상호간에 자기 노출이 이루어지면 더욱 강화될 수 있습니다.
- 서로의 비슷한 느낌, 비슷한 경험을 공유할 때 **공감적 이해를 촉진**시킵니다. 자기 노출을 통해 우리는 다른 사람들에게 자신의 경험, 감정, 생각을 공유할 수 있으므로, 상대방이

우리/나를 더 깊이 이해하고 공감할 수 있는 기회를 제공합니다.

- 결과적으로 자기 노출은 개인의 솔직한 모습을 상대방과 공유하는 것을 통해 상호적인 신뢰와 존중을 증진시키고, 서로 간의 관계를 보다 깊고 의미 있는 것으로 만들 수 있습니다. 상대방이 우리를 받아들이고 이해함으로써 **관계의 발전과 유지**에 도움이 되며, **결속력**을 높일 수 있습니다.
- 자기 노출은 우리의 욕구, 불만 또는 요구 사항을 **솔직하게 표현할 수 있는 기회**를 제공합니다. 상대방은 우리의 자기 노출을 통해 우리가 원하는 것이나 불편한 점을 파악하고 이에 대한 대응을 할 수 있습니다. 이는 대인관계에서 갈등 해결과 상호간의 조율을 돕는 요소가 될 수 있습니다.
- **환자 입장:** 자기 노출을 통해 병으로 인한 아픔이나 어려움을 솔직하게 표현함으로써 환자는 긴장과 불안을 해소할 수 있습니다. 상대방의 지지와 피드백을 받으면서 정상적인 반응임을 인식하고, 자신에 대해 더욱 안정감을 갖게 될 수 있습니다. 환자는 자기 노출을 통해 다른 사람들로부터 도움을 받을 수 있습니다. 상대방의 관점과 지식을 통해 자신의 문제를 다각도로 검토할 수 있으며, 새로운 시각과 해결 방법을 얻을 수 있습니다. 또한 다른 사람들과의 소통을 통해 자신의 문제를 객관적으로 바라볼 수 있고, 건강문제가 개선될 수 있습니다.
- **보건의료 전문가 입장:** 동료 간에 서로에 대한 이해도를 높이고 지지를 해줄 수 있으며, 팀워크에 긍정적인 영향을 미칠 수 있습니다. 보건의료 분야에서는 업무의 특성상 스트레스와 감정적인 부담이 크기 때문에, 자기 노출을 통해 이러한 어려움을 공유하고 서로에게 지지를 제공하는 것이 중요합니다. 이는 동료 간의 신뢰와 유대감을 형성하며, 전체적인 팀의 협업과 의사소통에 긍정적인 영향을 미칠 수 있습니다. 팀 구성원들이 개인적인 어려움을 공유하고 상호간에 지지를 제공하면 팀원들은 더욱 긍정적인 분위기에서 협력할 수 있습니다. 이는 문제 해결과 의사결정 과정에서 효율성과 창의성을 촉진시키며, 팀 전체의 성과 향상에 기여할 수 있습니다.

효과적인 자기 노출의 기술

- 상대방에게 자기 노출을 요구하기보다는 우선적으로 **자기가 먼저 노출**해 주는 것이 좋습니다. 자신의 감정을 환기시키는 효과도 있어 나를 비우고 상대방의 이야기를 들을 준비가 되게 합니다.
- **동료나 다른 전문가**와의 개인적인 감정을 나눌 수 있는 환경을 만들어 두는 것이 좋습니다. 상대방이 내 이야기를 들어줄 때, 그 순간을 활용하여 자신에 대한 고민이나 문제를 객

관적으로 바라볼 수 있고, 또한 필요한 조언을 얻을 수 있습니다. 또한 자기 노출을 활용한 대화법 개발에 도움이 될 것입니다.

- **자기 노출의 효과와 중요성**에 대해 제대로 이해하는 것이 필요합니다. 때때로 '시간이 부족하다'거나 '개인적인 문제를 변화시킬 수 없다'는 생각은 자기 노출을 꺼리게 만듭니다.
- 의사소통에서 **관계의 초점은 사실은 자기보다는 대상자에게** 있어야 합니다. 상대방은 언제나 자신의 이야기를 들어주길 바라기 때문입니다. 따라서 자기 노출은 상대방을 위한 적절한 예를 제공하고, 대화가 상대방에게 맞춰져 있도록 해야 합니다.
- 적절한 자기 노출은 대상자에게 공감을 표현할 수 있는 정도의 자기 노출이 필요합니다. 자기 이야기가 너무 중심이 되어 대화가 자기 이야기로 치우치지 않도록 주의해야 합니다. 상대방이 듣기에 적절한 공감을 표현할 수 있는 수준의 자기 노출이 필요합니다.
- 상대방과의 관심과 질문을 교환하며 적절한 표현을 통해 **상대방의 이해와 관심을 유발**할 수 있습니다. 서로를 이해하려는 관심과 질문은 친밀감 형성에 도움이 되며 신뢰관계를 강화 시켜줍니다. 상대방과의 대화를 통해 새로운 관점을 얻고, 서로의 아이디어를 공유함으로써 창의적인 사고와 협력을 이끌어 내는데 도움이 됩니다.
- 자기 노출은 상황과 관계의 특성을 고려하여 사용되어야 하며, 상대방의 응답과 적절한 경계를 고려하는 것이 중요합니다. 상대방이 자기 노출을 존중하고 지지해줄 수 있는 신뢰가 없다면, 자기 노출을 하여도 긍정적인 효과를 얻지 못할 수 있습니다. 상대방의 신뢰와 지지가 있어야 자기 노출을 한 화자가 안정감과 보호감을 느끼고, 상대는 공감과 이해를 느끼는 긍정적인 의사소통으로 발전할 것입니다.
- 지나친 자기 노출은 다른 사람들에게 불편감을 주거나 거부감을 일으킬 수 있습니다. 반드시 자기 노출은 적절한 상황(시간과 장소)에서, 상대방과의 관계를 고려하여 이루어져야 합니다.
- 자기 노출의 내용으로 개인적인 정보를 보호하는 것 또한 중요합니다.

의사소통의 노하우

〈사이버 의사소통에서 감정이입을 활용하는 방법〉

- **상대방의 관점과 느낌을 상상할 수 있는 능력**을 키우라.
  (관심을 가지고 일정한 훈련을 통해 습득될 수 있다.)
- (어떤 극적인 돌발 상황이나 문제가 있는 특정 상황에서) **사람의 감정**에 초점을 맞춰 듣는다.
- **상대의 선호와 비선호**를 읽어내고 해결책 또는 개선점을 찾는 시도를 한다.
- **대상자가 스스로 통제능력을 회복하도록** 돕는다.
- **낯선 환경 (사이버 환경)**에서 자기 노출이 감소될 수 있다는 것을 인지하고 **적절한 자기 노출**로 상대의 마음을 연다.

Episode 4

耳+王
왕의 귀로

聽

十+目
열 개의 눈으로

一+心
하나의 마음으로

듣다 청

들을 청(聽)이란 한자가 있습니다. '듣다, 경청하다, 주의 깊게 듣다, 청취하다'의 뜻으로, 귀를 기울이고 주의 깊게 듣는 의미를 갖고 있습니다.

그 생김새를 살펴보면, 왼쪽 변은 귀이(耳)와 임금 왕(王)이 있습니다. "왕의 귀로" 듣다는 의미를 담고 있습니다. 또 오른 변은 위로 열 십(十)자에 눈 목(目)자가 옆으로 누워 있고, 하나 일(一)과 마음 심(心)이 있는데, 이는 각각 "10개의 눈으로", 그리고 "하나의 마음으로" 듣는다는 뜻을 담고 있습니다.

이렇게 우리 옛날 사람들은 왕 같은 마음으로 왕의 귀를 가지고 10개의 눈으로 또 일관된 하나의 마음으로, 한결같은 마음으로 들어주는 것이 진정한 '들음[청(聽)]'이라고 이해하고 있었다는 것을 알 수 있습니다. 이는 의사소통에서 청취란 무엇이며, 어떤 점이 중요한지 생각해보게 합니다.

다음과 같은 단계가 있다고 합니다.

- 1단계 무시하기
- 2단계 듣는 척 하기
- 3단계 선택적 듣기
- 4단계 신중한 경청 (귀 기울여 듣기)
- 5단계 공감적 경청 (자신을 중심에 두고 상대방을 공감하며 듣기)

여러분이 주로 사용하시는 듣기 단계는 어디인가요? 자신을 중심에 두면서도 상대방을 공감하며 듣는 것은 상호작용과 소통에서 중요한 요소입니다. 이러한 태도를 가지면 상대방에게 존중과 이해를 전달하며, 그들이 말하고자 하는 것을 정말로 듣고자 하는 의사를 표현할 수 있습니다. 공감적 경청으로 좋은 대화를 이끌어내는 매력적인 사람이 되어 보세요.

1 청취

청취(聽取)란?

일반적으로 청취란 귀를 통해 듣는 것, 의견 또는 방송을 듣는 것을 말합니다. 청취는 말하는 상대방의 의사를 이해하고 받아들이는 과정을 이르며, 이는 말하는 상대방의 말을 주의 깊게 듣고, 그 의미와 감정을 이해하려는 의사를 갖는 것을 포함합니다.

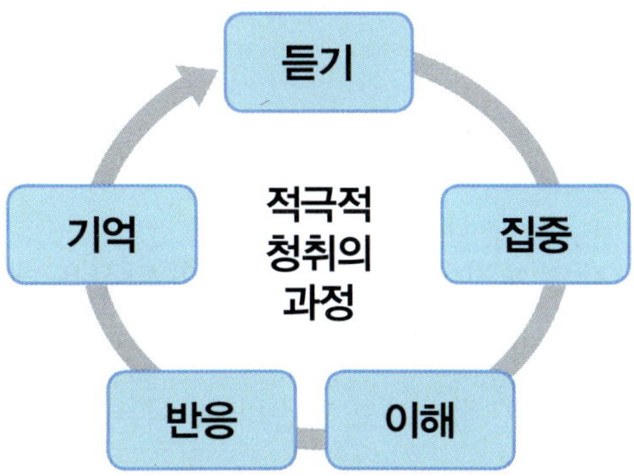

적극적인 청취는 듣는 것뿐만 아니라 이해하고 반응하며 기억하는 과정을 포함합니다.

경청

경청은 말하는 상대방에게 집중하여 주의를 기울이고 그들의 이야기에 깊이 공감하며 응답하는 것을 말합니다. 어떤 의미에서는 경청이 청취의 한 형태라고도 해석할 수 있습니다. 중요한 것은 적극적 청취와 경청은 같은 맥락에 있으며, 상대방을 공경하고 존중하는 자세로 듣는 경청에 앞서, 청취는 당연히 이루어져야 한다는 것입니다.

경청의 조건

1. 청취: 관심, 이해, 반응 3가지가 다 있어야 함
2. 비언어적 반응
3. 상대방의 이야기를 음미하는 시간적 여유

청취는 상대방에게 관심을 갖고 이해하며 반응하는 것을 포함해야 합니다. 또한 비언어적인 반응도 중요합니다. 예를 들어, 고개를 끄덕이거나 맞장구를 치는 소리 등의 비언어적인 신호를 보내는 것이 포함됩니다. 또한 비언어적인 반응의 한 형태로, 상대방의 이야기를 음미하는 시간적인 여유도 필요합니다. 이는 상대방이 이야기한 내용을 숙고하고 이해하는 시간을 가지는 것을 의미합니다. 예를 들어, 컴퓨터를 보면서 상대방과 대화를 하면 비언어적인 반응으로는 좋지 않은 모습입니다. 또한 상대방의 말이 끝나자마자 자신의 말을 덧붙이는 행동은 상대방이 경청받았다고 느끼지 않을 것입니다. 경청은 양방향적인 과정이어야 합니다. 우리가 상대방을 경청할 때에도 상대방이 우리를 경청할 수 있도록 환경을 조성하고 배려하는 자세가 필요합니다.

경청의 중요성

- 영업이나 의료기관과 같은 조직에서는 청취 기술의 향상을 매우 중요시합니다. 예를 들어, Cisco Systems, Inc.이라는 네트워킹 하드웨어 보안 서비스를 제공하는 기업은 대표 전략으로 "Listen(들음)"을 설정하고 있습니다. 이는 잘 듣는 것이 회사의 성장과 생존에 중요하다는 의미입니다. 또 다른 예로, 아마존과 같은 대기업의 성공 역시 고객의 의견을 청취하고 소비자 경험을 개선하는 것에 기반합니다. 고객의 불편 사항을 신속히 접수하고 해결하기 위해 고객 센터와의 원클릭 연결, 화상 통화 등을 도입했습니다. 이렇게 고객을 청취하고 상호작용하는 과정이 디지털 시대에서도 변화하고 발전하고 있습니다.
- 일상적인 커뮤니케이션에서 청취는 매우 중요한 비중을 차지합니다. 한 통계에 의하면, 대부분 사람들은 하루 중에 90%를 읽기, 쓰기, 말하기, 청취하기, 이 4가지 의사소통 가운데 하나를 사용한다고 하며, 이 중 30%는 매스컴을 청취하고, 25%는 직접 사람들과 대화하거나 전화로 청취를 합니다. 또 다른 통계로는 하루 중 듣기는 45%로, 말하기는 30%, 읽기는 16%, 쓰기는 9% 라고 보고되었습니다. 즉 사람들은 하루 중 대부분의 시간을 듣기에 할애하고 있다는 것입니다. 특히 경영자와 같은 고위직에 있는 사람들은 많은 청취 업무를 수행한다고 합니다. 경영자 위치에 있는 분들은 하루 일과의 70% 정도를 청취해 할애한다고 하는 통계도 있습니다.
- 좋은 인간관계를 구축하고 업무 능력을 향상시키는 데도 도움이 됩니다. 경청을 통해 신뢰와 관계를 형성하고 유지할 수 있으며, 사회적인 상호작용과 커뮤니케이션에서 좋은 인상을 남길 수 있습니다. 경청을 통해 소통과 이해가 원활하게 이루어지고, 상대방의 의

견과 요구를 존중하며 신속하게 대응할 수 있습니다. 문제 파악이나 일 처리 절차 등 이해를 잘 하며, 상대방의 상황과 분위기를 파악하고 타인과의 정보 공유를 통해 협업 능력을 향상시키며, 조직 내부나 외부 교류 관계에서 우호적인 관계를 유지하여 전반적인 업무 능력을 향상시킵니다.

- 경청은 실제로 필요한 정보를 효과적으로 얻는 데에도 큰 영향을 미칩니다.
- 이렇듯 경청은 개인과 조직의 성공을 위해 필수적인 능력이며, 경청 훈련을 통해 이를 계속해서 개발하고 향상시키는 것이 중요합니다.

2 경청 훈련

경청은 기술적인 측면뿐만 아니라 존중과 이해, 공감과 관심을 담은 태도로서 발전해야 하며, 지속적인 연습과 노력이 필요합니다.

청취를 위한 훈련이 필요한 이유

일반적으로 학교 교육에서는 읽기와 쓰기에 더 많은 시간과 주력이 기울여집니다. 그 결과로 읽고 쓰는 기술은 발달할 수 있지만, 청취와 듣기에 대한 훈련은 제한적일 수 있습니다. 이로 인해 많은 사람들이 좋은 청취자가 되지 못하는 경우가 생기는 것이 일반적입니다. 한 연구에 의하면 사람들은 말한 내용 중 약 25%만을 기억하고 이를 유지하며, 나머지는 잊어버리는 경향이 있다고 합니다. 또한 소비자 불만 조사에서도 자신의 이야기를 듣지 않거나 적절한 질문을 하지 않아 불만을 느끼는 경우가 많다고 합니다. 이러한 점을 고려할 때, 경청의 훈련을 위해 청취의 훈련이 우선되어야 함을 알 수 있습니다.

청취를 위한 훈련은 다음과 같은 유익이 있습니다.

- 훈련을 통해 청취 기술을 향상시키면, 말한 내용을 더 잘 기억하고 이해할 수 있습니다. 중요한 정보를 소실하지 않고 효과적으로 인지하고 활용할 수 있습니다.
- 좋은 청취자는 상대방의 이야기에 귀를 기울이고 적극적으로 이해하려고 노력합니다. 이는 상대방을 존중하고 의견을 공유하는 데 도움이 됩니다.
- 청취 훈련은 상대방의 의사와 요구를 정확하게 이해하고 적절한 대응을 할 수 있는 의사

소통 능력을 향상시킵니다. 이는 개인과 조직 간의 원활한 소통을 가능케 합니다.

- 좋은 청취자는 상대방의 이야기에 진지하게 관심을 가지며, 공감과 이해를 표현합니다. 이는 상호간의 관계 형성과 신뢰 구축에 도움이 됩니다.
- 청취 훈련은 개인의 성장과 자기계발에 기여합니다. 자신의 편견이나 선입견을 극복하고, 다른 사람의 관점을 이해하며, 자신의 의사를 적절히 표현하는 능력을 향상시킵니다.

따라서 청취를 위한 훈련은 사람들이 상대방의 말을 더 잘 듣고 이해할 수 있도록 도와줍니다. 이를 통해 의사소통과 관계 형성의 질을 향상시킬 수 있습니다. 효과적인 청취 기술을 개발하고 강화하는 것은 개인 및 조직의 성공에 도움이 되는 좋은 청취자가 될 수 있습니다.

청취를 향상시키기 위해 초점을 맞추어야 할 주요 요소들

1. **집중력 향상**: 청취 훈련에 필요한 가장 기본적인 요소는 집중력입니다. 외부의 분산된 자극을 제한하고 주의를 집중하여 상대방의 의사소통에 집중해야 합니다.
2. **비언어적 신호 이해:** 말하는 내용뿐만 아니라, 비언어적인 요소들도 중요합니다. 상대방의 표정, 몸짓, 강세 등을 주의 깊게 관찰하고 이해하려는 노력이 필요합니다.
3. **적극적인 질문과 피드백**: 청취를 개선하기 위해서는 적극적으로 질문하고 상대방의 의견이나 이해를 확인하는 피드백을 제공해야 합니다. 이를 통해 오해를 방지하고 더욱 명확한 이해를 도모할 수 있습니다.
4. **객관적 평가와 요약**: 청취 과정에서 들은 정보를 객관적으로 평가하고 요약하는 능력이 필요합니다. 핵심 내용을 파악하고 정확히 이해하기 위해 정보를 요약하고 정리하는 습관을 기르는 것이 중요합니다.
5. **효과적 필터링**: 청취 시에는 너무 과도한 집중으로부터 오는 피로를 방지하기 위해 주의집중에도 균형을 유지해야 합니다. 이를 위해 중요한 정보를 필터링하고 부가적인 잡음이나 불필요한 정보를 배제하여 핵심을 집중적으로 청취하는 능력을 갖추어야 합니다.
6. **실전 훈련과 연습**: 청취 훈련은 이론적인 지식뿐만 아니라 실전에서의 경험과 연습이 필요합니다. 다양한 음성 자료나 실제 상황에서 청취를 연습하고 피드백을 받는 것이 청취 능력 향상에 도움이 됩니다.
7. **자기인식과 개선**: 개인의 청취 습관과 한계를 인식하고 자기개발에 주도적으로 참여하는 것도 중요합니다. 자기인식을 통해 개선할 점을 발견하고 끊임없이 자신의 청취 능력을 향상시키기 위한 노력이 필요합니다.

경청과 청취에 관한 자기 평가 체크리스트

경청 습관

- 상대방의 눈을 마주치며 이야기하는가?
- 상대방의 말을 끝까지 듣는가?
- 상대방의 표정, 몸짓, 친목 등 비언어적 단서에 신경을 쓰는가?
- 필요한 경우 메모를 하는 편인가?

비언어적 신호의 해석

- 상대방의 비언어적 신호를 잘 해석하여 상대방의 의도와 감정을 파악할 수 있는가?
- 상대방의 신체 언어와 음성 톤 등을 적극적으로 이해하고 대응할 수 있는가?

공감과 존중

- 상대방의 감정이나 경험에 공감하고 존중하는 태도를 가지고 있는가?
- 상대방의 의견을 받아들이고 존중하면서 대화를 진행할 수 있는가?

질문과 이해

- 충분한 정보를 얻기 위해 상대방에게 질문을 하는가?
- 상대방의 말을 정확하게 이해했는지 확인하기 위해 질문하거나 상대의 말을 자신의 언어로 바꿔 다시 말해주는가?
- 상대방의 의도를 파악하기 위해 이야기 이면에 숨겨진 의미를 찾는가?

주의 집중과 타인 존중

- 대화 중에 나 자신의 대응 방식을 계획하거나 딴 생각을 하지 않고 상대방에게 집중하는가?
- 스마트폰이나 다른 일을 하면서 대화를 듣지 않는가?
- 주변의 물건 소리나 외부 자극에 주의를 뺏기지 않고 상대방에게 집중하는가?
- 대화 중에 집중력을 유지하면서, 지루함이나 피로로부터 자신을 보호할 수 있는가?
- 필요한 경우 적절한 휴식을 취하거나 대화의 인터벌을 조절하는 등 집중력을 관리할 수 있는가?

의사소통 개선

- 상대방의 문장을 내가 마무리하거나 말을 끊지 않는가?
- 상대방이 말을 마치면 약간의 여운의 시간을 남겨두고 다음 대화를 이어가는가?
- 대화 중에 결론이나 요점이 무엇인지 물어보는가?

비판적 사고와 자기 관찰

- 대화 중에 못마땅한 내용이 나와도 인상을 쓰지 않는가?
- 무의식적으로 한숨을 쉬거나 심호흡을 하지 않는가?

- 자신이나 상대방의 의견에 대해 비판적으로 생각하고 분석하는 능력을 가지고 있는가?
- 대화가 끝난 후에 자신의 청취 능력을 돌아보고 개선할 점을 찾는가?

비평적 태도와 선입견

- 대화 상대의 배경, 성향, 문화 등에 대한 선입견을 최소화하고 개방적인 태도를 유지할 수 있는가?
- 다양한 의견을 수용하고 존중하며 대화를 진행할 수 있는가?

위의 체크리스트를 사용하여 자신의 경청 습관을 평가하고 개선해 나갈 수 있습니다. 경청은 상호간의 의사소통과 관계 형성에 중요한 역할을 합니다. 지속적인 자기개발을 통해 경청 능력을 향상시키고 상대방과 의미 있는 대화를 이룰 수 있습니다.

경청훈련의 효과적인 방법

좋은 청자와 좋지 못한 청자의 반응을 생각해 보고 실전연습을 해보는 것은 경청 훈련을 위한 유용한 방법이 될 것입니다. 좋은 청자와 나쁜 청자의 표현들을 소개하면 다음과 같습니다.

좋은 청자가 되는 표현들	
공감	• 아~, 오~ 감탄사 • 재미있네요. • 고생하셨네요. • 알 것 같아요. • 정말 그랬겠네요. • 이해합니다. • 얼마나 힘드셨어요. • 상상이 가네요. • 공감합니다.
동의	• 맞아요. 맞습니다. • 정말이예요. • 그렇지요. • 옳으신 말씀입니다. • 이런 점에서 동의합니다. • 제 생각과 비슷한 점이 많아요. • 올바른 방향이라고 생각합니다. • 말씀하신 아이디어가 좋아 보입니다.

좋은 청자가 되는 표현들	
흥을 돋구기	• 그래서요? 그리고요? 말을 이어가기 • 와,어머나~. 아하, 감탄사. • 화자의 말을 반복해준다. • 정말 흥미로운 이야기네요. • 생각할 거리가 많이 생기네요. • 말씀하신 내용을 들으니 기운이 나네요.
정리와 요약	• 그 말씀은 … 이라는 말씀이군요. • 그러니까 … 이라는 말씀이시지요? • …. 점이 요점이네요. • 요약하면… • 말씀하신 내용을 정리해보면… • 말씀하신 내용을 정확히 이해하기 위해 다시 한 번 확인해봐도 될까요?

좋지 못한 청자가 되는 표현들
• 그래서 어쨌다구요? – 상대방의 이야기나 문제에 대해 무관심한 태도를 보여줍니다. • 나도 알아요.– 상대방의 이야기에 진지하게 대응하지 않고, 자신의 경험을 강조합니다. • 이미 알고 있어요. – 상대방의 이야기를 얕보는 태도를 보여줍니다. • 그게 아니라요. – 상대방의 주장이나 이야기를 부정하는 태도를 보여줍니다. • 당연한 이야기지요. – 상대방의 이야기를 무시하고 당연하다는 태도를 보여줍니다. • 제가 생각하기에는... – 상대방의 의견을 고려하지 않고 자신의 의견만 강조합니다. • ~라는 거죠? – 상대방의 이야기를 끊고 자신이 요약하여 말하는 것으로 상대방을 무시합니다. • 아까 한 이야기입니다. – 상대방의 이야기를 기억하지 않거나 무시하는 태도를 보여줍니다. • 자기 말만하기 – 상대방의 의견을 무시하고 자신의 말에만 집중합니다. • 말 좀 그만 해주세요. – 상대방의 이야기를 중단시키는 태도를 보여줍니다. • 이해 못하겠어요. – 상대방의 의견이나 이야기를 동의할 수 없다는 것을 강조합니다.

앞선 표현들은 좋은 청자로서 상대방에게 관심을 표현하고 의사소통을 원활하게 할 수 있도록 도와줍니다. 반면에 아래 표현들은 대화 상대의 의견을 무시하거나 감정을 상하게 할 수 있으며, 좋은 청자로서의 태도와 의사소통을 방해할 수 있습니다. 상대방과의 대화를 풍요롭고 의미 있는 경험으로 만들기 위해 이러한 긍정적인 표현들을 사용해보고, 서로를 존중하고 이해하려는 태도를 갖고 대화하는 훈련을 해 보시기 바랍니다.

3 청취의 영향 요인

청취는 다음과 같은 다양한 영향 요인에 의해 영향을 받을 수 있습니다.

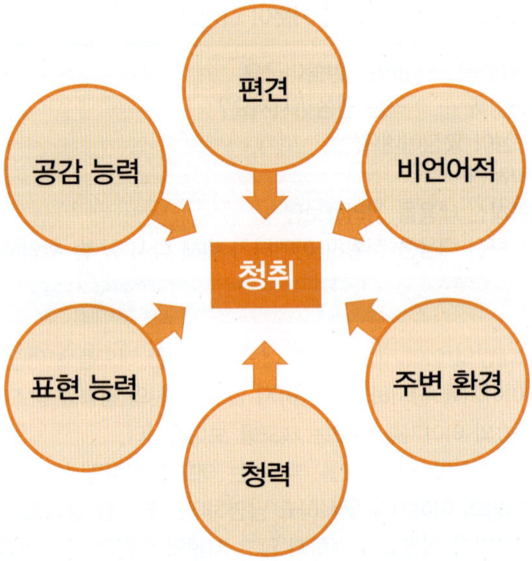

- **공감 능력**

공감능력은 개인마다 차이가 있을 수 있습니다. 공감에 있어 자기 중심적인 태도는 청취를 방해하는 요소입니다. 상대방의 말을 자신의 경험과 관점으로만 이해하거나 해석하는 것은 상호작용을 어렵게 만들 수 있습니다.

- **편견**

선행 경험과 편견은 우리의 청취에 영향을 미칠 수 있습니다. 편견은 일반적으로 사전에 형성된 선입견이나 편향된 사고 방식을 의미합니다. 편견은 문화적 영향, 경험과 교육과 교육 수준, 사회적 영향, 개인의 인지적인 경향성 등 다양한 요인으로 발생할 수 있습니다. 편견은 주관적인 의견이나 선입견으로 인해 개인이나 그룹에 대한 일반화된 판단을 형성하게 됩니다. 이것으로 개인이나 그룹 간의 이해와 소통을 방해할 수 있으며, 사회적인 불평등과 차별을 야기할 수 있습니다. 그 결과, 편견은 상대방의 말을 받아들이는 방식에 영향을 줄 수 있으므로, 열린 마음과 편견을 최소화하는 것이 중요합니다.

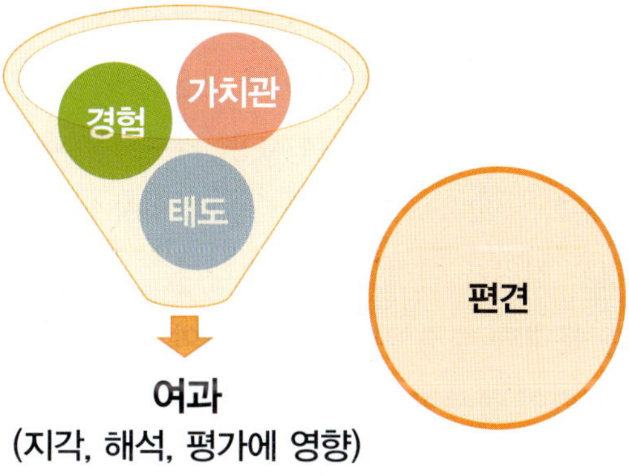

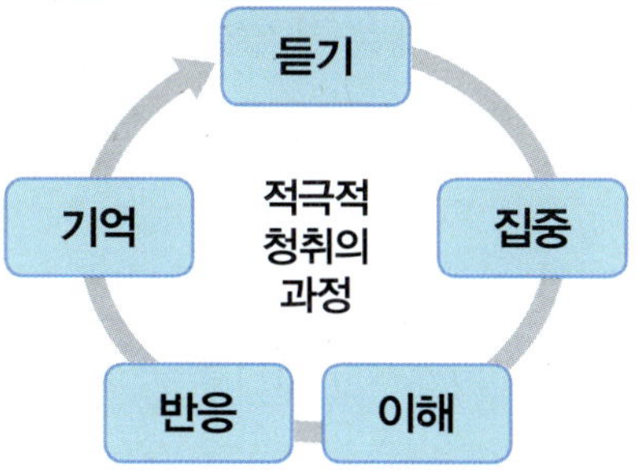

- **비언어적 신호**

상대방의 비언어적 신호는 청취에 큰 영향을 미칩니다. 얼굴 표정, 몸의 자세, 목소리의 강도와 톤 등은 상대방의 의도와 감정을 전달하는 데 중요한 역할을 합니다.

- **주변 환경**

청취는 주의를 집중하여 상대방의 말에 집중해야 합니다. 주의가 산만하거나 다른 사건이나 생각에 방해받으면 청취가 제대로 이루어지지 않을 수 있습니다. 소음이나 간섭(주변에서 발생하는 다른 음성이나 소리)있는 환경, 청취하는 거리와 방향이 부적절한 경우, 통신 장비의 품질 또는 성능이 부적절한 경우 등 주변 환경적 요인은 청취에 큰 영향을 미칠 수 있습니다.

- **청력**

개인의 청각 능력은 청취에 직접적인 영향을 미칩니다. 청각 장애가 있는 경우, 음성이나 소리를 정확하게 듣거나 이해하기 어려울 수 있습니다. 특히 고연령자에게는 일반적으로 노화로 인한 청력감소가 있습니다.

- **표현 능력**

개인의 표현 능력은 청취에 큰 영향을 미칠 수 있습니다. 한 개인의 표현 능력은 다음과 같은 요소들과 관련이 있습니다.

- **언어 능력**: 언어적인 능력은 의사소통과 청취에 핵심적인 역할을 합니다. 개인의 언어적인 능력이 부족하거나 제한적인 경우, 말이나 문장을 이해하기 어려울 수 있습니다.
- **문화적 배경과 차이**: 문화적인 배경은 언어 사용, 의사소통 패턴, 비언어적인 표현 등에 영향을 미칩니다. 각 문화는 고유한 언어 스타일과 의사소통 규칙을 가지고 있으며, 이를 이해하지 못하는 경우 청취가 어려울 수 있습니다.
- **지식과 경험**: 청취는 문맥과 배경 지식을 고려해야 합니다. 청자의 경우 어떤 주제나 분야에 대한 지식과 경험이 풍부한 사람은 해당 주제에 대한 이해력이 높아 청취에도 도움이 됩니다.
- **감정적인 상태**: 화자나 청자의 감정적인 상태는 청취에 영향을 미칠 수 있습니다. 감정적으로 불안하거나 집중력이 흩어진 상태에서는 상대방의 말을 정확히 이해하기 어려울 수 있습니다.
- **인지 능력**: 인지 능력은 정보 처리와 이해력에 영향을 줍니다. 개인의 인지 능력이 저하되는 경우, 정보를 정확히 받아들이고 이해하기 어려울 수 있습니다.

이러한 영향요인을 고려하고 주의 깊게 청취하는 것은 상대방과의 관계를 개선하고, 상호간의 이해와 공감을 촉진하여 보다 의미 있는 대화를 이어 나가는데 도움을 줄 것입니다.

공감 능력 키우기

KEY POINT 1. "이타적인 마음을 배우자."

자기 앞에 놓인 산이 제일 높은 법이다.

개인의 관점에서는 자신의 문제나 고통이 가장 중요하게 느껴집니다. 개인이 직면하는 고통은 다른 수많은 사건보다 더욱 중요하게 느껴질 수 있습니다. 이는 각 개인이 자신의 경험과 감정에 중점을 두는 자연스러운 인간의 특성입니다.

우리는 누구나 자기중심적이다.

자기중심적인 성향은 인간의 본성 중 하나입니다. 사진 속에서 자신의 얼굴을 먼저 찾는 것은 자기를 인식하고 관심을 두는 일반적인 행동입니다. 하지만 이는 자기중심적인 성향이라는 것을 의미하는 것이며, 이를 넘어서 다른 사람들을 배려하고 이해하는 자세를 갖추어야 합니다.

성장이란, 자기중심을 벗어난 이타적인 자세를 배워가는 것이다.

성장은 자기중심적인 세계관을 벗어나 이타적인 자세를 배우고 발전하는 과정입니다. 이타적인 마음가짐은 다른 사람들을 이해하고 돕는 데 초점을 맞추며, 자신의 이익보다는 공동체나 타인의 이익을 생각하는 것을 의미합니다. 성장은 자기 개발과 함께 이타적인 마음을 가지고 사회적으로 더욱 나은 기여를 할 수 있는 방향으로 나아가는 과정입니다.

KEY POINT 2. "易地思之(역지사지)를 생각하는 습관을 갖자."

역지사지는 자신이라면 어떠할까 생각하고 같은 기준, 같은 조건으로 상대를 대하는 것이다.
즉, 자신의 입장에서 벗어나 상대방의 입장을 생각하고 그에 맞게 대하는 것을 의미합니다. 우리는 종종 자신의 입장에서만 사고하고 행동하는 경향이 있습니다. 역지사지를 실천한다면, 상대방의 감정, 생각, 욕구 등을 고려하여 그들의 입장에서 어떻게 행동할지를 생각해보는 것입니다. 예를 들어, 상대방이 어떤 상황에서 어떤 감정을 느낄지를 상상해보고, 만약 나라면 어떻게 대처하고 싶을지를 고민해봅니다. 그러면, 그에 맞게 상대방을 배려하고 이해하는 행동을 취할 수 있습니다.

대인관계의 황금률, 성경에서 나오는 최고의 명령인 '네 이웃을 네 몸같이 사랑하라.'
네 이웃을 네 몸같이 사랑한다는 것은 자신의 이익과 행복만을 추구하는 것이 아니라, 상대방을 자신과 동등하게 생각하고 존중하는 자세를 가지라는 의미입니다. 역지사지에 앞서 상대방을 자신과 동등한 인간으로 존중하고 배려하는 마음가짐이 필요합니다.

의사소통의 노하우

〈경청의 습관〉

- **공감을 준비… 대화 전 '듣는 마음'을 준비하라.**
  솔로몬이 구한 하늘의 지혜, 히브리어 leb smea(듣는 마음)
- **상대를 인정**
  "당신은 항~상 옳습니다."
  당신은 당신 자신에게 최선을 다하셨다는 것을 압니다. 라고 인정하는 마음가짐을 가지라.
- **말하기를 절제**
  말하기 배우기엔 2년, 침묵을 배우기엔 60년
- **겸손한 마음**
  교만한 마음은 들을 수 없다. "소 귀에 경읽기"
- **온몸으로 응답하기**
  몸짓과 눈빛이 더 많은 메시지를 전달한다.
- **적극적 경청을 위한 질문을 활용하기**
  의도를 보다 신속히 파악하기 위하여 적절한 질문을 한다.

5장

의사소통의 기술(2)

표현하기, 프레젠테이션

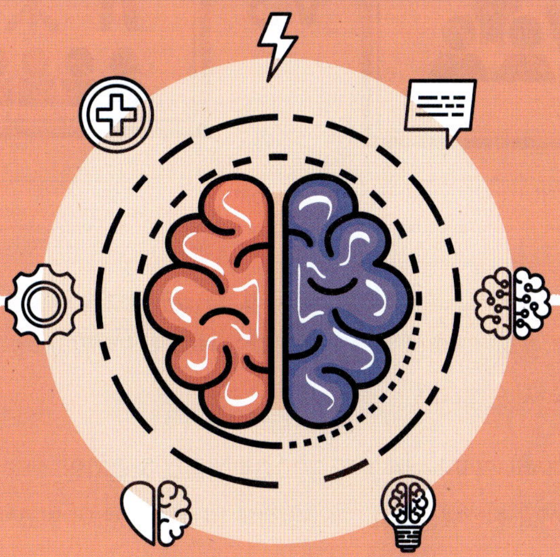

학습 목표 효과적인 프레젠테이션의 기술을 익히고 활용할 수 있다.

학습 내용 1. 표현하기, 프레젠테이션

Episode 5

세계에서 다양한 대표적인 프레젠테이션 사례들

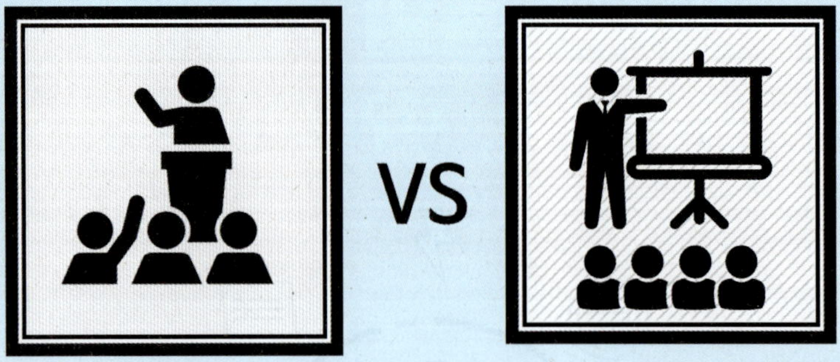

© 이미지 출처: https://www. icon-library.com

프레젠테이션은 효과적인 의사소통 도구로 사용되며, 중요한 정보를 전달하고 사람들의 관심을 끌기 위해 사용됩니다. 다음 프레젠테이션 사례들은 각각의 분야에서 탁월한 커뮤니케이션 능력과 비전을 보여주는 예시들로 알려져 있습니다.

- **스티브 잡스(Steve Jobs)의 iPhone 발표:** 2007년 애플의 창업자인 스티브 잡스는 iPhone을 발표하는 프레젠테이션을 진행했습니다. 그의 열정과 비전을 담은 이 발표는 혁신적인 스마트폰의 탄생을 선언하며, 제품의 기능과 디자인에 대한 상세한 설명과 데모를 제공했습니다. 이 프레젠테이션은 제품 런칭의 전형적인 예시로 알려져 있습니다.
- **TED Talks:** TED(Technology, Entertainment, Design)는 세계적으로 유명한 프레젠테이션 플랫폼으로, 다양한 분야의 전문가들이 아이디어와 경험을 공유합니다. TED Talks는 강연자들이 짧은 시간 내에 아이디어를 명확하게 전달하고 영감을 주는 능력을 발휘하는 것으로 알려져 있습니다.
- **엘론 머스크(Elon Musk)의 SpaceX 발표:** 기업가인 엘런 머스크는 우주 항공 기업인 SpaceX의 발표에서 혁신적인 우주 비행기 및 로켓을 소개하고 미래의 우주 개척에 대한 비전을 제시했습니다. 그의 열정과 목표에 대한 설명, 풍부한 시각 자료, 그리고 데모를 통해 청중의 관심과 감동을 끌었습니다.
- **마틴 루터 킹 주니어(Martin Luther King Jr)의 "I Have a Dream" 연설:** 1963년 마틴 루터 킹 주니어는 "I Have a Dream"이라는 유명한 연설을 워싱턴 D.C.에서 진행했습니다. 이 연설은 인종 차별과 평등에 대한 강력한 메시지를 전달하며, 그의 열정과 공감을 이끌어냈습니다.

- **2004년 민주당 연설("A More Perfect Union"):** 이미 이전에 언급한 것처럼, 오바마 전 대통령은 2004년 민주당 연설을 통해 청중에게 미국의 다양성과 희망, 단결을 강조했습니다. 이 연설은 미국의 인종 갈등과 통합에 대한 강력한 메시지를 담고 있으며, 오바마 전 대통령의 연설력과 카리스마를 보여주는 대표적인 사례입니다.

위와 같은 성공 사례는 효과적인 메시지 전달, 청중과의 연결, 시각적인 자료 활용, 열정과 자신감 등 다양한 요소들의 조화로 이루어진 결과입니다. 공개적으로 많은 사람들이 참석하는 자리에서 발표를 하는 것은 흥미로운 경험이 될 수 있습니다. 여러분에게 발표할 수 있는 기회가 있다면, 가능한 많이 시도해 보세요. 발표 기회를 많이 가져보고 경험을 쌓으면서 점점 발전할 수 있습니다.

1 표현하기, 프레젠테이션

프레젠테이션(presentation)이란?

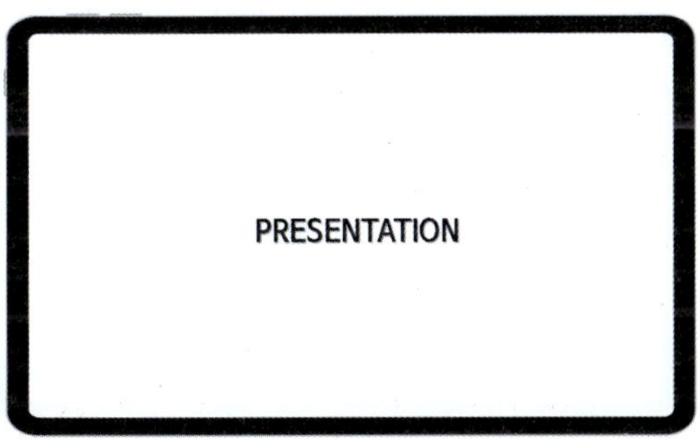

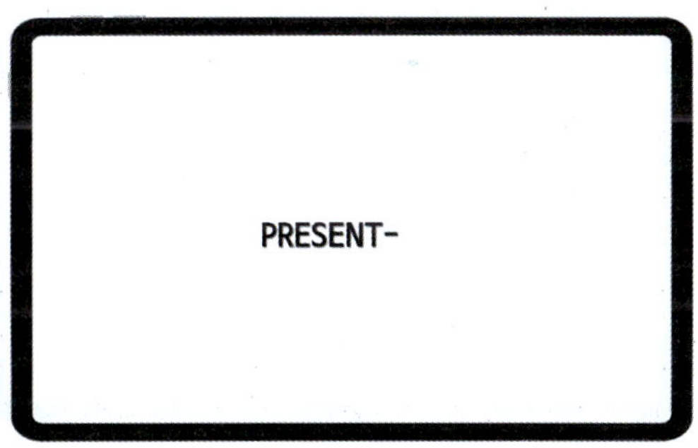

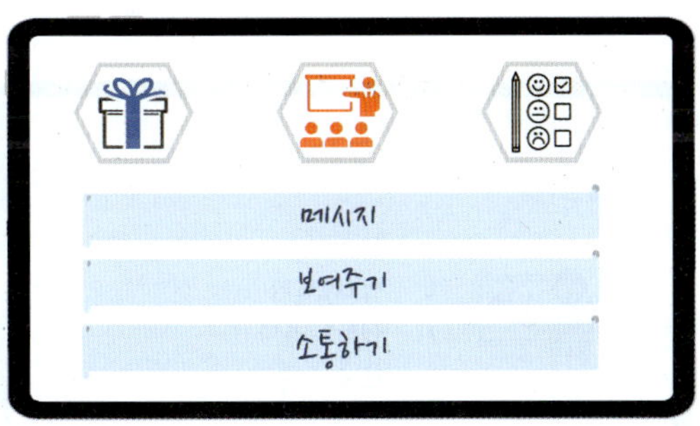

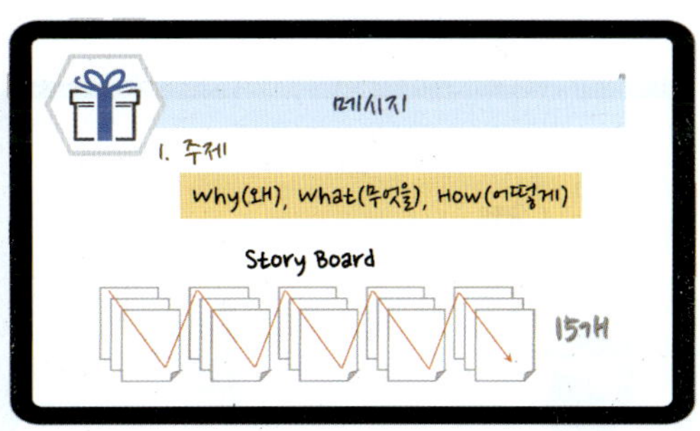

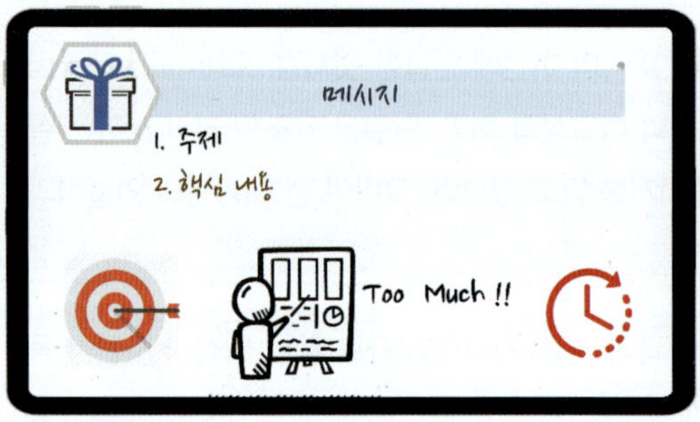
메시지
1. 주제
2. 핵심 내용
Too Much !!

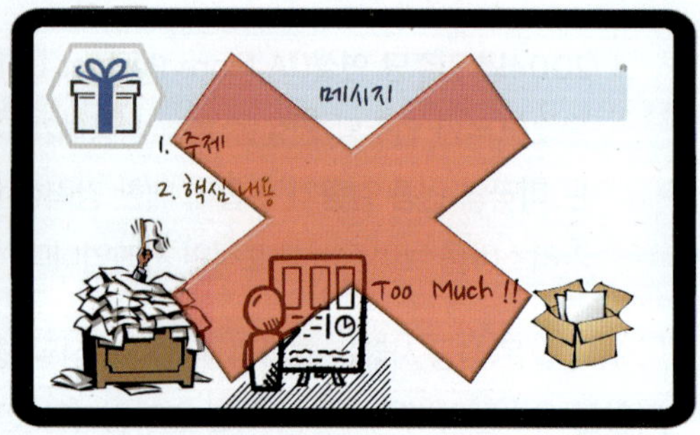
메시지
1. 주제
2. 핵심 내용
Too Much !!

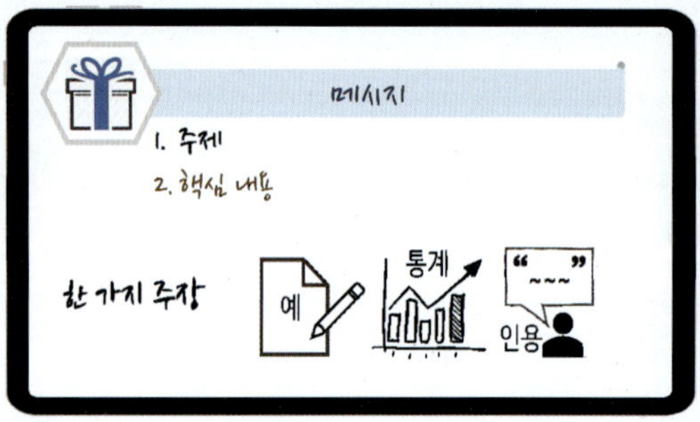
메시지
1. 주제
2. 핵심 내용
한 가지 주장
예
통계
인용

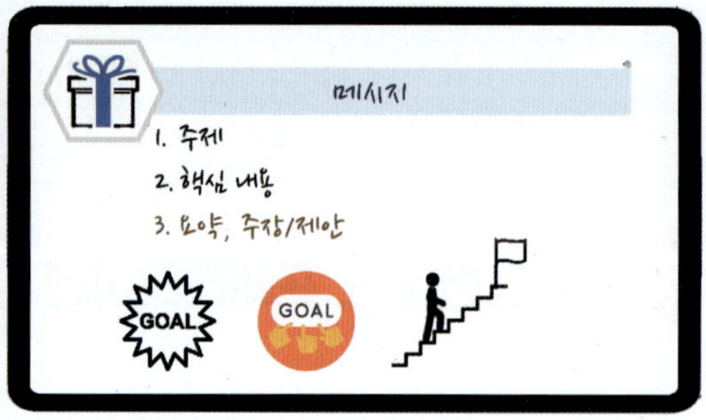
메시지
1. 주제
2. 핵심 내용
3. 요약, 주장/제안
GOAL
GOAL

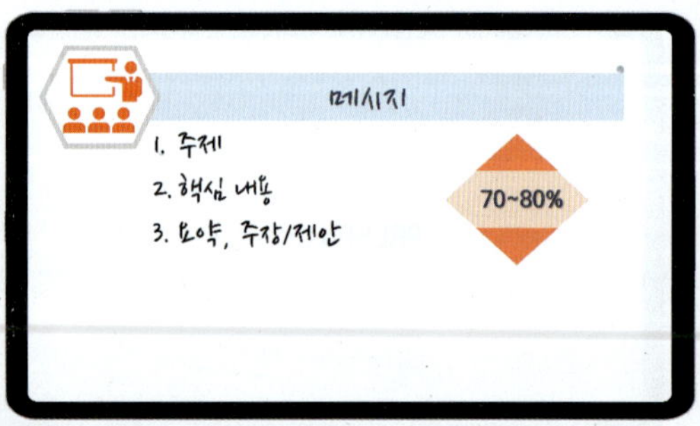
메시지
1. 주제
2. 핵심 내용
3. 요약, 주장/제안
70~80%

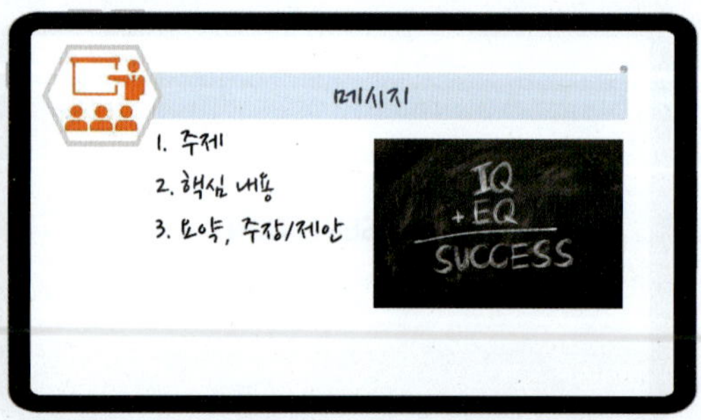
메시지
1. 주제
2. 핵심 내용
3. 요약, 주장/제안
IQ
+EQ
SUCCESS

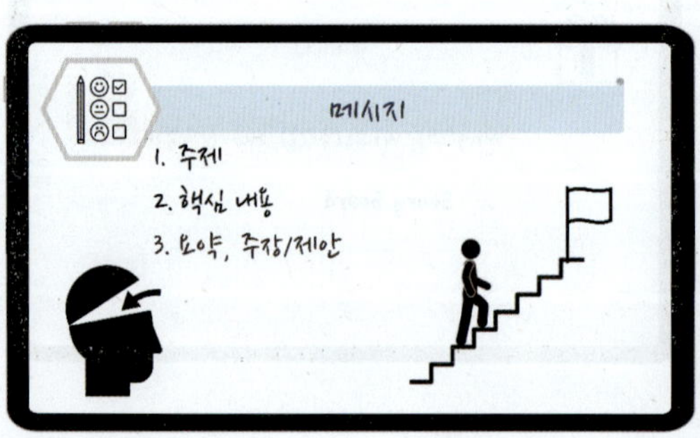
메시지
1. 주제
2. 핵심 내용
3. 요약, 주장/제안

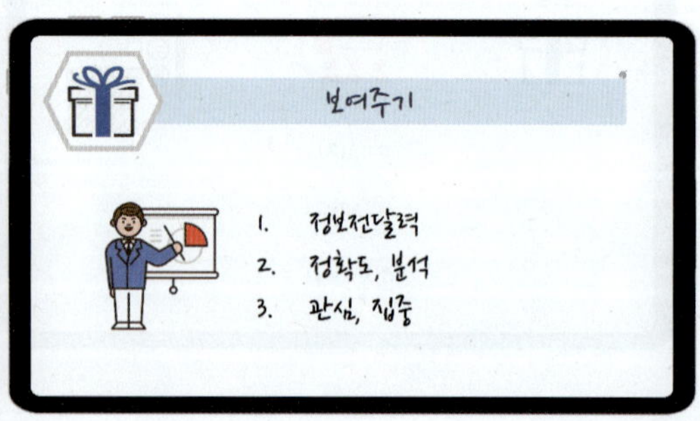
보여주기
1. 정보전달력
2. 정확도, 분석
3. 관심, 집중

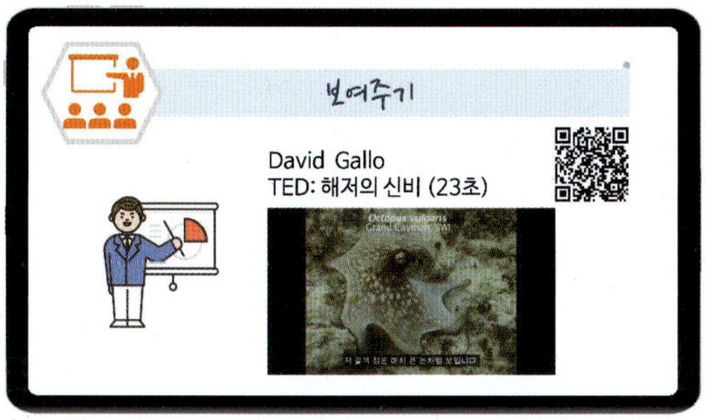
보여주기
David Gallo
TED: 해저의 신비 (23초)

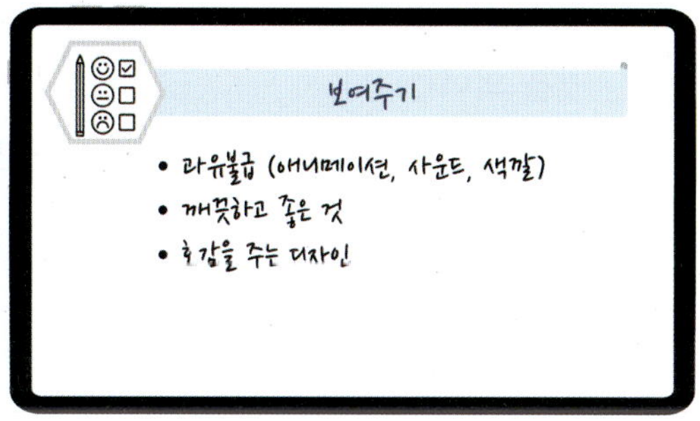
보여주기
• 과유불급 (애니메이션, 사운드, 색깔)
• 깨끗하고 좋은 것
• 호감을 주는 디자인

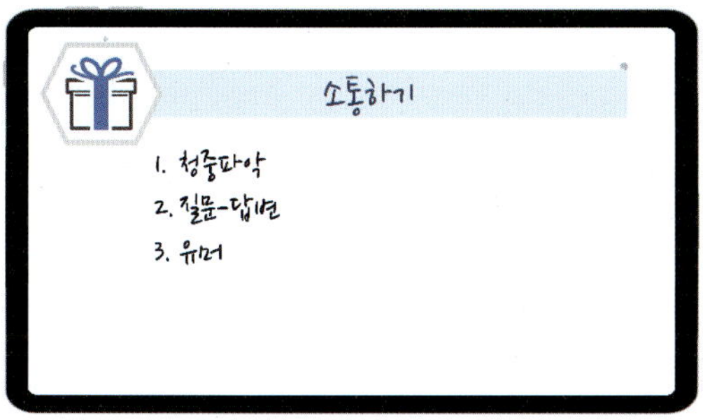
소통하기
1. 청중파악
2. 질문-답변
3. 유머

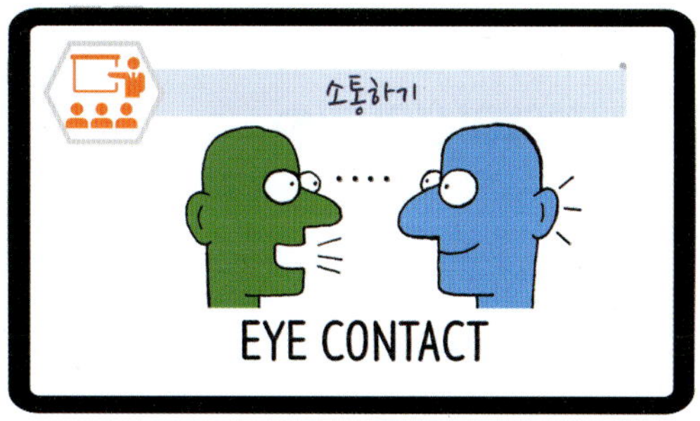
소통하기
EYE CONTACT

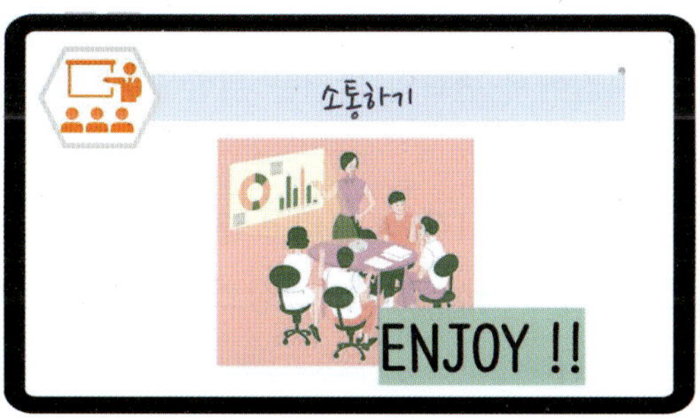
소통하기
ENJOY !!

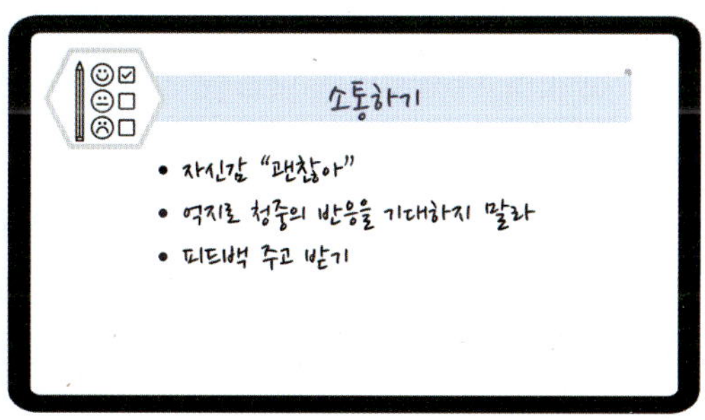
소통하기
• 자신감 "괜찮아"
• 억지로 청중의 반응을 기대하지 말라
• 피드백 주고 받기

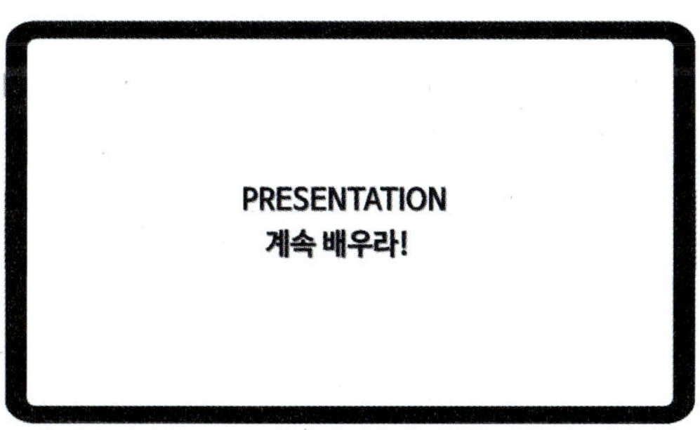
PRESENTATION
계속 배우라!

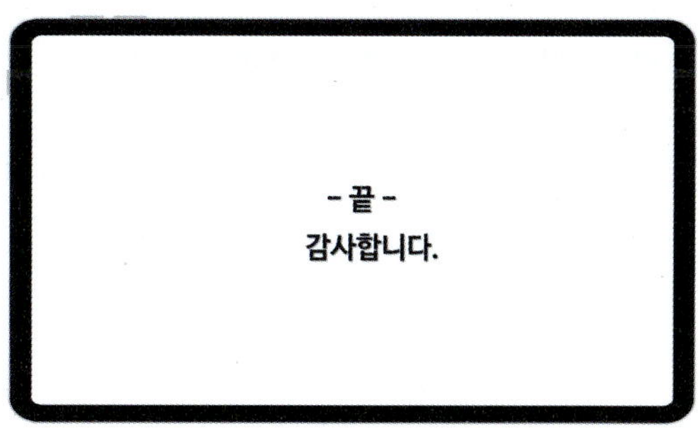
- 끝 -
감사합니다.

프레젠테이션은 일반적으로 여러 사람 앞에서 자신의 이야기나 생각, 의견을 공개적으로 전달하는 것을 의미합니다.

"present-"는 영어 단어 "present"에서 파생되었으며, 여러 가지 의미를 가지고 있습니다.

- **present(선물)**: 어떤 가치있는 물건이나 경험을 다른 사람에게 주는 것
- **present(현재)**: 시간적 의미에서 현재
- **present(참석)**: 회의나 모임에 참여하는 것

따라서 "프레젠테이션"이라는 단어는 주로 발표나 공개적인 발표를 하는 것을 의미하지만, "present"는 선물이나 현재, 참석하는 것과 관련된 의미를 담고 있습니다.

프레젠테이션의 기술

프레젠테이션의 과정을 다음과 같은 세 개의 단계로 나누면,

- ○ 프레젠테이션 준비 단계
- ○ 프레젠테이션(발표) 단계
- ○ 프레젠테이션 평가 단계

먼저는 **"선물"**과 같은 메시지를 준비하는 것, 그 후에 청중들 앞에서 메시지(선물)를 **"발표"** 하는 것이고, 마지막으로 다음을 기약하며 **"지금"** 시점에서 변화와 발전을 위한 평가를 갖는 것이 될 것입니다.

각각의 프레젠테이션 단계에서 (1) **메시지**와 (2) **보여주기**(시각화) 그리고 (3) **소통하기**는 프레젠테이션의 핵심적인 요소라고 할 수 있습니다. 세 가지 핵심 요소를 중심으로 각 단계에서 고려할 프레젠테이션의 기술을 설명하면 다음과 같습니다.

(1) 메시지

○ 프레젠테이션 준비 단계: 메시지

프레젠테이션 준비 단계에서 메시지에 담겨야 하는 다음 세 가지 내용에 중점을 두어 준비하는 것이 좋습니다.

메시지 – 3가지 주요 내용

1. 주제
2. 핵심내용
3. 요약, 주장/제안

1) 주제(Topic)

메시지 준비의 시작점에서 **프레젠테이션의 목적을 명확히 설정**합니다. 어떤 메시지를 전달하고자 하는지, 청중에게 어떤 영향을 주고자 하는지를 고려합니다. 프레젠테이션의 목적과 청중의 요구에 맞는 주제를 선정하고, "왜" 그 주제가 중요한지 설명하며, "무엇"을 다루고 "어떻게" 전달할지를 구체적으로 계획하여 준비하는 것이 좋습니다.

첫째, 메시지에서 주제는 프레젠테이션의 목적과 내용을 결정하는 중요한 요소입니다. 따라서 메시지의 주제는 명확하고 구체적이어야 하며, 청중에게 흥미를 유발하고 관심을 불러일으켜야 합니다.

➢ **왜(Why)**

왜 이 주제가 중요하고 가치 있는지, 왜 청중이 이에 관심을 가져야 하는지를 고려해야 합니다.

➢ **무엇을(What)**

무엇을 다룰 것인지, 어떤 내용을 전달할 것인지를 고려합니다. 프레젠테이션에서 다룰 주요 내용과 포인트를 구상하고, 핵심 아이디어와 주요 정보를 포함하며, 청중이 이해하기 쉽고 관련성을 파악할 수 있도록 구성되어야 합니다.

➢ **어떻게(How)**

이러한 메시지 주제가 어떤 구조로 프레젠테이션하는 것이 좋을지, 어떤 시각 자료를 활용할 것인지, 어떤 스타일과 언어를 사용할 것인지 등을 고려하여 준비해야 합니다.

이러한 핵심 질문을 기반으로 주제를 선정하면, 메시지에 목표에 부합하고 청중의 이해와 흥미를 유발하는 내용을 담을 수 있습니다.

둘째, 전달하고자 하는 메시지를 체계적으로 구성하는 작업이 필요합니다. 메시지는 해당 주제와 관련된 핵심 내용을 간결하고 명확하게 담아내는 것이 중요합니다. 이를 위해 스토리보드나 카테고리화를 통해 이야기를 구성하고, 주요 내용을 강조하여 청중에게 명확하게 전달할 수 있도록 준비하는 것이 좋습니다.

- **스토리보드:** 주제와 관련하여 떠오르는 단어나 아이디어를 15개 정도 적어봅니다. 그리고 이를 스토리보드 형식으로 엮어서 이야기를 만들어봅니다.
- **카테고리화:** 핵심적인 내용을 카테고리로 묶어서 이야기를 구성합니다. 이를 통해 다양한 내용들을 체계적으로 정리하고, 프레젠테이션의 일관성과 구조를 유지할 수 있습니다.

이런 방법을 통해 **주제와 관련된 다양한 내용을 조합하고 구조화하여 메시지를 전달**할 수 있습니다.

2) 핵심 내용

첫째, 프레젠테이션의 효과를 향상시키기 위해서는 너무 많은 내용을 다루지 않고 **핵심 내용을 간결하고 명확하게 전달**하는 것이 중요합니다. 발표자 입장에서 전달 내용이 너무 많은 경우에는 자칫 발표 시간이 길어져서 문제가 될 수도 있고, 명확하고 인상적인 메시지 전달이 어려울 수 있습니다. 또 청자입장에서도 너무 많은 내용을 단시간에 들으면 피로감을 느낄 수도 있고, 무엇이 중요하고 안 중요한지 선명하지 않게 느껴질 수도 있습니다. 따라서 메시지는 너무 많은 내용을 나열하는 것보다는 청중이 쉽게 이해하고 기억할 수 있는 주요 포인트를 강조하는 것이 좋습니다.

그래서 좀 아깝더라도 많은 내용은 줄이고 핵심 내용만 전달하는 것이 좋다고 합니다.

프레젠테이션에서 미처 다루지 못한 내용을 효과적으로 전달하는 방법

- **참고 자료 제공:** 청중들에게 프레젠테이션에 다루지 못한 내용이나 깊이 있는 자료들을 포함한 추가적인 참고 자료를 제공할 수 있습니다. 이를 통해 청중이 자신의 관심사나 필요에 따라 자발적으로 자료를 활용할 수 있도록 도와줍니다.
- **질의응답 시간 활용:** 프레젠테이션 이후에 질의응답 시간을 가지는 것도 좋은 방법입니다. 청중들은 추가적인 질문을 통해 더 깊은 내용에 대해 알아갈 수 있고, 발표자는 해당 내용에 대한 보충 설명이나 참고 자료를 제공할 수 있습니다.

둘째, 프레젠테이션에서 **더 강력하고 설득력 있는 메시지를 전달하려면**, 주장을 단언적으로 제시하는 것보다, 사례나 통계자료, 인용문등과 같은 근거자료를 제공하여 주장을 뒷받침하는 것이 좋습니다. 이는 청중들이 주장의 타당성을 이해하고 받아들일 수 있도록 도와줍니다.

➢ **사례(Examples):** 특정 상황이나 사례를 들어서 주장을 설명하고 강화할 수 있습니다. 이는 구체적인 사례를 통해 주장이 현실적으로도 적용 가능하다는 것을 보여줍니다. 예를 들어, 성공적인 기업의 사례를 언급하여 비즈니스 전략의 효과를 설명할 수 있습니다.

➢ **통계 자료(Statistics):** 수치적인 데이터와 통계 자료를 사용하여 주장을 뒷받침할 수 있습니다. 신뢰할 수 있는 출처의 통계 자료를 인용하거나, 연구 결과를 기반으로 주장을 지지하는 것이 가능합니다. 이를 통해 주장이 일반적인 패턴이나 경향을 따른다는 것을 시각적으로 보여줄 수 있습니다.

➢ **인용문(Quotations):** 유명한 사람들이나 전문가의 말을 인용하여 주장을 강화할 수 있습니다. 이는 해당 분야에서 인정받는 사람들의 의견을 인용함으로써 주장에 신뢰성과 권위성을 부여할 수 있습니다. 인용문은 해당 사람이 신뢰할 만한 전문성을 가지고 있고, 주장과 관련성이 있는 경우 특히 효과적입니다.

3) 요약, 주장/제안

메시지의 끝에는 메시지를 요약하고 주장하여 청중들이 메시지에 동의하도록 이끌거나, 그에 따른 실천적 행동에 참여를 유도하는 제안으로 마무리 합니다. 사실, 메시지의 주장에 청중들이 공감하고 행동에 옮길 수 있도록 하는 것은 프레젠테이션의 핵심적인 부분입니다.

효과적인 동기부여라는 목표를 달성하려면, 다음과 같은 요소들을 신중하게 고려하여 반영하는 것이 필요합니다.

➢ **간결한 요약:** 프레젠테이션에서 다룬 주요 내용을 간결하게 요약하여 청중들에게 전달합니다. 이는 수요 포인트를 강조하고 기억에 남도록 도와줍니다.

➢ **강력한 주장:** 메시지를 강력하게 제시하고, 주장을 명확하게 표현합니다. 이를 통해 청중들이 주장을 이해하고 공감할 수 있도록 도와줍니다.

➢ **목표 공유:** 청중들과의 공감대를 형성하고, 목표를 공유함으로써 동의를 유도합니다. 청중들이 메시지의 목표를 이해하고 지지하는 것은 메시지의 성공적인 전달을 나타낼 수 있습니다.

➢ **행동 유도:** 청중들에게 원하는 행동을 유도하도록 제안하고 동기를 부여합니다. 이는 목표에 따라 다를 수 있으며, 구체적이고 실행 가능한 행동으로 표현하는 것이 좋습니다.

○ 프레젠테이션(발표) 단계: 메시지

프레젠테이션(발표) 단계에서는 **메시지 전체 구성과 비중**을 잘 안배할 필요가 있습니다.

프레젠테이션에서의 구성은 다양할 수 있으나, 일반적으로 다음과 같은 구성을 따르는 경우가 많습니다.

시작 부분

인사 및 소개: 청중과의 관계를 형성하고 발표자를 소개합니다.

주제 소개: 발표의 주제와 목적을 간략하게 소개합니다.

목차 소개: 프레젠테이션의 구성과 내용 개요를 소개합니다.

핵심 내용

핵심 메시지: 프레젠테이션의 주요 메시지나 주장을 명확하게 제시합니다.

주장의 근거: 강력한 주장을 뒷받침하기 위해 사례, 통계, 인용 등의 근거를 제시합니다.

관련 사례나 예시: 핵심 내용을 설명하기 위해 관련된 사례나 예시를 제시합니다.

시각 자료: 그래프, 차트, 이미지 등을 사용하여 핵심 내용을 시각적으로 보여줍니다.

요약 및 마무리

핵심 내용 요약: 프레젠테이션에서 다룬 주요 내용을 간결하게 요약합니다.

주장 및 제안 강조: 주장과 제안을 강조하여 청중이 기억하고 행동에 옮길 수 있도록 도와줍니다.

마무리: 감사의 말과 함께 발표를 마무리합니다.

핵심 내용이 전체 프레젠테이션의 70~80%를 차지하는 것은 메시지를 명확하게 전달하고 청중의 이해를 돕기 위해 중요합니다. 그러나 구체적인 분량은 발표의 목적, 시간 제한, 청중의 관심도 등에 따라 상황에 맞게 조정될 수 있습니다.

감성터치

프레젠테이션(발표) 단계에서는 청중과 교감을 나누며 청중의 감성을 자극하고 이끌어내는 것이 중요합니다. 이른바 **"감성 터치"**는 프레젠테이션에서 효과적인 요소 중 하나로 제시되고 있습니다. 감성적인 내용은 사람들의 감정을 자극하여 쉽게 기억에 남게 할 수 있으며, 이를 통해 프레젠테이션에 감동과 인상을 심어줄 수 있습니다. 또한 이를 통해 청중들의 참여와 이해를 높일 수 있습니다. 특히, 주제를 얘기해야 하는 첫 번째 부분과 마지막 부분에서 감성적인 요소를 담은 프레젠테이션을 준비하면 효과적입니다.

사람들의 기억에 오래 남을 메시지 전달을 위해 감성 터치를 적용한다면, 다음 중 하나의 내용을 담아보는 것이 좋습니다.

- **이야기**: 스토리는 사람들이 기억에 오래 남는 요소입니다. 프레젠테이션에서 구체적인 내용들을 잊어버려도 이야기는 사람들이 기억하게 될 수 있습니다.
- **인물 등장**: 사람들은 다른 사람들이 등장할 때 더 많이 기억에 남습니다. 프레젠테이션에서 인물들을 등장시키고 그들의 이야기를 통해 감성적인 연결을 형성할 수 있습니다.
- **영상 자료**: 영상 자료는 시각적으로 감성을 자극하고 사람들의 감정을 촉진하는 데 도움이 됩니다. 적절한 영상 자료를 활용하여 감성적인 효과를 극대화할 수 있습니다.

○ 프레젠테이션 평가 단계: 메시지

프레젠테이션 평가 단계에서는 먼저 **메시지 내용이 잘 전달되었는가**? 평가될 것입니다.

첫째로, 메시지를 잘 전달하기 위해서는 **발표자가 내용을 정확하고 빠짐없이 전달**하는 것이 중요합니다. 발표자는 발표 전에 내용을 충분히 이해하고, 필요한 부분을 외워두는 것이 도움이 됩니다. 녹화 방송이라면 틀린 부분을 다시 찍을 수 있으므로 여러 차례 리허설하여 자신감을 갖고 발표할 수 있을 것입니다. 그러나 발표는 실황이며 한 번뿐인 기회이므로 발표자의 철저한 준비만이 프레젠테이션의 완성도를 높입니다. 앞서 소개된 Steve Jobs의 iPhone 발표는, 과연 세기의 발표답게 무려 100번도 넘게 리허설을 했던 프레젠테이션이라고 합니다. 그의 멋진 발표는 반복적인 리허설과 준비를 거쳐 이루어진 결과입니다. 또한 발표자의 철저한 준비는 발표자의 자신감에 영향을 미치고 프레젠테이션에 생기를 불어넣습니다.

둘째로, 메시지의 전달이 성공적인가 평가하는 데에는 **청중들의 행동 변화**도 중요한 평가 기준이 됩니다. 청중들에게 감성을 자극하고, 그들과 공감대를 형성하며, 메시지가 목표로 하는 행동의 변화를 잘 유도한다면 성공적인 메시지로 평가될 것입니다.

(2) 보여주기

○ 프레젠테이션 준비 단계: 보여주기

프레젠테이션 준비 단계에서 보여주기는 첫째, **정보 전달력을 크게 향상**시키는 중요한 요소입니다. 보여주는 요소들은 기억에 오래 남도록 도와주고, 청중의 이해를 돕는 역할을 합니다.

둘째, 시각적인 그래프나 도표는 글보다 **정확한 정보 전달**을 도와줍니다. 또 어떤 경우에는 그림으로 전달되지 않으면 **분석**되지 않는 정보도 있습니다.

끝으로, 보여주기는 **청중들의 관심과 집중을 유도**하는 데에도 효과적입니다. 시각적인 자료와 그림은 청중의 시각적 관찰력을 자극하여 흥미를 유발하고, 발표에 대한 집중력을 높일 수 있습니다. 청중들이 시각적으로 정보를 받으면서 적극적으로 참여하게 되어 메시지의 전달 효과를 증대시킬 수 있습니다.

○ 프레젠테이션(발표) 단계: 보여주기

프레젠테이션(발표) 단계에서 보여주기를 잘 활용한 예로, 유명한 해양 연구가이자 탐험가인 David Gallo의 TED 강연을 소개합니다(QR코드를 통해 영상을 확인하실 수 있습니다.).

○ 프레젠테이션 평가 단계: 보여주기

프레젠테이션 평가 단계에서는 보여주기에 대한 평가항목으로는 다음과 같은 것들이 포함될 수 있습니다.

첫째, **과유불급**이라는 원칙을 지켜야 합니다. 너무 많은 내용, 애니메이션, 사운드, 색상 등은 오히려 전달력을 떨어뜨릴 수 있습니다. 간결하고 명확한 내용과 심플한 디자인을 선호하는 것이 좋습니다. 둘째, 보여줄 내용은 **깨끗하고 품질이 좋은 것**을 선택해야 합니다. 화질이 좋지 않거나 불명확한 이미지는 청중에게 불편감을 줄 수 있습니다. 따라서 고품질의 이미지와 비디오를 사용하는 것이 좋습니다. 셋째, **호감을 주는 디자인**을 선택하는 것도 중요합니다. 예쁜 디자인과 시각적으로 매력적인 인포그래픽은 사람들에게 호감을 줄 수 있습니다. 요즘에는 이런 인포그래픽이 많이 발달하고, 디자이너들의 역할이 크게 중요해진 것 같습니다.

(3) 소통하기

○ 프레젠테이션 준비 단계: 소통하기

프레젠테이션 준비 단계에서는 프레젠테이션에서 **소통하기**를 고려하는 것은 매우 중요합니다. 이를 바탕으로 프레젠테이션 내용을 준비하고 전달 방식을 조정하면 청중과의 소통을 원활하게 이룰 수 있을 것입니다.

첫째, 프레젠테이션에서 청중과 소통하기 위한 첫 단추로 발표자는 **청중에 대해 이해하고 파악**해야 합니다. 이는 메시지를 효과적으로 전달하는 데에 큰 영향을 미칩니다.

또한 청중을 파악하기 위해서는 다음과 같은 요소를 고려할 수 있습니다.

- **청중의 배경과 지식 수준**: 청중이 해당 주제에 대해 얼마나 익숙한지, 어떤 배경 지식을 가지고 있는지를 파악해야 합니다. 이를 통해 청중이 이해하기 쉬운 용어와 예시를 선택할 수 있습니다.

- **청중의 관심사와 목적**: 청중이 왜 이 프레젠테이션을 듣고 있는지, 어떤 목적과 기대를 가지고 있는지를 이해해야 합니다. 이를 통해 청중의 관심을 끌 수 있는 내용을 선택하고, 청중의 요구에 부합하는 정보를 제공할 수 있습니다.

- **청중의 성향과 특성**: 청중의 성향과 특성을 고려하여 프레젠테이션의 스타일과 톤을 조절할 수 있습니다. 예를 들어, 보수적인 청중에게는 안정적이고 직관적인 접근 방식이 적합할 수 있습니다. 반면에 창의적이고 탐구적인 청중에게는 독특하고 흥미로운 내용을 제공할 수 있습니다.

- **청중의 예상 질문과 우려사항**: 청중이 가질 수 있는 질문이나 우려사항을 예상하고 대비해야 합니다. 이를 통해 청중에게 보다 명확한 설명과 설득력 있는 답변을 제공할 수 있습니다.

둘째, 프레젠테이션에서 청중을 참여시키는 효과적인 방법 중 하나 **질문**입니다. 질문을 통해 청중이 수동적으로 듣고 보기만 하는 것보다 더 적극적으로 참여하고 의사소통할 수 있습니다. 단, 발표자가 청중을 향해 질문을 할 때에는 다음과 같은 점을 고려해야 합니다.

- **답변이 가능한 쉬운 질문 선택**: 청중이 쉽게 이해하고 답변할 수 있는 질문을 선택하는 것이 중요합니다. 복잡하거나 어려운 질문은 청중을 주눅들게 할 수 있으므로 간단하면서도 명확한 질문을 준비하는 것이 좋습니다.

- **여러 사람에게 질문하기**: 단 한 명이 아닌 두 명 이상의 청중에게 같은 질문을 하면, 청중 간의 상호작용을 유발하고 그들이 서로 의견을 나누게 됩니다. 이는 프레젠테이션을 더욱 생동감 있게 만들어주고 청중의 참여를 촉진할 수 있습니다.

- **열린 질문 준비**: 청중이 답변할 수 있는 질문을 준비해야 합니다. 열린 질문이나 의견을 나눌 수 있는 질문을 선택하여 청중의 관점이나 경험을 들을 수 있습니다.

- **청중의 편안함 유지**: 청중이 답변을 주더라도 주눅들거나 불편한 감정을 일으키지 않도록 해야 합니다. 답변을 받으면 긍정적인 피드백을 주고, 그들의 의견이 중요하다는 것을 인정해주는 것이 좋습니다.

- **청중의 답변에 반응**: 청중의 답변에 대해 이해했다는 표현을 해주는 것은 중요합니다. 이는 청중에게 내용을 잘 이해했음을 보여주고, 그들의 참여를 더욱 격려하는 역할을 합니다.

적절한 질문과 답변을 주고받는 것은 더 나은 의사소통과 전달력을 구축하여, 청중을 프레젠테이션에 능동적으로 참여케 합니다.

셋째, 발표 시에는 **유머**를 활용하면 분위기를 더욱 즐겁고 편안하게 만들 수 있습니다. 유머는 사람들 사이의 연결고리를 형성하고, 긴장을 완화시켜주는 효과가 있습니다. 다음과 같은 방법으로 유머를 활용하면 분위기를 더욱 즐겁고 유쾌하게 만들 수 있습니다.

- **청중의 특징 칭찬하기**: 청중의 특징을 주목하고, 그에 대해 칭찬하는 것은 분위기를 환기시키는 좋은 방법입니다.

- **공유 가능한 주제로 화두 내기**: 청중 모두가 공감하고 공유할 수 있는 주제를 화두로 제시하여 분위기를 가볍게 유지할 수 있습니다

- **웃음을 유발하는 에피소드 공유하기**: 발표 도중에는 청중과 함께 웃을 수 있는 이야기나 사건을 공유하면 분위기를 더욱 활기차게 만들 수 있습니다.

- **자신을 향한 유머 활용하기**: 발표자가 자신을 위한 유머를 활용하는 것도 분위기를 가볍게 만들 수 있는 방법입니다. 지나치게 자기 비하적인 유머는 불편감을 전할 수 있으니 상황과 분위기를 잘 판단하여 적절한 수준에서 사용하는 것이 중요합니다.

단, 발표자는 청중의 반응을 잘 살피면서 적절한 타이밍과 수준에서 유머를 사용하는 것이 중요합니다.

○ 프레젠테이션(발표) 단계: 소통하기

프레젠테이션(발표) 단계에서 첫째로 눈을 통해 서로를 바라보고 의사소통을 주고받는 것, **아이컨택**(eye contact)은 효과적인 프레젠테이션을 위한 중요한 요소입니다. 발표자는 청중과 눈을 마주치면 서로 양방향적인 의사소통이 원활해질 수 있습니다.

둘째, 청중 중에서 자신에게 긍정적인 에너지를 전달해주는 사람을 찾아 그들을 주시하는 것은 자신감을 높이고 전체적인 발표나 대화에서 소통력을 높이는 전략이 됩니다. 반면에 자신을 안 좋게 보거나 불편한 느낌을 주는 사람이 있다면 이로인해 발표자가 자신감을 잃거나 긴장할 수 있기 때문에 시선을 피하는 것이 좋습니다. 마음의 진정성을 품고 청중에게 다가가는 눈빛은 발표자의 메시지를 더욱 잘 전달하게 합니다.

청중들 앞에 소통하는 것이 아직 익숙하지 않다면, 상대방과의 소중한 만남과 함께하는 시간을 감사하고 즐기려는 마음을 되새겨 보는 것도 도움이 됩니다.

○ 프레젠테이션을 평가 단계: 소통하기

프레젠테이션을 평가 단계에서 잊지 말고 강조해야 할 주의사항이 있습니다.

첫째, 스스로 프레젠테이션을 평가할 때 많은 사람들이 자신이 잘못한 부분에 집중하고 부정적으로 평가하는 경향이 있습니다. 하지만 **자신감**을 가지고 "괜찮아, 다음에는 더 잘할 수 있을 거야"라는 긍정적인 생각을 갖는 것은 우리의 정신 건강에도 도움이 되며, 실제로 발전하는 데에도 도움이 됩니다. 또 발표를 준비할 때는 항상 충분한 연습이 필요합니다. 자신의 발표를 반복하여 숙달함으로써 발표자는 자신감을 가지고 메시지를 효과적으로 전달할 수 있습니다.

둘째, 가장 부정적인 평가를 받게 되는 경우는, 발표자가 청중의 반응에 지나치게 의존하고, 자신의 발표에 **억지로 청중의 반응을 기대**하는 것입니다. 이는 효과적인 소통과 연결을 방해할 수 있으며, 발표자의 신뢰성과 전문성을 저하시킬 수 있습니다. 발표에 대한 청중의 반응은 중요한 소통이지만, 발표자는 청중의 반응보다는 발표의 목적과 내용에 집중하며 자신감을 가지고 발표하는 것이 좋습니다. 일례로, TED를 주관한 CEO가 최악의 소통으로 평가한 사례를 소개하면 다음과 같습니다. 한 발표자가 굉장히 흥분하여 말을 했지만 청중으로부터 반응이 없었다고 합니다. 그러나 CEO는 청중이 자신을 환호해 줄 때까지 잠깐 동안 기다렸습니다. 청중은 예의상으로 반응을 했지만, 사실은 서로에게 좋지 않은 발표라고 평가되었다고 합니다.

또한 발표 이후 **청중으로 부터 피드백을 받는 것**은 향후 프레젠테이션의 효과와 효율성을 향상시키는 기회가 됩니다. 청중의 긍정적인 피드백은 발표자에게 격려와 보람이 되지만, 반면 부정적인 피드백은 발표자에게 실망과 위축감을 줄 수도 있습니다. 부정적인 피드백으로 안 좋은 인상이 남으면 아예 평가 자체를 피하고 피드백을 받지 않는 경우도 있습니다. 그러나 피드백을 수렴하는 것 또한 청중과 소통의 마무리 과정으로 이해하는 것이 필요합니다. 발표 후 청중의 부정적 피드백이 예상되는 경우라면, 어느 정도 시간 간격을 두고 평가를 살펴보는 것도 좋은 방법입니다. 발표자가 평가에 대해 긍정적인 마음으로 대할 때, 어떤 평가 결과든 청중의 피드백을 받아들여 프레젠테이션을 개선할 수 있고, 이것이 발표자 개인에게 성장의 기회와 보상을 되어 줄 것입니다.

이상으로 프레젠테이션의 기술에 대해 살펴보았습니다. 프레젠테이션은 계속해서 배우고 발전할 수 있는 분야입니다. 나누어지는 콘텐츠 개발뿐 아니라 프레젠테이션 기술과 소통력을 향상시키기 위해서도 노력하는 것은 매우 중요합니다.

- **프레젠테이션 발표 기술 개발**: 명확하고 구조화된 메시지를 전달하고, 시각적인 자료를 효과적으로 사용하는 등 발표 기술을 향상시키는 것이 중요합니다. 이를 위해 발표 기법, 스피치 스킬, 목소리 제어 등에 대한 학습과 연습이 필요합니다.

- **청중 분석**: 청중의 관심과 요구에 맞추어 발표를 준비하는 것은 효과적인 소통의 핵심입니다. 청중의 특성과 기대를 파악하고, 그들이 받아들이기 쉬운 방식으로 정보를 전달할 수 있도록 노력해야 합니다.

- **피드백 수용**: 발표 후에는 청중의 피드백을 수용하고 개선할 준비가 필요합니다. 자신의 성과와 개선할 점을 독립적이고 공정한 시각으로 평가하며, 피드백을 통해 발전할 수 있는 기회로 삼아야 합니다.

- **경험과 연습**: 발표는 경험을 통해 개선되는 분야입니다. 자주 발표하는 것과 다양한 상황에서 연습하는 것이 중요합니다. 발표를 위한 자료 작성, 연습 발표, 그리고 실제 상황에서의 발표 등 다양한 경험을 통해 발전할 수 있습니다.

끊임없이 학습하고 발전하는 태도를 가지고, 프레젠테이션 기술과 소통력을 지속적으로 개선해 나가면 보다 효과적이고 인상적인 프레젠테이션을 할 수 있을 것입니다.

의사소통의 노하우

〈탁월한 프레젠터가 되는 6가지 전략〉

"OPEN UP"*

O Oganization 조직화

P Passionate 열정

E Engaging 매력

N Nature 자연스러움

U Understand your audience 청중과의 교감

P Practice 연습

*자료원: Kogel 저, The excwptional presenter, 4~5p

6장

개인간 의사소통

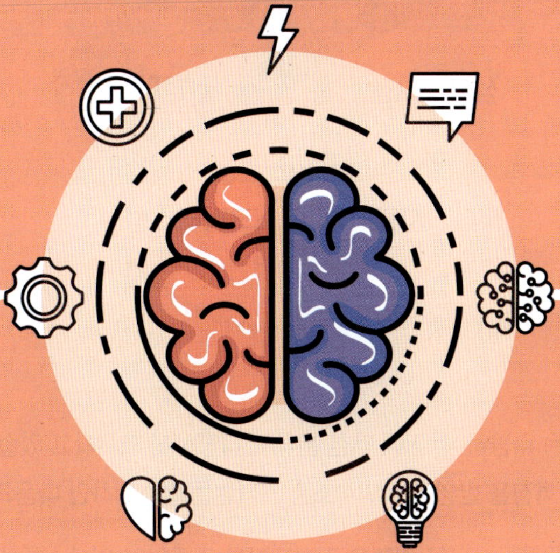

학습 목표 개인 수준 대인 의사소통의 특징을 이해하고 효과적인 전략을 익힌다.

학습 내용

1. 대인 의사소통의 유형
2. 대인 의사소통의 모형
3. 효과적인 대인 의사소통의 전략

Episode 6

개인 커뮤니케이션 스타일*

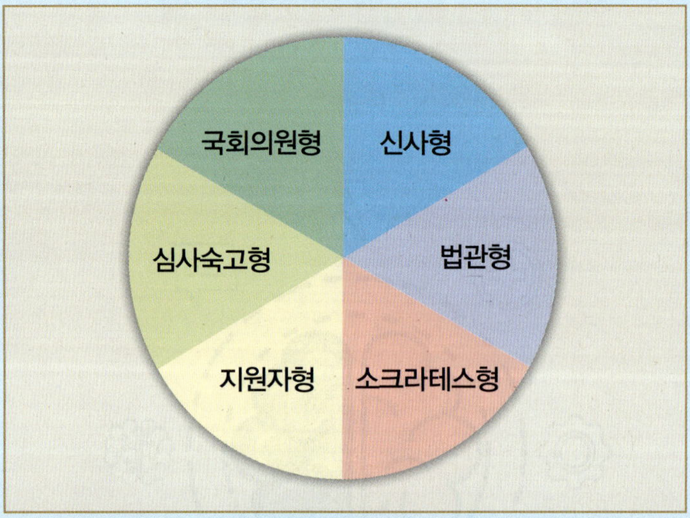

개인 의사소통 스타일은 다양하며, 이에 대한 분류도 다양하게 제시되고 있습니다. 그 중 한 가지 분류에 따라 개인의 성향과 특징을 반영하는 의사소통 스타일들을 소개하면 다음과 같습니다.

- **신사형**: 예의 바른 태도와 상냥한 언행으로 상대방을 존중하며 의사소통하는 스타일입니다. 대화 과정에서 상대방의 의견에 대한 이해와 공감을 중요시하며, 대화를 조화롭고 조심스럽게 이끌어 나갑니다.
- **법관형**: 논리적이고 분석적인 태도로 의사소통하는 스타일입니다. 사실과 근거를 중요시하며, 논리적인 주장과 설득력 있는 이유를 통해 의견을 전달합니다. 논리적인 사고과정을 거쳐 결정을 내리는 경향이 있습니다.
- **지원자형**: 다른 사람을 도와주고자 하는 성향을 가진 스타일입니다. 대화 과정에서 상대방의 의견이나 감정에 대한 이해와 동정심을 표현하며, 대화를 통해 상대방의 문제 해결에 도움을 주려고 노력합니다.
- **소크라테스형**: 질문과 논쟁을 통해 상대방의 사고과정을 이끌어 내는 스타일입니다. 자기 의견보다는 상대방의 생각과 근거를 들어보고, 상대방에게 자신의 의견을 도출해 나가도록 유도합니다.
- **심사숙고형**: 신중하게 상황을 판단하고 의사결정하는 스타일입니다. 논리적이고 분석적인 사고를

기반으로 결정을 내리며, 주변의 의견을 수렴하고 신중한 판단을 위해 고려 시간을 가지는 경향이 있습니다.

- **국회의원형**: 타인과의 의견 충돌이나 대립을 피하고, 협상과 타협을 추구하는 스타일입니다. 대화 과정에서 상대방과의 조율과 협력을 중시하며, 상호간의 이해관계를 유지하는 것을 목표로 합니다.

이러한 스타일들은 각자의 장단점과 특징을 가지고 있으며, 개인의 선호에 의해 단일한 스타일로 나타나기도 하고 때론 상황과 상대방에 따라 적합한 스타일을 선택하는 것으로 보이기도 합니다.

*자료원: 임창희 저(2018), 조직행동, 비엔엠북스

1 대인 의사소통의 유형

구성원에 따른 의사소통의 유형

대인 의사소통의 유형을 나누자면 여러 가지가 있으나 먼저 구성원에 따른 의사소통의 유형을 소개하면 다음과 같습니다.

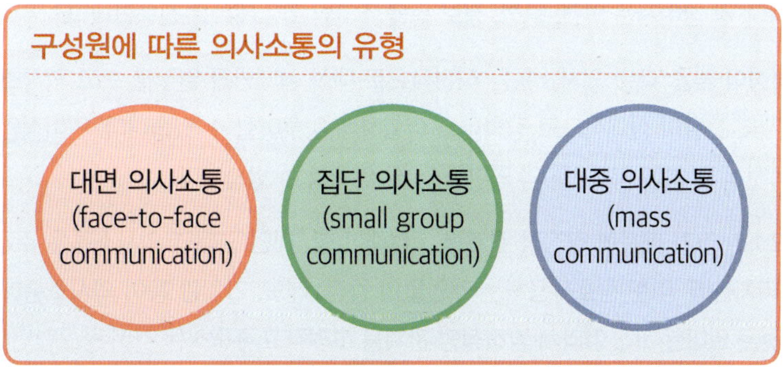

- **대면 의사소통**(Face-to-face communication)

이는 두 명의 개인 간에 직접적으로 대면하여 소통하는 형태를 의미합니다. 이는 개인 간의 상호작용이며, 얼굴 표정, 몸의 언어, 음성 톤 등 비언어적인 요소들이 중요한 역할을 합니다.

- **집단 의사소통(Small group communication)**

세 명 이상의 사람들로 구성된 작은 그룹 내에서 소통하는 것을 의미합니다. 이는 토론, 회의, 그룹 프로젝트 등의 상호작용과 정보 공유를 포함합니다.

- **대중 의사소통(Mass communication)**

이는 대중 매체를 통해 익명의 대규모 대중과 소통하는 것을 의미합니다. 이는 언론, 방송, 인터넷, 소셜 미디어 등을 통해 정보를 전달하고 대중의 관심과 참여를 유도하는 것을 목표로 합니다. 대중 의사소통은 개인 간의 상호작용보다는 단방향적인 특성을 가지며, 대중의 익명성과 다수에게 동시에 전달되는 특징이 있습니다.

대인/면대면(face-to-face) 의사소통의 특징

1. **2인으로 구성된 상호작용의 의사소통**: 대인/면대면 의사소통은 주로 두 명의 사람 간에 발생하는 상호작용입니다. 이는 일반적으로 가까운 거리에 있는 사람들 간의 대화를 의미합니다.
2. **가장 흔하게 관측되는 의사소통의 형태**: 대인/면대면 의사소통은 일상 생활에서 가장 흔하게 관찰되는 의사소통 형태입니다. 예를 들어, 가족 구성원 간의 대화, 친구들 간의 소통, 동료들 간의 회의 등이 여기에 해당합니다.
3. **주로 양방향적 의사소통**: 대인/면대면 의사소통은 주로 양방향적인 의사소통이 이루어지는 특징을 가지고 있습니다. 각 참여자는 의견, 감정, 정보 등을 주고받으며 대화를 진행합니다.
4. **전달상 정확성이 높음**: 대면 의사소통은 직접적으로 대화 상대방과 얼굴을 보고 의사소통을 하기 때문에, 메시지의 전달이 상대적으로 정확하고 명확하게 이루어질 수 있습니다. 언어적인 비언어적 신호, 표정, 몸짓 등을 통해 의사소통의 의미를 더 잘 이해할 수 있습니다.
5. **주관적인 요소가 크기 때문에 감정적 관계를 고려해야 함**: 대인/면대면 의사소통은 주관적인 요소가 큰 영향을 미치는데, 이는 상호작용하는 개인들의 감정, 태도, 가치관 등이 의사소통에 영향을 미칠 수 있다는 것을 의미합니다. 따라서 감정적인 관계를 고려하고 존중하는 것이 중요합니다.

이러한 특징들을 고려하여 대인/면대면 의사소통을 수행하면, 상대방과의 원활하고 효과적인 의사소통을 실현할 수 있습니다.

보건 의사소통에서는 **대상자(환자) 중심의 대인 의사소통**이 가장 중요합니다. 대상자 중심의 소통이란, 대상자의 신체적, 정서적, 사회적 상황을 고려하고, 그들의 욕구와 우려를 이해하며, 그들의 주관적인 요소와 감정적인 부분을 고려하며 대화를 진행하는 것입니다. 따라서 보건의료전문가는 대상자와의 상호작용을 통해 상대방의 감정을 감정적인 상태를 적절히 파악하고, 그에 맞게 적절한 대응을 할 수 있어야 합니다. 이러한 접근은 상호간의 신뢰와 의사소통의 효과를 향상시키는 데 도움이 되며, 관계를 개선할 수 있고, 의사소통의 질을 향상시킬 수 있습니다.

의사소통 태도와 참여 정도에 따른 유형

대인 의사소통의 유형을 나눌 때 능동과 수동, 그리고 안내의 입장과 협조의 입장 또는 상호 참여라는 관점에서 분류할 수 있습니다.

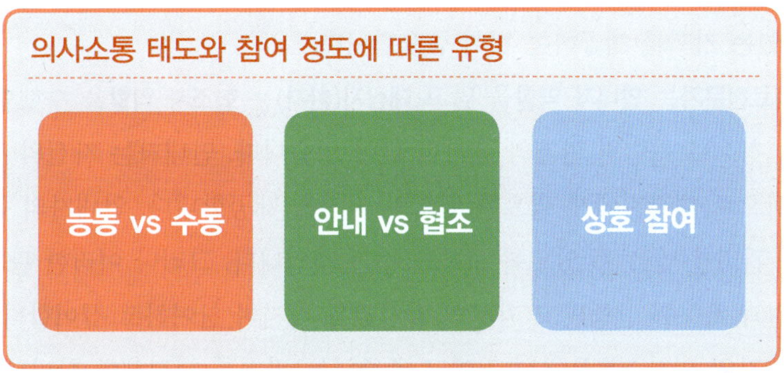

- **능동 vs 수동:** 능동적 의사소통은 자신의 의견을 확실하게 표현하고 상대방과의 활발한 대화를 추구하는 것을 의미합니다. 반면에 수동적 의사소통은 주로 상대방의 의견이나 지시에 따르며 소극적으로 의사소통하는 것을 의미합니다.
- **안내 vs 협조:** 안내의 입장과 협조의 입장으로 구분할 수 있습니다. 안내의 입장은 주로 정보 전달이나 지시를 하는 입장을 의미합니다. 상대방에게 명확한 지침이나 안내를 제공하여 상호작용을 이끌어 내는 것을 중점으로 합니다. 반면에 협조의 입장은 상호 협력과 공동 작업을 강조하는 입장을 의미합니다.
- **상호 참여:** 상호 참여는 상대방과의 상호작용을 강조하며, 상대방의 의견이나 요구에 적극적으로 응답하고 협력하는 것을 의미합니다. 상호 참여는 상대방과의 신뢰와 공감을 형성하여 의사소통의 효과를 극대화하는 데 도움을 줄 수 있습니다.

이러한 유형 분류는 의사소통 태도와 참여 정도를 나타내는 데 도움을 줍니다. 경우에 따라 의사소통을 효과적으로 이끌어 내기 위하여, 상황과 상대방의 요구에 맞춰 의사소통의 유형을 적절하게 선택하고 응용하는 것이 바람직합니다.

최근 보건의료 전문가들은 능동-수동보다는 **상호 참여와 공동 협력을 강조**하는 의사소통 방식을 선호하고 적용하고 있습니다. 능동적인 입장에서 책임을 맡고 활동하며 수동적인 입장에서는 명령을 받아들이는 관계가 형성될 수 있습니다. 이러한 관계는 일부 상황에서는 필요한 경우가 있을 수 있지만, 보건의료 전문가와 환자 간 의사소통에서는 최근에는 선호되지 않는 유형으로 여겨집니다. 과거에는 의사나 의료진이 권위적인 입장을 취하고 환자에게 지시하거나 방향을 제시하는 방식으로 의사소통이 이루어졌지만, 그러나 현대의 의사소통은 보다 공동의 목표를 달성하고 상호적인 관계를 형성하는 것을 강조합니다. 따라서 보건의사소통은 대상자(환자)와 상호적인 관계를 기반으로 이루어져야 합니다. 또한 보건의료전문가는 대상자의 의견과 욕구를 존중하고 공감하는 자세를 가지고, 대상자가 자율적으로 의사결정에 적극 참여할 수 있는 기회를 제공하는 것이 중요합니다.

한편, **보건의료전문가**는 **안내자 역할**을 맡고 **대상자(환자)**는 **협조자 역할**을 수행합니다. 이러한 관계는 부모와 청소년 사이의 관계와 유사한 면이 있습니다. 안내자는 자신의 전문적인 지식과 경험을 바탕으로 대상자에게 필요한 정보와 지침을 제공합니다. 안내자의 목표는 환자가 최적의 치료와 관리를 받을 수 있도록 도움을 주는 것입니다. 그러나 이러한 관계에서도 환자는 자신의 의견과 욕구를 존중받고 자신의 발언권을 가지며 참여하고 싶어합니다. 따라서 안내자와 협조자 간의 의사소통은 상호적이고 존중하는 관계를 형성해야 합니다. 이는 치료의 효과성과 만족도를 높이는 것과도 관련됩니다.

충분한 상호작용과 존중이 있다고 하더라도, **상호참여적 의사소통** 유형은 안내자와 협조자의 관계에서 의사소통과는 구별이 됩니다. 즉, 안내자가 안내를 했으므로 대상자는 협조해야 한다는 압박적인 관계가 없습니다. 또한 상호참여적 의사소통은 능동성과 수동성을 뛰어넘어 보다 개방적이고 평등한 관계를 지향합니다. 상호참여적 의사소통에서 대상자는 단순히 받는 쪽이 아니라 활발하게 참여합니다. 이는 대상자가 화자와 비슷한 수준에서 의사소통을 할 수 있는 관계를 의미합니다. 상호참여적인 관계에서는 어떤 사람이 우월하다고 비교되지 않으며, 상호적인 대화를 통해 의견을 나누고 의사결정을 함께 이끌어 나갑니다. 또한 상호참여적 의사소통에서는 대상자를 단순히 환자나 치료를 받아야 하는 대상으로 생각하는 것이 아니라, 내 조언이 필요한 사람으로 여기며 대상자의 선택을 충분히 존중합니다. 이는 대상자가 안내를 받았음에도 불구하고 다르게 선택하더라도 화자가 강압적으로 대응하지 않고 대상자의 선택을 존중하는 것을 의미합니다.

최근에는 독립적이고 존중받기를 원하는 세대가 많아지면서 상호 참여적인 의사소통이 중요시되고 있습니다. 따라서 보건의료전문가는 다른 관점보다 상호 참여적인 의사소통의 관점에서 대상자에게 접근하고 소통을 나누는 것이 효과적일 것입니다.

2 대인 의사소통의 모형

사회적 기술 모형

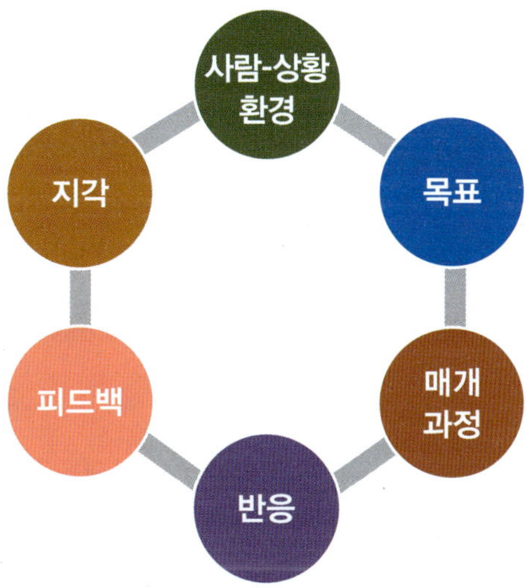

사회적 기술 모형(Hargie, 1986)은 대인 의사소통의 모형 중 하나입니다. 이 모형은 의사소통을 사회적인 관점에서 이해하고 설명하기 위해 개발되었습니다. 이 모형은 다양한 요소들로 구성되어 있으며, 다음과 같은 요소들을 포함합니다.

- **사람-상황**(Person-Situation): 의사소통에 참여하는 사람들과 그들이 처한 상황을 고려합니다. 사람들의 인격, 태도, 가치관 등과 상황의 특성은 의사소통에 영향을 미칠 수 있습니다.
- **환경**(Environment): 의사소통이 이루어지는 물리적, 사회적, 문화적 환경을 고려합니다. 환경은 의사소통에 영향을 주고 의사소통의 특성을 형성합니다.
- **목표**(Goals): 의사소통의 목적과 의도를 고려합니다. 의사소통의 목표가 명확하게 설정되고 이해되면, 의사소통은 목표 달성을 위해 진행됩니다.
- **매개**(Medium): 의사소통이 이루어지는 매개체를 고려합니다. 언어, 비언어적 요소, 기술

적 도구 등이 매개체로 작용하여 의사소통이 이루어집니다.

- **과정**(Process): 의사소통이 일어나는 과정을 고려합니다. 상호작용, 정보 교환, 인식, 해석 등의 단계를 포함합니다.
- **반응**(Response): 의사소통의 결과로 나타나는 상호작용의 반응을 고려합니다. 대화의 흐름, 감정적 반응, 의견 표출 등이 이에 해당합니다.
- **피드백**(Feedback): 의사소통의 결과를 평가하고 조정하기 위한 피드백을 고려합니다. 피드백은 의사소통의 품질을 향상시키는 데 도움을 줍니다.
- **지각**(Perception): 개인의 지각과 해석에 기반한 의사소통을 고려합니다. 사람들은 자신의 경험, 지식, 선입견 등에 따라 의사소통을 지각하고 해석합니다.

이 모형은 사회적인 요소와 개인적인 요소를 종합적으로 고려하여 대인 의사소통을 분석하고 이해하는 데 도움을 줍니다. 이를 통해 의사소통의 효과성을 높이고 상호간의 이해와 협력을 촉진할 수 있습니다.

스타일 모형

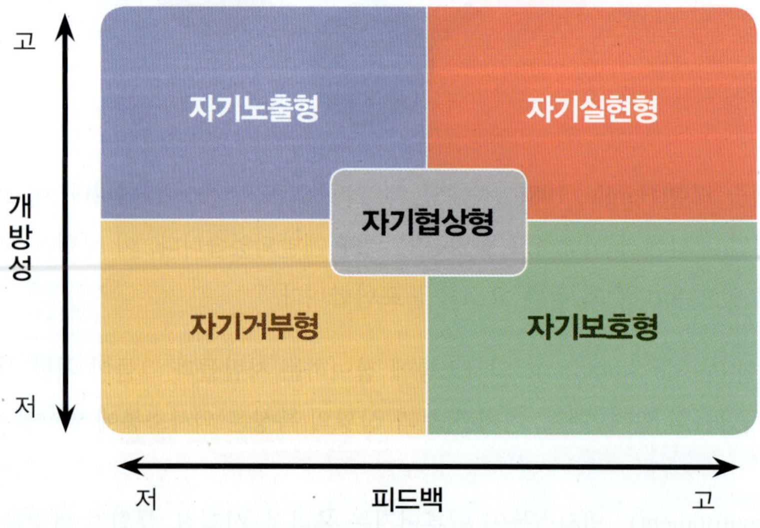

자료원: 신유근(2005), 인간존중의 경영, 다산출판사, 294p

대인 의사소통의 스타일 모형은 화자의 피드백과 개방성의 기준에 따라 분류될 수 있습니다. 다음은 일반적으로 제시되는 스타일 유형들입니다.

- **자기노출형**(Self-Disclosing Style): 자기노출형은 자신의 감정, 생각, 경험 등을 솔직하게 표현하는 스타일입니다. 이러한 사람들은 개방적이고 솔직한 의사소통을 선호하며, 자신의 이야기를 공유함으로써 대화 상대방과의 관계를 굳건하게 만들기 위해 노력합니다.
- **자기실현형**(Self-Actualizing Style): 자기실현형은 자기 개발과 성장을 중요시하는 스타일입니다. 이러한 사람들은 자아를 실현하기 위해 노력하며, 자신의 잠재력을 발휘하고 자기 목표를 달성하는 의사소통을 추구합니다. 자기실현형은 자기 독립성과 자아존중을 중요시합니다.
- **자기거부형**(Self-Denying Style): 자기거부형은 자신의 감정이나 의견을 억제하거나 숨기는 스타일입니다. 이러한 사람들은 대화 상대방의 요구나 욕구를 우선시하며, 자신을 소외시키거나 감추는 경향이 있습니다. 자기거부형은 다른 사람의 필요를 우선시하는 경향이 강합니다.
- **자기보호형**(Self-Protective Style): 자기보호형은 자신을 보호하고 방어하기 위해 의사소통하는 스타일입니다. 이러한 사람들은 대화 상대방과의 갈등이나 위험을 피하기 위해 방어적인 태도를 취하며, 자신을 지키고 보호하기 위한 의사소통을 선호합니다.
- **자기협상형**(Self-Negotiating Style): 자기협상형은 자신의 목표와 다른 사람의 목표를 조율하고 협력적인 해결책을 찾으려는 스타일입니다. 이러한 사람들은 대화 상대방과의 상호작용을 통해 양보하고 협상하며, 상황에 적합한 해결책을 찾는 의사소통을 지향합니다.

이러한 스타일은 개인의 성격, 가치관, 경험 등에 영향을 받으며, 상황에 따라 다양한 스타일을 조합하여 의사소통을 하게 됩니다. 각 스타일은 장단점과 적용 가능한 상황에 따라 다양한 결과를 가져올 수 있으며, 상호작용과 관계에서 발생하는 동적인 요소를 고려하여 의사소통 스타일을 선택하게 됩니다.

3 효과적인 대인 의사소통의 전략

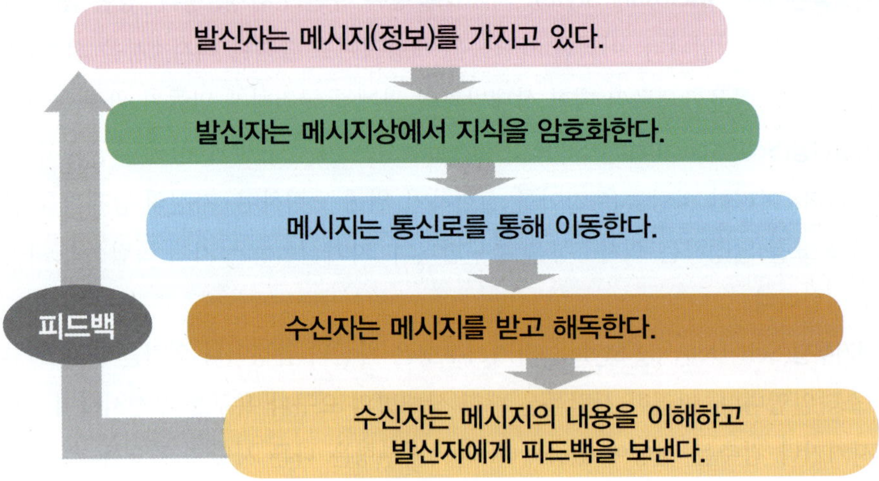

효과적인 의사소통을 위해서는 의사소통의 각 단계에서 메시지의 구성, 적절한 전송 수단의 선택, 그리고 정확하고 신속한 피드백을 고려하여 전략을 수립하고 실행해야 합니다.

의사소통의 5단계

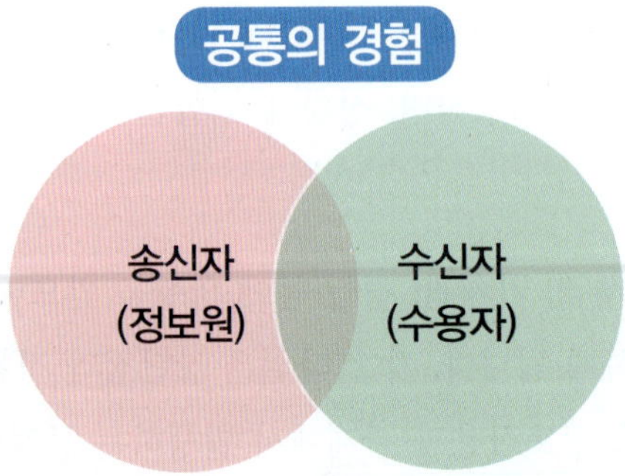

- **상대방의 차이점을 인정**

효과적인 대응 의사소통의 구체적인 전략 중 첫 번째는 상대방과의 차이점을 인정하는 것입니다. 이는 이전에 언급한 메시지의 송신자와 수신자 간의 공통 경험의 중요성과 관련이 있습니다. 우리는 각자 서로 다른 생각과 경험을 가지고 있다는 사실을 이해하고, 이를 기반으로 대화를 시작하는 것이 핵심입니다.

이러한 접근 방식은 상대방의 이야기를 더 겸손하게 들을 수 있게 해주며, 자신이 이해하지 못하는 것에 대해 이상하게 여기지 않고 차분하게 수용할 수 있는 경청의 자세를 갖출 수 있게 합니다. 이는 상대방을 존중하고 의사소통의 질을 향상시키는 데 도움이 됩니다. 상대방과의 차이점을 인정하고 이를 이해하는 것은 상호간의 이해와 상호 존중을 촉진하며, 보다 원활하고 효과적인 대화를 이루어 낼 수 있는 기반이 됩니다.

- **목적에 맞는 메시지의 구성**

  메시지는 상대방에게 효과적이고 의미 있는 내용을 담고 있어야 합니다. 메시지가 목적에 잘 부합하고 의도가 명확하게 전달되어야 합니다.

- **목적 달성에 부합하는 전송 수단**

  전송 수단은 상황과 상대방의 특성을 고려하여 선택되어야 합니다. 예를 들어, 병원장과의 대화에서는 전화로 갑작스럽게 이야기하기보다는 보다 정제된 표현을 담은 문서 등의 수단을 선택하는 것이 적절할 수 있습니다.

- **정확하고 신속한 피드백**

  피드백은 의사소통의 효과성을 평가하고 개선하기 위해 필요한 도구입니다. 피드백은 상대방과의 상호작용에서 서로가 잘 이해하고 있는지 확인하고 다음 단계로 진행하기 위해 필요합니다. 피드백의 정확성과 신속성은 대화의 품질과 진행에 영향을 미칩니다.

효과적인 대인 의사소통의 전략 - 피드백 기법

의사소통은 양방향적인 과정이기 때문에, 송신자와 수신자 간의 상호작용과 피드백을 통해 의사소통의 질을 향상시킬 수 있습니다. 피드백은 송신자에게 자신의 메시지가 어떻게 수신자에게 전달되고 이해되는지를 알려주는 역할을 합니다. 따라서 효과적인 피드백 기법은 의사소통의 효과성을 높이기 위해 핵심적인 요소로 사용되며, 송신자와 수신자 간의 상호작용과 이해를 개선하는 데에 큰 역할을 합니다.

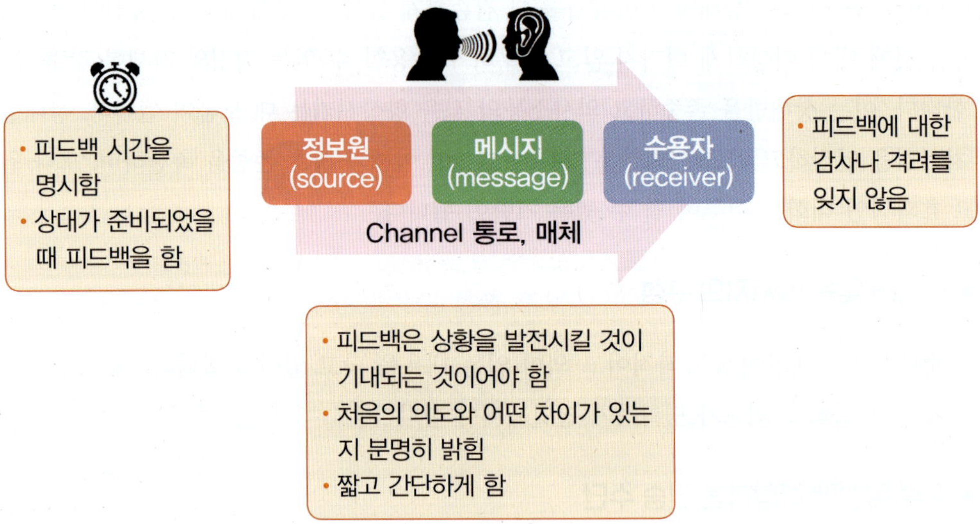

© 이미지 출처: https://pixabay.com/, https://www.freepik.com/

송신자에서 수신자로 메시지가 어떤 채널을 통해 전달될 때 활용될 수 있는 피드백 기법으로, 다음과 같은 요소들을 고려할 수 있습니다.

■ 송신자/화자의 입장에서

- **피드백 시간을 명시함:** 피드백을 줄 때에는 언제 줄 것인지 명확히 알려주는 것이 좋습니다. 상대방이 준비될 수 있도록 충분한 시간을 제공해줍니다.
- **상대가 준비되었을 때 피드백을 함:** 이는 상대방의 수용력과 집중력을 높일 수 있습니다.

■ 메시지 전달 과정에서

- **피드백은 상황을 발전시킬 것이 기대되는 것이어야 함:** 피드백은 상대방이 개선하고 발전할 수 있는 방향으로 주어져야 합니다. 문제점을 지적하면서도 해결책을 제시하는 등 상황을 발전시키는 의도가 있어야 합니다.
- **처음의 의도와 어떤 차이가 있는지 분명히 밝힘:** 어떤 부분에서 차이가 있는지 명확하게 알려줌으로써 개선이 이루어질 수 있도록 도움을 줍니다.
- **짧고 간단하게 함:** 너무 길게 설명하거나 복잡한 언어를 사용하지 않고, 핵심적인 내용에 초점을 맞추어 전달하는 것이 좋습니다.

■ 수신자/청자의 입장에서

- **피드백에 대한 감사나 격려를 잊지 않음**: 상대방이 피드백을 받았을 때, 그들의 노력과 개선에 대해 감사의 마음을 표현하거나 격려하는 것은 중요합니다. 이는 상대방의 동기부여와 긍정적인 의사소통을 촉진할 수 있습니다.

이러한 전략들을 적용하여 피드백을 제공하면 효과적인 의사소통과 상호작용을 조성할 수 있습니다.

효과적인 대인 의사소통의 전략 - 설득의 기법

설득은 의사소통의 한 측면이며, 상대방에게 어떤 주장이나 의견을 받아들이도록 독려하는 것입니다. 효과적인 설득은 상대방의 이해를 돕고 자신의 주장을 강화할 수 있습니다. 타인의 동의를 얻거나 타인의 특정 행동을 유도하는 목적을 지닙니다.

다음은 **효과적인 설득을 위한 고려사항**입니다.

- 피드백이나 의사소통할 내용을 전달하기 전에 사전에 정리하고 준비하는 것이 도움이 됩니다. 목적과 핵심 메시지를 명확히 이해하고 구체적으로 정리하여 효과적인 전달을 할 수 있습니다.
- 의도한 바를 정확하게 전달하는 것은 오해나 혼란을 방지하고 상대방이 이해할 수 있도록 돕습니다. 명확하고 직관적인 표현을 사용하여 의사소통의 정확성을 높입니다.
- 전달하려는 중요한 내용이 있다면, 이를 재차 강조하여 상대방이 그 중요성을 이해할 수 있도록 합니다. 반복이나 강조를 통해 주요 포인트를 명확하게 전달합니다.
- 말을 할 때에는 정확하고 간결한 표현을 사용하여 의사소통을 원활하게 합니다. 혼동을 줄이고 명확한 의미 전달을 위해 언어를 신중하게 선택합니다.
- 효과적인 의사소통은 솔직하고 진실된 말을 함으로써 이루어집니다. 상대방에게 정직한 피드백이나 의견을 전달하며, 사실과 감정을 구분하여 말합니다.
- 때로는 직설적인 표현이 어려운 상황일 수 있습니다. 이때는 비유, 유사사례, 상황 설명 등을 활용하여 상대방이 이해하기 쉽도록 전달할 수 있습니다.

효과적인 대인 의사소통의 전략 – 의사소통의 평가

보건의료전문가에 대한 대인 의사소통의 평가는 보건의료 분야에서 효과적이고 질 높은 의료 서비스 제공을 위해 필수적입니다.

보건의료전문가에게 대인 의사소통 평가의 필요성

1. 환자-의료진 간의 원활한 의사소통

보건의료전문가는 환자와의 의사소통을 효과적으로 수행해야 합니다. 정확하고 명확한 정보 전달과 환자의 요구사항을 이해하는 능력은 환자의 치료와 케어에 매우 중요한 역할을 합니다. 평가를 통해 보건의료전문가가 환자의 의사소통 요구를 충족시키는지 확인할 수 있습니다.

2. 효과적인 상담 및 교육

보건의료전문가는 환자에게 상담과 교육을 제공하는 역할을 합니다. 효과적인 대인 의사소통은 환자에게 정보를 전달하고 이해를 돕는 데 중요합니다. 평가를 통해 보건의료전문가의 상담 및 교육 기술과 의사소통 능력을 개선할 수 있습니다.

3. 팀간 의사소통

보건의료 분야에서는 다양한 팀과 전문가들과의 협업이 필요합니다. 의사, 간호사, 약사, 물리치료사 등 각 전문가 간의 원활한 의사소통은 환자의 종합적인 치료에 중요한 영향을 미칩니다. 평가를 통해 보건의료전문가의 팀원과의 의사소통 능력과 협업 기술을 개선할 수 있습니다.

4. 환자 만족도 향상

효과적인 대인 의사소통은 환자의 만족도를 높이는 데 기여합니다. 의료 서비스를 받는 동안 의사소통이 원활하게 이루어지면 환자는 신뢰감을 가지고 의료진과 협력하게 됩니다. 이는 환자의 경험과 결과에 긍정적인 영향을 줄 수 있습니다. 평가를 통해 보건의료전문가의 의사소통 스타일과 기술을 개선하여 환자 만족도를 향상시킬 수 있습니다.

보건의료전문가는 대인 의사소통의 발전을 위하여 주기적으로 자신의 대인 의사소통의 효과성과 정확성에 대하여 평가하는 것이 바람직합니다. **의사소통의 5단계에 따른 평가항목을 점검** 하는 것도 효과적인 방법입니다.

1단계: 발신자는 메시지(정보)를 가지고 있다.

- **대상자가 전달하고자 하는 메시지가 정확하게 제대로 수신되고 있는가?**

  발언자가 전달하고자 하는 메시지가 수신자에게 정확하게 전달되고 있는지를 확인합니다. 수신사는 발언자의 의도를 이해하고 메시지를 정확히 수신할 수 있어야 합니다.

2단계: 발신자는 메시지상에서 지식을 암호화한다.

- **대상자가 메시지 발송에 장애는 없는가?**

  대상자가 메시지를 발송하는 과정에서 어떠한 장애물이나 어려움이 있는지를 평가합니다. 발언자가 의사소통을 원활하게 할 수 있는 도구, 기술, 혹은 능력이 있는지를 확인합니다.

3단계: 메시지는 통신로를 통해 이동한다.

- **대상자가 의도하는 대로 보건의료전문가가 이해하고 있는가?**

  대상자가 보건의료전문가에게 전달하고자 하는 메시지가 그들에게 이해되고 있는지를 확인합니다. 의사소통의 목적은 대상자가 의도한 대로 상대방이 이해하고 수용하는 것이므로 이를 평가하는 것이 중요합니다.

4단계: 수신자는 메시지를 받고 해독한다.

- **보건의료전문가는 감동적인 피드백을 주고 있으며, 이에 대상자들이 긍정적으로 반응하는가?**

  이 평가 항목은 의사소통의 네 번째 단계로서, 보건의료전문가가 대상자들에게 감동적인 피드백을 주고 있는지를 확인하고, 이에 대상자들이 긍정적으로 반응하는지를 평가합니다. 피드백은 의사소통의 효과를 높이고 대상자들의 참여와 동기부여를 촉진할 수 있는 중요한 요소입니다.

5단계: 수신자는 메시지의 내용을 이해하고 발신자에게 피드백을 보낸다.

- **보건의료전문가는 진료 분야별 이루어지는 각각의 메시지를 정확하게 이해하고 있는가?**

  보건의료전문가가 진료 분야에 관련된 각각의 메시지를 정확하게 이해하고 있는지를 확인합니다. 보건의료전문가는 자신의 전문 분야에 대한 이해도가 높아야 하며, 해당 분야에서 사용되는 용어, 절차, 지침 등을 정확하게 이해하고 해석할 수 있어야 합니다.

의사소통의 노하우

〈대인 의사소통 능력 개발을 위해〉

- 적절한 **자기 노출**을 훈련하라.
- **언어적 비언어적 표현력**을 익혀라.
- **타인 지향성**을 추구하라.
- **상호 작용 능력**을 배우라.
- **감정이입**을 훈련하라.
- **긴장을 완화하는 법**을 강구하라.

7장

조직내 의사소통 (의료팀원간)

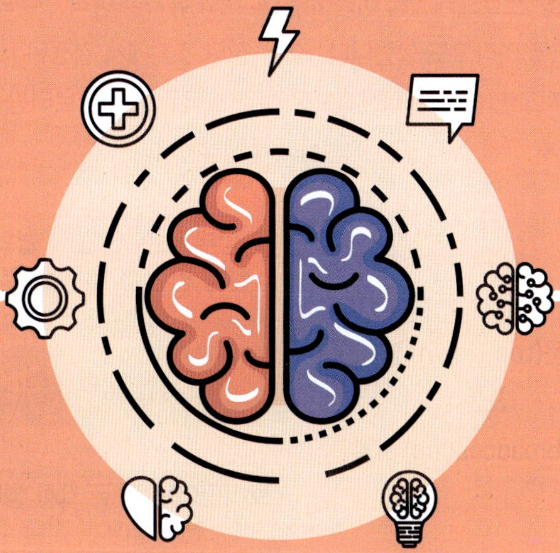

학습목표

1. 조직내 공식적인/비공식적인 의사소통의 개념과 의의를 이해한다.
2. 조직내 부정적인 의사소통에 대하여 분별하고 올바른 대응을 할 수 있다.

학습내용

1. 공식적인 의사소통
2. 비공식적인 의사소통
3. 토론
4. 조직내 의사소통의 주의사항

Episode 7

사내 의사소통(Internal Communications, 인터널 커뮤니케이션)

"사내 의사소통" 또는 "인터널 커뮤니케이션"은 기업 내에서 정보, 결정, 지시 등을 상위 조직이 하위 조직 또는 전체 직원들에게 전달하는 과정을 의미합니다.

전통적으로는 상위 조직이 결정을 내리고 이를 하위 조직이 이행하는 방식이었습니다. 이러한 사내 의사소통은 일방적인 방식으로 이루어지기 때문에 "top-down 방식" 또는 방송분야에서 정보를 일방적으로 널리 전달하는 것을 "브로드캐스팅"이라 하는데, 이와 유사한 방식으로 의사소통이 진행되는 것을 두고 "브로드케스팅 모델"이라고도 불립니다. 이는 상위 조직에서 결정된 내용이 순차적으로 내려가며 전달되는 형태를 가지고 있습니다. 일반적으로 상위 조직은 회의나 브리핑 등을 통해 결정 사항을 내부적으로 협의하고, 그 후 하위 조직 또는 직원들에게 전달됩니다.

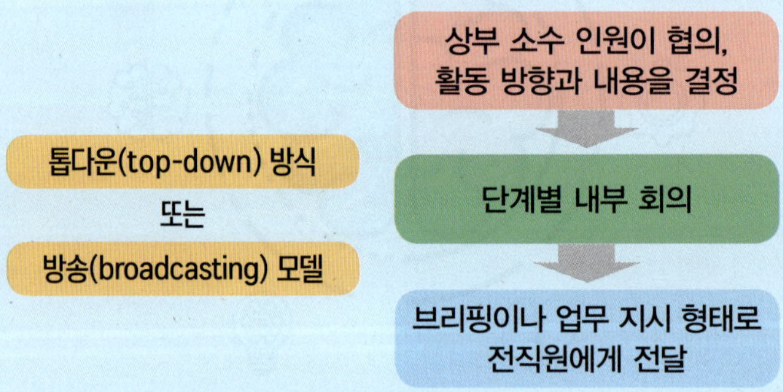

긍정적으로는 이러한 사내 의사소통 방식은 조직의 일관성을 유지하고 직원들에게 명확한 지시와 지침을 제공하는 데에 도움이 되기도 합니다. 하지만 최근에는 조직 내의 의사소통이 상호적이고 양방향적으로 이루어지는 것이 강조되고 있습니다. 조직 내에서 직원들끼리의 소통, 피드백, 협업 등을 촉진하는 데에도 노력하고 있습니다. 톱다운 방식보다는 상호적이고 양방향적인 의소소통이 조직의 효율성과 참여도를 높이는 데에 도움을 줄 수 있습니다.

"사내 소통과정을 거쳐 기업 목표를 공유하는 회사에서 일하는 직원은
그렇지 못한 회사에서 일하는 직원보다 업무에 대한 열정이 3배 가량 높다."

- Havard Business Review(HBR)

조직이 인터널커뮤니케이션 과정을 강화하고 조직원들과 목표를 공유하는 문화를 조성한다면, 조직원들의 업무에 대한 열정과 참여도를 높일 수 있으며, 이는 조직의 성과와 영향력 향상에 긍정적인 결과를 가져다 줄 수 있습니다.

1 공식적인 의사소통

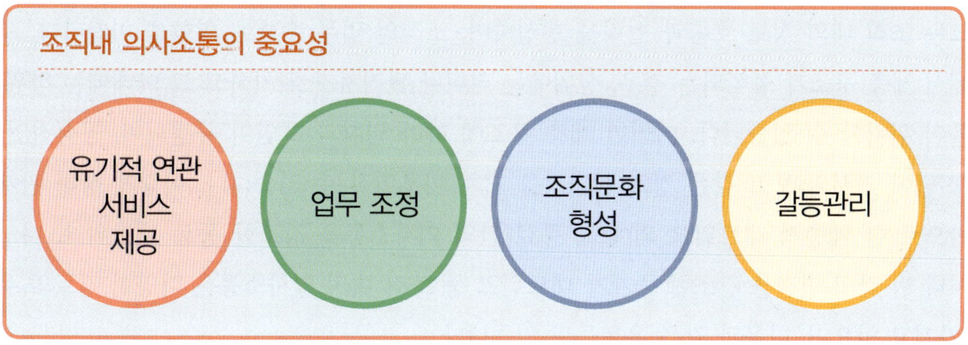

조직내 의사소통의 중요성

공식적인 의사소통은 조직 내에서 유기적인 연관성, 서비스 제공, 업무 조정, 조직문화 형성, 갈등 관리 등의 여러 측면에서 중요한 역할을 수행합니다. 이를 통해 조직은 효율성과 협업성을 높이며 성공적인 결과를 달성할 수 있습니다.

- 조직 내에서 공식적인 의사소통은 다른 부서나 팀 간의 **유기적인 연관성을 형성**하는 데 도움이 됩니다. 정보와 지침이 효율적으로 전달되면 업무 협력과 협업이 원활하게 이루어질 수 있습니다. 이는 **서비스 제공**에 있어서 고객과의 원활한 상호작용을 가능하게 합니다.
- 조직 내에서 공식적인 의사소통은 **업무 조정**에 필수적입니다. 다양한 부서나 팀 간의 일정 조율, 자원 할당, 프로젝트 협업 등을 위해 정보를 교환하고 의견을 공유해야 합니다. 이를 통해 업무의 효율성을 높이고 업무 관련 문제를 빠르게 해결할 수 있습니다.
- 공식적인 의사소통은 **조직문화 형성**에도 큰 영향을 미칩니다. 리더나 상위 관리자가 목표와 가치를 명확하게 전달하고 피드백을 제공함으로써 조직 구성원들이 일반적인 방향성을 이해하고 일관된 목표에 동참할 수 있습니다. 이는 조직의 정체성과 유대감을 강화하며, 일관된 조직문화를 형성하는 데 도움이 됩니다.
- 공식적인 의사소통은 **갈등 관리**에도 중요한 역할을 합니다. 문제나 갈등 상황이 발생했을 때 공식적인 채널을 통해 의사소통을 하고 문제를 해결할 수 있습니다. 이는 갈등을 조기에 발견하고 적절한 조치를 취함으로써 조직 내의 불화나 불만을 최소화할 수 있습니다.

조직내 의사소통 네트워크의 유형

조직 내의 의사소통은 조직 문화를 형성하는 데 큰 영향을 미칩니다. 이러한 의사소통 네트워크는 조직 내의 정보 흐름과 협력을 형성하며, 조직의 업무 수행에 영향을 미칩니다. 조직 내에서 계층 구조가 형성되는 경우, 상위에는 리더나 관리자가 위치하고 그 아래에는 하위 직원들이 위치할 수 있습니다. 이러한 계층 구조에 따라 권한과 책임이 규정되며, 공식적인 의사 전달이 지시와 보고 같은 경로나 과정을 거쳐 이루어질 수 있습니다. 이렇게 상하 관계를 기반으로 한 계층적 네트워크 외에도, 동료 간의 의사소통을 강조한 동료 네트워크, 다양한 부서나 팀 간의 연결을 강조한 중개자 네트워크 등 조직 내의 의사소통은 다양한 경로와 유형을 가지고 있으며, 다음과 같은 유형들도 있습니다.

■ 의사소통 네트워크의 형태에 따른 분류

〈의사소통 네트워크의 유형〉

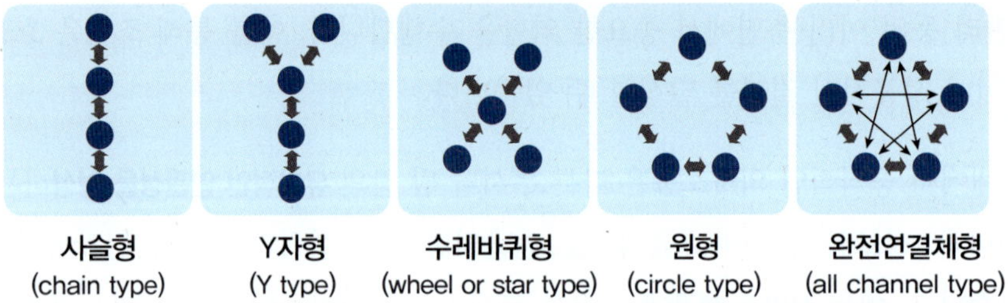

의사소통 네트워크의 형태로 분류하자면, 사슬형, Y자형, 수레바퀴형, 원형, 완전연결체형이 있습니다.

➢ 사슬형(chain type)

- **장점**: 의사소통이 빠르고 명확하게 전달될 수 있습니다. 정보가 한 방향으로 순차적으로 전달되어 효율적인 의사소통이 가능합니다.
- **단점**: 정보의 왜곡이 발생할 수 있습니다. 정보가 단계별로 전달되다 보니 중간에서의 해석 오류나 정보 손실의 가능성이 있을 수 있습니다.

➢ Y자형(Y type)

- **장점:** 조직내 다양한 부서나 그룹 간의 의사소통이 이루어질 수 있습니다. 정보가 상위에서 하위로 전달되는 동시에 부서나 그룹 간의 수평적인 의사소통도 가능합니다.
- **단점:** 정보의 혼돈이 발생할 수 있습니다. 다양한 부서나 그룹 간의 의사소통이 필요한 경우, 정보 전달의 혼란이 생길 수 있습니다.

➢ 수레바퀴형(wheel or star type)

- **장점:** 다양한 사람들 간의 의사소통이 가능합니다. 중앙 집중화된 리더와 다양한 구성원들 간의 의사소통이 이루어지며, 정보의 다각적인 전달이 가능합니다.
- **단점:** 의사소통이 오래 걸릴 수 있습니다. 정보가 다양한 구성원을 거쳐 전달되므로 소통시간이 더 소요될 수 있습니다.

➢ 원형(circle type)

- **장점:** 다양한 구성원 간의 연결과 의사소통이 활발히 이루어집니다. 정보가 원형으로 순환하며, 구성원들 간에 긴밀한 관계와 정보 전달이 가능합니다.
- **단점:** 정보의 왜곡이 발생할 수 있습니다. 정보가 여러 구성원을 거치면서 정확도가 떨어질 수 있고, 소통의 혼선이 생길 수도 있습니다.

➢ 완전연결체형(all channel type)

- **장점:** 모든 구성원들이 서로 연결되어 있어 정보의 빠른 전달과 효율적인 의사소통이 가능합니다. 구성원들 간의 협력과 혁신이 촉진될 수 있습니다.
- **단점:** 정보 과부하가 발생할 수 있습니다. 모든 구성원들이 서로 연결되어 있기 때문에 정보의 양이 많아져 처리하기 어려울 수 있습니다.

이러한 장단점을 고려하여 조직은 적절한 의사소통 네트워크를 선택하고 구축해야 합니다. 최근에는 정보가 한 방향으로 연이어 전달되는 수직적 네트워크보다 **수레바퀴형이나 원형 같이 전체적으로 연결되어 있는 수평적인 네트워크가** 만족도가 높다는 연구 결과가 있습니다. 수평적인 의사소통은 조직 내의 협력과 혁신을 촉진시키며, 조직 구성원들의 참여와 소통을 증진시킬 수 있습니다. 각 형태의 특성과 조직의 목표에 맞게 의사소통 네트워크를 조율하여 조직 내의 의사소통 효율성과 효과성을 극대화할 수 있습니다.

■ 의사소통 방향에 따른 분류

다음은 의사소통의 방향에 따라 분류하자면, 상향적, 하향적, 수평적 유형으로 나눌 수 있습니다.

➢ 상향적 의사소통

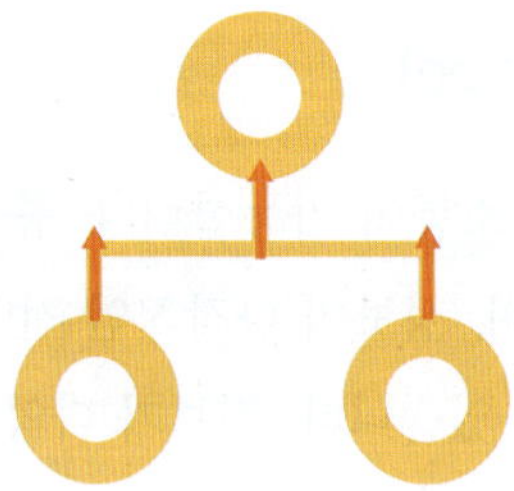

상향적 의사소통은 보고, 내부 결제, 인간관계적인 정보 전달 등을 포함합니다. 예를 들면 여론조사나 실태조사 또 개별 면담 인사 상담 이런 것들이 해당합니다. 이러한 의사소통은 하위 조직원들로부터 상위 계층으로 정보를 전달하는 역할을 합니다.

- **장점:** 메시지가 빠르게 상위 계층으로 전달될 수 있습니다. 하급자의 참여를 원활하게 도모하여 업무 수행과 의사 결정을 촉진할 수 있습니다.
- **단점:** 직원들이 수동적인 역할을 수행할 수 있습니다. 정보의 왜곡이 발생할 수 있습니다. 보복에 대한 두려움으로 인해 직원들이 자신의 의견을 솔직하게 표현하지 못할 수 있습니다. 접촉 기회가 부족하여 직원들의 여가 시간에 영향을 줄 수 있습니다.

➢ 하향적 의사소통

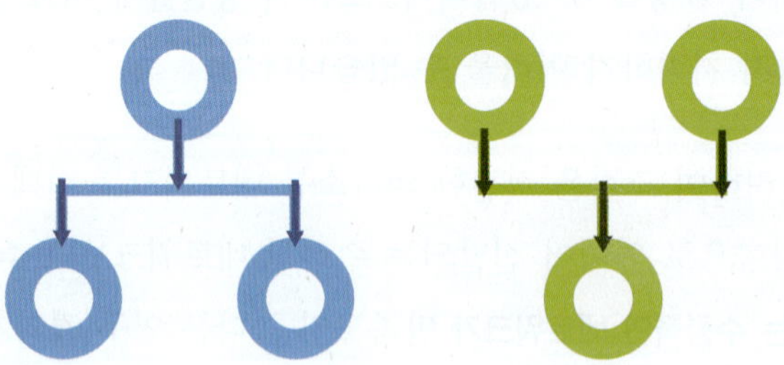

하향적 의사소통은 명령이나 업무 지시, 피드백, 철학이나 가치 교육 등을 하위 조직원으로 전달하는 것을 말합니다. 핸드북이나 규정서, 방송, 사보, 인트라넷, 이메일 등을 포함합니다.

- **장점**: 상위 조직원이 명령을 내리고 하위 조직원은 이를 따를 때, 의사소통 경로가 명확하고 책임 소재가 분명해집니다. 상위에서 하위로의 명확한 의사전달로 책임을 명확히 할 수 있습니다.
- **단점**: 하위 조직원에게 불필요한 정보가 전달로 인해 의사소통의 효율성이 저하될 수 있습니다. 상위 조직원이 의사소통을 위해 부적합한 매체를 선택하거나 비효율적으로 사용하는 경우, 정보의 왜곡이나 오해를 초래할 수 있습니다. 상위 조직원이 지배적이거나 권위적인 태도를 취하는 경우, 조직내 의사소통의 자유로움과 참여성을 저해할 수 있습니다. 또한 정보가 과부화 되어 전달하면, 하위 직원들의 상황과 요구를 간과할 수 있습니다. 이것 역시 의사소통의 효과성과 직원들의 참여도를 저하시킬 수 있습니다. 끝으로, 필터링에 따른 신뢰성 문제가 발생할 수 있습니다. 이는 의사소통의 투명성과 신뢰도에 영향을 미칠 수 있습니다.

➢ 수평적 의사소통

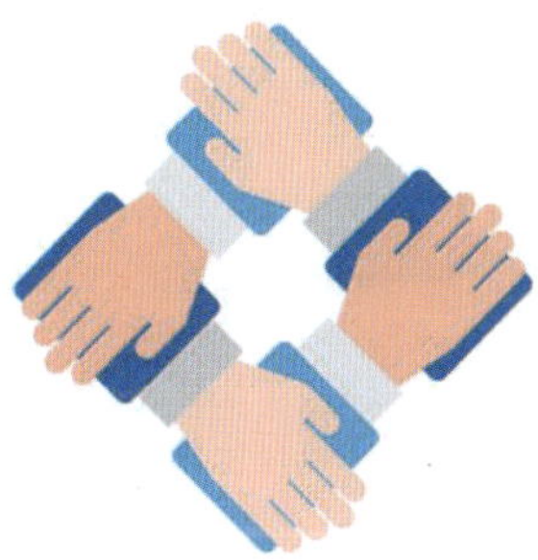

© 이미지 출처 : http://news.mk.co.kr

수평적 의사소통, 상호작용적 의사소통은 현대 조직에서 선호되는 의사소통 방식으로 여겨지며, 특히 전문가 집단이 이를 보여주는 경우가 많습니다. 이러한 방식은 서열을 두기 어려운 고유의 직분을 갖고 있는 사람들이 모여 의사소통할 때 나타납니다. 이는 조직의 업무가 비표준화되어 있고 창의성을 필요로 힐 때 특히 적합합니다. 또한 조직의 환경이 빠르게 변하는 경우에도 유연하고 유동적으로 의사소통을 하며 서열을 두지 않는 것이 유리하다고 합니다.

- **장점**: 수평적 의사소통은 정보를 더 넓게 공유하고, 부서 간 및 직원 간의 문제나 갈등을 해결을 촉진할 수 있습니다. 서열 때문에 생기는 오해나 불필요한 갈등을 최소화할 수 있습니다. 교육과 훈련 시 수평적인 관계가 형성되면 정보 공유와 협력이 원활하게 이루어질 수 있습니다.

- **단점:** 서로 다른 그룹이 형성되어 영역 다툼의 문제가 발생할 수 있습니다. 또한 전문화된 직무에서는 서로 간의 거리와 이해도에 장애 요소가 생길 수 있습니다. 다양한 채널을 가지고 의사소통을 해야 하는데, 어떤 채널을 따라야 하는지 불분명할 수 있습니다. 의견 수렴을 위해 많은 의사소통이 필요하므로 시간과 에너지가 많이 소모될 수 있습니다.

의사소통 유형에 따른 정보전달의 신속성

- 수직 조직과 비교하면 상향 보고의 루트가 제한적인 반면, 수평 조직에서는 의사결정에 의사소통이 필요한 경우가 많아 다양한 의사결정이 이루어질 수 있습니다. 따라서 수평 조직에서는 의사소통을 위해 시간과 노력이 더 많이 필요한 모델입니다.

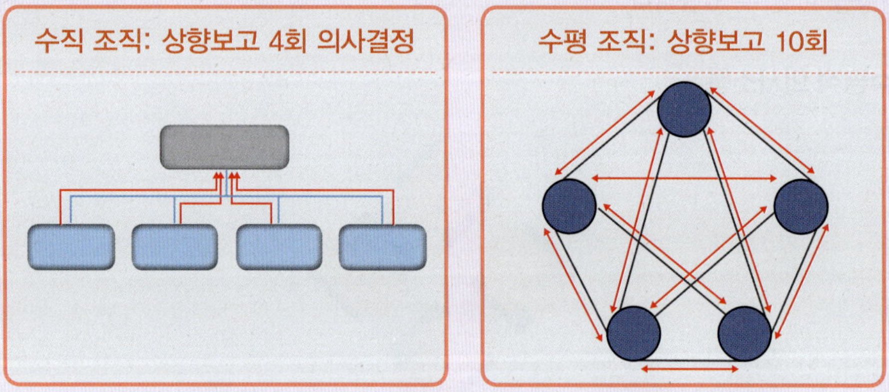

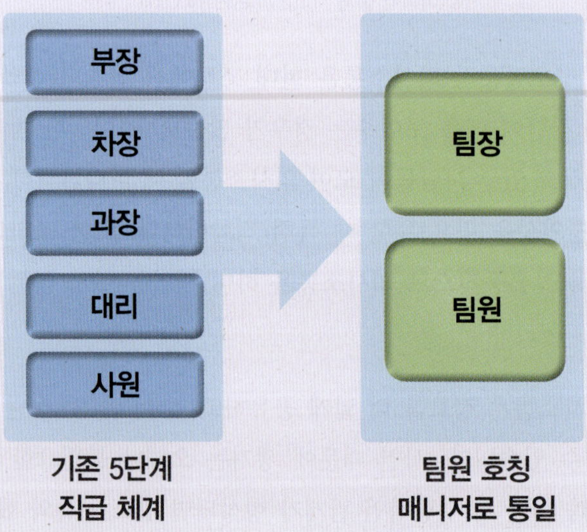

- 예전에는 조직 내에서 여러 단계를 거치는 계층 구조로 팀이 구성되는 경우가 일반적이었습니다. 사장님 아래에 이사님, 부장님, 차장님, 과장님, 대리, 사원 등의 직급이 있었고, 팀 구성원들도 각자의 직급에 따라 호칭이 다르게 사용되었습니다.
- 그러나 현재는 대부분 조직 내에서 팀장제로 전환되고 있으며, 팀장이 팀원들을 이끄는 구조로 변경되고 있습니다. 이에 따라 팀원들의 호칭이 통일되고, 팀장을 매니저로 인식하는 경향이 있습니다. 이는 조직 내에서 더 유연하고 협력적인 의사소통을 촉진하기 위한 변화 중 하나입니다.
- 팀장제는 기존의 계층 구조보다 효율적인 의사소통과 업무 진행을 도모할 수 있으며, 팀원들 사이의 협력과 유대감을 강화시킬 수 있습니다. 또한 팀원들이 팀장을 매니저로 인식하면서, 팀장에 대한 리더십과 의사결정 권한을 인정하게 됩니다. 이러한 변화는 조직 내의 의사소통과 협업 방식을 개선하고 효율성을 높이는 데 도움을 줄 수 있습니다.

➢ 대각선 의사소통

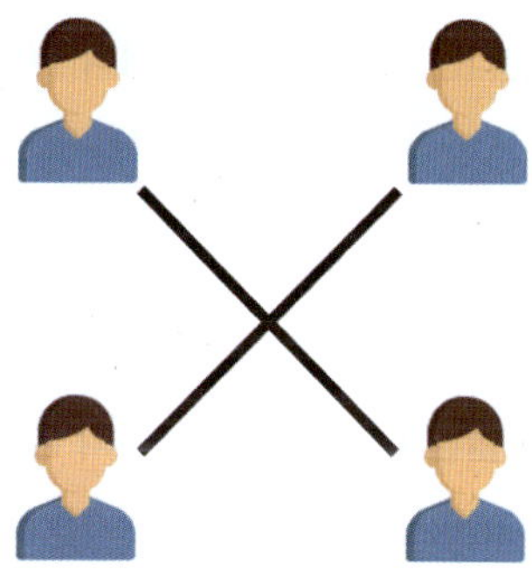

© 이미지 출처: https://www.flaticon.com/

대각선 의사소통 모델은 조직의 계층을 가로질러 다양한 기능과 역할을 가진 집단 간의 의사소통을 의미합니다. 이 모델은 수평적 의사소통과 유사한 측면이 있지만, 특정 집단의 특성에 더 가까운 형태로 볼 수 있습니다. 대각선 의사소통은 예를 들어, 병원 내의 행성식, 의료직, 간호사 등으로 구분된 집단이 있는데, 이러한 집단 간에서 이루어진다고 볼 수 있습니다. 이는 수평 의사소통의 연장선이라 할 수 있습니다.

- **장점**: 필요할 때마다 조직 내의 다른 부서나 집단 간에 회의나 미팅을 통해 의사소통을 할 수 있습니다. 이를 통해 의사결정이 빠르게 이루어질 수 있으며, 시간과 비용을 절약할 수 있으며 또한 조직 내의 협업과 효율성을 향상시킬 수 있습니다.
- **단점**: 의사소통의 부재, 정보의 왜곡, 의사결정에 대한 불일치 등이 문제가 될 수 있습니니

다. 또한 각 집단이 자체적으로 독립적인 의사소통을 갖고 있을 수 있기 때문에 일관성을 유지하기 어려울 수 있습니다.

2 비공식적인 의사소통

비공식적인 의사소통은 조직의 공식적인 경로를 통해 전달되지 않는 정보를 주고받는 형태의 의사소통을 의미합니다. 예를 들어, 개인신상에 관한 사안으로 공개될 경우 당사자에게 불리한 영향을 미치는 경우, 구성원들에게 불안감을 줄 수 있는 사안인 경우, 아직 명확하게 드러나지 않고 애매모호한 상태에 있는 사안인 경우 등에서 이러한 비공식적인 의사소통이 발생할 수 있습니다.

비공식적인 의사소통은 **조직 내에서 정보의 전달**과 **인간관계의 형성을 보완하고 강화**하는 역할을 할 수 있습니다.

- **조직의 공식적 경로를 통해 전달되는 정보가 부족하거나 신뢰가 부족한 경우**
  조직 내에서 중요한 정보가 공식적인 채널을 통해 전달되지 않거나, 조직원들이 공식적인 정보에 대한 신뢰를 가지지 못할 때, 비공식적인 의사소통이 필요하게 됩니다. 이를 통해 조직원들은 부족한 정보를 보완하고 신뢰를 쌓을 수 있습니다.
- **조직내 변화에 따른 조직원들의 불안 해소와 인간관계의 증진**
  조직 내에서 변화가 발생할 때, 공식적인 의사소통 경로로는 충분한 설명과 소통이 이루어지지 않을 수 있습니다. 또한 비공식적인 의사소통은 조직원들의 불안감을 해소하고, 서로 간의 인간관계를 개선하는 데 도움을 줄 수 있습니다.

주의할 점은 정보의 왜곡이나 소문의 확산 등의 부작용이 발생할 수 있습니다. 따라서 조직은 비공식적인 의사소통을 적절하게 이해하고 관리하며, 필요한 경우 공식적인 의사소통 경로를 통해 정보를 제공하는 것이 중요합니다.

비공식 의사소통의 기능

조직내 의사소통에서 비공식적인 의사소통은 다음과 같은 순기능과 역기능을 가지고 있습니다.

순기능

1. 조직원들 간의 유대감 형성

비공식적인 의사소통은 업무 중심의 공식적인 의사소통에서 부족한 인간관계와 사회적 교류의 기능을 충족시킵니다. 조직원들은 비공식적인 의사소통을 통해 조직 생활의 긴장감을 해소하고 유대감을 형성할 수 있습니다.

2. 조직내 새로운 정책이나 소식에 대한 정보나 아이디어 발굴의 유용한 통로

비공식적인 의사소통은 조직 내에서 새로운 정책이나 소식에 대한 정보나 아이디어를 먼저 얻을 수 있는 통로 역할을 합니다. 이를 통해 조직원들은 빠르게 업무와 조직의 변화에 대한 정보를 습득하고 대화를 통해 아이디어를 공유할 수 있습니다.

3. 조직 전체의 변화가 요구되는 정책 도입 시 조직원들의 반응 탐지

비공식적인 의사소통은 조직 내에서 변화가 요구되는 시점이나 정책 도입 시 조직원들의 반응을 미리 파악할 수 있는 수단으로 활용될 수 있습니다. 조직원들과의 대화를 통해 의견을 수렴하고, 이를 고려하여 발전적인 방향을 선택할 수 있습니다.

역기능

1. 루머 전달로 인한 관계 훼손 및 조직 안정 저해

비공식적인 의사소통은 정보의 부정확성이나 애매모호함으로 인해 루머와 소문의 확산을 초래할 수 있습니다. 이는 조직 내의 불필요한 불안감을 조성하거나 조직의 안정성을 해치는 역기능을 가질 수 있습니다.

2. 정보의 왜곡과 오인

비공식적인 의사소통은 공식적인 경로를 거치지 않고 전달되는 정보로 인해 정보의 왜곡이 발생하거나 오인의 가능성이 존재할 수 있습니다. 이는 조직 내의 혼란을 야기하거나 잘못된 의사결정을 유발할 수 있습니다.

3. 조직적인 목표와 일치하지 않는 의견 형성

비공식적인 의사소통은 조직원들 간에 서로 다른 목표와 우선순위를 가지고 의견을 형성할 수 있는 여지를 제공할 수 있습니다. 이는 조직의 일관성과 효율성을 저해할 수 있습니다.

비공식적인 의사소통은 조직 내에서 중요한 역할을 할 수 있지만, 그에 따른 역기능을 고려하여 조직은 적절한 의사소통 체계와 정책을 마련해야 합니다.

3 토론

토론의 정의

토론(討論, debate)의 사전적 정의는 "의사결정 집단에서 어떠한 관심 주제에 대하여 의견이 다른 상대방과 번갈아 가며 공평하게 의사소통 하도록 구조화된 사건"입니다.

토론은 "의견을 주고받아 문제를 해결하거나 목적을 이루기 위해 서로 의논하는 것"을 의미합니다. 이는 의견이 다른 사람들 간에 의사소통을 통해 논쟁하고, 주장과 논거를 제시하며 서로를 설득하려는 과정을 포함합니다. 토론은 논리적인 사고와 논쟁 기술을 요구하며, 참가자들은 서로를 설득하고 주장을 논리적으로 뒷받침하여 효과적인 의사소통을 이루어 냅니다.

토론은 상호 소통적이며, 논증을 통해 문제를 해결하기 위해 논리적으로 의견을 제시합니다. 이를 통해 참여자들은 서로의 의견을 듣고 공정하게 토론하여 최선의 결정을 내릴 수 있습니다. 이에 토론은 더 큰 범위에서 다양한 논리적인 대화와 문제 해결을 위한 공평한 대화를 포함할 수 있습니다. 즉, 논리적 논증보다는 더 큰 범위의 논증에 속하는 것입니다.

■ 토의 vs 논증

토의와 논증은 토론의 다른 측면을 나타내는 용어입니다. 토의는 문제에 대한 해결을 위해 다양한 관점과 의견을 고려하며 **협력적인 의사소통**을 하는 것에 중점을 둡니다. 반면, 논증은 주장과 반박을 통해 각자의 주장을 논리적으로 뒷받침하고 상대방을 **설득**하기 위해 경쟁적으로 의사소통합니다.

다음은 토의와 논증의 차이에 대한 설명입니다.

➢ 토의(Discuss)

- **정의**: 어떤 문제에 대한 최선의 해결방안을 얻기 위해 여러 사람이 모여 의논하는 것입니다.
- **목적**: 다양한 정보와 의견을 교환하고, 문제에 대해 다양한 주장을 제시하는 것입니다.
- **참여자 역할**: 모든 참여자는 동등한 역할을 가지며 협동적인 의사소통을 통해 의논합니다.

➢ 논증 (Debate)

- **정의**: 주어진 문제에 대해 찬성과 반대의 의견을 가진 사람들이 참여하여 주장과 설득을 목적으로 하는 것입니다.
- **목적**: 자신의 주장에 대한 논리적인 근거를 제시하고, 상대방의 의견에 반박하는 경쟁적인 의사소통을 합니다.
- **참여자 역할**: 논쟁에서는 참여자들이 서로를 설득하기 위해 논리적인 주장과 논거를 제시하며 경쟁적인 자세를 취합니다.

토의는 문제에 대한 해결을 위해 다양한 관점과 의견을 고려하며 협력적으로 의사소통하는 것에 중점을 둡니다. 반면, 논증은 주장과 반박을 통해 각자의 주장을 논리적으로 뒷받침하고 상대방을 설득하기 위해 경쟁적으로 의사소통합니다.

토의(discuss)	논증(debate)
• 어떤 문제에 대한 최선의 해결방안을 얻기 위해 여러 사람이 모여 의논 • 다양한 정보와 의견 교환이 목적 • 다양한 주장 제시 • 모든 참여자가 동등한 역할 • 협동적 의사소통	• 주어진 문제 대해 찬서와 반대의 의견을 가진 사람들이 참여 • 주장과 설득이 목적 • 자신의 주장에 대한 논리적 근거를 제시 • 상대방 의견에 반박하는 경쟁적 의사소통

토론의 유형

토론은 다양한 형식과 유형으로 진행될 수 있습니다. 여기에는 일반적으로 사용되는 몇 가지 토론 유형이 포함됩니다.

토론의 유형

원탁 형식	패널 토의	심포지엄
포럼	직파식 토론	반대신문식 토론

- **원탁 형식**: 토론 참여자들이 원형 테이블을 둘러앉고 의견을 교환하며 토론하는 형식입니다. 모든 참여자가 동등한 위치에 있으며 자유롭게 의사소통합니다.
- **패널 토의**: 주제와 관련된 전문가나 특별 게스트로 구성된 패널이 주제에 대해 각자의 의견을 제시하고 토론합니다. 패널 멤버들끼리 서로 대화하거나 질문을 주고받을 수도 있습니다.
- **심포지엄**: 전문가나 학자들이 특정 주제에 대해 발표하고 토론하는 형식입니다. 발표 이후에는 참여자들이 질문을 하거나 의견을 제시하여 토론이 진행됩니다.
- **포럼**: 대규모 토론을 위해 마련된 공개적인 행사로, 주제에 대한 다양한 의견을 듣고 토론할 수 있는 플랫폼입니다. 일반 대중도 참여할 수 있습니다.
- **직파식 토론**: 주제에 대한 찬성과 반대 측의 대표자들이 서로 직접 맞서며 주장하고 반박하는 형식입니다. 각자의 의견을 논리적으로 뒷받침하며 경쟁적으로 토론합니다.
- **반대 신문식 토론**: 특정 주제에 대한 반대 의견을 제시하고자 하는 토론 방식입니다. 참가자들은 주제의 긍정적인 측면을 비판하고 반대 의견을 주장합니다.

각각의 토론 형식은 특정 목적이나 상황에 맞춰 선택될 수 있으며, 참여자들이 의견을 교환하고 다양한 시각을 들을 수 있는 토론의 공정성과 효율성을 증진시키는 역할을 합니다.

토론 목적과 목표에 따른 분류

토론은 다양한 목적과 목표를 가지고 이루어집니다. 따라서 토론의 유형을 토론의 내용상, 목적과 목표에 따라 나눌 수도 있습니다. 이러한 유형에 포함되는 것은 문제 해결을 위한 토론, 아이디어를 만들어내기 위한 토론, 또는 정보 공유를 위한 토론 등이 있습니다.

- **문제 해결을 위한 토론**: 특정 문제 또는 도전에 대한 해결책을 찾기 위해 진행되는 토론입니다. 다양한 의견과 관점을 공유하고 평가하여 가장 효과적인 해결책을 도출하는 것이 목표입니다.

> **문제 해결을 위한 토론**
>
> 당면한 문제를 해결하거나 결정을 내리기 위해 개개인의 참여자들의 뜻을 모으는 토론 방식

- **아이디어를 만들어내기 위한 토론**: 창의적인 아이디어나 혁신적인 해결책을 발굴하기 위해 진행되는 토론입니다. 참여자들은 자유로운 아이디어 제시와 토론을 통해 새로운 관점과 접근법을 도출하고 발전시키는 것에 초점을 둡니다.

> **아이디어를 만들어 내기 위한 토론**
>
> - 브레인스토밍(brainstorming) 방식을 많이 활용
> - 아이디어가 많을수록 성공적인 토론
> - 제시된 의견에 다른 요소를 결합하거나 확장하여 새로운 아이디어 제시
> - 의견 제시 후 토론자들이 함께 제안된 아이디어를 평가하여 최선의 아이디어 선택
> - 진행자는 부정적인 비판을 해서는 안 됨

- **정보 공유를 위한 토론**: 특정 주제나 정보에 대해 토론을 통해 의견이나 지식을 공유하는 것을 목표로 합니다. 참여자들은 서로의 경험과 지식을 교환하고, 다양한 관점을 이해하여 새로운 정보를 습득하고 협력적인 지식 공동체를 형성합니다.

> **정보 공유를 위한 토론**
>
> - 새로운 지식을 서로 공유하여 새로운 정보나 기술을 습득하기 위한 토론
> - 발표자가 주제 발표를 하고 질의 응답을 진행하는 방식

이러한 토론 유형은 각각의 목적과 목표에 따라 참여자들이 다양한 관점을 제시하고 의사소통을 통해 협력적인 결과를 도출하도록 돕습니다.

효과적인 문제 해결을 위한 사고의 단계

효과적인 문제 해결을 위한 토론에서는 논리적인 사고의 단계를 거치면서 토론 참여자들은 각자의 의견을 제시하고 논리적으로 논증하여 상호간의 이해를 도모하며, 공동의 목표인 문제 해결에 가장 적합한 해결책을 찾습니다.

일반적으로 다음과 같은 사고의 6단계를 거칩니다.

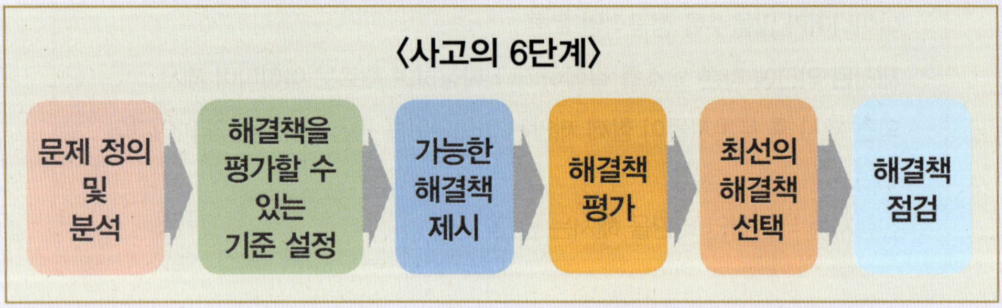

1. **문제 정의:** 토론 참여자들은 어떤 문제에 집중해야 하는지를 명확히 정의합니다. 문제의 본질과 범위를 이해하고 공유하는 것이 중요합니다.
2. **문제 분석:** 문제를 깊이 이해하기 위해 분석을 수행합니다. 이 과정에서 관련된 정보와 데이터를 수집하고, 문제의 원인과 영향을 파악합니다.
3. **해결책 평가 기준 결정:** 가능한 해결책을 평가할 수 있는 기준과 우선순위를 설정합니다. 어떤 해결책이 가장 효과적이고 실현 가능한지를 평가하는 기준을 정하는 단계입니다.
4. **해결책 제시:** 토론 참여자들은 다양한 해결책을 제시합니다. 각자의 아이디어와 관점을 공유하고, 가능성 있는 해결책을 탐구합니다.
5. **해결책 평가:** 제시된 해결책들을 객관적으로 평가하고 비교합니다. 장단점, 비용 효과, 실행 가능성 등을 고려하여 어떤 해결책이 가장 우수한지를 판단합니다.
6. **최종 결정 및 점검:** 평가를 토대로 최선의 해결책을 선정하고, 이를 토대로 결정을 내립니다. 이후 결과를 모니터링하고 점검하여 문제 해결의 효과를 평가합니다.

토론 시 일반적 주의사항

원활한 토론을 만들어가기 위해서 토론에 참여하는 사람(참여자)과 이끄는 사람(리더)이 다음과 같은 일반적인 주의사항을 준수하는 것이 바람직합니다.

➢ 참여자

- **논제와 벗어난 공격은 삼가**해야 합니다. 토론은 의견 교환과 아이디어 발전을 위한 과정입니다. 따라서 다른 참여자를 개인적으로 공격하거나 비난하는 것은 피해야 합니다. 대신, 의견과 주장에 대해 논리적인 반박과 비판을 제시하는 것이 바람직합니다.
- **다른 참여자들의 행동, 감정에 대한 부정적인 평가는 삼가**해야 합니다. 토론은 서로를 존중하고 상호간의 의사소통을 증진시키는 과정입니다. 따라서 다른 참여자들의 행동이나 감정을 비난하거나 평가하는 것은 피해야 합니다.
- **토론의 절차에 따라 의견을 제시**해야 합니다. 토론은 구조화된 절차에 따라 진행되어야 합니다. 토론 참여자는 차례대로 의견을 제시하고, 서로를 인정하며 토론을 진행해야 합니다.
- **다른 참여자들의 입장, 태도, 관점을 존중**해야 합니다. 각 참여자는 고유한 경험과 관점을 가지고 있을 수 있습니다. 토론 참여자는 서로의 다양한 관점을 존중하고, 이해하려는 노력을 기울여야 합니다.
- **의견이 일치되는 점을 먼저 부각하고 강조**하는 것이 좋습니다. 토론은 의견의 충돌과 대립이 발생할 수 있지만, 먼저 의견이 일치되는 점이나 공통된 목표를 찾고 강조하는 것이 조화롭고 건설적인 토론을 이끌 수 있습니다.
- 상대방에게 **충분한 주장과 설명을 할 수 있는 시간과 여유**를 줘야 합니다. 토론은 상대방의 의견을 이해하고 비판적으로 평가하기 위한 과정입니다. 따라서 상대방에게 충분한 시간과 여유를 주어 자신의 주장을 충분히 설명하고 토론할 수 있는 기회를 제공해야 합니다.
- 다른 사람들의 **시선을 집중하거나 자기 과시는 피해야** 합니다. 토론은 모든 참여자가 기여할 수 있는 공간이므로, 자신의 의견만 강조하거나 자기 과시를 하는 것은 타인의 참여와 의사소통을 방해할 수 있습니다.
- 소집단을 관할하려고 하는 **지배적인 태도를 피해야** 합니다. 토론은 모든 참여자의 의견을 동등하게 존중하고 수용해야 합니다. 지나치게 지배적인 태도를 취하거나 소집단을 관할하려고 하는 행동은 토론의 공정성과 참여자들의 참여를 제한할 수 있습니다.
- 소집단의 목표보다 **자신이 속한 특정 부류의 이익 추구는 피해야** 합니다. 토론은 당면한 문제

에 대한 해결이나 결정을 위한 과정입니다. 따라서 자신이 속한 특정 부류의 이익을 우선시하거나, 단순한 입장 수호에 초점을 맞추는 것보다 공정하고 균형있는 토론을 진행하는 것이 바람직합니다.

➢ 리더

- **소집단의 상호작용 활성화를 도모**해야 합니다. 리더는 참여자들 간의 활발한 의사소통을 유도하고 토론의 참여 수준을 높이기 위해 노력해야 합니다. 그렇게 함으로써 참여자들의 다양한 의견이 나오고 의견 충돌이 생길 수 있습니다.
- **참여자들이 항상 제자리를 유지하도록 유도**해야 합니다. 리더는 토론의 진행을 관리하고 참여자들이 의견을 제시하고 서로 대화를 나누는 공간을 제공해야 합니다. 참여자들이 순서를 지켜서 발언하고 서로를 인정하며 의견을 나누도록 유도해야 합니다.
- **참여자들의 만족도를 확인하고 지속적인 평가**를 해야 합니다. 리더는 참여자들의 의견을 주의 깊게 듣고, 토론의 진행과 참여자들의 만족도를 확인해야 합니다. 필요한 경우 피드백을 받고 개선점을 찾아내는 등 지속적인 평가를 통해 토론의 품질을 향상시켜야 합니다.
- **참여자들이 토론을 적극적으로 임할 수 있도록 준비시키고 격려**해야 합니다. 리더는 참여자들

토론 리더의 유형

토론의 리더는 다양한 스타일과 접근 방식을 가질 수 있습니다. 리더의 유형은 토론의 성격, 참여자들의 요구사항, 조직문화 등에 따라 달라질 수 있습니다.

리더의 역할은 토론의 원활한 진행과 참여자들의 참여를 도모하는 것이 중요합니다. 적절한 리더십 스타일은 토론의 목적과 참여자들의 특성에 따라 다를 수 있습니다.

다음은 여러가지 리더의 유형 중 주요하게 언급되는 3가지에 대해 소개합니다.

1. 자유방임형(Laissez-faire):

자유방임형 리더는 토론에서 주도적인 역할을 하지 않고, 참여자들에게 자유롭게 의견을 표현하고 행동하도록 허용합니다. 이러한 리더는 참여자들에게 큰 자유를 주고, 참여자들 스스로 문제를 해결하고 의사결정을 내리도록 격려합니다. 그러나 이러한 스타일은 조직적인 구조나 명확한 방향성이 필요한 상황에서는 효과적이지 않을 수 있습니다.

2. 민주적인 형(Democratic):

민주적인 형 리더는 토론에서 평등하게 의견을 조율하고 의사결정을 내리는 역할을 합니다. 이러한 리더는 참여자들의 의견을 존중하며, 참여자들 간의 공평한 토론을 중재합니다. 민주적인 리더십은 참여자들이 능동적으로 참여하고 자신의 의견을 표현할 수 있는 환경을 조성하여 참여도와 토론의

질을 높일 수 있습니다.

3. 권위적인 형(Authoritarian):

권위적인 형 리더는 토론에서 지배적인 역할을 수행하며, 토론의 방향성과 의사결정을 결정하는 권한을 가지고 있습니다. 이러한 리더는 명령적이고 지시하는 스타일을 취하며, 참여자들에게 자신의 의견을 따르도록 요구합니다. 권위적인 리더십은 긴밀한 시간제한이나 비상황에서 효과적일 수 있으나, 참여자들의 참여도와 창의성을 억제할 수도 있습니다.

각 리더십 유형은 상황에 따라 장단점이 있으며, 토론의 목적과 참여자들의 특성을 고려하여 적절한 리더십 스타일을 선택하는 것이 중요합니다. 유연하게 상황에 맞게 리더십 스타일을 조정하고, 참여자들의 참여를 독려하며 효과적인 토론을 이끌어내고, 토론의 질을 향상시키는 것이 중요합니다.

이 토론에 적극적으로 참여할 수 있도록 장려하고, 필요한 정보나 자료를 제공하여 참여자들이 준비를 할 수 있도록 도와야 합니다. 또한 참여자들이 자신의 의견을 자유롭게 표현할 수 있도록 안전한 환경을 조성해야 합니다.

- **참여자들의 의사를 판단**하지 않아야 합니다. 리더는 중립적인 입장을 유지하고 참여자들의 의견을 판단하지 않아야 합니다. 각 참여자의 의견을 존중하고 다양한 관점을 수용하는 역할을 해야 합니다. 리더는 토론의 중재자 역할을 수행하여 참여자들 간의 공정한 토론을 이끌어야 합니다.

토론의 참여자와 리더가 이러한 주의사항들이 준수할 때, 토론을 보다 건설적이고 상호간의 의사소통과 협력을 촉진하는 플랫폼으로 만들어 갈 수 있을 것입니다.

4 조직내 의사소통의 주의사항

다음은 조직내 의사소통의 주의사항에 대한 설명입니다.

- **조직 내에서 개방적인 분위기를 조성**하여 직원들이 의견을 자유롭게 표현하고 피드백을 주고받을 수 있도록 해야 합니다. 리더와 직원 간의 상호작용을 촉진하고, 솔직하고 건설적인 피드백 문화를 유지하는 것이 중요합니다.

- 조직 내에서 **수직적인 계층 구조를 최대한 줄여야** 합니다. 너무 많은 계층이 있는 조직은 의사소통의 효율성을 저하시킬 수 있으므로, 필요한 경우 조직 구조를 단순화하고 의사소통 경로를 최적화해야 합니다.
- 조직 내에서 **부서 간 수평적인 커뮤니케이션을 촉진**해야 합니다. 부서 간 협력과 지식 공유를 장려하고, 프로젝트 팀이나 교류 그룹을 통해 부서 간 의사소통을 원활하게 유지해야 합니다.
- 조직 내에서 **공식적인 의사소통 채널을 활용**하여 필요한 **정보를 제때에 제공**해야 합니다. 회의, 이메일, 내부 포털 등의 채널을 통해 업무와 관련된 중요한 정보를 효과적으로 전달하여 모든 구성원이 적절한 정보를 얻을 수 있도록 해야 합니다.
- **조직 내에서 소문의 통제**는 완전히 막을 수는 없지만, 몇 가지 조치를 통해 영향을 최소화할 수 있습니다. 먼저, 소문의 발원지를 파악하고 해당 원인을 해소하기 위해 노력해야 합니다. 오해를 해소하기 위해 명확하고 정확한 정보를 제공하는 것도 중요합니다. 또한 거짓 정보에 대한 표면적인 제재보다는 정확한 정보를 전달하고 사실을 알리는 것이 좋습니다. 외부 소문에 대해서도 사실을 알리고 오해를 해소할 수 있는 노력을 기울여야 합니다. 마지막으로, 조직 내에서 개방적인 의사소통과 투명성을 촉진하여 소문의 확산을 제어할 수 있습니다.
- **조직 외부에서 발생한 소문**이 조직 내에 영향을 미칠 수 있는 경우, 소문을 통제해야 합니다. 소문의 확산을 막기 위해 정확하고 적시에 정보를 제공하고, 직원들에게 소문에 대

조직내 상사, 부하, 동료로서 의사소통 강조점

상사가 부하에게

"인내하고 칭찬하고 눈높이를 맞춰주세요"

부하가 상사에게

"효과적인 자기 PR과 존중하는 자세를 보여주세요"

동료가 동료에게

"맡은 일을 잘하고, 상부상조하기/험담하지 않기"

• 상사가 주의해야 할 의사소통

대개의 경우 상사는 연장자이기 때문에 자신보다 연배가 어린 부하를 대할 때, **인내심을 갖고**, **칭찬과 격려의 말씀을 전달하며**, **눈높이를 맞추는 노력을 기울여야** 합니다. 상사로서 스텝 바이 스텝으로 부하 직원들의 성장을 도와주는 의사소통을 지속적으로 이루어내는 것이 중요합니다. 이를 통해 부하 직원들이 자신의 역량을 향상시키고 성공적으로 성장할 수 있도록 돕고자 합니다.

• 부하가 주의해야 할 의사소통

비공식적인 의사소통에서 **자신의 장점과 부족함을 상사에게 알리는 것**(PR)은 중요한 전략입니다. 이를 통해 상사는 부하의 역량과 가능성을 인지하고 지원해 줄 수 있으며, 성장 기회를 제공할 수 있습니다. 또한, 상사와의 대화나 의견 교환 시 경청하고 존중하는 태도를 보여주는 것이 역시 중요합니다. 이를 통해 예의와 정중함을 나타내는 것 이상으로 대화의 질이 향상시키는 신뢰관계에 발전이 있을 수 있습니다.

• 동료가 동료에게 주의해야 할 의사소통

동료와의 의사소통에서 각자가 맡은 일을 잘 수행하는 것이 중요합니다. 일을 잘 못하면 신뢰를 잃을 수 있고, 관계에 영향을 미칠 수 있습니다. 한편 일을 잘하면, 동료들의 신뢰와 존중을 얻을 가능성이 커집니다. 그러나 일에 있어서 부족함이 있더라도 동료간 서로 도움을 주고받는 긍정적인 분위기를 조성하고, 어려운 일이 있을때 도움을 요청할 수 있는 통로가 마련되는 것이 필요합니다. 이는 결과적으로 각자의 성장뿐 아니라 공동의 과업에서도 성과를 향상시키는 데에 도움을 줄 수 있습니다.

조직 내에서의 의사소통은 **상호간의 존중과 신뢰**를 바탕으로 이루어져야 합니다. 험담이나 비판은 서로를 돕고 지지해주는 조직 문화를 저해하고 불편한 업무환경을 만듭니다. 또한 조직 내에서 험담을 한다고 해서 문제가 해결되지 않고 오히려 자신에 대한 신뢰마저도 잃게 될 수 있습니다. 대신, 자신을 잘 이해하고 지지하는 제3자와 소통을 통해 어려움을 공유하고 조언을 구하는 것이 좋습니다. 단, 제3자는 공유된 정보가 영향을 미치지 않도록 해당 조직에 속해있지 않은 사람이어야 하고, 중립적인 입장과 객관적인 시야로 판단해 줄 수 있는 성숙한 사람이어야 좋습니다.

한 공식적인 입장을 제공하여 불필요한 혼란과 불신을 방지해야 합니다. 이를 위해 필요한 경우 의사소통에 대한 전문적인 지원을 제공할 수 있는 관리 전문가를 고용하거나 팀에 포함시키는 것이 좋습니다.

의사소통의 노하우

〈성공적인 조직내 의사소통을 위한 3가지 전략〉

- **수평적 의사소통**을 개발하라.
- 조직, 회사의 방식이 아닌 **직원들의 방식으로 소통**하라.
- **진정성 있는 소통**을 추구하라.

8장

대외적 의사소통 (공중보건 및 매스미디어)

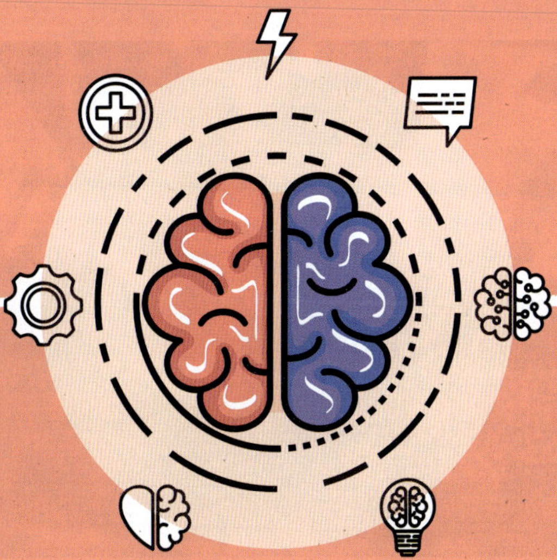

학습 목표

대외적 의사소통의 하나로 캠페인의 기본적인 개념을 알고 캠페인 기획에서 고려할 점을 이해한다.

학습 내용

1. 공중보건을 위한 캠페인
2. 효과적인 캠페인을 위한 고려사항
3. 매스미디어의 선택

Episode 8

브랜드 블렌딩: "병원을 블랜딩하라"

브랜드 블렌딩은 기업이나 조직이 여러 가치와 요소들을 조합하여 자신의 브랜드를 대표하는 최고의 가치를 창출하는 것을 의미합니다. 브랜드 블렌딩은 커피 블렌딩과 비슷한 개념을 가지고 있습니다. 커피 블렌딩은 여러 종류의 커피를 섞어서 맛과 향을 조화롭게 만드는 것을 말하는데, 브랜드 블렌딩은 기업이나 조직이 갖고 있는 다양한 가치와 요소들을 조합하여 최상의 가치를 만들어내는 것입니다.

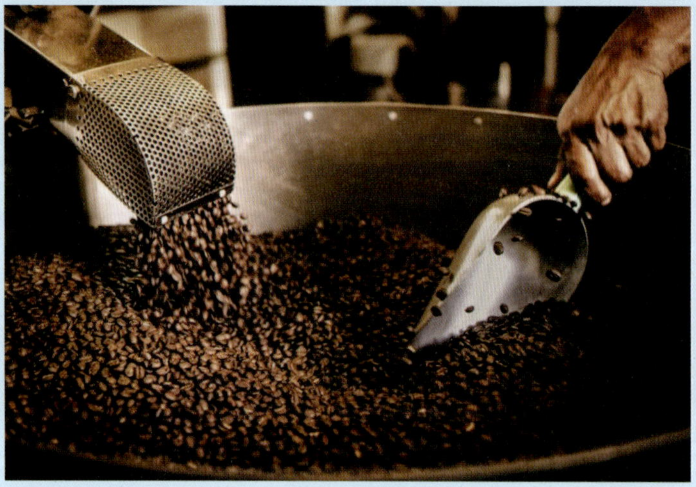

© 이미지 출처: https://unsplash.com/

이 용어는 원래 미국의 인디안 혈맹 문화에서 비롯되었는데, 다른 부족들이 협력을 위해 피를 섞어 나누는 행위를 표현하기 위해 사용되었습니다. 그러나 현재는 주로 기업의 마케팅 전략에서 사용되며, 브랜드의 가치를 조화롭게 결합하여 외부와의 효과적인 의사소통을 이루기 위한 시도로 활용됩니다.

브랜드 블렌딩은 기업이나 조직이 다양한 가치와 목표를 통합하여 자신의 독특한 가치를 구축하고 브랜드 인식을 강화하는 데 도움을 줍니다. 이를 통해 소비자들에게 효과적인 메시지 전달과 더 나은 고객 경험을 제공할 수 있습니다.

1 공중보건을 위한 캠페인

■ 캠페인

캠페인은 개인 또는 한 집단이 다양한 매체를 활용하여 다른 집단이나 공중(불특정 다수)의 믿음과 행동에 영향을 주려는 일련의 의사소통 활동입니다.

캠페인은 주로 특정 목적을 달성하기 위해 기획되며, 대상 집단의 행동이나 태도를 변화시키거나 법이나 여론에 영향을 미치는 것을 목표로 합니다.

캠페인은 다양한 형태와 목적을 가질 수 있습니다. 예를 들어, 제품을 홍보하거나 마케팅하기 위한 제품 캠페인, 사회 문제를 해결하거나 의식 조성을 위한 사회 캠페인, 정치 선거에서 후보자를 지원하기 위한 정치 캠페인 등이 있습니다. 이러한 캠페인은 주로 광고, 홍보, 이벤트, 소셜미디어, 온라인매체 등 다양한 매체와 전략을 활용하여 대상 집단에게 메시지를 전달하고 그들의 인식, 태도, 행동을 변화시키는 데 주력합니다.

캠페인은 사회적 영향력을 행사하고 변화를 이끌어내는 도구로 활발히 사용되며, 시민들의 의식 조성, 제품이나 서비스의 홍보, 사회적 문제 해결 등 다양한 분야에서 활용됩니다.

■ 건강 캠페인

건강 캠페인은 법이나 강제적 수단으로 해결하기 어려운 건강 문제를 대중을 대상으로 예방적으로 접근하고 자발적인 태도 변화를 촉진하기 위한 활동입니다.

건강 캠페인은 건강 유지와 증진을 위한 목표를 가지고 다양한 매체와 채널을 통해 대중에게 정보와 메시지를 전달하고, 긍정적인 메시지와 동기부여를 전하여 건강한 행동을 촉진합니다. 예를 들어, 금연 캠페인은 담배의 유해성을 인식하고 금연을 독려하는 메시지를 전달하여 흡연율 감소를 목표로 합니다. 또한 코로나 전파 방지를 위한 건강 캠페인은 "사회적 거리두기, 손 씻기, 마스크 착용"과 같은 예방적인 행동을 대중에게 알리고 실천을 독려하여 전염병의 확산을 억제하는 데 주력합니다. 이를 통해 질병 예방과 건강 유지를 촉진하고, 사회적 건강 수준을 높이는 데 기여합니다.

이와 같이 건강 캠페인은 많은 사람들에게 영향을 미치고 의식과 행동을 변화시킬 수 있는 효과적인 도구입니다. 따라서 건강 캠페인은 사회적 건강의 증진과 개인의 건강 개선을 위해 중요한 의미를 가지고 있으며, 대중에게 건강에 대한 인식과 행동 변화를 도모하는 데 효과적으로 활용할 수 있습니다.

2 효과적인 캠페인을 위한 고려사항

캠페인 기획의 과정

공중보건 캠페인의 기획할 때, 전략 관리 및 실행에 일반적으로 사용되는 P-Process라는 프레임워크를 활용하여 공중보건 캠페인을 준비하면, 목표 설정, 전략 수립, 구현 및 평가 등의 단계를 체계적으로 진행할 수 있습니다.

P-Process step

1. **분석:** 첫 번째로, 공중보건 캠페인을 위해 내부 및 외부 환경을 분석합니다. 현재의 공중보건 문제, 특정 질병의 유행, 사회적 요인 등을 평가합니다. 또한 대상 인구, 행동양식, 의식 수준 등을 이해하기 위해 관련 데이터와 조사를 수행합니다.
2. **전략 디자인:** 분석 결과를 바탕으로 전략을 디자인합니다. 목표를 설정하고, 캠페인의 주요 메시지와 목표 그룹을 정의합니다. 예를 들어, 흡연 예방을 위한 캠페인의 목표는 흡연율 감소이고, 대상 그룹은 청소년이 될 수 있습니다.
3. **개발 및 사전조사:** 전략을 구체화하기 위해 캠페인의 구체적인 내용과 방법을 개발합니다. 예를 들어, 청소년 흡연 예방 캠페인을 위해 교육 자료, 포스터, 동영상 등을 개발하고, 목표 그룹에 대한 사전조사를 실시하여 효과적인 전달 방식과 채널을 선택합니다.
4. **수행 및 모니터링:** 캠페인을 실행하고 모니터링합니다. 교육 자료를 배포하고, 포스터를 게시하며, 동영상을 홍보하는 등의 활동을 수행합니다. 동시에 캠페인의 진행 상황을 모니터링하고 효과를 측정합니다. 예를 들어, 흡연율 변화, 청소년 인식도 증가 등을 측정하여 캠페인의 성과를 확인합니다.
5. **평가 및 다음 사업 계획:** 캠페인의 성과를 평가하고, 다음 사업 계획을 수립합니다. 캠페인의 목표 달성 여부를 평가하고, 캠페인의 효과적인 요소와 개선이 필요한 부분을 분석합니다. 이를 토대로 다음 캠페인이나 추가 조치를 계획하고 이행합니다.

P-Process step 전략

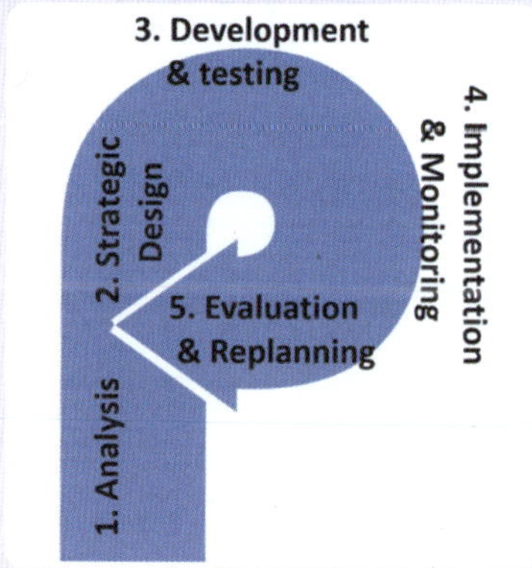

P-Process step 전략

1. 분석
2. 전략 디자인
3. 개발 및 사전조사
4. 수행 및 모니터링
5. 평가 및 다음 사업 계획

P-Process는 전략을 계획하고 구현하기 위해 사용되는 일련의 단계로 구성된 전략 실행 프로세스입니다. 이러한 P-Process의 단계는 어느 정도 다양하게 구성될 수 있으나 일반적으로 전략의 계획, 구현, 모니터링, 평가, 개선을 순차적으로 하며 이를 지속적으로 진행하는 프레임워크 입니다. 이러한 P-Process step을 반복하면, 효과적인 전략을 지속적으로 개선하고 발전시킬 수 있습니다.

1. 분석

이 단계에서는 내부 및 외부 환경을 평가하고, 조직의 강점, 약점, 기회, 위협을 식별합니다. SWOT 분석, 경쟁 분석, 시장 분석 등을 수행하여 전략 수립에 필요한 정보를 얻습니다.

2. 전략 디자인

이 단계에서는 분석 결과를 바탕으로 전략을 개발합니다. 목표를 설정하고, 전략적 우선순위를 결정하며, 액션 플랜을 작성합니다.

3. 개발 및 사전조사

이 단계에서는 전략을 구체화하고 실행 가능한 계획을 수립합니다. 리소스 할당, 시간표 작성, 책임과 역할 배분 등을 고려하여 전략을 개발합니다. 또한 사전조사를 통해 실행에 필요한 정보를 수집합니다.

4. 수행 및 모니터링

이 단계에서는 전략을 실행하고 진행 상황을 모니터링합니다. 액션 플랜에 따라 작업을 수행하고, 필요한 조정과 변경을 실시합니다.

5. 평가 및 다음 사업 계획

이 단계에서는 전략의 성과를 평가하고 다음 사업 계획을 수립합니다. 전략의 목표와 성과를 검토하며, 필요한 조치와 개선 방안을 도출합니다.

성공적인 캠페인을 위한 요소들

성공적인 캠페인을 위해 다음과 같은 다양한 요소를 고려할 수 있습니다.

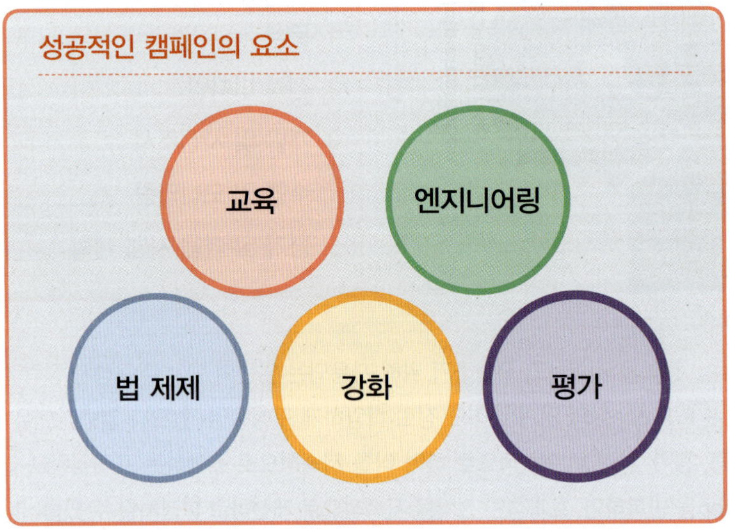

- **교육**

교육은 캠페인의 핵심 요소입니다. 대상 그룹에게 정확하고 신뢰할 수 있는 정보를 전달하고, 인식과 인식 변화를 유도하는 데 도움이 됩니다. 교육은 캠페인의 목표와 관련된 주요 문제에 대한 인식을 높이고 원하는 행동 변화를 유도하는 데 도움을 줄 수 있습니다.

- **엔지니어링**

엔지니어링은 캠페인의 구현과 실행을 지원하는 중요한 요소입니다. 예를 들어, 캠페인의 목표에 맞게 효과적인 자료, 도구, 기술을 개발하고 활용하는 것이 포함될 수 있습니다. 엔지니어링은 캠페인의 효율성과 효과성을 향상시키는 데 도움을 줄 수 있습니다.

- **법 제제**

법 제제는 캠페인의 성과를 지원하고 유지하는 데 중요한 역할을 합니다. 예를 들어, 흡연 예방 캠페인의 경우, 흡연 금지 법률의 강화와 담배 판매 제한 등의 법적 제한 사항을 도입하여 효과적인 결과를 얻을 수 있습니다.

- **강화**

캠페인의 지속성과 강화는 성공적인 결과를 달성하기 위해 중요한 요소입니다. 여러 차례와 다양한 방법으로 캠페인을 계속 진행하고 강화하는 것은 효과적인 변화를 유도하는 데 도움을 줄 수 있습니다.

- **평가**

  캠페인의 평가는 중요한 단계입니다. 캠페인의 성과를 측정하고, 목표 달성 여부를 확인하며, 필요한 개선 사항을 도출하는 데 도움을 줍니다. 평가를 통해 캠페인의 효과성과 효율성을 평가하고, 다음 캠페인에 적용할 수 있는 교훈을 얻을 수 있습니다.

이러한 요소들은 캠페인의 성공을 촉진하고 원하는 결과를 달성하는 데 도움을 줄 수 있습니다. 각 요소는 캠페인의 특성과 목표에 맞게 적절히 조합되어야 합니다.

사회 마케팅 이론의 접목

사회 마케팅(Social Marketing)

사회 마케팅은 상업적인 이윤을 추구하는 전통적인 마케팅과 달리 사회적 가치를 창출하고, 대상 그룹의 행동 변화를 이끌기 위한 사회적 목적을 달성하기 위해 마케팅 원리와 기법을 적용하는 접근 방법으로 다양한 학자들과 전문가들에 의해 널리 논의되고 연구되고 있습니다. 사회 마케팅은 사회 문제 해결, 건강 증진, 환경 보호 등과 같은 사회적 이익을 실현하기 위해 제품, 서비스 또는 아이디어를 대상 그룹에게 제공하고, 그들의 행동과 인식을 변화시키는 것을 목표로 합니다.

사회 마케팅은 마케팅의 개념과 도구를 활용하여 사회적 가치를 창출하고 사회 문제를 해결하기 위해 다양한 전략과 접근법을 적용합니다. 예를 들어, 금연 캠페인을 통해 흡연으로 인한 건강 문제를 개선하고자 할 때, 사회 마케팅은 대상 그룹의 인식과 행동을 변화시키기 위해 효과적인 커뮤니케이션 전략, 교육 활동, 정책 개발 등을 활용합니다.

이를 위해 다음과 같은 10가지 단계를 따릅니다.

1. 배경, 목적, 주요 안건 설정

사회 마케팅 캠페인의 배경과 목적을 설정하고, 주요 안건을 파악합니다.

2. 상황 분석

현재의 사회적 상황과 문제를 분석합니다. 대상 그룹의 특성, 행동양식, 인식 수준 등을 조사하여 문제의 근본 원인을 파악합니다.

3. 공략하려는 시장의 특성 파악

대상 그룹이 속한 시장의 특성을 파악합니다. 인구 통계, 행동 패턴, 문화적 요인 등을 고려하여 대상 그룹을 정확히 이해합니다.

4. 목적과 목표의 상품화 전략

사회적 목적을 상품화하여 대상 그룹이 원하는 가치를 제공하는 전략을 수립합니다. 목표를 달성하기 위한 솔루션을 개발하고 제시합니다.

5. 공략하고자 하는 시장의 장애요인, 혜택, 경쟁요소 파악

대상 그룹이 직면하는 장애요인과 혜택을 파악하고, 경쟁 요소와의 차별화 전략을 수립합니다.

6. 포지셔닝 기술

대상 그룹에게 제공할 가치를 강조하고 차별화하여 고유한 포지션을 구축합니다. 대상 그룹에게 왜 선택되어야 하는지를 강조합니다.

7. 마케팅 믹스

제품, 가격, 홍보, 유통 등의 마케팅 믹스를 구성하여 캠페인의 실행 방안을 계획합니다. 4P 전략인 제품, 가격, 홍보, 유통을 활용합니다.

8. 평가 계획 수립

캠페인의 성과를 평가하기 위한 평가 지표와 방법을 수립합니다. 캠페인 목표 달성 여부를 평가하고 개선 사항을 도출합니다.

9. 예산 책정

캠페인에 필요한 예산을 책정하고, 자원을 효과적으로 배분합니다.

10. 실행 계획 수립

캠페인의 실제 실행 계획을 수립하고, 일정과 책임을 할당합니다. 캠페인의 구체적인 활동과 커뮤니케이션 전략을 계획합니다.

위의 10가지 단계를 거쳐 사회 마케팅 기획을 진행하면, 목표 그룹과 목표를 잘 이해하고, 캠페인을 효과적으로 전개하기 위한 전략과 실행 계획을 수립할 수 있습니다.

캠페인 기획에 사회 마케팅 개념을 접목하여 다음과 같은 절차를 따라 기획하면, 효과적으로 캠페인을 전개하기 위한 전략과 실행 계획을 수립할 수 있습니다.

사회 마케팅 개념을 중심으로 보건의사소통의 기획

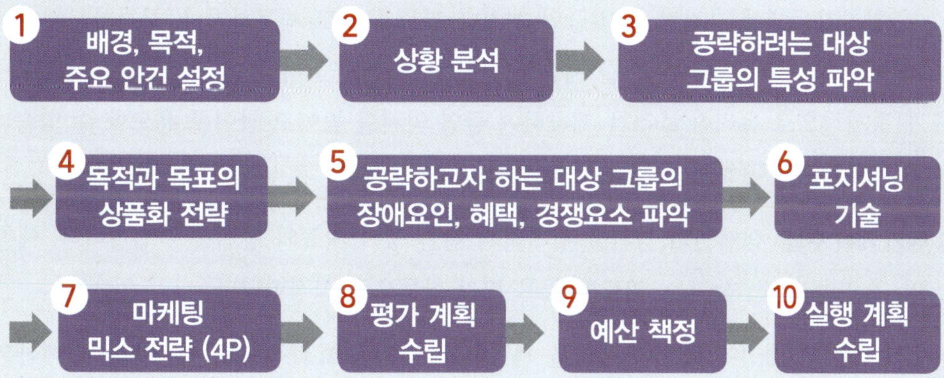

예를 들어, 흡연과 관련된 공중보건캠페인을 기획한다고 하였을 때, 다음과 같은 절차에 따라 내용을 보강할 수 있습니다.

사회 마케팅

1. **배경, 목적, 주요 안건 설정**: 공중보건 캠페인의 배경과 목적을 설정하고, 주요 안건을 파악합니다. 예를 들어, 배경은 흡연으로 인한 건강 문제가 증가하고 있고, 목적은 흡연율을 감소시키고 흡연으로 인한 질병 예방을 목표로 하는 것으로 설정할 수 있습니다.
2. **상황 분석**: 현재의 공중보건 상황과 문제를 분석합니다. 흡연 관련 통계 데이터, 건강 문제의 심각성 등을 조사하여 문제의 근본 원인을 파악합니다.
3. **공략하려는 대상 그룹의 특성 파악**: 공중보건 캠페인의 대상 그룹인 흡연자의 특성을 파악합니다. 나이, 성별, 흡연량, 흡연 동기 등을 조사하여 대상 그룹을 정확히 이해합니다.
4. **목적과 목표의 상품화 전략**: 흡연을 줄이고 건강을 증진하기 위한 상품화 전략을 개발합니다. 예를 들어, 금연 프로그램 제공, 건강 혜택 강조 등의 전략을 수립합니다.
5. **공략하고자 하는 대상 그룹의 장애요인, 혜택, 경쟁요소 파악**: 흡연을 중단하기 어렵게 만드는 장애요인과 흡연을 줄이는 데 도움이 되는 혜택을 파악합니다. 동시에 경쟁하는 요소, 예를 들어 담배 회사의 광고 등을 분석하여 차별화된 전략을 수립합니다.
6. **포지셔닝 기술**: 흡연자에게 제공할 가치를 강조하고 차별화하여 고유한 포지션을 구축합니다. 예를 들어, 건강과 행복의 새로운 삶을 강조하는 메시지를 전달할 수 있습니다.

7. **마케팅 믹스 전략(4P)**: 제품(Product), 가격(Price), 홍보(Promotion), 유통(Place)의 마케팅 믹스를 구성하여 캠페인의 실행 방안을 계획합니다. 예를 들어, 금연 프로그램을 개발하고, 참가자들에게 가격적 이점(금연 패치나 껌을 무료로 제공하거나, 참가자들에게 일정 기간 동안 무료 상담 서비스를 제공하는 것 등)을 제공하며 금연 프로그램은 참가자들에게 경제적으로 유리한 조건을 제공하여 금연 의지를 높이고 참여를 유도할 수 있습니다. 또한 효과적인 홍보와 유통 채널을 선택합니다.

8. **평가 계획 수립**: 캠페인의 성과를 평가하기 위한 평가 지표와 방법을 수립합니다. 예를 들어, 흡연율 감소, 참여율, 피드백 등을 평가 항목으로 설정합니다.

9. **예산 책정**: 캠페인에 필요한 예산을 책정하고, 자원을 효과적으로 배분합니다. 예산은 광고, 프로그램 개발, 자료 제작 등에 사용될 수 있습니다.

10. **실행 계획 수립**: 캠페인의 실제 실행 계획을 수립하고, 일정과 책임을 할당합니다. 예를 들어, 프로그램 일정, 광고 캠페인 기간, 커뮤니케이션 전략을 세부적으로 계획합니다.

마케팅 믹스(Marketing Mix)-4P 전략

1960년대에 하버드의 마케팅 교수 제롬 맥카시(Jerom McCarthy)에 의해 제안된 마케팅 전략으로, Product, Price, Promotion, Place(제품, 가격, 홍보, 유통)의 네 가지 구성요소를 조합하여 전략적으로 목표시장과 시장 분획에 적절하게 배치하는 것을 의미합니다.

1. 제품(Product)

제품은 기능, 성능, 품질, 서비스, 디자인, 브랜드 등의 특성을 포함합니다. 제품 개발과 관련된 결정 사항과 고객의 니즈와 요구를 충족시키기 위한 전략이 포함됩니다.

- 기능, 성능, 품질, 서비스, 디자인, 제품명, 브랜드, 포장 등이 고려되어야 합니다.

2. 가격(Price)

가격은 제품의 정가, 실제 판매가격, 할인 정책, 결제 조건 등과 관련됩니다. 가격은 수익을 창출하고 경쟁력을 갖추기 위해 전략적으로 설정되며, 시장 조건과 고객의 가치 인식을 고려합니다.

- 정가, 실제 판매가격, 소매가격, 도매가격, 가격할인, 판매조건, 지급조건, 계약조건 등이 고려되어야 합니다.

3. 홍보(Promotion)

홍보는 광고, 판매촉진, PR, 출판 등의 활동을 포함합니다. 제품이나 브랜드의 인지도를 높이고 고객에게 제공하는 가치와 장점을 알리는 데 사용됩니다. 홍보 전략은 목표시장과 커뮤니케이션을 효과적으로 이루기 위해 계획되어야 합니다.

• 광고, PR, 출판 , 판매 프로모션, 인적관계 등이 고려되어야 합니다.

4. 유통(Place)

유통은 제품의 판매지역, 판매점, 유통망, 물류 및 배송 등과 관련됩니다. 제품이 고객에게 효과적으로 도달할 수 있는 유통 채널과 전략을 수립하고, 제품의 유통과정을 효율적으로 관리하는 것이 중요합니다.

• 판매지역, 판매점, 유통망, 물류배송, 재고납기 등이 고려되어야 합니다.

이와 같은 4P(제품, 가격, 홍보, 유통)의 4가지 요소를 잘 조합하여 마케팅을 전략적으로 실행하면, 제품과 브랜드의 가치를 최대화하고 고객의 니즈를 충족시키며 경쟁력을 확보할 수 있습니다.

캠페인 기획에서의 상황 분석

캠페인 기획에서의 상황 분석은 크게 1. 개념분석, 2. 대중분석, 3. 결과행동 분석으로 나눌 수 있습니다.

1. 개념분석(Concept Analysis)

개념분석은 캠페인의 목표와 주요 개념들을 분석하는 단계입니다. 이 단계에서는 캠페인이 주로 다루고자 하는 개념과 관련 용어들을 정의하고 이해합니다. 예를 들어, 캠페인이 '건강한 식습관'을 촉진하고자 한다면, 개념분석에서는 '건강한 식습관'이란 무엇인지를 정의하고 구체화합니다.

2. 대중분석(Audience Analysis)

대중분석은 캠페인의 대상 대중을 이해하기 위한 분석 단계입니다. 이 단계에서는 캠페인의 대상 그룹의 특성, 행동양식, 인식 수준, 요구사항 등을 조사하고 분석합니다.

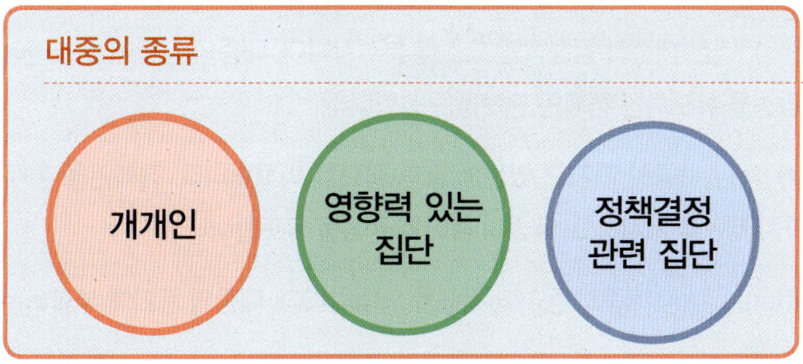

대중은 다양한 형태로 나뉘어질 수 있으나 대중의 종류로 개인, 영향력 있는 집단, 정책결정 관련 집단으로 구분하자면, 캠페인과 관련하여 다음과 같은 점을 고려할 수 있습니다.

- **개인:** 개개인은 각자의 생각, 태도, 행동을 가지고 있으며, 개별적인 영향력을 가질 수 있습니다. 캠페인 기획에서는 개인의 특성, 관심사, 우려사항 등을 고려하여 개인에게 맞는 메시지와 전략을 구성할 수 있습니다.
- **영향력 있는 집단:** 개인보다 큰 영향을 행사할 수 있는 집단으로, 예를 들어 의료 전문가, 건강 단체, 사회적 리더 등이 해당될 수 있습니다. 이러한 집단은 대중의 의견 형성과 결정에 영향을 미칠 수 있으므로, 캠페인 기획에서는 이러한 영향력 있는 집단을 파악하여 협력을 도모하거나 영향력을 활용하는 전략을 수립할 수 있습니다.
- **정책결정 관련 집단:** 정책결정 관련 집단은 정책 수립 및 결정에 관여하는 집단을 의미합니다. 이는 정부, 정치적인 단체, 이해관계자 그룹 등을 포함할 수 있습니다. 정책결정 관련 집단은 캠페인의 목표에 직간접적인 영향을 미치는 중요한 요소로 작용할 수 있습니다. 따라서 캠페인 기획에서는 이러한 집단을 파악하여 정책 결정과의 협력을 추구하거나 영향력을 행사하는 전략을 고려할 수 있습니다.

BedMed-대중에 관한 분석 전략

사회과학 연구 및 마케팅 분야에서 활동하고 있는 전문가 윌리엄 스미스(William Smith)에 의해 제안된 “BedMed” 전략은 대상 대중의 신념(Beliefs), 감정(Emotions), 욕망(Desires), 동기(Motivations), 기대(Expectations), 결정(Decisions)을 파악하는 분석 방법론입니다. 이를 활용하여 캠페인 기획에 반영하는 것은 대중의 심리적, 인지적, 감성적 요소를 고려하여 효과적인 전략을 수립하는 데 도움이 됩니다.

BedMed를 적용한 캠페인 전략 수립은 다음과 같은 과정을 거칠 수 있습니다.

1. **신념(Beliefs):** 대상 대중이 가지고 있는 신념과 가치관을 파악합니다. 이를 통해 대중의 세계관과 인식을 이해하고, 캠페인의 목표와 메시지를 대중의 신념과 부합하도록 설계합니다.
2. **감정(Emotions):** 대상 대중의 감정적인 요소를 분석합니다. 대중의 감정에 호소하여 공감을 유발하고 긍정적인 감정을 유도하는 캠페인 전략을 구상합니다.
3. **욕망(Desires):** 대상 대중이 가지고 있는 욕망과 필요를 이해합니다. 캠페인을 통해 대중의 욕망을 충족시키는 가치 제안을 제시하고, 대중의 참여와 관심을 유도합니다.
4. **동기(Motivations):** 대상 대중의 동기와 목표를 파악합니다. 대중의 동기에 부합하는 캠페인 요소를

도입하여 참여와 변화를 유도합니다.

5. 기대(Expectations): 대상 대중이 캠페인으로 어떤 결과를 기대하는지 분석합니다. 기대에 부합하는 목표와 결과를 제시하여 대중의 참여와 지지를 얻습니다.

6. 결정(Decisions): 대상 대중이 특정 행동을 취할 때 어떤 결정 과정을 거치는지 이해합니나. 이를 바탕으로 캠페인의 목표행동을 촉진하고, 대중의 결정을 유도하는 전략을 수립합니다.

BedMed를 적용하여 대중의 심리적인 측면을 파악하고 이를 캠페인 전략에 반영한다면, 대중과의 관계 구축과 목표 달성에 보다 효과적일 수 있습니다.

3. 결과행동 분석(Behavioral Analysis)

결과행동 분석은 캠페인의 목표에 도달하기 위해 원하는 행동을 파악하는 단계입니다. 이 단계에서는 캠페인이 원하는 변화된 행동 또는 결과를 정의하고, 대상 대중이 현재 어떤 행동을 보이고 있는지를 분석합니다. 예를 들어, 캠페인이 '금연'을 목표로 한다면, 결과행동 분석에서는 대상 대중이 현재 흡연하는 상황을 파악하고 그에 따른 적절한 전략을 수립합니다.

캠페인 기획자는 위와 같은 상황분석을 통해 캠페인의 목표, 대상 대중, 원하는 결과행동 등을 더욱 명확히 이해하고, 적합한 전략과 실행 계획을 수립할 수 있습니다.

캠페인 기획에서 전략 계획

캠페인 기획 단계에서 전략 계획은 캠페인의 목표를 달성하기 위해 채택할 전반적인 방향과 접근 방법을 결정하는 과정입니다. 이 단계에서 다음과 같은 요소들을 고려하며 전략을 수립할 수 있습니다.

- **목표 설정**: 캠페인의 목표를 명확하게 설정합니다. 목표는 구체적이고 측정 가능해야 하며, 현실적이고 달성 가능한 목표여야 합니다.
- **대상 대중 분석**: 캠페인이 타깃으로 하는 대상 대중을 정확하게 파악합니다. 대상 대중의 특성, 욕구, 행동 양식 등을 분석하여 캠페인 메시지와 전략을 맞춥니다.
- **차별화 전략**: 경쟁 상황에서 차별화를 이루기 위한 전략을 수립합니다. 캠페인의 고유한 가치 제안과 차별화된 요소를 정의하여 대중의 관심과 참여를 유도합니다.

- **캠페인 메시지 개발**: 목표와 대상 대중을 고려하여 효과적인 캠페인 메시지를 개발합니다. 메시지는 명확하고 간결하며, 대중의 관심과 욕구를 자극하며 행동을 유도할 수 있어야 합니다.
- **전달 채널 선정**: 캠페인 메시지를 효과적으로 전달할 수 있는 채널을 선정합니다. 대중의 사용하는 매체와 행동 패턴을 고려하여 적절한 전달 채널을 선택합니다.
- **자원 관리**: 캠페인에 필요한 자원을 효율적으로 관리합니다. 예산, 인력, 기술 등의 자원을 적절하게 배분하고 관리하여 캠페인의 성공을 지원합니다.
- **시간표와 일정 계획**: 캠페인의 일정과 활동 계획을 수립합니다. 각 활동의 우선순위와 시간표를 설정하여 캠페인을 효율적으로 진행합니다.
- **평가 계획**: 캠페인의 성과를 평가하기 위한 평가 지표와 방법을 수립합니다. 캠페인 목표 달성 여부를 평가하고 개선 사항을 도출하여 앞으로의 전략에 반영합니다.

캠페인 기획에서 전략 계획은 캠페인의 성패를 좌우하는 중요한 요소입니다. 이 같은 사항을 고려하여 효과적인 전략을 수립하고 실행에 반영함으로써 캠페인을 성공시킬 수 있습니다.

■ 캠페인과 관련한 의사소통 모델

또한 캠페인 기획 단계에서 이러한 이론적 의사소통 모델을 선정하고 활용하여 목표 달성을 위한 전략을 계획할 수 있습니다. 다음과 같은 모델들이 캠페인의 목표와 대상 대중의 특성에 따라 선택되고 적용될 수 있습니다.

- **AIDA 모델**: Attention(주목), Interest(흥미), Desire(욕구), Action(행동)의 단계로 구성되며, 대중의 관심을 끌고 행동을 유도하기 위해 사용됩니다.
- **TAM 모델**: 기술 수용 모델(Technology Acceptance Model)로, 대중이 기술이나 제품을 수용하는 과정을 설명합니다. 인지된 유용성, 인지된 쉬움, 태도 등을 고려하여 대중의 수용을 촉진합니다.
- **Hierarchy of Effects 모델**: 대중의 의식과 행동이 변화하는 일련의 단계를 나타내는 모델입니다. 인지, 지식, 태도, 의사결정, 행동 등의 단계로 구성되며, 이를 통해 캠페인이 대중에게 영향을 미치는 과정을 이해하고 전략을 수립할 수 있습니다.

이러한 이론적 의사소통 모델은 캠페인의 목표와 대상 대중에 맞게 메시지를 전달하고 의사소통 효과를 극대화하는 데 도움을 줍니다.

캠페인 기획에서 평가 계획

캠페인의 평가 계획을 수립할 때, 캠페인의 효과를 평가하기 위해 다양한 측면을 고려해야 합니다. 캠페인의 대상자, 개개인에 대한 평가의 경우에는, 1. 지식, 태도, 행동 등 변화 평가, 2. 주변 환경에 대한 평가, 3. 의도치 않은 결과 확인과 같은 사항을 반영되는 것이 중요합니다.

1. 지식, 태도, 행동 등 변화 평가

캠페인의 목표에 따라 개개인의 지식, 태도, 행동 등의 변화를 평가합니다. 예를 들어, 설문조사, 인터뷰, 집단 토의 등의 방법을 활용하여 사회문제에 대한 인식 수준, 정확한 정보 이해도, 긍정적인 태도 형성, 원하는 행동의 채택 여부 등을 측정하여 캠페인의 영향력을 확인하는 것입니다. 다음과 같은 요소들도 개개인의 변화에 영향을 미칠 수 있음을 고려하여야 합니다.

- **정보량**: 캠페인에서 제공되는 정보의 양과 질은 개개인의 인식과 이해에 영향을 미칩니다. 정보의 부족이나 부정확성은 변화에 제약을 줄 수 있습니다. 따라서 캠페인의 정보 제공 전략과 콘텐츠의 품질을 평가해야 합니다.
- **캠페인 기간**: 캠페인의 기간은 개개인의 변화에 영향을 줄 수 있습니다. 짧은 기간 동안에는 지식과 인식의 변화를 기대하기 어렵고, 지속적인 참여와 반복적인 메시지 전달이 필요할 수 있습니다. 따라서 캠페인 기간을 고려하여 변화 평가를 수행해야 합니다.
- **대중매체와 대인 간 상호작용**: 캠페인에서 사용되는 대중매체와 대인 간 상호작용은 개개인의 변화에 큰 영향을 미칠 수 있습니다. 예를 들어, 대중매체의 접근성과 효과, 집단 토론이나 상담 등의 대인 간 상호작용은 개개인의 인식과 태도 형성에 영향을 줄 수 있습니다. 이러한 요소들을 평가하여 캠페인 전략에 반영할 수 있습니다.
- **적절한 활동과 사회변화 전략**: 캠페인에서 실시되는 활동과 사회변화 전략은 개개인의 행동 변화에 영향을 미칩니다. 예를 들어, 참여 활동의 설계와 구성, 사회적 규범의 변화 등은 개개인의 행동 채택과 사회적 변화에 영향을 줄 수 있습니다. 따라서 이러한 활동과 전략의 효과를 평가하여 개선할 수 있습니다.

2. 주변 환경에 대한 평가

개개인의 행동 변화는 주변 환경과의 상호작용에 의해 영향을 받을 수 있습니다. 따라서 주변 환경에 대한 평가도 동반되어야 합니다. 주변 환경의 지원 정책, 사회적 지원체계, 동료와의 관계, 가족의 영향 등을 평가하여 개개인의 변화에 미치는 외부 요인을 고려합니다.

3. 의도치 않은 결과 확인

캠페인은 의도한 결과뿐만 아니라 의도치 않은 결과를 초래할 수도 있습니다. 이는 예상하지 못한 부작용, 부정적인 반응, 비효율적인 자원 사용 등을 의미합니다. 이러한 의도치 않은 결과를 확인하고 캠페인의 개선을 위한 조치를 취하기 위해 피드백 체계를 구축하여 효과 평가 과정에 반영합니다.

이러한 점이 반영된 개개인의 평가 결과를 종합하여 캠페인의 성과를 측정하고, 이를 캠페인의 목표와 비교하여 성과를 평가합니다. 또한 개개인의 평가 결과에서 도출된 개선 사항을 살펴봄으로써 캠페인의 약점과 개선이 필요한 부분을 파악합니다. 캠페인 기획자는 이러한 결과들을 다음 캠페인 기획 단계에 반영하여 보다 효과적인 전략과 실행 계획을 수립할 수 있습니다.

3 매스미디어의 선택

매스미디어의 정의

매스미디어(Mass Media)는 대중 매체 또는 대중 전달 매체입니다. 이는 조직화되지 않은 일반 대중을 상대로 하여 대량의 정보, 시사 내용, 당대의 이슈 등을 전달하는 역할을 수행하는 매체들을 의미합니다. 매스미디어는 대중을 대상으로 한 번에 많은 사람들에게 동시에 메시지를 전달할 수 있는 특징을 가지고 있습니다.

일반적으로 신문, 잡지, 라디오, 텔레비전, 인터넷, 소셜 미디어 등이 매스미디어에 해당합니다. 특히 인터넷은 현대 사회에서 가장 널리 사용되는 매체 중 하나이며, 웹사이트, 소셜 미디어, 블로그 등을 통해 정보를 전달하고 상호작용할 수 있습니다. 또한 신문, 잡지, 라디오, 텔레비전은 전통적인 매체로서 여전히 많은 사람들에게 접근성을 제공합니다. 사보나 포스터와 같은 인쇄물은 시각적으로 정보를 전달하며, 업체와의 협력을 통해 현장에서의 홍보도 가능합니다. 캠페인 기획자는 이러한 다양한 매스미디어를 활용하여 캠페인 메시지를 대중에게 효과적으로 전달하고, 관심과 참여를 유도하는 전략을 수립할 수 있습니다.

매스미디어의 종류

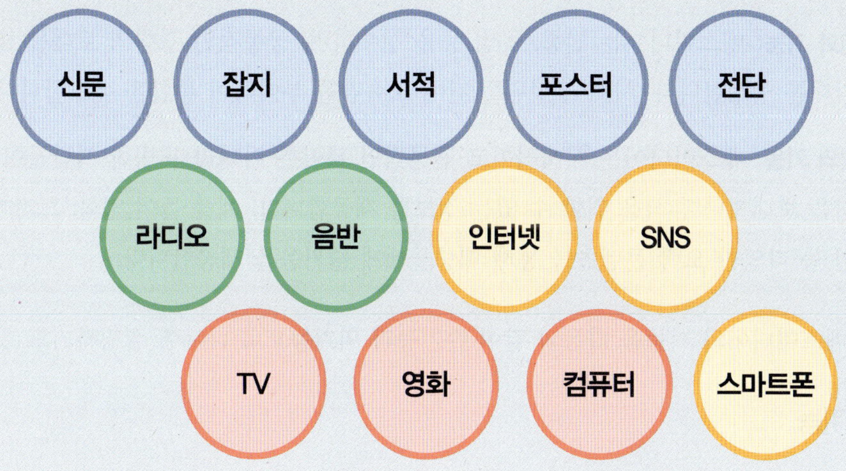

■ 공중보건에 있어 매스미디어의 영향

매스미디어는 건강과 건강행동에 대한 인식에 영향을 미치는 중요한 매개체입니다. 매스미디어를 통해 건강과 관련된 정보, 교육 자료, 건강 캠페인 등이 대중에게 전달됩니다. 이러한 매체를 통해 사람들은 건강에 대한 인식을 형성하고, 건강 행동에 영향을 받을 수 있습니다. 매스미디어의 다양한 형식과 접근성은 많은 사람들에게 건강에 관련된 내용을 전달하고, 건강에 대한 인식과 이해를 증진시킬 수 있는 효과를 가집니다.

매스미디어의 기능

매스미디어는 사회적인 역할을 수행하며, 대중들에게 다양한 정보와 경험을 제공하는 중요한 매개자입니다. 일반적으로, 다음 4가지 기능을 매스미디어의 주요 기능으로 볼 수 있습니다.

- **정보 전달 기능**: 매스미디어는 알려지지 않은 사건이나 사실을 사회 전반에 걸쳐 객관적인 시각으로 전달하는 역할을 합니다. 대중들에게 다양한 정보를 제공하고, 뉴스, 보도, 기사 등을 통해 사회적 이슈를 전달합니다.
- **사회적 조정 기능**: 매스미디어는 정보를 객관적으로 해석하고 평가함으로써 여론의 형성

과 사회적 갈등의 해소에 기여합니다. 정부나 대기업과 같은 조직을 조명하여 견제하고 감시하는 역할을 수행합니다.

- **사회화 기능**: 매스미디어는 전통, 규범 등을 전수하며, 공통적인 경험의 토대를 넓혀주고 공감대를 형성합니다. 사회 구성원들 간에 소속감을 부여하여 통합을 유도합니다.
- **오락의 기능**: 매스미디어는 시사적이고 전문적인 분야뿐 아니라 평범한 사람들이 즐겁게 시간을 보내거나 휴식을 취할 수 있는 정보를 제공합니다. 예를 들어 영화, 드라마, 음악, 게임 등 다양한 오락 콘텐츠를 통해 대중들에게 즐거움을 제공합니다.

또는 매스미디어의 기능을 다음과 같이 순기능과 역기능으로 나누어 설명하기도 합니다.

■ 순기능

- **정보의 추구**: 매스미디어는 대중들에게 다양한 정보를 제공하여 지식을 확장하고 정보의 필요성을 충족시킵니다. 뉴스, 교육 프로그램, 문화 콘텐츠 등을 통해 사건, 이슈, 엔터테인먼트 등 다양한 정보를 제공합니다.
- **사회적 욕구의 충족**: 매스미디어는 대중들의 사회적 욕구를 충족시키는 역할을 합니다. 소셜 미디어를 통해 사회적 관계 형성, 소통, 공유를 할 수 있고, 텔레비전, 영화 등을 통해 이야기나 엔터테인먼트를 즐길 수 있습니다.
- **편의성과 접근성**: 매스미디어는 정보와 콘텐츠를 쉽고 편리하게 접근할 수 있는 플랫폼을 제공합니다. 대중들은 휴대폰, 컴퓨터, 텔레비전 등을 통해 언제 어디서나 매스미디어를 이용하여 정보를 얻고 즐길 수 있습니다.
- **정보 전달**: 매스미디어는 대중에게 다양한 정보를 전달하고, 사건, 이슈, 지식 등을 알리는 역할을 합니다.
- **대중 의식 형성**: 매스미디어는 사회적 가치, 태도, 행동 등에 영향을 주어 대중들의 의식 형성에 기여합니다.
- **사회적 참여 촉진**: 매스미디어는 사회적 문제에 대한 인식과 참여를 촉진하여 대중들이 사회에 관여하는 데 도움을 줍니다.

■ 역기능

- **비현실적인 표현으로 왜곡된 현실 인식을 갖게 함**: 매스미디어는 광고, 드라마, 영화 등을 통

해 현실과는 다른 이상적이고 왜곡된 이미지를 제시할 수 있습니다. 이는 대중들의 신체상, 외모, 성공 등에 대한 비현실적인 기대를 형성하고 이로 인해 현실과의 불일치를 경험할 수 있습니다.

- **부적절한 행위에 대하여 수용하게 함**: 매스미디어는 일부 콘텐츠나 행위를 미화하거나 정상화시키는 경우가 있습니다. 알코올 또는 흡연의 남용, 위험한 성행위, 폭력 등을 부적절하게 표현하여 대중들이 이를 수용하거나 모방하는 경우가 있을 수 있습니다.
- **비대면식 의사소통으로 즉각적이고 개방적인 관계의 부정적인 면에 노출**: 매스미디어를 통한 소셜 미디어, 온라인 커뮤니케이션은 실시간성과 개인정보 노출 등의 부정적인 면을 가질 수 있습니다. 대중들은 가공된 자기 이미지를 제시하고 상대적인 열등감이나 박탈감을 경험하게 될 수 있습니다.
- **왜곡된 정보**: 매스미디어는 정보의 왜곡이나 과장, 오보 등을 통해 대중에게 잘못된 정보를 전달할 수 있습니다.
- **지나친 상업화**: 매스미디어는 광고와 상업적 요소에 의해 대중들이 소비자로서 지나치게 영향을 받을 수 있습니다.
- **문화적 형태의 표준화**: 매스미디어는 특정한 문화적 관습이나 가치에 맞추어 대중들의 다양성을 제한하는 역할을 할 수 있습니다.

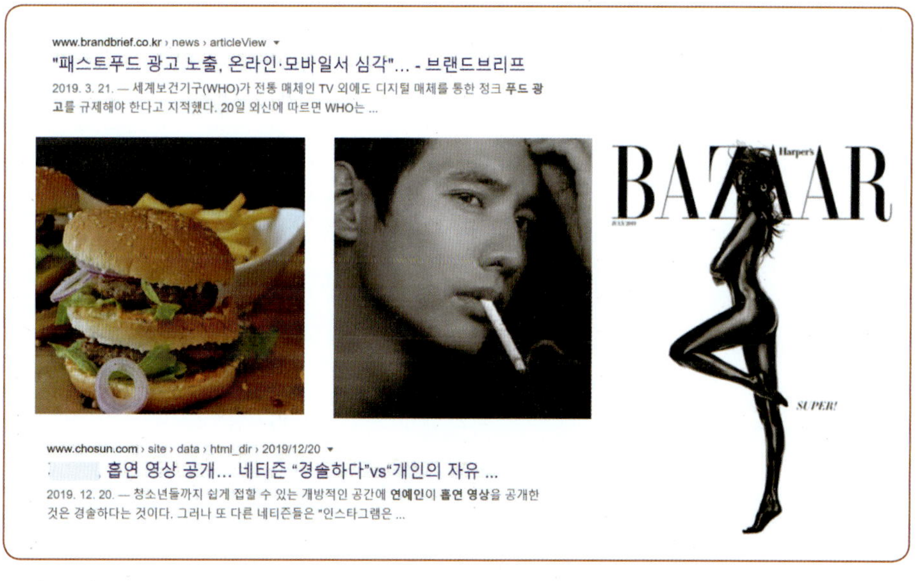
www.brandbrief.co.kr › news › articleView
"패스트푸드 광고 노출, 온라인·모바일서 심각"... - 브랜드브리프
2019. 3. 21. — 세계보건기구(WHO)가 전통 매체인 TV 외에도 디지털 매체를 통한 정크 푸드 광고를 규제해야 한다고 지적했다. 20일 외신에 따르면 WHO는 ...
BAZAAR
Harper's
SUPER!
www.chosun.com › site › data › html_dir › 2019/12/20
흡연 영상 공개... 네티즌 "경솔하다"vs"개인의 자유 ...
2019. 12. 20. — 청소년들까지 쉽게 접할 수 있는 개방적인 공간에 연예인이 흡연 영상을 공개한 것은 경솔하다는 것이다. 그러나 또 다른 네티즌들은 "인스타그램은 ...

© 이미지 출처: https://brandbrief.co.kr/, https://gae9.com,/ www.news1.kr

매스미디어는 많은 사람들에게 동시에 영향을 미치는 매우 강력한 수단이기 때문에 올바른 활용은 매우 중요합니다. 캠페인이나 건강 관련 메시지를 전달할 때, 매스미디어를 통해 정확하고 신뢰할 수 있는 정보를 전달하고 비현실적인 표현을 피하는 것이 필요합니다. 또한 매스미디어를 통해 건강한 행동과 생활습관을 장려하고 올바른 모범을 제시함으로써 대중들에게 긍정적인 영향을 줄 수 있습니다.

따라서 매스미디어는 캠페인 및 건강 관련 활동에 있어서 중요한 역할을 하지만, 그 올바른 활용과 적절한 메시지 전달이 필요합니다. 대중들에게 정확하고 유익한 정보를 제공하고 건전한 행동을 장려하는 데 초점을 맞추는 것이 중요합니다.

9장

갈등 해결을 위한 의사소통

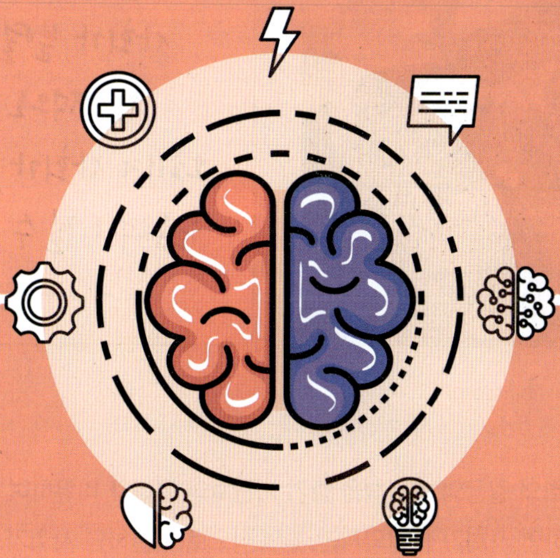

학습 목표

1. 갈등의 긍정적 역할을 이해하고 갈등의 해결에 적극적으로 임한다.
2. 갈등의 해결을 위하여 공감대 형성의 중요성을 알고 이를 위한 의사소통의 기술을 습득하고 개발할 수 있다.

학습 내용

1. 갈등을 어떻게 볼 것인가?
2. 갈등의 해결 방안
3. 갈등의 해결을 위한 노력

Episode 9

증기 기관차의 전진 원리*

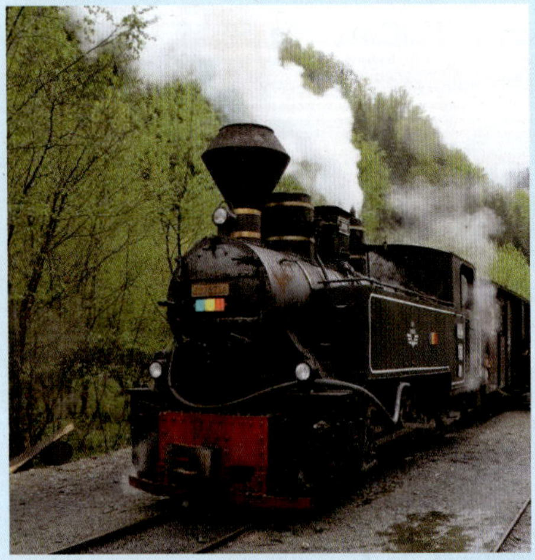

"갈등을 정치적으로 이용하면
사회가 분열되지만
창조적으로 풀면
오히려 사회가 발전하는
원동력이 될 수 있습니다."
- 이어령 -

©이미지 출처: https://pixabay.com/

이어령 교수는 한국사회의 갈등의 해결책을 증기 기관차의 원리와 비유하여 제시하였습니다. 그는 갈등을 정치적으로 이용하면 사회가 분열되지만, 창조적으로 해결하면 사회가 발전하는 원동력이 될 수 있다고 주장하고 있습니다.

증기 기관차에서 닫혀 있는 뚜껑은 증기의 압력을 감소시킴으로써 폭발을 막습니다. 이와 마찬가지로 사회에서의 갈등 역시 닫혀 있는 상태로 무시하거나 덮어두는 것은 문제를 미루고 무시하는 것이 될 수 있습니다.

이어령 교수는 갈등을 열어두지도 말고, 닫아두지도 말라고 주장합니다. 대신에 갈등을 창조적으로 해결해야 한다고 말합니다. 이는 증기 기관차에서 뚜껑이 들락거리면 동력으로 이용될 수 있듯이, 갈등에 대해 적절히 수위로 노출하며 대응하면 문제해결의 원동력이 될 수 있다고 제안합니다.

*자료원: 안상윤 저(2020) New 보건의사소통, 216p

1 갈등을 어떻게 볼 것인가?

갈등의 정의

갈등

- **라틴어:** "conflictus"
- **어원:** 힘으로 서로 싸우다.

葛藤

왼쪽으로 감아 자라나는 칡과
오른쪽으로 감아 자라나는 등나무가
서로 얽히고 설킨 모습에서 유래

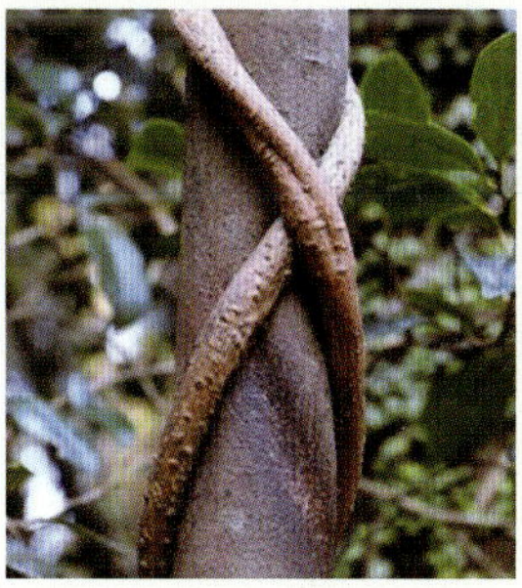

© 이미지 출처: https://www.kscoramdeo.com/, 김윤하 작

갈등이란 서로 다른 이해, 목표, 이익 또는 가치를 가진 개인, 집단 또는 조직 간의 충돌, 대립, 불화 상태를 의미합니다.

이러한 상황에서 갈등은 의견의 충돌, 자원 분배의 경쟁, 이해 관계자들 간의 갈등적인 상호작용 등을 특징으로 합니다. 갈등은 인간 사회에서 자연스럽게 흔히 발생하는 현상으로, 갈등 관리와 해결은 사회, 개인, 조직 등의 다양한 수준에서 중요한 요소입니다.

또한 갈등은 개인을 기준으로 외적 갈등과 내적 갈등으로 나눠볼 수 있습니다.

- **외적 갈등:** 개인이나 집단 간에 목표나 이해 관계가 다르기 때문에 서로 적대적으로 대응하거나 불화를 일으키는 상태
- **내적 갈등:** 개인의 마음속에 두 가지 이상의 욕구나 목표가 동시에 충돌하여 갈피를 잡지 못하고 괴로움을 느끼는 상태

외적 갈등의 경우, 종종 자원, 권력, 이익 등을 둘러싸고 발생할 수 있으며, 서로 다른 의견이나 목표 또는 관점을 가진 사람들 사이에서 발생하는 의견충돌은 결과적으로 "적의, 경쟁, 적대감, 투쟁, 긴장, 논쟁"과 같은 불화한 상태를 일으키고, 이러한 의견 충돌을 해소하거나 조정하기 위한 알력이 나타납니다.

갈등의 원인

■ 고전적인 갈등 이론의 관점

칼 마르크스(Karl Marx)와 프리드리히 엥겔스(Friedrich Engels)의 이론에 따르면 사회는 **개인 또는 집단 간의 지속적인 경쟁과 갈등**으로 이루어져 있다고 설명합니다. 그리고 사회의 갈등 원인을 세력다툼, 이해상충, 지배자의 압제와 피지배자의 저항, 사회의 끊임없는 불안정과 변동 등으로 제시합니다.

고전적 갈등이론의 전제는 역사의 발전을 생산수단을 소유한 유산계급과 생산수단을 소유하지 못한 무산계급 사이의 투쟁의 결과로 보는 유물사관입니다. 이를 통해 사회는 경제적인 자원과 권력의 분배에 의해 결정되며, 이러한 분배에서 파생된 갈등이 사회 구조와 변동에 영향을 미친다는 것을 주장합니다.

마르크스와 엥겔스는 이러한 갈등 이론을 기반으로 사회주의와 공산주의를 제안하며, 경제적인 불평등과 계급 갈등을 해결하고 사회의 평등과 정의를 실현하기 위한 사회적 변화를 주장했습니다. 이들의 갈등 이론은 사회적인 갈등을 이해하고 분석하는 데에 큰 영향을 미쳤으며, 현대 사회과학에서 여전히 활발하게 연구되고 적용되고 있습니다.

■ 현대적인 갈등 이론의 관점

현대적인 갈등 이론은 인간이 소유하고자 하는 대상물이 제한되어 있고, 인간의 소유욕이 무한하므로 이 모순을 해결할 방법이 없기 때문에 인간 간의 경쟁과 갈등은 불가피하다는 관점에서 출발합니다.

이러한 이론은 개인이 자기 이익을 우선시하고 경쟁을 통해 자원과 권력을 확보하려는 **자기중심적인 성향**이 있다는 것을 전제합니다. 이러한 관점에서 갈등을 인간의 소유욕과 경쟁으로 인한 자연발생적인 개인 간의 경쟁이나 집단 간의 이해차, 이익 충돌, 정치적, 경제적, 사회적 분쟁으로 해석합니다.

현대적인 갈등 이론은 개인 간의 경쟁과 이익충돌을 강조하며, 이러한 갈등은 사회적 구조와 제도, 경제적인 요인 등 다양한 요소에 의해 형성되고 영향을 받는다고 주장합니다. 이러한 이론적 입장은 인간의 본성과 자원의 분배에 초점을 맞추어 갈등을 이해하고 분석하며, 사회 변화와 조정을 위한 방법론과 전략을 제시하는 사회과학 분야에서 활발하게 연구되고 적용되고 있습니다.

갈등이 발생하는 상황적 요인으로 다음과 같은 내용을 제시할 수 있습니다.

- **목표의 상반되거나 차이**: 개인 내부나 개인 또는 집단 간에 서로 다른 목표를 가지고 있을 때 갈등이 발생할 수 있습니다. 각각의 목표가 상반되거나 이해관계가 없는 경우 충돌이 발생할 수 있습니다.
- **가치관, 태도, 윤리적 책임의 차이**: 각 개인이나 집단이 가치관, 태도, 윤리적 책임에 대한 지각이 다를 때 갈등이 생길 수 있습니다. 이러한 차이는 문제에 대한 해결 방법과 행동 방식에 영향을 미칠 수 있습니다.
- **희소적인 자원의 확보**: 제한된 자원을 얻기 위한 경쟁이 발생할 때 갈등이 생길 수 있습니다. 자원에 대한 경쟁은 상호 간의 이익 충돌을 야기할 수 있습니다.
- **업무의 한계의 애매함**: 업무나 책임의 경계가 모호하고 명확하지 않을 때 갈등이 발생할 수 있습니다. 업무 분담, 권한 등에 대한 불명확한 이해는 협력과 조정을 어렵게 만들 수 있습니다.
- **의사소통의 부재**: 의사소통이 원활하지 않을 때 갈등이 발생할 수 있습니다. 의사소통의 부재는 오해와 오해를 야기하며 협조보다는 분열을 조장할 수 있습니다.

이러한 상황적 요인은 갈등이 발생할 수 있는 상황을 설명하고, 상호작용과 관계에서 갈등의 원인으로 작용할 수 있습니다.

갈등의 유형

갈등은 다양한 유형으로 나눌 수 있는데, 일반적으로 사용되는 갈등의 유형들에 따라 분류하자면, 먼저는 구조적으로 수직적 갈등과 수평적 갈등으로 나눌 수 있습니다.

- **수직적 갈등(Vertical conflict)**

  조직 내에서 상하위 간의 갈등이 발생하는 경우입니다. 권력, 업무 분배, 보상 등과 관련된 충돌이 주로 발생합니다.

- **수평적 갈등(Horizontal conflict)**

  동등한 위치에 있는 개인이나 집단 간의 갈등입니다. 계선-막료갈등(line-staff conflict)으로 업무활동에서 자원의 경쟁, 업무 분담, 차별 등이 일반적인 원인입니다. 전문성, 권위 등과 관련이 있으며 흔히 부서 간의 분쟁으로 나타나는 갈등입니다.

또한 갈등의 특성에 따라, **경쟁적 갈등과 분열적 갈등**으로 나눌 수 있습니다.

- **경쟁적 갈등(Competitive conflict)**

  경쟁 관계에 있는 개인이나 집단 간의 갈등으로, 자원, 지위, 목표 달성 등을 위한 경쟁이 주요 원인입니다. 상호 간의 목표가 부조화를 이룰 때 발생합니다.

- **분열적 갈등(Disruptive conflict)**

  조직 또는 집단 내에서 발생하는 분열과 갈등으로, 이해 관계의 결여, 신뢰 부족, 차별 등이 원인입니다. 상호 간에 약속된 규칙을 다루지 않으며 승리를 강조하지 않고, 쌍방은 서로 상대편을 제거하거나 정복, 패배 시키려는 특징이 있습니다.

또는 갈등의 대상에 따라, 개인과 **집단-각각의 내부와 외부 갈등**으로 분류하여 볼 수도 있습니다.

- **개인 내적 갈등(Intrapersonal conflict)**

  개인 내부에서 발생하는 내부 갈등으로, 목표 충돌, 가치 충돌, 역할 충돌 등이 포함됩니다. 개인이 상반되는 욕구나 동기를 동시에 갖고 있기 때문에 한 쪽을 만족시키면 다른 한 쪽이 만족하지 못하는 상태에 이르는 것을 전제합니다.

- **개인 간 갈등(Interpersonal conflict)**

  개인 간의 갈등으로, 인간 관계, 성격 차이, 가치 충돌 등이 주요 원인입니다. 여러 다양한 역할을 가진 사람들과 상호작용을 하는 사람들 사이에서 흔히 발생되는 갈등입니다.

- **집단내 갈등(Intragroup conflict)**

  동일한 집단 내에서 발생하는 갈등으로, 업무 분담, 의사결정, 목표 설정 등이 관련됩니다. 집단이 새로운 문제에 직면했을 때 또는 새로운 가치 체계가 집단 외부로부터 집단 내로 도입될 때 발생합니다.

- **집단 간의 갈등(Intergroup conflict)**

서로 다른 집단 간의 갈등으로, 경쟁, 자원 분배, 가치 충돌 등이 원인입니다. 집단 간이 서로 다른 목표를 가졌을 때 다른 집단의 희생으로 자신들의 목표를 달성할 수 있을 때 흔히 발생합니다.

이러한 갈등의 유형은 조직이나 집단에서 발생하는 갈등을 이해하고 분석하는 데에 도움을 줄 수 있습니다.

갈등의 특성

갈등은 다음과 같은 특성을 내포하고 있습니다.

- 갈등은 **의사소통과 인간관계의 이해나 신뢰에 대하여 저해요인으로 작용**할 수 있습니다. 즉, 의사소통의 장애와 인간관계의 불신을 초래할 수 있습니다.
- 갈등은 공격적인 태도와 개인의 자아모색, 경쟁적인 본능을 유발시킬 수 있습니다.
- **갈등의 부재는 새로운 도전과 아이디어 개발을 감소**시킵니다. 이로 인해 조직이나 개인의 성장과 혁신을 저해할 수 있습니다.
- **갈등관리는 인간관계의 다양한 측면에서 주요 과업**의 하나입니다. 갈등 관리는 인간관계의 질을 향상시키고 조직의 성과를 향상시키는 면에서 중요합니다.
- 갈등은 **자연스럽고 필연적인 인간 생활의 일부**입니다. 인간 생활에서 자연스럽게 발생하는 현상이며 피할 수 없는 일부입니다.
- 갈등은 **대부분의 사람들에게 불안과 우려를 불러**일으킵니다.
- 갈등은 **개인 및 집단의 행동을 형성하는 주요한 요인**입니다.
- 갈등은 양상을 **변화시키고 증폭되어 점점 심화**될 수 있습니다.

이러한 특성을 고려하여 갈등을 적절하게 관리하고 해소하는 것이 중요합니다.

갈등 해결을 위해 고려해야 할 것들

갈등 해결을 위해 다음과 같은 내용이 고려될 때, 갈등을 건강하게 관리하고, 개인과 조직의 성과와 혁신을 촉진할 수 있습니다.

1. 의사소통과 인간관계 강화

갈등의 해소를 위해서는 의사소통과 인간관계의 이해와 신뢰를 강화해야 합니다. 개인이나 집단 간에 솔직하고 개방적인 대화를 통해 의견을 나누고, 상대방의 관점을 이해하려는 노력을 기울여야 합니다.

2. 건설적인 갈등 장려

건설적인 갈등은 조직이나 개인의 성장과 혁신을 촉진시킬 수 있습니다. 따라서 건설적인 갈등을 격려하고 지원하는 조직 문화를 조성해야 합니다. 문제 해결 및 협력을 위한 다양한 플랫폼과 프로세스를 도입하여 갈등을 구조화하고 관리할 수 있습니다.

3. 새로운 도전과 아이디어 개발을 위한 갈등 인식

갈등의 부재는 조직의 정체성과 침체를 초래할 수 있습니다. 따라서 조직은 새로운 도전과 아이디어 개발을 촉진하기 위해 갈등을 필요로 한다는 인식을 가지고 갈등을 긍정적으로 대우해야 합니다.

4. 갈등 관리의 중요성 강조

갈등 관리는 인간관계의 다양한 측면에서 주요 과업으로 간주되어야 합니다. 조직은 갈등에 대한 인식과 대응 능력을 강화하기 위한 교육과 훈련을 제공해야 합니다. 또한 갈등이 발생할 경우 조직 내에서 적절한 갈등 해결 절차와 도구를 마련하여 신속하고 효과적으로 대응할 수 있어야 합니다.

5. 존중과 책임감을 바탕으로 한 갈등 관리

갈등은 자연스러운 현상이며 모든 사람이 갈등을 경험할 수 있습니다. 따라서 상호 간의 존중과 책임감을 바탕으로 갈등을 다루어야 합니다. 갈등에 대한 비판적인 태도와 견해를 바탕으로 협력적인 문제 해결과 조화로운 인간관계를 형성할 수 있습니다.

6. 갈등의 적절한 조절

갈등은 행동을 형성하는 주요 요소로 작용할 수 있습니다. 조직은 갈등을 적절하게 조절하여 한 개인이나 집단을 파괴하는 것을 방지하고, 대신 통일성을 촉진할 수 있는 방향으로 유도해야 합니다.

7. 갈등의 에스컬레이션 방지

갈등은 증폭될 수 있으므로 조기에 인식하고 적극적으로 해결해야 합니다. 참을성 없음, 분노, 좌절, 짜증, 노골적인 표현 등을 삼가고, 대화와 협력을 통해 갈등을 해소하는 방향으로 나아가야 합니다.

2 갈등의 해결 방안

갈등의 대처

갈등을 대처하고 해결하고자 한다면 다음 2가지에 초점을 두어야 합니다.

- **개인의 목표, 욕구를 달성:** 갈등 상황에서 개인은 자신의 목표와 욕구를 고려하고 타협이나 조정을 통해 자신의 이익을 얻을 수 있는 방안을 모색해야 합니다.
- **상대와의 관계를 유지:** 갈등 상황에서 상대와의 관계를 유지하고 발전시키는 것이 중요합니다. 적극적인 의사소통과 상호이해, 상대방의 관점을 존중하는 자세를 갖는 것이 도움이 됩니다. 상호 간의 신뢰와 협력을 강화하여 갈등을 해결할 수 있습니다.

(1) 갈등의 대처 행위

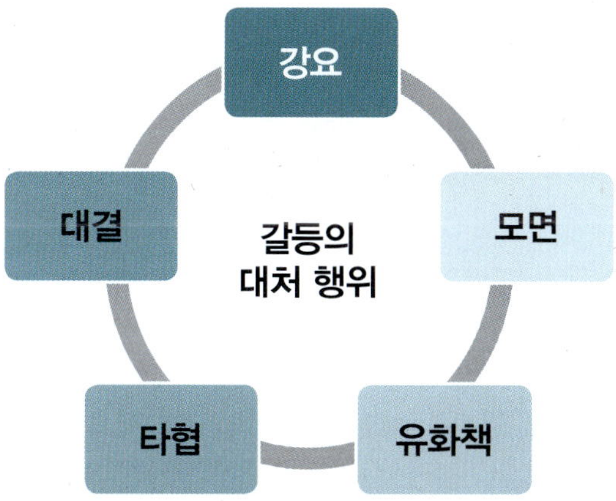

갈등의 대처 행위는 다양한 방식으로 나타날 수 있습니다. 여기에는 다섯 가지 일반적인 대처 행위가 포함될 수 있습니다.

① **강요:** 상대방에게 자신의 의견이나 요구를 강제적으로 밀어붙이는 행위입니다. 이는 상대방의 의견이나 이익을 무시하고 자신의 이익을 추구하는 것으로 갈등을 격화시킬 수 있습니다.

② **모면:** 갈등 상황을 피하거나 무시하는 행위입니다. 개인이나 집단은 갈등을 회피하려고

하거나, 갈등 상황을 인식하지 않으려는 경향이 있습니다. 이는 일시적으로는 갈등을 회피할 수 있지만, 장기적으로는 문제를 야기할 수 있습니다.

③ **유화책**: 상호 간의 관계를 중요시하며 상대방과의 타협을 모색하는 방식입니다. 유화책은 양측이 서로의 의견과 이익을 조율하여 상대방과의 타협점을 찾는 것을 목표로 하되, 유화책은 상호 간의 타협을 통해 양측이 중간 지점을 찾는 것을 목표로 하며, 타협 자체보다는 상대방과의 관계를 유지하기 위한 목적에 중점을 둔 의견조율 행위입니다.

④ **타협**: 타협은 양측의 요구와 이익을 조율하며, 상호 간의 의견조율을 통해 갈등을 해결하려는 접근 방식입니다. 양측이 서로의 입장을 조율하여 상대방과의 합의점을 찾는 행위라는 면에서 유화책과 비슷하지만, 상대방의 입장을 우선시하고 자신의 요구나 이익을 양보하는 방식에 가깝습니다. 따라서 유화책보다 적극적인 의견조율이 일어날 수 있는 대처 방식입니다.

⑤ **대결**: 상대방과의 갈등을 해결하기 위해 자신의 입장을 고수하며, 상대방에게 양보하지 않는 행위입니다. 이는 경쟁과 강요의 요소를 포함하며, 상대방의 입장을 무시하거나 불이익을 줄 수 있습니다.

이러한 대처 행위는 각각 장단점이 있고 상황에 따라 적용될 수 있습니다. 효과적인 갈등 해결을 위해서는 상황과 상대방과의 관계, 목표를 고려하여 적절한 대처 행위를 선택하는 것이 중요합니다.

(2) 갈등의 대처 유형

푸남(Robert D. Putnam)과 윌슨(James Q. Wilson)에 따르면, 갈등 대처 방식은 회피형(Avoidance), 경쟁형(Competition), 해결지향형(Problem-Solving)으로 분류됩니다. 각각의 특징을 살펴보면 다음과 같습니다.

- **회피형(Avoidance)**

  회피형 대처는 갈등을 피하거나 무시하는 방식입니다. 이는 갈등 상황을 회피하여 해결하지 않으려는 경향이 있습니다. 회피형 대처는 갈등의 심각도를 완화시키는 데 도움이 되지만, 갈등의 해결을 위해 노력하지 않거나 갈등 상황을 무시하게 될 수 있습니다.

- **경쟁형(Competition)**

경쟁형 대처는 자신의 이익을 추구하고 상대방을 이기려는 경쟁적인 방식입니다. 이는 갈등 상황에서 자신의 목표를 우선시하며 상대방을 압도하려는 경향이 있습니다. 경쟁형 대처는 갈등을 해결하기보다는 상대방을 제압하거나 승리를 추구하는 데 중점을 둡니다.

- **해결지향형(Problem-Solving)**

해결지향형 대처는 갈등의 원인을 분석하고 해결책을 찾으려는 방식입니다. 이는 상호 간의 협력과 의사소통을 강조하며 문제를 해결하기 위해 다양한 대안을 모색하는 특징이 있습니다. 해결지향형 대처는 갈등 상황에서 win-win 상황을 창출하고 지속 가능한 해결책을 찾는 데 초점을 둡니다.

(3) 갈등 해결을 위한 방식

갈등 해결은 상황에 맞게 적절한 방법을 선택하고 이해 관계를 개선하며, 상호 간의 만족과 협력을 추구하는 과정입니다. 갈등 해결을 위한 일반적인 방식으로는 **힘, 법, 대화**가 있습니다.

- **힘**

갈등 해결을 위해 힘을 동원하는 방식으로, 상대방에 대한 압박, 위협, 보복 등의 수단을 사용하여 갈등을 해결하려는 것을 의미합니다. 이 방식은 갈등의 상대방을 제압하거나 자신의 이익을 강제로 달성하려는 경향이 있으며, 강압적이거나 강제적인 해결책을 가져올 수도 있습니다. 그러나 힘을 사용하는 방식은 상호 간의 신뢰와 관계를 손상시킬 수 있으며, 장기적인 해결에 한계가 있을 수 있습니다.

- **법**

법과 제도적 장치를 활용하여 갈등을 해결하는 방식입니다. 법적 절차와 규정을 따라 소송이나 중재 등의 절차를 통해 갈등을 해결하려는 것을 의미합니다. 법적인 규칙과 절차를 통해 공정성과 중립성을 확보하고, 상호 간의 이해관계를 법적으로 보호하는 방법입니다. 그러나 법적인 해결책은 갈등의 복잡성과 특수성에 제한이 있을 수 있습니다.

- **대화**

갈등 당사자 간의 의사소통과 상호작용을 통해 해결을 추구하는 방식입니다. 이는 서로의 이해를 도모하고 문제를 공유하며 협력적인 해결책을 모색하는 과정을 포함합니다.

대화를 통해 의견을 교환하고 갈등의 근본 원인을 파악하며 상호 간의 관계 개선과 해결책을 찾을 수 있습니다.

이 세 가지 방식은 갈등의 성격과 상황에 따라 선택되고 조합될 수 있습니다. 상황에 따라 대화를 통한 상호 이해와 협력적인 해결책 모색, 법적인 규칙과 절차를 활용한 중재, 혹은 힘을 동원한 해결책이 필요할 수 있습니다.

그러나 대화를 통한 갈등 해결은 갈등의 근본 원인을 해결하고 협력적인 해결책을 모색할 수 있는 바람직한 방식입니다. 대화를 통한 의사소통은 갈등의 원인과 배경을 파악하고 서로의 관점을 이해하는 데 도움을 줍니다.

갈등 해결을 위한 방식

힘	상대의 희생을 요구하거나 승패를 나누는 표면적으로는 쉬운 해결책이나 근본적인 해결이 어려움
법	제도적 장치를 통한 갈등의 해결로 평화적이나 그 자체만으로는 한계가 있음
법	의사소통을 통한 해결로 평화적이며 상호만족하는 결과를 이끌어 낼 수 있는 방법

(4) 갈등 해결을 위한 기술

갈등 해결을 위한 대표적인 기술로, **협상**, **중재**, **중조**가 있습니다.

- **협상**(Negotiation)

당사자들이 갈등의 원인과 요구사항에 대해 대화하며 상호적인 합의점을 찾는 과정입니다. 이는 양측의 이익을 고려하고 상호 만족을 추구하는 방법입니다.

예를 들어, 두 부서 간에 자원 배분에 관한 갈등이 발생했다고 가정해봅시다. 이 경우, 당사자들은 협상을 통해 자원의 분배 방식, 우선순위, 대체 가능한 자원 등에 대해 대화하고 합의점을 찾을 수 있습니다. 양측은 서로의 요구사항을 듣고 이해하며 상호적인 타협을 통해 문제를 해결하려고 노력할 수 있습니다.

- **중재(Mediation)**

  갈등 당사자 간의 의견이 대립적이고 대화가 어려울 때, 중립적인 제3자인 중재자가 참여하여 갈등을 해결하도록 돕는 방법입니다. 중재자는 양측을 이해하고 이해관계를 조율하여 상호 합의점을 찾을 수 있도록 지원합니다.

  예를 들어, 두 직원 간의 개인적인 갈등이 있을 때 중재자로서의 역할이 필요할 수 있습니다. 중재자는 양측의 이야기를 듣고 갈등의 원인을 파악한 후, 갈등 당사자들 사이의 대화를 조율하고 이해관계를 형성하도록 도와줍니다. 중재자는 중립적인 입장을 유지하며 양측이 상호적인 해결책을 찾을 수 있도록 지원합니다.

- **중조(Facilitation)**

  제3자가 갈등 당사자들에게 중재적인 역할을 수행하지 않고, 당사자들 스스로가 해결책을 찾을 수 있도록 돕는 것입니다. 조정자는 의견 충돌을 관리하고 효과적인 의사소통과 협력을 촉진하는 역할을 합니다.

  예를 들어, 회의나 그룹 토의 시 갈등이 발생했을 때 조정자의 역할이 필요할 수 있습니다. 조정자는 의견 충돌을 관리하고 의사소통을 원활하게 하는 역할을 수행합니다. 그들은 갈등 당사자들에게 각자의 의견을 표현하고 듣도록 도움을 주며, 참여자들이 상호적인 협력과 합의를 이끌어낼 수 있도록 지원합니다.

갈등이 있는 조직에서는 이러한 기술들을 적절하게 활용하여 갈등 당사자들 간의 대화와 협력을 촉진하고, 상호적인 해결책을 찾을 수 있도록 노력해야 합니다.

갈등 해결을 위한 기술

협상	당사자들이 직접 대화를 통해 해결하는 것
조정	협상이 실패하고 상호 의사소통이 끊어졌을 때, 중립적인 제3자를 통해 갈등을 해결하는 것
중조	당사자들 스스로가 해결책을 찾을 수 있도록 제3자가 도와주는 것

갈등 해결의 중요성

갈등 해결은 조직이나 직장 내에서 상호 의존적인 관계를 유지하고 성공적인 협력을 이끌어내기 위해 매우 중요합니다.

다음은 조직에서의 갈등 해결이 중요한 몇 가지 이유를 설명합니다.

- 갈등은 **업무의 원활한 진행을 방해**할 수 있습니다. 갈등 상황에서는 의사 결정에 대한 합의에 어려움이 생기고, 의견 충돌과 소통의 부재로 인해 업무 수행이 지연될 수 있습니다. 갈등을 해결하고 조정함으로써 업무 효율성을 향상시킬 수 있습니다.
- 갈등이 지속되면 직원들의 **만족도가 저하되고, 조직내 분위기가 악화**될 수 있습니다. 갈등 해결을 통해 직원들의 의견을 존중하고 문제를 해결함으로써 직원들의 참여도와 업무에 대한 애착도를 높일 수 있습니다.
- 갈등은 **협력과 팀워크를 방해**하는 요소입니다. 갈등 상황에서는 직원들 간의 신뢰가 흔들리고 협력적인 관계가 손상될 수 있습니다. 갈등을 해결하고 조정함으로써 협력과 팀워크를 강화하여 효과적인 팀 성과를 도모할 수 있습니다.
- 갈등이 지속되는 조직은 **내부적으로 부정적인 이미지를 형성**할 수 있습니다. 이는 직원들 간의 관계뿐만 아니라 외부 고객이나 이해관계자들과의 상호 작용에도 영향을 미칠 수 있습니다. 갈등을 적극적으로 해결하고 조직내 협력과 조화를 강조함으로써 긍정적인 조직 문화와 기업 이미지를 형성할 수 있습니다.
- 갈등은 **개인의 역량을 향상시킬 수 있는 기회**로도 볼 수 있습니다. 갈등 상황에서는 문제 해결, 대화, 협상 등의 기술을 개발하고 향상시킬 수 있으며, 이는 개인적인 성장과 발전에 도움을 줄 수 있습니다.

갈등은 개인 간의 문제로 국한되지 않고 조직이나 집단에까지 파급 효과를 미칠 수 있습니다. 상사와 부하 직원 간의 갈등이 발생하면 상사와 직원 사이뿐만 아니라 조직 전체에 영향을 미치게 됩니다.

상사와 직원 간의 갈등은 상호 의사소통을 저해하고 신뢰 관계를 손상시킬 수 있습니다. 이는 업무 협업과 성과에도 영향을 미치며 스트레스와 불안감을 유발할 수 있습니다. 효율적인 업무 수행이 어려워지고 생산성이 저하될 수 있습니다. 또한 상사와 직원 간의 갈등이 지속되면 노사 간의 갈등으로 번질 수도 있으며, 이는 전체 조직의 운영에 부정적인 영향을 미칠 수 있습니다.

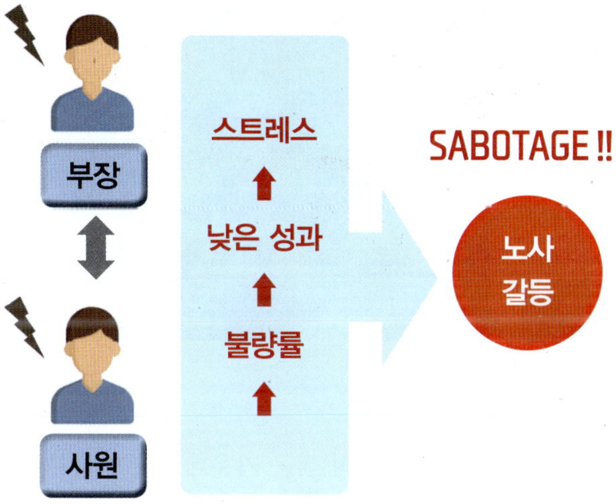

© 이미지 출처: https://www.flaticon.com/

갈등은 사회적으로도 파급 효과를 가져올 수 있습니다. 예를 들어, 노사 간의 갈등으로 인한 파업이나 노동 시장의 불안정성이 발생할 수 있습니다. 이는 경제적 손실이나 사회적 불평등 증가와 같은 문제를 야기할 수 있습니다.

사보타지(SABOTAGE)

사보타지는 의도적으로 어떤 것을 손상시키거나 방해하는 행위를 의미합니다. 종종 해를 끼치거나 혼란을 일으키기 위해 이루어집니다. 갈등 해결의 맥락에서 사보타지는 건설적이거나 효과적인 접근 방식으로 간주되지 않습니다. 오히려 갈등을 지속시키고 양측 간 긴장을 고조시킵니다.

갈등 중에 사보타지를 행하는 것은 관계의 악화, 효과적인 의사소통 방해, 해결을 위한 진전 방해를 야기할 수 있습니다. 사보타지는 상대방의 목표, 노력, 신뢰를 훼손하는 파괴적인 행동이나 행위를 포함합니다. 사보타지는 주로 개인적인 이익이나 보복을 추구하는 것이며 상호 만족스러운 해결을 찾는 대신에 이루어집니다. 갈등 해결 과정이나 결과를 사보타지하는 것은 갈등을 더 오래 지속시키며 긍정적인 해결을 이루지 못하게 합니다.

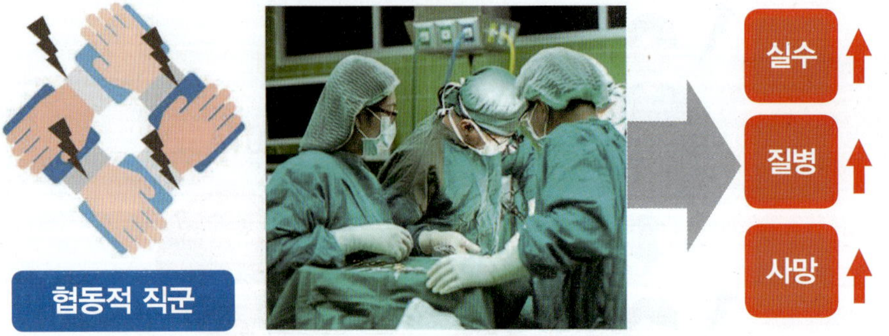

© 이미지 출처: https://pixabay.com/

이 같은 갈등은 상하관계뿐 아니라, 협동적 직군 가운데서도 발생합니다. 특히 의료 현장과 같이 생명과 직결된 업무에서는 갈등이 심각한 결과를 초래할 수 있습니다. 따라서 의료 직군에서 갈등이 발생했을 때는 신속하고 효과적인 해결이 필요합니다. 갈등은 예방하는 것이 가장 이상적이지만, 발생한 갈등에 대해서는 빠른 대처와 적절한 조치가 필요합니다. 의료 직군에서는 갈등의 심각성과 위험성을 인식하고, 조직내 갈등 관리 시스템을 구축하여 협력적이고 안전한 환경을 유지하는 것이 중요합니다.

따라서 조직이나 직장에서는 갈등을 무시하지 않고, 적극적으로 해결하고 조정할 수 있는 체계와 문화를 구축하여 성공적인 협력과 발전을 이끌어내는 것이 중요합니다.

심각한 갈등 대처를 위한 가이드

(1) 갈등 관리를 위한 단계

일반적인 갈등 관리를 위한 단계적 접근은 다음과 같습니다.

- **갈등 원인의 분석**

  먼저 갈등의 근본 원인을 분석하고 이해해야 합니다. 갈등이 어떻게 발생하고 왜 상호 간의 목표가 양립할 수 없는 상태인지 파악하는 것이 중요합니다.

- **창의적인 해결책 모색**

  갈등 상태에서 서로에게 수용될 만한 창의적인 해결책을 모색해야 합니다. 이를 위해 다양한 아이디어를 고려하고, 상호 간의 이해와 타협점을 찾는 데 집중해야 합니다. 실용적이고 현실적인 해결책을 고려하는 것이 중요합니다.

- **해결책의 검토 및 수정**

  제시된 해결책을 서로 검토하고 토론해야 합니다. 상호 간의 의견을 조율하고 수정할 필요가 있는지 고려해야 합니다. 이 단계에서 서로의 관점을 이해하고, 필요에 따라 타협하거나 조정하는 과정이 필요합니다.

- **지속적인 노력과 반복**

  갈등 해결은 일회적인 노력이 아니라 지속적인 과정입니다. 계속해서 대화와 협상을 통해 갈등 상황을 다루고, 새로운 해결책을 모색하고 검토해야 합니다. 상호 간의 이해와 타협을 위해 지속적으로 노력하는 것이 중요합니다.

갈등이 심각하더라도 서로에게 수용될 만한 해결책을 찾고, 상호 간의 갈등 상태를 해소하기 위해 노력하는 시도를 지속함으로써 갈등문제를 최종적으로 해결할 수 있습니다.

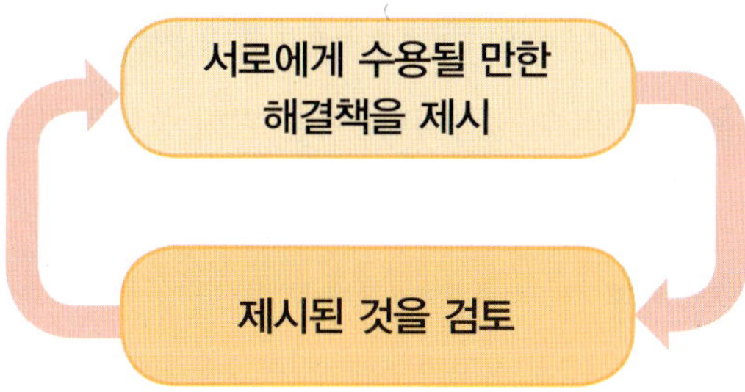

갈등이 해결될 때까지 지속하라

(2) 갈등대처의 기본 원칙

심각한 갈등에 대처하고 관리하기 위해 다음과 같은기본 원칙들을 적용하는 것이 필요합니다.

- **갈등의 현안을 명확히 정의하고 이해한다.**

  갈등의 당사자들과 함께 현안에 대해 서로 이야기하고 공유할 수 있는 시간을 가집니다. 이 과정에서 상대방의 입장을 듣고 이해하기 위해 경청하는 자세를 갖습니다. 갈등의 당사자들이 서로가 어떻게 생각하고 느끼는지 이해하는 것이 중요합니다.

- **비공격적인 의사소통해야 한다.**

갈등 상황에서는 자신의 입장을 변명하거나 상대방을 비난하려는 유혹에 빠지기 쉽습니다. 하지만 이는 갈등을 더욱 심화시킬 수 있습니다. 대신에 현안문제, 이해의 대립, 목전의 관심사에 집중하여 이야기합니다. 각 당사자들은 자신의 의견을 자유롭게 표현하고, 그것을 서로 존중해야 합니다.

- **상호 협력과 윈-윈 해결책 모색한다.**

당사자들은 상호 협력적인 태도를 가지고 서로가 받아들일 수 있는 제안을 모색합니다. 이때 중요한 점은 상대방에게도 이익이 될 수 있는 제안을 찾는 것입니다. 양쪽이 모두 만족할 수 있는 윈-윈 해결책을 찾기 위해 노력합니다. 가능한 대안을 제시하고, 이를 실현시킬 수 있는 구체적인 방법과 조건을 현실적으로 도출합니다.

- **객관적인 준거와 타협을 가진다.**

갈등의 해결을 위해 객관적인 준거를 마련합니다. 이는 외부의 제3자가 갈등 상황을 평가하고 정당하다고 인정할 수 있는 근거를 제공하는 것을 의미합니다. 객관적인 기준을 마련하여 상호 타협을 도모할 수 있습니다. 이를 위해 중립적인 전문가의 도움을 받을 수도 있습니다.

- **지속적인 평가와 조정한다.**

갈등 해결은 한 번의 대화나 합의로 끝나지 않습니다. 해결책이 시행될 때마다 평가를 수행하고 필요한 경우 조정합니다. 이는 갈등이 재발하지 않고 지속적인 협력과 조화를 유지할 수 있도록 돕습니다.

3 갈등의 해결을 위한 노력

공감대 형성

갈등 해결과 공감대 형성은 상호 보완적인 요소로서 함께 고려되어야 합니다. 갈등 해결은 갈등 상황에서 서로 다른 입장을 조율하고 합의점을 찾는 과정을 의미하며, 이를 위해서는 상

SERVQUAL 모형

SERVQUAL 모형은 서비스 품질을 평가하기 위한 모델로, 서비스 제공자가 고객의 기대를 충족시키는 데 얼마나 성공적인지를 측정합니다.

이 모델은 서비스 품질을 다섯 가지 영향 요소로 분류합니다.

SERVQUAL 모형
서비스 품질 영향 요소

1. 신뢰성
2. 반응성
3. 확신성
4. 유형성
5. 공감성

공감성(Empathy)이란?

- 고객의 개인적인 요구에 대한 배려
- 고객에 대한 관심
- 고객요구의 경청
- 고객 지향적인 시간의 배려
- 진심 어린 서비스

1. 신뢰성(Reliability)

서비스 제공자가 고객에게 일관되고 정확한 서비스를 제공할 수 있는 능력을 나타냅니다. 신뢰성은 서비스 제공자의 신뢰성, 예상 시간에 대한 준수, 오류나 결함의 유무 등을 평가합니다.

2. 반응성(Responsiveness)

서비스 제공자가 고객의 요구와 문의에 신속하게 대응할 수 있는 능력을 나타냅니다. 반응성은 고객의 요구에 대한 적절한 응답성과 빠른 행동을 평가합니다.

3. 확신성(Assurance)

서비스 제공자의 전문성과 신뢰성을 나타내며, 고객이 서비스 제공자에게 신뢰를 가질 수 있는지 평가합니다. 확신성은 서비스 제공자의 지식과 기술, 태도와 신뢰도를 평가합니다.

4. 유형성(Tangibles)

유형성은 서비스 환경과 시설, 장비, 직원의 외모와 모습 등 고객이 볼 수 있는 유형적인 증거를 나타냅니다. 고객은 시각적인 측면에서 서비스의 품질을 평가하며, 이는 고객의 만족도에 영향을 줄 수 있습니다.

5. 공감성(Empathy)

공감성은 서비스 제공자가 고객의 필요와 요구를 이해하고 공감하는 능력을 나타냅니다. 서비스 제공자는 고객에게 진심으로 관심을 가지고 배려하는 자세를 보여야 합니다.

호 간의 이해와 공감이 필요합니다.

따라서 갈등 해결을 위해서는 갈등 자체에 집중하면서도 동시에 상호 공감과 공통점을 찾는 노력을 함께 진행해야 합니다. 이는 상호 간의 신뢰를 증진시키고 지속적인 관계 개선을 위해 필요한 접근 방식입니다. 개인적으로 이러한 점들을 고민하고 이러한 측면을 고려하는 것은 갈등 해결과 관계 형성에 도움이 될 것입니다.

또한 의료서비스 분야에서 갈등에 대처하는 보건의료 전문가들은 상대방의 입장을 이해하고 공감하는 능력을 강화하는 것이 중요합니다. **갈등에 대처하기 위한 공감**이란 갈등의 당사자들이 서로에게 관대함을 가지고 듣고 이해하는 자세를 갖는 것을 의미합니다. 또한 **상호 간의 공통점을 찾아내는 것**도 중요한 요소입니다. 공통점은 서로의 관심사, 가치, 목표 등을 공유하며 상호 이해를 도모할 수 있는 기반이 됩니다.

동조의 활용

동조는 **상대방과의 행동의 조화를 이루는 것**을 의미합니다. 이는 상대방의 의도와 감정을 이해하고, 그에 맞춰 자신의 행동을 조정하는 것을 의미합니다. 상대방과의 **공감대를 형성하고 유지하기 위해 중요한 요소**입니다. 동조를 통해 상대방과의 관계를 원만하게 유지하고 갈등을 해결하는 데 도움이 됩니다.

미러링(mirroring)이란 거울 안에서 나의 모습을 볼 수 있듯, 상대방과 마주하며 상대의 행동을 모방하고 따라하는 것을 의미합니다. 원래 미러링 효과는 개인들이 다른 사람들의 행동, 제스처, 표현을 무의식적으로 모방하는 경향을 말합니다. 상대방의 행동을 모방하면서 서로의

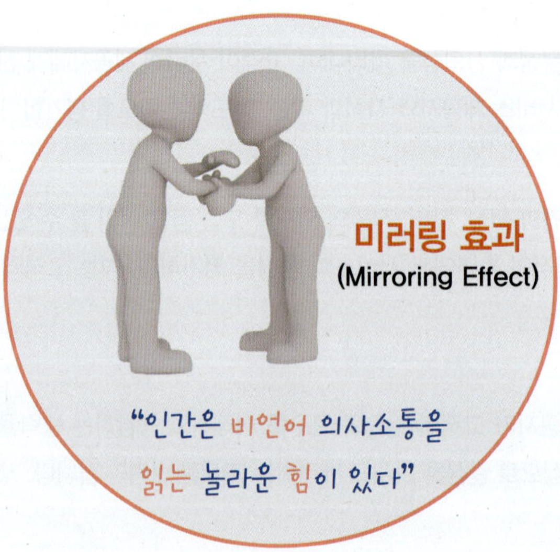
미러링 효과
(Mirroring Effect)
"인간은 비언어 의사소통을
읽는 놀라운 힘이 있다"

행동과 표현을 조화롭게 맞추는 것만으로도, 상호 간에 자신을 이해하고 공감한다는 느낌을 주고받을 수 있으며 긍정적인 의사소통과 관계를 형성하게 하는 효과가 있습니다.

이는 개개인의 소통과정에서 자동적으로 일어나는 자연스러운 현상이지만, 사회적 상호작용에서 사람들 사이에 호감과 연결감을 형성하는 데 도움을 주는 소통의 기술로 볼 수 있습니다. 따라서 **동조의 한 방편**으로 의노석으로 미러링이라는 소통의 기술을 적용할 수 있습니다. 미러링으로 공감대를 만들어가면 서로의 감정과 의도를 더 잘 이해할 수 있으며, 궁극적으로 갈등을 예방하고 해소하는 데 도움이 될 수 있습니다.

말의 속도 조절

말의 속도를 조절하면 상대와의 대화가 원활해지고 공감대를 형성할 수 있습니다. 상대의 말 속도에 맞춰가거나 **적절한 속도**로 말하는 것은 상호 간의 대화를 조화롭게 만들어줍니다. 이는 상대방의 이해와 공감을 높이는 데 도움이 됩니다. 또한 말의 속도를 조절하여 상대방이 편안하게 대화할 수 있도록 돕습니다. 말의 속도 선택은 상황과 목적에 맞게 적절히 고려되어야 합니다.

상황에 대한 이해

상황에 대한 이해는 상대방과의 관계를 개선하고 갈등을 해결하는 데 도움이 되는 핵심적인 요소입니다. 이를 통해 상대방의 의도와 관점을 이해하고 상호 간의 대화를 건설적으로 이어나갈 수 있습니다.

- 상대방을 더 객관적으로 이해하기 위해 주관적인 시각을 제외하고 상황을 분석하고 파악해야 합니다. **객관적인 관점**에서 상대방의 행동과 입장을 이해하려고 노력해야 합니다.
- 갈등 상황에서는 **상대방의 긍정적인 의도를 이해**하기 위해 노력해야 합니다. 그들이 왜 그런 행동이나 의견을 가지고 있는지 이해하고 그들의 동기와 목표를 파악하는 것이 중요합니다.
- **상대방의 가치관을 이해**하는 것은 상호 간의 갈등을 해소하는 데 큰 도움이 됩니다. 상대방이 어떤 가치를 중요시하고 어떤 원칙에 따라 행동하는지 이해하고 존중하는 것이 필요합니다.
- 갈등 상황에서 **상대방의 불평이나 불만을 받아들이는** 태도가 중요합니다. 이를 통해 자신의 행동을 돌아보고 개선할 수 있는 기회를 얻을 수 있습니다.

노사 협력을 위한 의사소통의 이해

노사 간의 협력을 위해 의사소통을 이해하는 것은 중요한 요소입니다. 노사 간의 대립과 갈등 문제는 "Win-Win"의 개념을 가지고 접근할 필요가 있습니다. 노사 간 의사소통의 이해와 Win-Win 원리는 상호 간의 협력과 조정을 촉진하여 노사 간의 관계를 향상시키고 조직의 성과를 향상시키는 데에 도움을 줍니다. 노사 협력을 위해 Win-Win 원리 적용하는 것은 다음과 같은 내용이 포함됩니다.

- 노사 간의 의사소통은 **상호적인 이익을 추구**하는 원리를 기반으로 이루어져야 합니다. 양쪽 모두가 협력과 조정을 통해 상호 이익을 실현할 수 있는 방안을 찾아야 합니다.
- 의사소통은 상호 간에 **정보를 공유**하는 것을 중요시해야 합니다. 노사 간에 중요한 정보를 공유하고 투명성을 유지함으로써 신뢰를 구축하고 공동의 목표를 이룰 수 있습니다.
- 노사 간 의사소통에서는 상대방을 경청하고 이해하기 위해 **청자의 역할**을 수행해야 합니다. 상대방의 의견과 우려사항을 경청하고 이를 존중하며 공감할 수 있는 능력을 발휘해야 합니다.
- 노사 간 의사소통은 **대화와 협상**을 통해 이루어져야 합니다. 상호 간의 의견 충돌이 있을 때는 적극적인 대화와 상의를 통해 해결책을 찾고 합의를 이끌어내는 것이 중요합니다.
- 의사소통의 목적은 **문제 해결**에 있습니다. 노사 간 갈등이나 문제가 발생했을 때는 상호 간의 의사소통을 통해 공동의 이익을 위한 해결책을 찾아야 합니다. 이를 통해 양측이 모두 만족할 수 있는 Win-Win 상황을 창출할 수 있습니다.

"Win-Win" 원리

"Win-Win"은 영어로서 두 가지의 "Win"이라는 용어로 이루어져 있습니다. 이는 한 쪽이 이기고 다른 쪽이 지는 상황이 아니라, 양측 모두가 승리하는 결과를 이루는 것을 의미합니다. 이는 상호 간의 협력과 조정을 통해 모든 관련자가 만족할 수 있는 해결책을 찾는 것을 목표로 합니다.

"Win-Win" 원리는 상호 협력과 이익을 추구하여 모든 관련자가 이길 수 있는 상황을 창출하는 원리입니다. 이는 상호 간의 관계에서 양측이 모두 이익을 얻을 수 있는 상황을 만들어내는 것을 의미합니다. "Win-Win" 원리는 상호 간의 갈등이나 이해착오를 해소하고 조직이나 집단 내에서 협력과 긍정적인 관계를 형성하기 위해 많이 사용되는 원리입니다. 이는 상호 간의 관계를 발전시키고 지속 가능한 협력을 도모하는 데에 있어 중요한 원칙 중 하나입니다.

의사소통의 노하우

〈갈등을 누그러뜨리는 단어를 사용하라〉

- Think 내 생각에는…
- Why 왜?…
- Because 왜냐하면…

2009년 그라함(Grahamd) 연구팀은 "부부 간의 논쟁 중 인지적 단이 시용과 염증 유발 사이토카인 증가"라는 흥미로운 논문*을 발표했습니다. 이 연구에서는 부부 간의 의사소통과 생리적 반응 간의 상호작용을 이해하기 위해 부부가 서로 논쟁하는 동안 어떤 유형의 단어 사용이 있었는지, 그리고 이러한 단어 사용이 염증 유발 사이토카인인 TNF-a 수치에 어떤 영향을 미치는지를 조사했습니다.

결론은 부부가 논쟁을 할 때, 서로를 이해하려 하려는 인지-추론 단어를 많이 사용할수록 스트레스를 덜 받아 염증유발 사이토카인 분비가 적은 것으로 나타났습니다. 우리가 갈등상황에서 대화 중에라도 서로를 이해하려는 의사소통에 노력을 기울일수록 스트레스를 적게 받고 건강을 유지하는 데 도움이 된다는 실험적 증거입니다. 뿐만 아니라 갈등을 누그러뜨리는 단어를 사용하는 것은 좋은 의사소통과 원활한 대화를 유지하는 데 도움이 될 수 있습니다.

Think(내 생각에는…)

"내 생각에는 우리는 상호적인 해결책을 찾을 수 있을 것 같아."

Why(왜?…)

"왜 그렇게 생각하시는 건가요? 설명해주시면 더 이해가 잘 될거 같아요."

Because(왜냐하면…)

"왜냐하면 이 대화가 과열되고 있는 것 같아요. 잠시 휴식을 갖고 서로가 더 차분해진 후에 다시 이야기해 볼까요."

위와 같이 갈등을 누그러뜨리는 단어들 사용하는 표현들은 갈등상황에서 소통을 매끄럽게 하며, 서로의 의견을 존중하고 있다는 느낌을 전달하고, 적극적으로 서로를 이해하려는 의도가 담거 있습니다. 그러나 대화를 진전시키려는 이러한 표현들이 맥락에 따라서 공격적으로 들릴 수 있기 때문에, 상황에 맞게 적절히 사용하는 것 또한 중요합니다.

자료원: Graham et al. Cognitive word use during marital conflict and increases in proinflammatory cytokines. Health Psychol. 2009 Sep; 28(5): 621-30.

10장

대상자에 따른 의사소통(1)
갈등, 분노, 공격, 불안, 우울

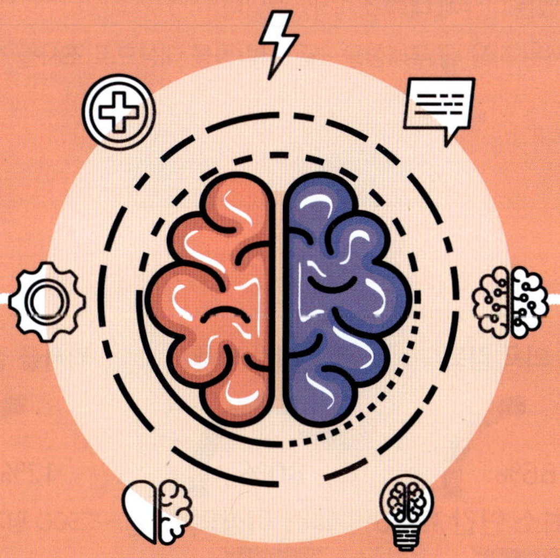

학습 목표

1. 의료서비스 기관에서 갈등문제를 다루는 의사소통의 중요성을 이해하며, 이를 위하여 훈련에 적극적으로 임한다.
2. 특정상황(공격, 분노, 불안, 우울 등)의 의사소통의 특성을 이해하고 효율적인 의사소통의 기법을 설명할 수 있다.

학습 내용

1. 특정 갈등 대상과의 의사소통
2. 분노하는 대상과의 의사소통
3. 공격적인 대상과의 의사소통
4. 기타 까다로운 대상과의 의사소통

Episode 10

무례함의 대가*

무례함이 업무 환경에서 발생할 때, 그 영향은 개인에게만 국한되지 않고 조직 전체에 영향을 미칩니다. 이러한 영향은 공격성과 폭력성과 같은 더 큰 문제로 이어질 수 있습니다.

조직 행동과 경영 분야 연구자이자 조지타운 대학교의 교수인 Christine Porath는 TED Talk에서 "동료에 대한 존중이 비즈니스에 좋은 이유"라는 제목으로 직장에서 존중의 중요성과 그것이 기업에 긍정적인 영향을 미칠 수 있는 이유에 대해 소개하였습니다.

그녀는 해당 연구에서는 직장 내 무례함을 겪은 사람들을 대상으로 조사를 진행하였고, 다음과 같은 결과를 도출하였습니다.

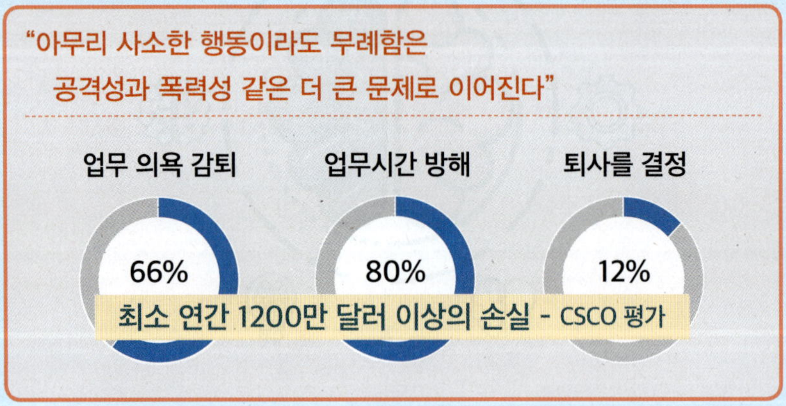

연구 결과에 따르면, 업무 의욕은 66% 감소하였으며, 해당 무례함으로 인해 업무 시간의 80%가 손실되었으며, 상처를 치료하고 마음을 추스르느라고 손해를 보았다고 합니다. 더욱이, 이러한 상황으로 인해 12%의 사람들이 퇴사 결정을 내리기까지 한다고 합니다.

이러한 결과만 봐도 미국에서 연간 발생하는 손실이 12백만 달러에 해당하는데, 이를 우리나라 돈으로 환산하면 140억 원 정도의 손실이 발생하는 것입니다.

즉, Porath는 무례함이 신뢰를 훼손하고 관계를 파괴하며 독성 직장 분위기를 조성한다고 설명합니다. 이는 직무 만족도의 감소, 스트레스 수준의 증가, 동기와 창의성의 감소로 이어집니다.

또한 무례한 행동은 피해자뿐만 아니라 목격자나 간접적으로 영향을 받는 사람들에게도 영향을 미칩니다. 연구 결과에 따르면, 무례함을 간접적으로 겪은 동료는 업무 능력이 25% 감소하였습니다. 무례한 태도로 인해 집중력이 저하되고, 업무 수행에 필요한 능력이 충분히 발휘되지 않습니다. 창의적인 생각 또한 45% 정도 나오지 않았습니다. 협력과 아이디어 공유가 저하되어 조직 내 창의성이 감소할

업무 중 무례함을 겪는 동료의 목격자가 받는 영향

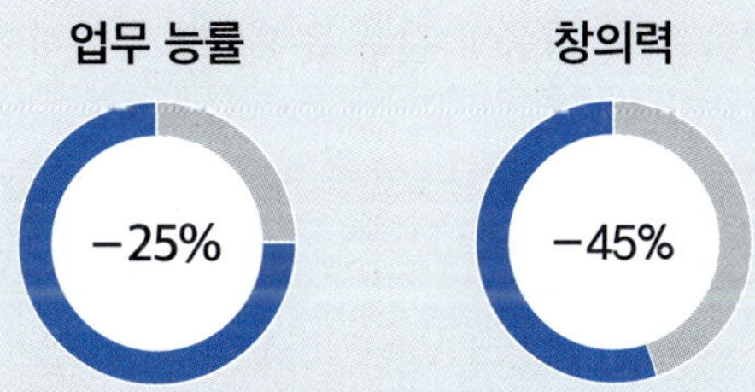

수 있습니다.

만약 의료 현장에서 이런 무례한 의사소통이 벌어진다면, 그 파급 효과는 비용 이상의 생명 문제에 영향을 미칠 수 있을 것입니다. 따라서 직장에서 존중의 중요성을 강조하고, 불쾌한 행동이 가진 부정적인 영향과 조직 내에서 존중 문화를 육성하는 것은 매우 중요합니다.

우리가 겪는 갈등 상황 또는 소통의 불쾌함이 환자들에게 때론 치명적인 영향력을 미칠 수 있다.

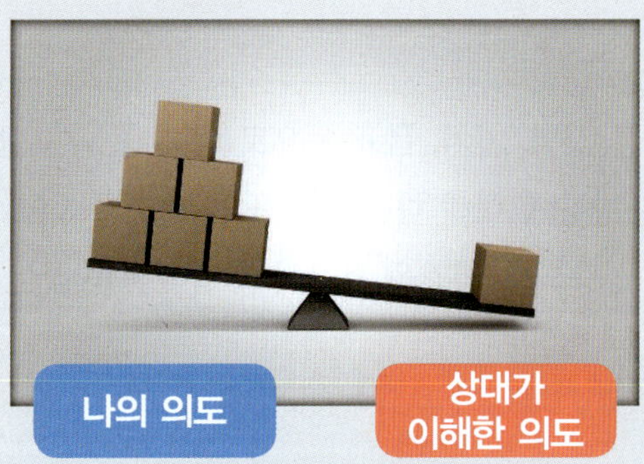

'나는 좋은 의도로 얘기를 했는데 상대방이 좋은 의도로 듣지 않았다.' 라고 한다면 나의 의도가 아무리 좋아도 의사소통이 제대로 이루어졌다고 볼 수 없습니다. 특히, 상대방이 무례함을 느꼈다고 하면 갈등은 피치 못할 것입니다. 이런 경우, 우리의 대화의 무게 중심은 항상 상대가 이해한 의도에 초점을 맞춰야 합니다. 그래서 그 사람 중심으로 대화를 풀어가는 것이 해결책이 될 것입니다.

*자료원: Porath (2018), "Why being respectful to your coworkers is good for business", TED

1 특정 갈등 대상과의 의사소통

지난 장에서 갈등의 양상을 따라 다음과 같은 유형으로 분류하여 설명하였습니다.

갈등의 유형(양상)

수직적 갈등 (vertical conflict)	수평적 갈등 (horizontal conflict)	경쟁적 갈등 (competitive conflict)	분열적 갈등 (disruptive conflict)
개인 내적 갈등 (intrapersonal conflict)	개인간 갈등 (interpersonal conflict)	집단내 갈등 (intragroup conflict)	집단 간의 갈등 (intergroup conflict)

갈등의 유형은 갈등의 **메시지를 중심으로** 내용적 갈등과 관계적 갈등으로 나누어 설명할 수도 있습니다.

- **내용적 갈등**

내용적 갈등은 서로 다른 신념, 가치, 목표 등으로 인해 충돌이 발생하는 경우입니다. 예를 들어, 팀 내에서 프로젝트 방향에 대해 다른 의견을 가지고 충돌이 발생하는 경우가 이에 해당합니다. 이러한 갈등은 상충되는 의견을 조율하고 합의점을 찾아가는 과정을 통해 해결될 수 있습니다.

- **관계적 갈등**

관계적 갈등은 개인 간의 자아의 가치, 자존심, 통제 등과 관련된 충돌입니다. 예를 들어, 프로젝트 팀의 한 구성원이 다른 구성원들에게 무례한 태도를 보이고 자신의 의견을 강요합니다. 이로 인해 관계적 갈등이 발생하며, 다른 구성원들은 자존심이 상할 수 있습니다. 자아의 가치감이 상하거나 자존심이 상하는 상황은 즉각적으로 해결하기 어렵습니다. 또한 통제권이 누구에게 속하는지에 대한 문제도 미묘하고 복잡할 수 있습니다.

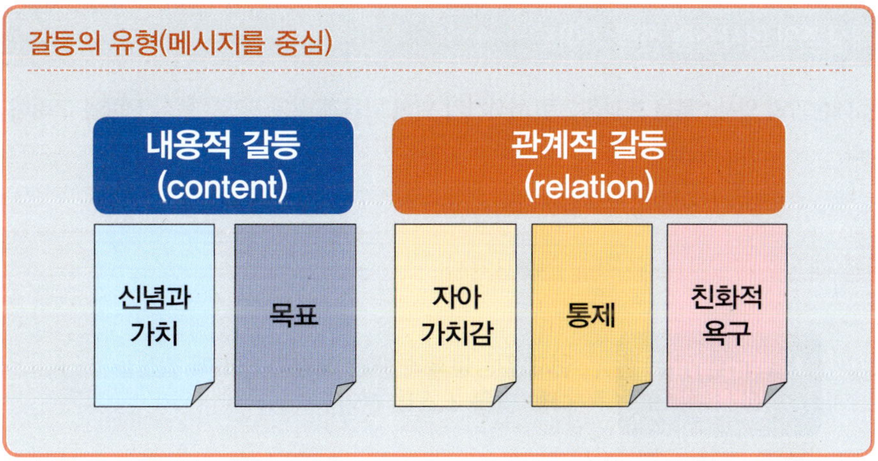

관계적 갈등은 매우 쉽게 일어나지만 깨닫기가 쉽지 않을 수 있습니다. 관계적 갈등은 내용적 갈등보다 의사소통 과정에 더 많은 어려움을 겪을 수 있습니다. 이런 종류의 갈등은 의사소통 과정에 분명하게 표현하기 어렵고 해결도 쉽지 않기 때문입니다.

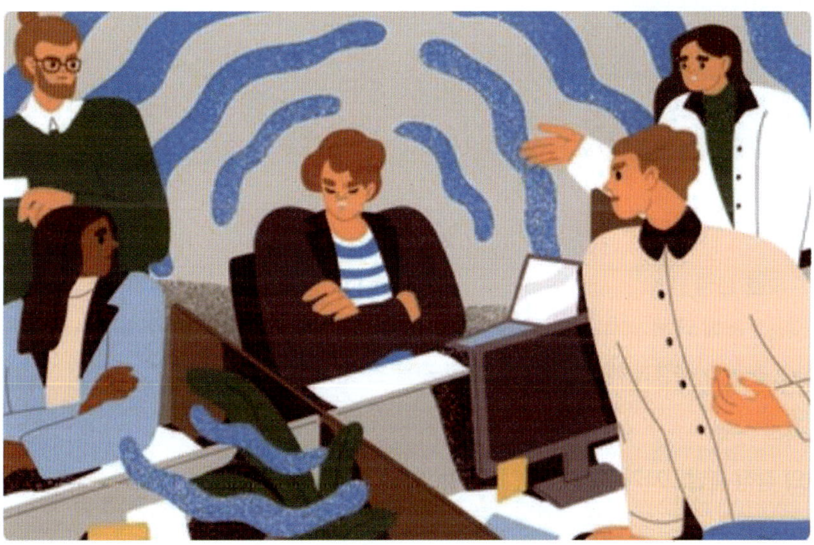

© 이미지 출처: https://www.shutterstock.com/

갈등 대상과의 의사소통 전략 가이드

갈등 대상과의 의사소통을 효과적으로 처리하기 위해 다음과 같은 3가지 핵심 전략을 고려해 볼 수 있습니다.

갈등 대상과의 의사소통 핵심전략 3가지

1. Win-Win을 선택!	• 현재 갈등문제에 대한 해결과 해소에 최선을 다할 것을 스스로 선언
2. 갈등 사정 이해	• 갈등의 문제를 인식 • 자신의 감정 촉발인자 인식 • 갈등 상황에 대한 인식 • 사람과 문제를 분리 • 타인의 태도이면의 동기에 초점 • 현재 문제 자체에 집중
3. 노력을 지속하라	• 갈등 해결 또는 해소를 위해 가능한 모든 방법에 대한 모색, 최선의 해결책을 찾음 • 단번에 끝나지 않을 수 있으므로 평가와 시도를 반복

(1) Win-Win을 선택

현재 갈등문제에 대해 양측이 모두 이익을 얻을 수 있는 방안을 모색한다. "Win-Win" 접근 방식을 선택하고 갈등의 해결과 해소에 최선을 다할 것을 스스로에게 선언한다.

(2) 갈등 사정 이해

- 자신의 감정 촉발인자가 무엇인지 인식한다.
- 갈등 상황의 성격과 심각성(-복잡성과 영향력)을 인식한다.
- 갈등 상황에서 사람과 문제를 분리하여 생각한다.
- 타인의 태도이면의 동기를 파악하고 이에 초점을 맞추어 접근한다.
- 현재 문제 자체, 갈등의 핵심 문제에만 집중한다.

(3) 노력을 지속하라

갈등 해결 또는 해소를 위해 가능한 모든 방법에 대한 모색하고 최선의 해결책을 찾는다. 단번에 끝나지 않을 수 있으므로 평가와 시도를 반복한다.

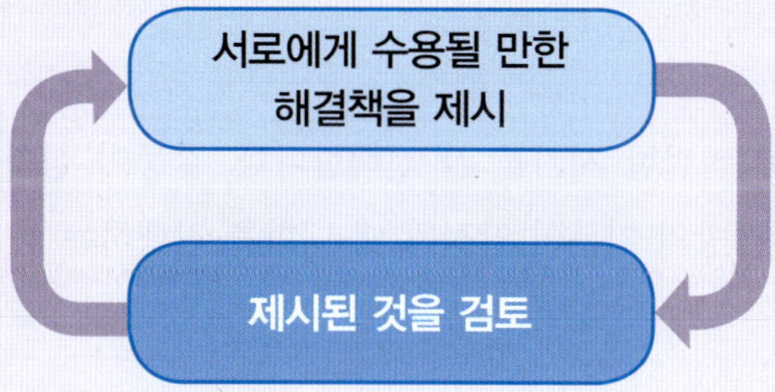

갈등 해결을 더욱 효과적으로 할 수 있도록 도움을 주는 구체적인 방법들을 소개하면 다음과 같습니다.

갈등 해결을 강화하기 위한 방법들

1. 만남을 준비
2. 정보의 조직화
3. 자신의 불안이나 분노 관리
4. 시기 맞추기
5. 치료적 의사소통의 기술 사용
6. 명확하고 협력적인 의사소통 사용
7. 한 번에 한 가지 문제만 다루기
8. 선택 가능한 해결책 목록화하여 협의
9. 행동변화를 위한 요청
10. 자기 주장

① 만남을 준비

갈등 상황에 미리 준비를 하고 상대방과의 만남을 잘 계획합니다. 목표와 의도를 명확히 하고 상황에 대한 정보를 사전에 수집하여 준비합니다.

② 정보의 조직화

갈등의 사실과 관련된 정보를 정리하고 조직화합니다. 문제의 본질과 관련된 데이터와 사실을 제시하여 객관적인 토론과 의사결정에 도움을 줍니다.

③ 자신의 불안이나 분노 관리

갈등 상황에서 자신의 감정을 관리하는 것은 중요합니다. 감정을 조절하고 상대방의 시각을 이해하며 조화로운 대화를 이끌어낼 수 있도록 노력해야 합니다.

④ 시기 맞추기

갈등을 해결하기에 적절한 시기를 잘 선택합니다. 갈등이 심화되기 전에 조기에 대화를 시작하거나, 상대방의 기분이 안정될 때 대화를 진행하는 등 시기를 잘 맞춰 진행합니다.

⑤ 치료적 의사소통의 기술 사용

상대방의 이해와 공감을 이끌어내기 위해 치료적 의사소통 기술을 사용합니다. 열린 질문, 청취, 요약, 공감 등을 통해 상대방의 의견과 감정을 이해하고 존중합니다.

⑥ 명확하고 협력적인 의사소통 사용

명확하고 직접적인 의사소통을 통해 의견을 나누고, 협력적인 태도로 상대방과 대화합니다. 서로의 이익을 고려하며 상호간의 이해와 합의를 도모합니다.

⑦ 한 번에 한 가지 문제만 다루기

갈등 상황에서 여러 문제를 동시에 다루기보다는 한 가지 문제에 초점을 맞추는 것이 도움이 됩니다. 각각의 문제를 순차적으로 해결하고 합의점을 찾아 나갈 수 있습니다.

⑧ 선택 가능한 해결책 목록화하여 협의

해결책을 찾기 위해 가능한 다양한 대안을 생각하고 목록화합니다. 이를 상대방과 함께 검토하고 협의하여 최선의 해결책을 찾아갑니다.

⑨ 행동변화를 위한 요청

상대방에게 특정한 행동변화를 요청할 수 있습니다. 상황 개선을 위해 구체적이고 협력적인 요청을 통해 상호 간의 합의를 이루고 문제를 해결해 나갈 수 있습니다.

⑩ 자기 주장

필요한 경우 자신의 주장을 표현하고 행동으로 나타낼 수 있습니다. 상대방에게 명확히 의견을 전달하고, 상황을 개선하기 위해 행동을 취할 수 있습니다.

2 분노하는 대상과의 의사소통

분노의 개념

분노란 강한 감정 중 하나로, **자기요구의 실현을 부정하거나 저지하는 것에 대한 저항의 결과로 발생하는 정서**입니다. 분노는 일반적으로 상당히 강렬하며, 화가 나거나 약한 자극에 대해 과도한 반응을 보일 수 있습니다.

분노의 종류

분노는 다양한 상황과 원인에 따라 다양한 형태로 나타날 수 있습니다. 분노의 원인과 관련하여 다음과 같이 분류해 볼 수 있습니다.

▪ 불안과 공포에 대처하는 분노

불안이나 공포를 느낄 때, 이러한 감정을 해소하기 위해 분노를 표출하는 경우가 있습니다. 이는 자신을 방어하거나 위협으로부터 보호하기 위한 방어적 반응일 수 있습니다.
예) 질병에 관한 지식이 부족한 환자가 불안과 공포를 느낄 때

▪ 혼란에 대처하는 분노

혼란 상태에서 자신의 감정이나 생각을 정리하기 어려울 때 분노가 발생할 수 있습니다. 이는 혼란과 불안을 해소하고 상황을 통제하려는 의도에서 나타날 수 있습니다.
예) 병원의 낯선 환경, 여러 처치와 절차들에 혼란을 겪을 때

▪ 인간관계와 관심을 요구하는 분노

대인 관계에서 발생하는 갈등, 무시받음, 부정적인 태도 등으로 인해 분노를 느끼는 경우가 있습니다. 자기의 가치와 존엄성을 인정받기 위해 분노를 표출하는 것일 수 있습니다.
예) 입원으로 가족과 격리되고 익숙하지 않은 환경에서 소외감을 느낄 때

▪ 조절감을 얻기 위한 분노

상황이나 환경이 자신의 의지나 통제 밖이라고 느낄 때 분노를 표출하는 경우가 있습니다. 이는 자신의 조절감을 되찾고 통제력을 회복하기 위한 방법으로 사용될 수 있습니다.

예) 입원과 더불어 무력감을 느끼고 타인의 행동에 전적으로 의존하고 받아들이는 수용자가 되어야 할 때

분노하는 대상을 대하는 효율적인 전략

다음은 일반적인 상황에서 분노하는 대상을 대하는 효율적인 전략에 관한 설명입니다.

① 격리시킨다

분노 상태일 때 대상자를 격리시키는 것은 추가 갈등을 방지하고 상황을 진정시키는 데 도움이 될 수 있습니다. 그러나 격리는 상황에 따라 심리적인 거부감이나 더 큰 갈등을 야기할 수 있으므로 신중히 고려해야 합니다.

② 먼저 분노를 완화시킨다

- **분노하는 대상자의 권리를 인정한다.**

  대상자의 의견이나 감정을 존중하고 인정하는 것은 상호 존중의 출발점입니다.

- **대상자가 화내는 것을 이해한다고 말한다.**

  이해와 공감을 표현함으로써 대상자의 분노를 완화시킬 수 있습니다.

- **대상자와 논쟁하지 않는다.**

  논쟁은 갈등을 더욱 심화 시킬 수 있으므로 대화를 조심스럽게 이끌어야 합니다.

- **방어하지 않는다.**

  자신을 방어하는 것은 상대방을 더욱 분노하게 할 수 있으므로, 대상자의 감정을 우선순위로 두는 것이 중요합니다. 특히 동료를 방어하지 않는다. 다른 사람을 방어하는 것은 갈등을 심화 시킬 수 있으므로 주의가 필요합니다.

③ 대상자의 불만사항을 메모한다

대상자의 불만이나 의견을 기록해두면 이후에 문제를 해결하거나 개선하기 위해 참고할 수 있습니다.

④ 오해를 없앤다

- **대상자의 분노가 어떤 오해에 근거하는지 검토한다.**

  오해를 파악하고 이를 해소함으로써 분노를 완화시킬 수 있습니다.

⑤ 대상자의 분노가 완화될 때까지 오해를 풀기 위해 지나치게 노력하지 않는 것이 좋다

상대방이 방어적이거나 논쟁적인 태도를 보일 수 있으므로, 적절한 시기와 방식을 선택

하여 상대방과의 대화를 진행하는 것이 중요합니다.

⑥ 대상자가 분노를 조절하려는 의지를 보이면 차후에 어떻게 할 것인지 의논하여 결정한다

상호적인 대화를 통해 상황을 개선하고 미래에 발생할 수 있는 갈등을 예방할 수 있습니다.

분노를 다루는 치료적 의사소통의 기술

1. 비언어적인 단서를 읽어야 한다.

예를 들어, 이를 악물고 있음, 주먹을 꽉 쥐고 있음, 관심을 다른 데로 돌림, 눈을 마주치지 않음, 가까이 접근하는 것을 꺼려함, 약속을 잊거나 늦는 행동, 무시하는 표정 등은 분노에 대한 비언어적 단서입니다.

2. 대상자의 분노를 규명하고 명명한다.

예를 들어, "나는 당신이 주먹을 움켜쥐고 보통 때보다 크게 말하고 있다는 것을 알고 있습니다. 이것은 사람들이 화가 났을 때 하는 행동들이죠. 당신은 지금 화가 나 있나요?" 라고 명확하게 대상자의 분노 행동이 무엇인지 말로 표현합니다. 이는 대상자 스스로가 분노를 인식하도록 도울 수 있습니다.

3. 제한된 범위 내에서 분노를 허용한다.

예를 들어, "분노를 느끼고 말하는 것은 괜찮습니다. 그러나 그것을 행동으로 옮기는 것은 용인되지 않습니다." "사람들은 모두 이런 일에 화가 날 수 있습니다." "이런 환경에서 화가 나는 것은 자연스러운 것입니다." 라고 말해주어 대상자의 분노가 어느 정도 허용되는 것을 알립니다.

4. 대상자를 화나게 하는 것들을 언어화함으로써 대상자가 자신의 분노 감정을 다루도록 돕는다.

예를 들어, "OO 때문에 화가 나셨군요." 대상자가 느끼는 분노의 이유와 환경, 상태 등을 언어화하는 것만으로도 대상자가 분노를 행동화하거나 파괴적 행위를 하려는 욕구를 감소시키는 데 도움을 줄 수 있습니다. 그러나 현실적으로 현재 상황을 분석하는 것은 대상자를 혼란스럽게 합니다. 그래서 감정적으로 분노하고 있는 대상자에게 지금의 갈등 문제를 파악하게 돕는 것은 무리인 것입니다. 분노의 감정 자체를 인지하고 좀 잘 가라앉히는 데 초점 맞추도록 도와주어야 합니다.

5. 대상자가 화나는 상황을 다루는 계획을 세우도록 돕는다.

만약에 골이 깊은 분노, 일시적으로 일어난 분노가 아니라 내재되고 굉장히 오랫동안 쌓인 분노라면 역할극 같은 기술을 사용하는 것이 도움이 됩니다. 대상자는 어떤 역할을 하면서 상대나 자신의 마음을 깨닫고 또 자신을 표출할 수 있습니다. 이로써 문제와 자기가 분노하고 있는 것들을 깨닫고 또 그 분노를 조절할 수도 있습니다.

그리고 또 다른 효과적인 방법은 **I-message**로 전달을 하게 하는 것. '나'를 중심으로 하는 진술을 하게 한다.

I-message

I-message는 Thomas Gordon이 개발한 의사소통 기술로서, 상대방의 행동에 대한 자신의 생각이나 감정을 표현하는 효과적인 의사소통 기법 중 하나입니다.

I-message는 "나는 (상황을 설명) 때문에 (자신의 감정이나 생각)라고 느껴"와 같은 형식으로 표현됩니다. 이를 통해 자신의 관점과 감정을 솔직하게 전달하면서도 상대방을 비난하지 않고 존중하는 태도를 유지할 수 있습니다.

예를 들어, "나는 네가 나의 의견을 듣지 않고 내 아이디어를 무시하는 것 같아서 실망스러워"라고 말하는 것입니다.

사실
나의 감정
바람

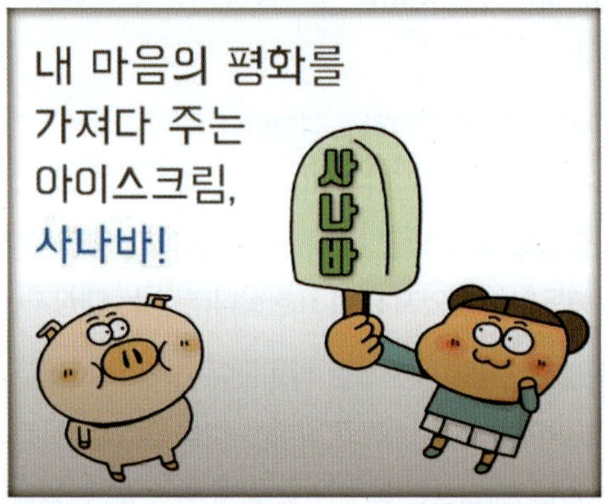
내 마음의 평화를
가져다 주는
아이스크림,
사나바!
사나바

© 이미지 출처: https://oktoon.net/옥이샘 작

I-message를 사용하여 의사소통하는 것은 갈등 상황에서 상호 간의 이해와 해결을 촉진시키는 중요한 전략입니다. 상대방과의 의사소통에서 먼저는 1) **객관적인 사실**, 2) **자신의 감정**, 그리고 3) **바람**의 순서로 구체적으로 표현하는 것은 갈등 해결과 상호 이해에 도움이 됩니다.

1) **객관적 사실**: 문제가 되는 상대방의 행동과 상황을 객관적 사실을 구체적으로 말합니다.
   객관적이고 구체적으로 표현함으로써 상대방은 당신의 관점을 이해하기 쉽고, 논쟁을 피할 수 있습니다.

2) **자신의 감정**: 객관적 사실이 자신에게 미친 영향을 구체적으로 말합니다.
   '나'의 감정을 솔직하게 표현하고 그 감정이 어떻게 행동에 영향을 주는지 설명함으로써 상대방은 당신의 감정을 이해하고 공감할 수 있습니다.

3) **바람**: 그러한 영향 때문에 생긴 자신의 감정을 솔직하게 말합니다.
   바람이라는 부분은 원하는 변화나 행동을 명확하게 표현하여 상대방과의 협력과 해결책 도출을 도모할 수 있습니다.

이렇게 I-message를 사용함으로써 상대방은 자신의 행동에 대한 영향을 이해하고, 상호 간의 대화를 통해 문제를 해결하고 개선할 수 있는 기회를 얻을 수 있습니다. 이는 상황을 분석하고 자신의 관점을 상대방에게 전달함으로써 갈등을 해결하고 상호 이해를 도모하는 데 도움을 줍니다.

분노의 예방적 조치

분노의 예방적 조치는 예방이 더 좋은 대처 방법일 때 특히 중요합니다. 적절한 예방 조치를 취함으로써 분노 상황을 최소화하고 조직 또는 개인 간의 원활한 관계를 유지할 수 있습니다.

다음과 같은 분노의 예방적 조치를 위해 몇 가지 대책이 효과적일 수 있습니다.

- **예방적 대책의 수립과 실행**: 분노가 발생하기 전에 예방적으로 대책을 마련하고 실행함으로써 분노 상황을 최소화할 수 있습니다. 예를 들어, 정보가 필요한 경우에는 대상자가 스스로 결정권을 갖고 검사나 처치의 시간과 우선순위를 정할 수 있도록 하는 등의 방법을 고려할 수 있습니다.
- **Pre-communication, 사전준비를 위한 의사소통**: 사전에 의사소통을 통해 상황을 예측하고 대비할 수 있도록 하는 것이 중요합니다. 환자 진료나 취업 전 추천서를 받을 때와 같이 사전에 상황과 기대사항을 충분히 공유하여 모든 관련 당사자가 동의하고 이해하는 데 도움을 줄 수 있습니다.
- **감정 조절과 대처 기술 강화**: 분노를 예방하기 위해 자신의 감정을 인식하고 조절하는 기술을 향상시키는 것이 중요합니다. 스트레스 관리 기법, 감정 조절 훈련 등을 통해 분노에 대한 대처 능력을 향상시킬 수 있습니다.
- **대화와 대화의 장소 마련**: 상호적인 대화를 통해 갈등을 예방하고 해결할 수 있습니다. 필요한 경우 적절한 시기와 장소를 마련하여 상대방과의 대화를 진행할 수 있도록 하는 것이 중요합니다.
- **갈등 예방을 위한 팀 구성과 역할 분담**: 조직이나 팀 내에서 갈등을 예방하기 위해 역할과 책임을 명확히 분담하고 효율적인 협업을 도모하는 것이 도움이 될 수 있습니다. 각자의 역할과 기대사항을 정확히 이해하고 효율적인 의사소통 경로를 구축함으로써 갈등 가능성을 줄일 수 있습니다.

3 공격적인 대상과의 의사소통

공격성에 대한 정의

공격성은 분노, 증오, 불만 등의 감정을 근거로 자기 자신, 타인 또는 다른 대상에게 손상을 입히거나 공포를 야기하는 행동이나 그러한 경향, 때로는 공격적인 행동을 유발시키는 본능적인 에너지를 나타냅니다. 이는 개인의 성격, 사회 문화적 배경, 심리적 요인 등에 따라 다양한 형태로 나타날 수 있습니다.

공격성은 포괄적인 의미에서 **공격 행동**을 포함합니다. 공격성은 신체적이나 언어적인 형태로 나타날 수 있으며, 이는 상황과 개인의 특성에 따라 다양한 형태로 발현될 수 있습니다.

- **신체적 공격성**: 신체적인 접근을 통해 타인이나 대상에게 상처를 입히는 행동을 의미합니다. 이는 때리기, 발로 차기, 물건을 던지거나 깨뜨리는 행동, 무기를 사용하는 행위 등을 포함합니다. 신체적 공격성은 폭력적이며 상대방에게 실질적인 피해를 입힐 수 있는 형태의 공격성입니다.

- **언어적 공격성**: 언어를 통해 상대방에게 공격적인 행위를 하는 것을 의미합니다. 이는 고함치기, 날카로운 외침, 협박 등의 수단을 사용하여 자신의 목적을 달성하고자 하는 행위를 포함합니다. 언어적 공격성은 말과 표현을 통해 상대방에게 감정적인 상처나 공포를 줄 수 있는 형태의 공격성입니다.

공격성은 생존에 필요한 본능 중 하나로서, 위협적인 상황에서 자신을 방어하거나 자원을 확보하기 위해 발생할 수 있습니다. 그러나 공격성이 지나치게 표출되거나 부적절하게 행동에 나타날 경우, 사회적 문제나 개인 간의 갈등을 야기할 수 있습니다.

공격성은 복잡한 현상으로, 다양한 요소가 영향을 줄 수 있습니다. 개인의 성격 특성, 정서 조절 능력, 대처 기술, 환경 요인 등이 공격성의 발현에 영향을 미칠 수 있습니다. 따라서 공격성을 이해하고 관리하기 위해서는 **개인의 내적 상태와 환경을 고려**하는 총체적인 접근이 필요합니다.

공격적인 대상을 대하는 효율적인 전략

다음은 일반적인 상황에서 공격적인 대상을 대하는 효율적인 전략에 관한 설명입니다.

- **공포와 분노에 대하여 공감하고 대상자가 이해 받고 있다고 느끼게 한다.**

  대상자의 감정을 인정하고 공감하는 태도를 보이는 것이 중요합니다. "나는 당신이 어떤 감정을 느끼고 있는지 이해한다" 라고 말하고, 대상자의 감정에 공감을 표현해줍니다.

- **대상자를 돕는 방법을 부드럽게 제안하고 그 방법과 계획에 대해 고려해보도록 함으로써 스스로 조절하도록 한다.**

  부드럽게 대상자에게 도움을 제안하고, 대상자가 스스로 조절할 수 있도록 도움을 주는 방안을 함께 탐색합니다.

- **단호하고 정중한 거절과 적절한 요구로 스스로 할 수 있는 것과 할 수 없는 것의 범위에 확신을 갖게 한다.**

  단호하고 정중하게 거절하고, 적절한 요구와 함께 대상자에게 가능한 범위를 제시합니다.

- **대상자의 부당한 요구에 승복하지 않고, 지킬 수 없는 내용에 동의하거나 약속하지 않는다.**

  명확하게 자신의 한계를 표현하고, 그에 따른 대응을 제시합니다.

- **규칙을 어기고 무조건 요구하는 행동이 잘못된 것임을 알게 한다.**

  대상자가 적절한 행동을 이해하고 스스로 변화하도록 도와줍니다.

- **대상자의 고통에 초점을 두되 단호하고 책임감 있게 의사소통함으로써 대상자의 요구가 수용된 느낌을 갖게 한다.**

  대상자의 요구가 수용된 느낌을 갖도록 의사소통을 진행하고, 여러 선택권이 있다는 것을 알려줍니다. 여러 선택권이 있다는 것을 알게 합니다.

- **자신을 조정하려는 대상자를 공격적으로 비난하기 쉽지만, 이런 대응은 서로의 감정을 더욱 상하므로 침착하고 책임감 있게 대하는 것이 중요하다.**

  자신을 조정하려는 대상자를 공격적으로 비난하는 대응은 서로의 감정을 상하게 할 수 있으므로, 침착하고 책임감 있게 대응합니다. 상대방의 발언을 개인적인 공격으로 받아들이지 않고, 객관적으로 대응합니다. 무슨 말을 듣건 개인적인 공격으로 받아들이지 않습니다.

- **안전거리를 확보한다. 상황이 종료되기까지 긴장을 풀지 않는다.**

  상황이 위험하거나 자신의 안전이 위협될 경우, 자기 안전을 우선으로 생각하고 적절한 조치를 취합니다. 필요한 경우 관계 담당자나 관할 단체에 도움을 요청하는 것이 중요합니다.

- **격분할 때 중단하지 않는다. 욕하는 사람에게 단어의 선택을 경고하지 않는다.**

공격적인 대상이 격분을 중단시키려 하면 오히려 더 거센 공격으로 반응할 수 있으므로, 상황을 악화시키는 시도는 하지 않는 것이 좋습니다. 욕하는 경우에도 그 단어에 선택을 경고한다고 격분을 유도할 수 있습니다.

공격성을 다루는 치료적 의사소통의 기술

1. 문제의 원인을 찾아낸다.

공격성이 발생하는 원인을 파악하고 분석합니다. 과거의 경험, 트라우마, 스트레스 요인 등을 고려하여 문제의 근본 원인을 찾아냅니다.

2. 공격자의 가학적인 행동의 부정적인 영향에 대해 알게 한다.

- **솔직하게 난폭함을 지적한다.**
- **자신의 공격성에 대한 인식을 갖게 한다.**

공격성을 나타내는 행동의 부정적인 영향과 결과에 대해 공격자에게 알리고, 자신의 공격성에 대한 인식을 높입니다. 이를 통해 공격성을 줄이고 대안적인 행동 방식을 찾을 수 있도록 도움을 줍니다.

3. 공격적인 행동을 제한한다.

- **확실한 용어로 그의 행동이 어떻게 자신을 괴롭히고 그 자신이 스스로 어떻게 변화되길 기대하는지 알게 한다.**

장기적으로는, 공격적인 행동을 제한하고 조절할 수 있는 방법을 배우고 연습하게 합니다. 이를 위해 통제된 상황에서 반복적인 연습과 역할극(role play)을 통해 적절한 행동과 대처 방법을 익히는 것이 효과적입니다.

4 기타 까다로운 대상과의 의사소통

불안해하는 대상을 위한 효율적 전략

불안해하는 대상에게는 먼저 불안을 더욱 심화시킬 수 있는 요인들을 최소화하고, 조용하고 편안한 공간을 제공하며, 예측 가능하고 일관된, 안정적이고 안전한 환경을 조성하여 줍니다. 그들의 감정을 경청하고, 필요한 경우 정보나 도움을 제공하고 지지를 표현하는 것은 이들이 안정감을 느끼도록 돕습니다.

불안해 하는 대상과의 의사소통을 위해 다음과 같은 기술을 활용하면, 대상자와의 상호작용을 개선하고 불안을 관리하는 데 도움을 줄 수 있습니다.

- **대부분의 환자가 어느 정도 불안을 느끼고 있다는 것을 설명한다.**
  대상에게 대부분의 환자가 어느 정도 불안을 느끼고 있다는 것을 설명하여 상호 간의 이해를 도모합니다.
- **대화하기 전후로 대상에게 바라는 것을 구체적으로 밝힌다.**
  명확한 의사소통 목표 설정을 정하고 대화하기 전과 후에 이 목표를 구체적으로 밝히고 공유합니다.
- **환자가 너무 말이 많으면 정리하여 주고 어떤 정보가 필요하면 왜 필요한지 설명하면서 요점을 벗어나지 않게 노력한다.**
  대상이 말이 많을 경우 핵심적인 정보를 정리하여 제공하고, 필요한 정보에 초점 맞출 수 있도록 요점을 강조하면서 대화를 이끌어야 합니다.
- **모든 선택안과 그 결과에 대하여 설명한다.**
  모든 선택안과 그 결과에 대해 상세히 설명하여 대상자가 생각해야 할 부분을 함께 고려하여 줍니다.
- **즉각적인 피드백을 제공하여 신뢰를 증진시킨다.**
  즉각적인 피드백을 통해 대상에게 신뢰감을 제공하고 의사소통의 효과를 증진시킵니다.
- **상호 협력적인 목표와 진행에 중점을 두는지 검토하고 재평가한다.**
  상호 협력적인 목표와 진행에 중점을 두고 상황을 검토하고 재평가합니다.
- **수용될 수 없는 행동을 수정하기 위해 보상이나 특권 철회 등의 방법을 사용한다.**
  수용할 수 없는 행동을 수정하기 위해서는 어떤 보상이나 특권 철회 같은 행동 결과에 따른 대응책을 정하여 두고 긍정적인 행동을 유도합니다. 보상을 제한하는 경우 사전 충분한 합의하에 계획되어야 하며, 이것이 협박으로 전달되어서는 안 됩니다.
- **불안을 감소시키기 위해 의학적, 비의학적인 중재를 사용한다.**
  불안을 감소시키기 위해 의학적인 중재(약물 등)와 비의학적인 중재(접촉, 이완, 심상 떠올리기 등)를 사용합니다. 예를 들어, 대상자가 불안을 경험할 때 깊게 숨을 들이마시거나 외부 자극을 활용한 감각 자극을 주는 등의 기술적인 방법을 시도할 수 있게 돕습니다.

- **불안을 가중하는 환경과, 주변 사람들과의 접촉을 제한하는 설정을 한다.**
  대상자가 더 이상 불안해 해지 않도록 어떤 상황들을 정리해주거나, 가족이라도 가까이 있는 사람들로 불안해진다면 분리를 허용하는 것이 바람직합니다.

우울하거나 대화에 소극적인 대상을 대하는 효율적 전략

우울하거나 대화에 소극적인 대상과의 의사소통을 위해 다음과 같은 기술을 활용할 수 있습니다.

- **시간이 많이 걸릴 것을 예상하고 준비한다.**
  대화가 많은 시간을 요구할 것으로 예상하고 충분한 시간을 확보하고 준비합니다. 우울하거나 대화에 소극적인 대상과의 대화에는 그들의 우울함이나 대화 소극성을 이해하고 공감하는 것이 중요합니다. 그들의 감정을 경청하고 이해하려는 태도를 가지고 대면하며, 그들이 표현하는 감정에 공감합니다.

- **지루하게 느끼거나 좌절하거나 화내지 않는다.**
  대화가 지루하거나 좌절스러울 수 있지만, 이에 화내지 않고 인내하며 대응합니다. 상대방을 존중하고 그들의 존재를 인정하는 태도를 가지고 의사소통합니다. 그들이 말하길 원하지 않는다면 강요하지 않고, 말을 끝까지 듣는 것이 중요합니다. 이는 그들에게 안전한 공간을 제공하고 불안을 해소할 수 있는 기회를 주는 것입니다.

- **주의 깊게 대상을 관찰한다.**
  대상을 주의 깊게 관찰하고 비언어적인 단서에 잘 반응합니다.

- **비언어적 단서에 잘 반응한다.**
  몸짓이나 표정을 통해 공감하고 있음을 대상에게 표시합니다.

- **몸짓이나 표정으로 공감하고 있음을 표시한다.**
  몸을 굽히고 가까이 다가가며 지속적으로 눈을 마주침으로써 대상과의 교감을 강화시킵니다. 언어적 의사소통이 어려운 경우에는 비언어적인 방식을 활용할 수 있습니다. 그들과 함께 걷거나, 함께 음악을 듣거나, 그림을 그리거나, 차를 마시며 조용한 시간을 보내는 등의 비언어적인 활동을 선택합니다.

- **대화의 목적을 설명하고 어떤 정보가 왜 필요한지 설명한다.**
  대화의 목적을 명확히 설명하고 필요한 정보의 필요성을 이해하기 쉽게 설명합니다.

- **대화를 촉진시킬 수 있는 말을 한다.**

  대화를 촉진시킬 수 있는 적절한 문장을 사용하여 대상의 참여를 유도합니다. 예를 들어, "제가 보기에는 이러한 내용에 대해 말하기 어려우신 것 같네요."라고 호응해 줍니다.

의사소통의 노하우

〈비폭력적인 대화〉

1 관찰 → 2 느낌 → 3 욕구 → 4 부탁

- 평가하지 않고 관찰하기 왜?…
- 느낌을 확인하고 표현하기 왜냐하면…
- 솔직하게 표현하기 내 생각에는…
- 부탁하기 해 줄 수 있는지?…

\+ 공감하기

비폭력적인 대화를 위해서는 다음과 같은 언어적 요소를 고려해야 합니다.

1. 사실/관찰 표현

상황을 비판하지 않고 관찰하는 것이 중요합니다. 상대방의 행동을 객관적으로 관찰하고 평가하지 않는 것이 좋습니다.

예 "토요일 밤 옆집에서 음악을 너무 크게 틀어 놨어요."

2. 느낌 표현

자신의 감정을 확인하고 표현하는 것이 필요합니다. 상대방에게 어떻게 느껴지는지 솔직하게 전달하는 것이 도움이 됩니다.

예 "소리가 너무 커서 짜증이 났습니다."

3. 욕구 표현

자신의 욕구를 솔직하게 나누는 것이 중요합니다. 상황에 대한 생각과 함께 어떤 행동의 변화를 요청하거나 부탁하는 방식으로 의사소통 할 수 있습니다.

예 " 저녁시간에 편안하고 쉬고 싶었어요."

4. 부탁 표현

이때, 상대방의 자율성을 존중하고 상황에 따라 상대방이 거절할 수도 있다는 점을 인지해야 합니다.

예 "저녁 9시 이후에는 음악을 작게 틀거나 이어폰을 사용해주실 수 있으세요?"

5. 공감 표현

상대방의 감정에 공감하는 것을 포함시키는 것이 중요합니다. 이는 대화를 더욱 연결되고 상호 이해를 증진시키는 데 도움이 됩니다.

예 "저도 평소에 음악을 크게 트는 것을 좋아합니다만…"
"저녁 10시 이후에는 음악을 조용히 듣거나 헤드폰을 사용해 주시겠어요?"

이러한 비폭력 대화의 요소들을 "사실-관찰-느낌-욕구-부탁"의 순서로 소통하는 것이 효과적이며 이에 공감을 더하여 보는 훈련을 해보길 권합니다. 갈등 상황에서 이러한 대화 방식을 실천하면 서로의 의견을 존중하고 상호 간의 신뢰를 증진시킬 수 있습니다.

11장

대상자에 따른 의사소통(2)

임종, 장애인, 이문화

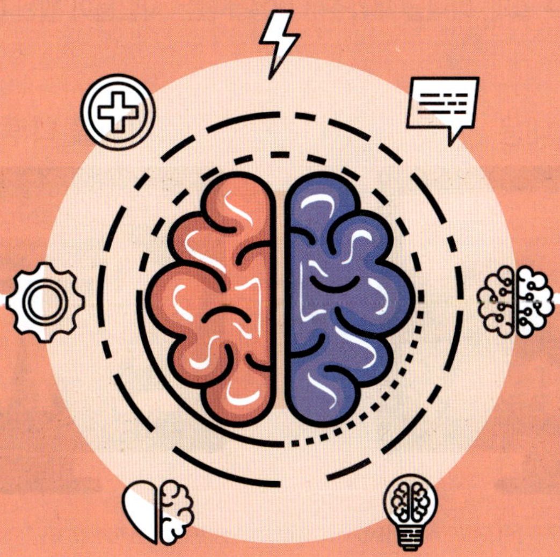

학습 목표

1. 임종상황과 장애인에 대한 특성을 이해하고 대상자와 그 가족의 반응을 고려하여 의사소통을 할 수 있다.
2. 문화적 다양성을 수용하고 이문화권 대상자와 효과적인 의사소통을 수행할 수 있다.

학습 내용

1. 임종 대상자와 그 가족을 위한 의사소통
2. 장애인과 그 가족을 위한 의사소통
3. 이문화 대상자를 위한 의사소통

Episode 11

배려적 의사소통의 영향력

케임브리지 대학의 심리학자 Schnall, 플리머스 대학의 Roper, 캘리포니아 대학의 Fessler가 공동으로 수행한 한 연구*에서는 사람들을 두 그룹으로 나누고 TV 프로그램을 시청하게 한 후 이 사람들의 이타적인 반응을 비교하였습니다. 첫 번째 그룹은 중립적인 내용의 자연 다큐멘터리를 시청하였고, 두 번째 그룹은 음악가들이 자신의 은사를 만나서 감사를 표현하는 내용을 다루는 토크쇼를 시청하게 하였습니다. 흥미롭게도 연구 결과, 미덕을 세워주는 내용을 들은 사람들이 훨씬 더 많이 자원봉사를 신청했다고 합니다.

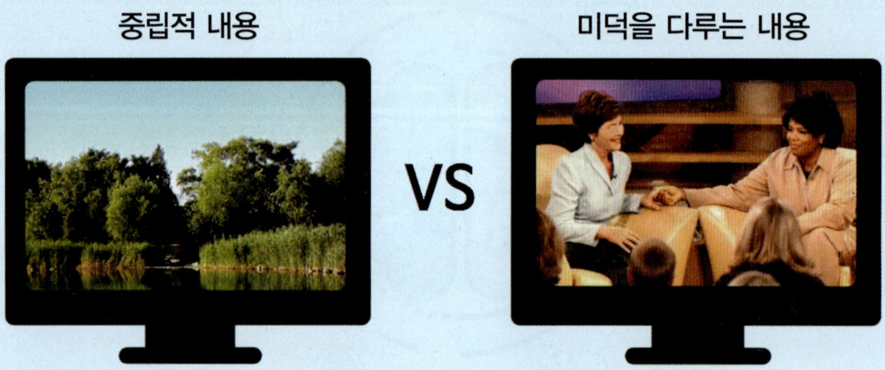

© 이미지 출처: 한애자 작, https://image.flaticon.com, https://img.vogue.co.kr

또 이들은 후속 연구에서 코미디, 중립적인 다큐, 그리고 미덕을 다루는 내용의 3가지 TV 프로그램을 각 그룹마다 시청하게 하여 실험을 진행했습니다. 이번에는 직접적으로 실험 진행 중에 실험 조교가 기계 고장으로 도움을 요청하는 상황을 연출하였고, 이에 따라 실험 대상자들이 얼마나 많은 시간을 도움을 주려하는지 조사하였습니다. 연구 결과는, 역시 미덕을 다루는 내용을 본 시청자들이 평균적으로 두 배 이상의 시간을 도움을 주는 데 할애하고자 하는 것으로 나타났습니다.

이로써 연구진은 미덕을 나누는 소통을 경험하는 것이 사람들이 가진 이타적인 마음을 더욱 활성화시키고, 이를 실천하게 한다는 결론을 내렸습니다.

이는 우리가 더욱 협력적이고 이타적인 행동을 촉진하고, 다른 사람들과의 관계에서 미덕과 배려를 중요시하는 사회적 환경을 조성할 필요성을 강조합니다. 또한 우리가 서로를 배려하는 아름다운 소통을 활발하게 경험하고, 그런 경험을 나눌 때 우리 사회에 이타심이 잘 발휘되며 서로를 아끼고 세워주는 사회로 발전할 수 있다는 가능성을 시사합니다.

자료원: Simone Schnall, Jean Roper and Daniel M.T. Fessler Elevation Leads to Altruistic Behavior, Psychological Science 2010 21: 315.

1 임종 대상자와 그 가족을 위한 의사소통

임종 대상자

임종 대상자란 말기 암을 포함하여 **회복이 어렵고 죽음을 기다리는 사람**을 의미합니다. 이들은 신체적, 심리적으로 많은 고통을 겪는데, 신체적인 쇠약함과 통증뿐만 아니라 외로움, 우울, 불안과 같은 심리적 고통, 사회적으로 위축되고 영적으로 혼돈을 경험할 수 있습니다.

임종 대상자들은 특별한 도움과 지지를 필요로 합니다. 주위의 사람들이 그들의 신체적, 심리적 고통을 덜어주고, 위로와 지지를 제공하는 것이 중요합니다. 이는 간호, 안정, 공감, 정서적 지지, 종교적 지원 등 다양한 형태로 이루어질 수 있습니다. 이를 통해 임종 대상자들은 보다 편안하고 안정된 환경에서 마지막 시기를 보낼 수 있습니다.

임종대상자와 그 가족이 처한 어려움

특히 임종 대상자와 가족은 매우 밀접한 관계를 가지며, 임종 과정에서 가족의 역할과 지원이 매우 중요합니다. 가족은 임종 대상자의 신체적, 심리적, 사회적, 영적인 요구와 필요를 이해하고 이를 충족시키기 위해 노력해야 합니다.

가족은 임종 대상자를 위해 신체적인 편안함을 제공하기 위해 의료진과 협력하고 돌봄을 조정합니다. 또한 심리적인 지원을 통해 대화, 공감, 안정감을 제공하여 임종 대상자가 자신의 감정과 고통을 표현하고 받아들일 수 있도록 도와줍니다. 가족은 또한 임종 대상자의 사회적인 연결과 소통을 유지하고, 외로움과 고립감을 완화하기 위해 돕는 역할을 합니다. 이러한 가족의 지원은 임종 대상자에게 안정감과 위안을 주고, 그들이 마지막 시기를 평온하게 보낼 수 있도록 도움을 줍니다.

임종 대상자의 가족은 임종 과정에서 다양한 어려움을 경험할 수 있습니다. 다음은 임종 대상자의 가족이 경험할 수 있는 몇 가지 특징적인 어려움들입니다.

- **신체적 탈진:** 임종 대상자를 돌보는 과정에서 가족 구성원들은 신체적으로 지칠 수 있습니다. 장기간의 돌봄과 감독, 병원 왕복 등이 신체적인 부담으로 작용할 수 있습니다.
- **정서적 어려움:** 임종 대상자의 상황에 대한 슬픔, 상실감, 불안, 죄책감 등의 강렬한 정서적 어려움을 경험할 수 있습니다. 이는 임종 대상자의 상태에 대한 슬픔과 스트레스, 미

래에 대한 불확실성 등과 관련이 있을 수 있습니다.

- **역할 변화로 인한 부담**: 가족 구성원들은 환자를 돌보는 과정에서 자신들의 역할이 변화하게 됩니다. 이로 인해 추가적인 역할 부담, 돌봄의 책임감, 결정을 내리는 과정에서의 어려움 등을 경험할 수 있습니다.

- **경제적 부담감**: 임종 과정에서는 의료비, 치료, 약물 등의 경제적 부담을 겪을 수 있습니다. 이로 인해 가족 구성원들은 재정적인 어려움을 경험할 수 있으며, 이를 해결하기 위해 추가적인 조치를 취해야 할 수도 있습니다.

임종 대상자의 가족은 이러한 어려움들을 함께 겪으면서 서로를 지지할 수 있도록 필요한 지원과 도움을 제공하는 것이 중요합니다. 또한 가족 구성원들은 임종 후에도 상실감과 슬픔을 겪는데, 이를 함께 나누고 서로에게 가족의 회복과 재구성을 돕는 역할을 하여야 합니다.

임종 대상자와 그 가족을 위한 보건의료전문가의 역할

■ 보건의료전문가의 역할

따라서 보건의료전문가는 임종 대상자가 임종까지 남은 기간을 좀 더 편안하고 의미 있게 살아갈 수 있도록 돕고, 그의 가족들이 임종 전후에 겪는 어려움을 잘 극복할 수 있도록 돕는 매우 중요한 역할을 수행해야 합니다. 임종 대상자와 가족을 지원하기 위해 수행하는 역할에는 다음과 같은 내용이 포함될 것입니다.

- **임종 대상자와 가족의 감정적인 어려움에 대해 정서적 지지와 공감을 표현하고, 또한 필요에 따라 정신적인 상담이나 사회적인 지원을 제공한다.** 이는 통증 관리, 호스피스 관리, 증상 완화 등을 포함할 수 있습니다. 특히 의료진은 환자와 가족의 요구에 민감하게 반응하며 적절한 의료 관리 방법을 제시하고, 효과적인 케어를 제공합니다.

- **임종 대상자와 가족과의 의사소통을 원활하게 돕는다.** 이는 상황에 대한 정보 제공, 의료 결정에 대한 설명, 예상되는 변화에 대한 대화 등을 포함합니다. 의료진은 이해하기 쉬운 용어를 사용하여 환자와 가족과의 대화를 용이하게 하고, 그들의 우려와 질문에 대답하는 데 중점을 둡니다.

- **임종 대상자와 가족의 감정적인 어려움에 대해 정서적 지지와 공감을 표현하고, 또한 필요에 따라 정신적인 상담이나 사회적인 지원을 제공한다.**

- **임종 대상자와 가족이 직면하는 윤리적인 결정에 대한 지원을 제공한다.** 이는 의료 선택과 약물 사용에 대한 조언, 가족 구성원 간의 의견 충돌 해결, 환자의 의향서 작성 등을 포함할 수 있습니다.
- **다양한 의료 전문가, 종교 지도자, 상담사 등과 협력하여 환자와 가족의 종합적인 케어를 제공한다.** 의료진은 필요한 자원을 찾아 제공하고, 가족과의 협의와 조정을 통해 효과적인 지원 시스템을 구축하는 데 도움을 줍니다.
- (임종 대상자가 **"슬픔의 5단계"** 중 어느 단계에 있든지), **해당 단계에서 일어나는 반응과 그 의미를 이해하고 적절한 의사소통을 제공한다.** 각 단계에서의 이해와 의사소통은 대상자와 가족들에게 큰 영향을 미칠 수 있습니다.

슬픔의 5단계 모델

Kübler-Ross의 **"슬픔의 5단계"**는 널리 알려진 감정적 반응 모델 중 하나입니다.

이 모델은 사람들이 임종이나 상실과 마주할 때 일반적으로 경험하는 감정의 다섯 가지 단계를 설명합니다. 그러나 이 단계들이 개인마다 다를 수 있으며, 모든 사람이 모든 단계를 경험하지 않을 수도 있습니다. 또한 이 단계들은 선형적인 순서로 진행되는 것이 아니며, 개인의 상황과 경험에 따라 다양하게 나타날 수 있습니다.

1. 부정과 고립

처음에는 실제 상황을 부정하거나 현실에서 고립되는 느낌을 경험할 수 있습니다. 사실을 받아들이기 어려울 뿐만 아니라 다른 사람들과의 연결을 느끼기 힘들 수도 있습니다. 부정과 고립 단계에서는 나쁜 소식이나 상실에 대한 충격으로 인해 자신을 보호하고자 하는 경향이 나타납니다. 예를 들어, 검사 결과를 믿지 않고 재검사를 요구하거나, 다른 병원이나 의료진을 찾거나 치료를 거부할 수 있습니다. 현실을 부정하고 싶은 욕구로 인해 상황을 무시하거나 사소한 일로 치부하려는 경향이 있을 수 있습니다. 또는 현재 상황에 직면하기 어려울 때, 미래를 생각하고 계획을 세우는 경향이 나타날 수 있습니다.

2. 분노

현실을 인식하고 상실에 대한 분노와 불만을 느낄 수 있습니다.

예를 들어, 죽음을 직면하게 되면서 "왜 나에게 이런 일이 일어나는 거야?"와 같은 분노와 불만이 생길 수 있습니다. 현실에 대한 불공평함을 느끼고 화를 내며, 가까운 사람들에게 화를 내거나 비난하는 행동을 보일 수 있습니다. 분노와 감정적인 압박으로 인해 돌발적이고 예기치 않은 행동을 할 수 있습니다. 주변 사람들에게 당혹감, 거절감, 이해받지 못한 것에 대한 실망이나 이를 향한 분노로 죄책감을 느낄 수 있으며, 실제 주변사람들과 관계가 멀어질 수 있습니다. 때로 분노는 종종 무력감이나 불공평함에 대한 반응으로 나타날 수도 있습니다. 분노의 단계는 현실을 받아들이기 어렵고 두려워하는 마음에서 나타나는 자연스러운 표현인 것을 이해해야 합니다.

3. 타협

분노나 저항감이 사라지고, 실제 상황에 대해 타협하거나 현실적인 대처 방식을 찾을 수 있습니다. 이 단계에서는 현실을 받아들이고 상황에 대한 조화로운 태도를 취할 수 있습니다. 특정 종교나 신앙 체계에 귀의하고 그 안에서 위로와 희망을 찾기도 합니다. 개인마다 경험과 시기는 다를 수 있지만, 주변 사람들과 협조적으로 대화하고 이성적인 방식으로 의사소통이 가능해지는 짧은 기간으로 나타납니다.

4. 우울

타협 단계 이후에는 실망, 슬픔, 고통, 우울감 등의 감정을 경험할 수 있습니다. 피할 수 없는 어려움을 사실로 받아들여 크게 낙담하며, 상실에 대한 슬픔이 깊어지고, 과거의 기억이나 잃어버린 것들에 대한 애도가 드러날 수 있습니다. 이 단계에서는 혼자 지내고자 하며, 사회적인 활동과 대인관계를 피하는 경향을 보일 수 있습니다. 다른 사람들의 격려나 위로가 큰 효과를 가져오지 못할 수 있습니다.

5. 수용

마지막 단계는 상황을 받아들이고, 실제로 잃은 것을 인정하며 그것에 대한 조금 더 평온한 태도를 취하는 단계입니다. 수용은 임종이나 상실에 대해 더 이상 저항하지 않고 감정적인 조정을 하며 내적으로 평화로움과 차분함을 느끼는 단계입니다. 관심사가 좁아지고, 미래의 계획이나 목표보다는 현재의 순간을 중심으로 살아가려는 경향이 나타납니다. 예를 들어, 죽음을 맞이하는 환자는 이별을 준비하고 가족, 친구들과 소중한 시간을 보내는 것에 집중합니다. 자신의 죽음에 대해 차분하게 표현하며, 생을 마감하기 전에 주변 사람들과의 관계에 대한 사과, 용서, 사랑을 확인하고자 합니다.

2 장애인과 그 가족을 위한 의사소통

| 장애인의 삶과 이들이 처한 어려움

2020년 보건복지부와 통계청의 “2020 통계로 보는 장애인의 삶” 보고서에 따르면, 우리나라는 2018년 이후로 60세 이상의 인구 비율이 꾸준히 증가하고 있습니다. 현재 60세 이상이 전 인구의 약 18% 이상으로 이루어져 있어, 초고령 사회로 진입한 상황입니다. 또한 장애인 인구 역시 고령화에 따라 65세 이상 노년층 장애인 수가 해마다 지속적으로 증가되고 있는 것으로 나타납니다.

연령별 인구에 따른 장애인 비율(2018)

2019년 말 기준 전체 장애인 수, 261만 8000명, 인구 대비 5.1%

– 2020 통계로 보는 장애인의 삶, 보건복지부, 통계청

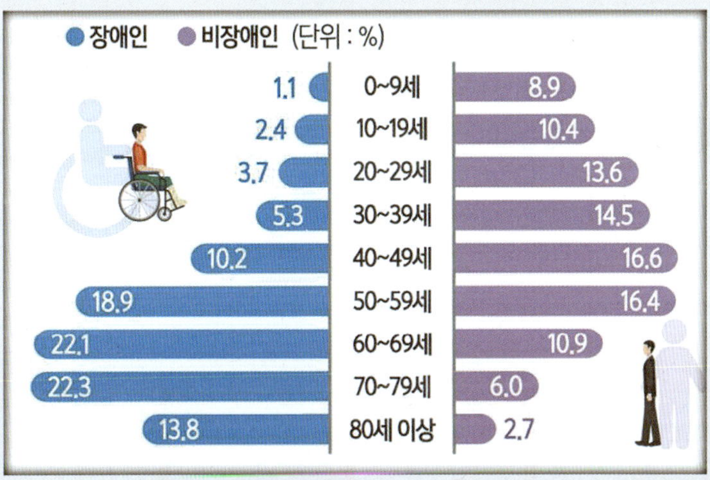

© 이미지 출처: https://kostat.go.kr/

2019년 말을 기준으로 전체 장애인 수는 약 2,618,000명으로, 전체 인구에서는 약 5% 정도를 차지하고 있습니다. 특히 65세 이상 중 장애인 비율은 48.3%이며, 등록 장애인의 비율도 15.5%로 나타나고 있습니다. 또한 이러한 추세는 연도별로 증가하는 경향을 보이고 있습니다.

65세 이상 등록 장애인 비율

– 2020 통계로 보는 장애인의 삶, 보건복지부, 통계청

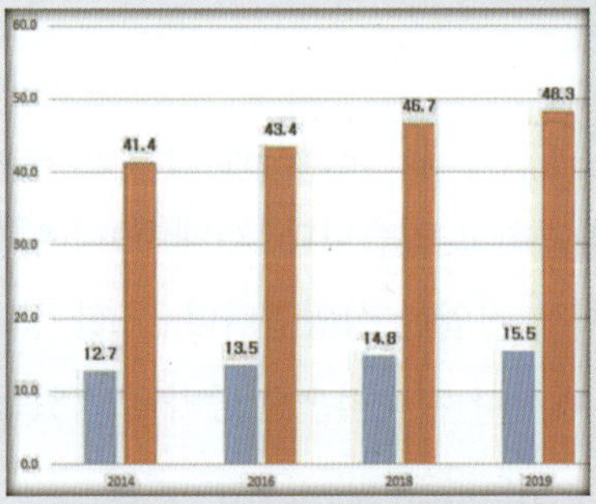

■ 65세 이상 전체인구 비율(%)
■ 65세 이상 등록 장애인 비율(%)

구분	2014년	2016년	2018년	2019년
65세 이상 전체인구 비율(%)	6,520,607	6,995,652	7,650,408	8,026,915
65세 이상 등록 장애인 비율(%)	1,033,307	1,089,316	1,206,482	1,263,952

© 이미지 출처: https://kostat.go.kr/

2019년에 조사된 자료를 보면, 연령별로 지체 장애가 가장 많이 나타나는 것으로 나타납니다. 이전에는 소아마비로 인한 지체 장애가 주를 이루었지만, 소아마비 예방을 위한 백신 보급으로 인해 소아마비 발생률이 크게 감소하였습니다. 따라서 현재 지체 장애의 대부분은 뇌성마비로 인한 것으로 보입니다. 다음으로는 청각장애, 시각장애, 내병변 장애 등이 높은 비율을 차지하는 것으로 조사되었습니다.

장애 유형별 장애 등록 인구 연도별 추이

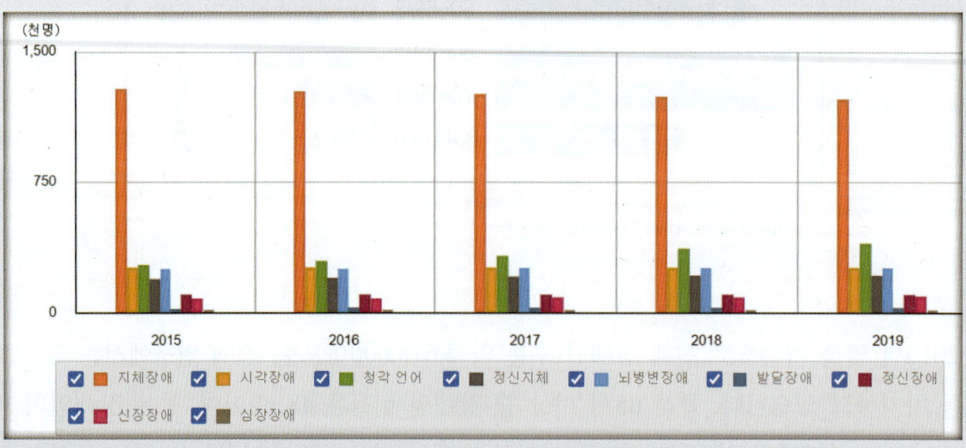

© 이미지 출처: https://www.index.go.kr

각각의 장애 유형은 다양한 어려움을 겪고 있습니다.

■ 지체 장애인들의 어려움

지체 장애인들은 뇌 손상으로 인해 운동이나 자세에 장애가 생기거나 비정상적인 행동 패턴이 나타날 수 있습니다. 감각과 지각의 장애로 인해 활동이 제한되고 사회적 경험이 부족할 수 있습니다. 이로 인해 정서적인, 지적인 장애 등의 어려움이 발생할 수 있습니다.

지체 장애인들은 주변의 부정적인 반응과 사회적 위치에 영향을 받아 자아 개념과 자존감이 정상 아동보다 낮을 수 있습니다. 특히 나이가 들수록 부정적인 경험이 증가하여 자존감이 낮아지는 경향이 있습니다. 이들은 주변 사람들로부터 부정적인 시선을 받거나 불이익한 사회적 경험을 겪을 수 있습니다. 지적 장애를 가진 사람들은 타인의 부정적인 반응을 경험하는 경우가 많기 때문에 이로 인해 자아 개념과 자존감이 상실되는 등의 어려움을 겪을 수 있습니다. 이러한 사람들은 자기와 주변 환경에 대해 만족하지 못하면서 생활과 대인관계에 소극적이거나 무관심해질 수 있습니다. 일부는 외출을 하지 않는 등의 행동을 보일 수 있습니다. 또한 지적 장애인들은 타인에 대한 이해심이 부족할 수 있습니다. 사회화가 어렵고 언어의 이해와 표현에도 어려움이 있어서 답답한 상황을 겪을 수 있습니다. 이로 인해 타인에 대한 의존심이 더 강해지거나 열등감을 느끼기도 하며 자기 조절력이 부족하여 충동적인 행동을 할 수도 있습니다. 때때로 외부 공간에서 공격적이거나 울거나 구르는 행동을 보일 수 있습니다.

따라서 우리는 이러한 사람들이 갖고 있는 마음의 어려움을 이해하고 이를 위해 노력하는 것이 중요합니다. 이들의 어려움을 이해하고 지원함으로써, 그들이 더 나은 생활을 할 수 있도록 돕는 것이 필요합니다.

■ 청각장애인들의 어려움

청각장애인들이 겪는 가장 큰 어려움은 의사소통입니다. 청각장애로 인해 수화나 필담에 의존해야 하기 때문에 학업, 직업 활동 또는 타인과의 의사소통이 어려워지는 경우가 많습니다.

특히 가벼운 수준의 난청자가 중증 난청자보다 자신의 장애를 수용하기 어려워하고 자신감 저하와 불안이 심각하게 나타날 수 있다고 합니다. 또한 교통사고나 다른 사건으로 인해 처음부터 청각장애가 있지 않았던 사람들은 소통의 장애로 인해 학업이나 직장생활에 큰 어려움을 겪게 되기도 합니다. 새롭게 수화를 배워 소통을 하는 것이나 필담으로 소통을 이어가는 것도 매우 큰 제약이 됩니다. 또한 청각장애인들은 직업 수행이나 대인관계 맺을 때 의구심을 가지기 쉽습니다.

이러한 상황을 개선하기 위해서는 청각장애인들의 의사소통을 지원하는 시스템과 환경을 개선하는 것이 중요합니다. 수화 교육의 보급과 청각장애인을 위한 보조기기와 기술의 개발, 일자리 창출 및 취업 지원 프로그램 등이 필요합니다. 또한 사회 전반에서 청각장애인들의 이해와 인식을 높이는 노력이 필요하며, 차별과 편견을 없애는 데도 노력해야 합니다.

■ 시각장애인들의 어려움

시각장애인들이 겪는 어려움들은 시각과 관련된 것이 가장 큰 어려움으로 알려져 있습니다. 특히 외출이 가장 주요한 어려움으로 언급됩니다. 20~30년 전부터 점진적으로 시각장애인들의 이동을 돕기 위해 보행 경로에 점자블록 등의 시설이 조성되기 시작했지만, 여전히 시각장애인들이 가려는 곳으로 외출하는 것은 어려운 상황이 많습니다. 시각장애인들은 이외에도 타인들의 부정적인 반응이나 교통수단의 불편함, 시각장애인을 위한 편의시설의 부족, 직업 획득의 어려움, 차별 등의 어려움을 겪습니다. 일반 조직사회에서 직장생활, 특히 문서작업이나 의사소통에 어려움이 있습니다. 시각장애인들은 경제적으로 어려움을 겪을 뿐만 아니라 사회적인 지원과 정보에 대한 접근성도 부족할 수 있습니다.

이러한 문제들을 해결하기 위해서는 시각장애인들의 접근성과 생활 편의를 개선하는 노력이 필요합니다. 보행 경로나 교통수단의 접근성을 향상시키고, 시각장애인을 위한 편의시설을 보완하는 등의 조치가 필요합니다. 또한 직업 훈련과 취업 지원 프로그램을 강화하여 시각장애인들이 직장에서 성공적으로 활동할 수 있도록 돕는 것이 중요합니다.

■ 뇌병변 장애인들의 어려움

뇌 병변으로 인한 장애인들은 갑작스럽게 손을 사용할 수 없거나 말을 할 수 없는 등의 증상으로 주로 편마비와 같은 신체적인 어려움을 겪습니다. 이러한 변화는 환자뿐만 아니라 가족들에게도 큰 충격을 주며 삶의 질을 저하시킵니다. 이들은 일반적으로 적응에 시간이 오래 걸리는데, 노령에 이런 변화를 겪어야 하기 때문에 심리적인 부담을 갖게 됩니다.

이러한 뇌병변으로 인한 어려움은 걷기, 밥 먹기, 옷 입기 등과 같은 일상생활의 섬세한 동작들을 수행하는 능력의 손실과 관련이 있습니다. 이로 인해 일상 활동에 어려움을 겪을 때는 타인에게 의존해야만 합니다. 이는 신체적인 어려움뿐만 아니라 집중력 감소, 기억력 저하, 의사소통의 어려움 등 정신적인 어려움도 동반될 수 있습니다. 대화는 이해할 수 있지만 표현하기 어려워하거나 빠르게 대응할 수 없는 상황들이 발생할 수 있어 자존감을 상실할 수도 있습니다. 더욱이 이들은 직업을 상실하게 되어 경제적인 능력을 잃고, 가족의 부양 역할을 못하게 되어 우울감과 죄책감을 경험할 수 있습니다. 대인관계의 단절로 인해 친구들과의 관계가 멀어지고 고립되는 경우도 흔히 있습니다.

뇌 병변으로 인한 어려움을 해결하기 위해서는 이들의 신체적인 기능 회복과 함께 심리적인 지원이 필요합니다. 물리치료나 작업치료를 통해 기능 회복에 도움을 주는 것뿐만 아니라 심리상담이나 정신건강 지원 프로그램을 제공하여 심리적인 어려움을 극복하는 것이 중요합니다. 또한 재활 프로그램과 직업 재교육을 통해 이들이 직장에 다시 적응할 수 있도록 지원해야 합니다. 사회적인 지원과 정보 제공을 통해 가족들이 어려운 상황에서도 지지를 받을 수 있도록 하는 것도 중요한 과제입니다.

■ 장애인 가구의 경제적 어려움

2019년과 2018년의 장애인 고용률 및 가계 소득과 관련된 통계자료에 의하면, 2019년의 장애인 고용률은 34.9%로 전체 인구 고용률의 절반을 조금 넘는 수준이며, 2018년에는 장애인의 일자리 비중을 보면, 고령자가 매우 많은 장애인 인구 구조의 특성에 따라 고령자에게 제공된 일자리가 많은 것으로 나타납니다. 또한 2018년 장애인 가구의 소득은 4,153만 원으로 전년 대비 0.1% 증가하였으나, 전체 가구의 소득은 5,828만 원으로 2.2% 증가했습니다. 한편, 장애인 가구의 소비지출은 전년 대비 2.7% 증가하여 2,022만 원이었으며, 전체 가구의 소비지출은 2,692만 원으로 3.5% 증가한 수준이었습니다.

– 2020 통계로 보는 장애인의 삶, 보건복지부, 통계청

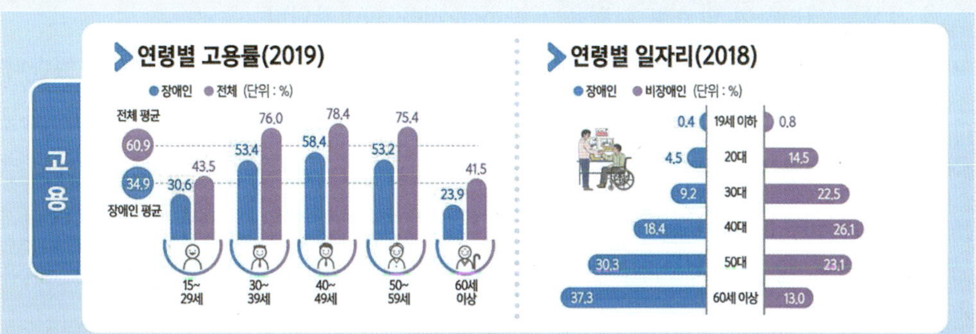

© 이미지 출처: https://kostat.go.kr/

이러한 장애인의 고용과 경제수준에 대한 자료는 장애인 가구가 비장애인 가구에 비해 경제적으로 취약하며, 취업에 대한 어려움이 더 크다는 것을 보여줍니다.

> "장애인들은 손상 정도에 따라 일상생활을 하는 데 어려움이 있다.
> 사회적 불평등과 편견의 시선, 미비한 시설과 제도도
> 장애인들이 쉽게 좌절하게 만드는 요소가 된다.
> 장애인으로서 열악한 조건에서 경쟁해야 하므로
> 기본적인 생활을 하는 것에도
> 노력과 시간을 많이 투자해야 하는 부담을 가진다."
>
> 한금선 외, 의사소통과 인간관계론, 249p

장애인을 위한 보건의료전문가의 역할

보건의료전문가는 장애인을 위해 다양한 역할을 수행하지만 그 중에서도 **장애인과 의사소통을 지원하는 역할**을 담당할 수 있습니다.

- **장애인의 의사소통 능력과 어려움을 평가한다.** 이를 통해 어떤 의사소통 방법과 지원이 필요한지를 판단한다.
- **장애인과 그 가족과의 상담을 통해 의사소통에 필요한 지원 계획을 한다.** 이는 개별적인 요구사항과 성향을 고려하여 맞춤형 지원을 제공하는 것을 의미합니다.
- **개방적이고 긍정적인 대처전략을 사용한다.** 이는 장애인과의 의사소통을 촉진할 수 있습니다.
- **장애인이 자기발전을 주도적으로 이루어낼 수 있도록 돕는 역할을 한다.** 장애인과의 의사소통에서 지지의 기법은 개방적인 성향, 긍정적인 대처전략을 사용하게 하며, 자기발전을 주도적으로 하도록 도울 수 있습니다. 반대로, 지지가 부족한 경우, 성격이 강박적, 폐쇄적으로 변하면서 현실 안주, 비관, 무기력, 원망, 의욕저하 등 삶의 의미를 왜곡하는 등 혼란이 가중될 수 있습니다.
- **장애인과 그 가족에게 필요한 정보와 자원 및 정서적인 지원과 조언을 제공한다.** 이는 장애인의 삶의 질을 향상시키고, 장애로 인한 어려움을 극복하는 데 도움을 줄 수 있습니다.

또한 장애인 및 장애인 가족과의 의사소통은 다음과 같은 점들을 유의하여 대상자의 특성에 맞춘 배려적 소통을 해야 합니다.

■ 장애인과 의사소통 시 유의할 점

1. **다양한 의사소통 수단 활용:** 언어적 표현이 어려운 장애인들에게는 그림, 표, 손짓, 음성 말 등 다양한 의사소통 수단을 사용해야 합니다. 상황과 개인에 맞는 의사소통 방법을 선택하여 사용하면 상호 간의 이해와 소통이 원활하게 됩니다.

2. **비언어적 의사소통 이해:** 뇌성마비 아동들이 수동적이거나 자해행동, 공격적인 행동을 보이는 것은 타인과 의사소통이 실패했을 때 비언어적인 의사소통 형태로 나타날 수 있습니다. 이러한 행동을 경험한 경우, 그들의 의사소통 실패에 대한 이해를 가지고 접근해야 합니다.

3. **자기 주장적인 의사소통 지원:** 장애인이 자기 주장적인 의사소통을 할 수 있도록 도와줘야 합니다. 그들의 의견과 요구를 존중하고 이를 지원하는 환경을 조성해야 합니다.

4. **신뢰관계 구축:** 신뢰관계를 높이는 것은 의사소통의 핵심입니다. 상대방에게 관심을 가지고 존중하며, 소통하는 과정에서 상호 간에 신뢰를 형성할 수 있도록 노력해야 합니다.

5. **장애 수용과 이해:** 신뢰관계가 형성되었다고 판단되면, 상대방의 장애를 수용하고 이해해야 합니다. 장애에 대한 이해와 배려를 통해 상대방과의 소통이 원활하게 이루어질 수 있습니다.

6. **정보의 격차 해소:** 장애로 인해 정보의 격차가 발생하는 경우, 적절한 방법으로 정보를 제공해야 합니다. 간단하고 명확한 언어를 사용하거나 시각적인 자료를 활용하여 정보를 전달하는 것이 중요합니다.

장애인과의 의사소통은 상황과 개인에 따라 다양한 접근 방식과 기술이 필요할 수 있습니다. 상대방의 의사소통 방식과 성향을 고려하여 적절한 의사소통 전략을 선택하고, 상호 간의 이해와 소통을 도모하는 것이 중요합니다.

■ 장애인 가족과의 의사소통 시 유의할 점

- **양가감정을 수용하고 이해하기:** 장애인 가족을 돌보는 과정에서 복잡한 양가감정을 느낄 수 있습니다. 이러한 감정들을 무비판적으로 수용하고, 그 내면의 의미를 인식하고 이해하는 것이 중요합니다. 가족들이 자신들의 감정을 표현할 수 있도록 지원하고, 필요한 경우 상담이나 지원 그룹을 찾을 수 있도록 안내해줍니다.

- **신체적 부담 인식하기:** 장애인 가족을 돌보는 것은 체력적인 부담이 따를 수 있습니다. 특

히 신체장애를 가진 가족을 돌보는 경우 체력적인 소진이 크게 나타날 수 있습니다. 이를 인식하고 스스로의 건강과 휴식을 챙기는 것이 중요합니다. 돌봄 업무를 공유하고 지원받을 수 있는 방법을 찾아보고, 필요한 경우 전문가의 도움을 받을 수 있도록 안내해 줍니다.

- **가족의 장애 수용 돕기:** 장애인 가족을 돌보는 과정에서 가족의 장애를 수용할 수 있도록 도움을 줍니다. 장애에 대한 이해와 인식을 높이고, 가족 구성원들이 상호 간의 지지와 이해를 나눌 수 있도록 돕습니다. 장애로 인한 어려움에 대한 개인의 성장과 긍정적인 변화를 지원하는 방법을 모색합니다.
- **가정에서 치료 시 가족 교육과 피드백:** 가정에서 장애 치료가 이루어지는 경우, 가족에게 돌보는 기술을 교육하고 주기적인 피드백을 제공합니다. 가족 구성원들이 적절한 돌봄과 치료 기술을 습득하고 활용할 수 있도록 교육 과정을 마련하고, 그들의 진행 상황을 주기적으로 평가하고 피드백을 제공합니다.

3 이문화 대상자를 위한 의사소통

보건의료전문가는 이문화 대상자가 다음과 같은 다양한 요인에 의해 어려움을 겪을 수 있다는 것을 이해할 필요가 있습니다.

- **언어적 장벽**

  이문화 대상자가 주로 사용하는 언어와 의료 제공자의 언어가 다를 경우 의사소통이 어려워집니다. 이로 인해 오해, 오진, 부적절한 치료 등의 문제가 발생할 수 있습니다. 이를 해결하기 위해 통역 서비스나 다국어로 제공되는 의료 자료를 활용하여 의사소통을 원활하게 할 수 있습니다.

- **건강관리체계의 복잡성**

  국내 건강관리체계는 다양한 측면과 절차를 포함하고 있어 이문화 대상자에게 혼란을 야기할 수 있습니다. 예를 들어, 의료 서비스의 예약, 보험 청구, 약물 처방 등에 대한 절차나 요구사항을 이해하고 따르는 것이 어려울 수 있습니다. 정보를 쉽게 이해할 수 있는 방식으로 제공하고, 문제 발생 시 이문화 대상자를 지원하는 전문가나 자원을 활용하여 도움을 줄 수 있습니다.

• **질병과 건강 관념의 차이**

다양한 문화에서는 질병과 건강에 대한 신념과 관점이 다를 수 있습니다. 예를 들어, HIV/AIDS에 대한 위험에 대한 인식이나 초자연적인 힘을 의지하는 관행, 숙명론적인 관점 등이 다를 수 있습니다. 한방과 양방적 접근에 대한 이해 차이도 발생할 수 있습니다. 이를 이해하고 존중하여 문화적인 감수성을 갖춘 의료 서비스를 제공하고, 문화 간의 이해를 높이기 위해 교육과 상담을 제공할 수 있습니다.

이러한 어려움들을 극복하기 위해서는 문화적인 민감성과 이해를 갖춘 의료 제공자, 다양한 언어 지원, 문화 간의 교육 및 상담, 그리고 이문화 대상자를 위한 특화된 지원 프로그램의 개발과 제공이 필요합니다.

또한 다양한 문화권의 대상자와 효과적인 의사소통은 의료 서비스의 경쟁력을 높이는 요소입니다. 이를 위해 의료 제공자는 문화적인 감수성을 가지고 대상자와의 소통을 위한 노력을 기울여야 합니다.

■ 다양한 문화권의 대상자와의 의사소통에서 유의할 점

1. **언어적 장벽 이해하기**: 언어적인 차이는 의사소통을 방해하는 중요한 요인입니다. 대상자가 자신의 언어를 사용하여 의사소통할 수 있도록 통역 서비스를 제공하는 것이 좋습니다. 전문적인 통역사를 활용하거나, 통역 앱이나 기기를 활용하여 의사와 대상자 간의 원활한 대화를 이어갈 수 있습니다.

2. **신뢰 형성**: 다양한 문화권의 대상자와의 의사소통은 신뢰를 형성하는 데 시간이 더 소요될 수 있습니다. 이는 문화적인 차이와 경험의 차이 때문일 수 있습니다. 의료 제공자는 이를 인지하고, 대상자의 배경과 관점을 존중하며 신뢰를 쌓을 수 있는 방식으로 의료 서비스를 제공해야 합니다.

3. **개방적 질문 활용**: 폐쇄적인 질문보다 개방적인 질문을 사용하여 의사소통을 원활하게 유도할 수 있습니다. 개방적 질문은 대상자가 의견을 표현하고 자신의 이야기를 나눌 수 있도록 도와줍니다. 이를 통해 대상자의 욕구와 요구를 더 잘 이해할 수 있으며, 상호작용과 의사결정에 기여할 수 있습니다.

4. **건강 신념에 대한 문화적 이해**: 각 문화권은 건강과 질병에 대한 신념과 관행을 가지고 있습니다. 의료 제공자는 다양한 문화권의 대상자의 건강 신념을 이해하고 인정하는 데 중요한 역할을 합니다. 예를 들어, 한국인의 한의학적 접근과 서양의 양의학적 접근이 다를

수 있으므로, 이를 이해하고 존중해야 합니다.

5. **문화 감수성과 문화 매개자의 활용**: 의료 제공자는 문화적인 감수성을 가지고 대상자와의 상호작용에 들어가야 합니다. 문화 매개자를 활용하여 대상자와 의사소통을 원활하게 할 수 있습니다. 문화 매개자는 대상자의 문화적 배경과 언어를 이해하며, 의사소통과 문화 간의 간극을 줄이는 역할을 합니다.

6. **비언어적 의사소통 수단 활용**: 언어적 장벽을 극복하기 위해 비언어적 의사소통 수단을 활용할 수 있습니다. 그림, 그림자료, 모형, 도표 등을 사용하여 대상자와 의사소통을 돕는 것이 좋습니다. 또한 손짓이나 몸짓을 이용하여 의사소통을 지원할 수도 있습니다.

12장

대상자에 따른 의사소통(3)
고유한 인간과 인간관계

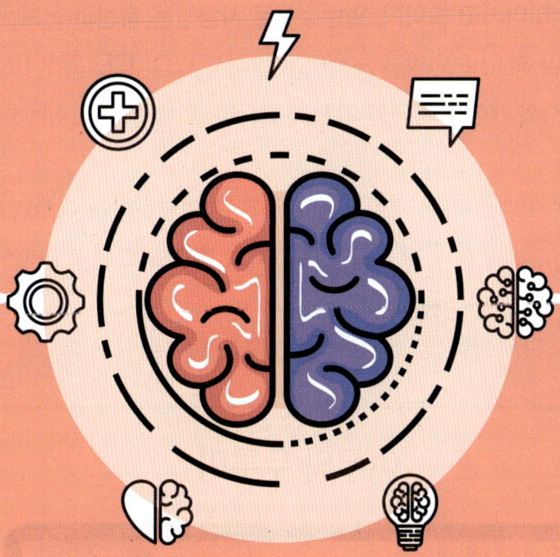

학습 목표

개인차와 인간관계가 소통에 미치는 영향을 이해하고, 인간에 대한 이해를 개발할 수 있다.

학습 내용

1. 개인차와 인간관계
2. 인간에 대한 이해

다름에 대한 이해

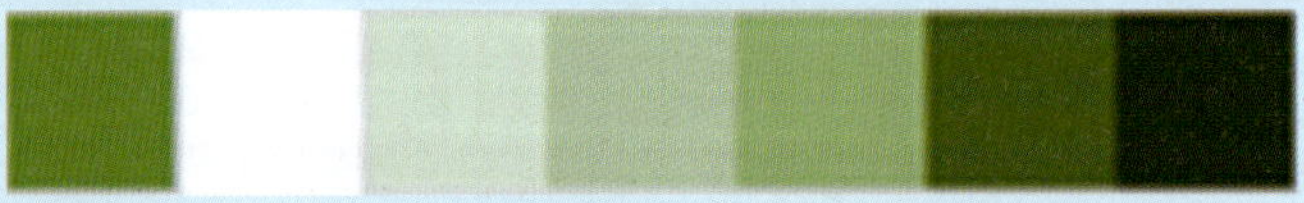

초록은 동색이라는 말이 있습니다. 이는 일종의 유사성과 공감을 통해 상호 간의 이해와 연결을 더 쉽게 형성할 수 있다는 의미이기도 합니다. 일반적으로 사람들은 자신과 공통된 특성, 가치관, 관심사 등을 가진 사람들과 어울릴 때 더 편안함을 느낀다고 알려져 있습니다. 그러나 사람들은 어떤 면에서는 비슷하겠지만, 누구나 각자의 개성과 차이를 가지고 있으며, 이는 우리 사회에 다양성과 풍부성을 더해 줍니다.

한편, 서로 다른 개성과 필요를 가진 사람들 간에는 종종 의사소통과 이해의 어려움이 발생할 수 있습니다. 다음과 같이 이솝우화의 여우와 두루미는 각자의 필요와 특성을 가지고 있었지만, 상호 간의 이해와 존중이 부족하여 문제가 발생했습니다.

여우와 두루미*

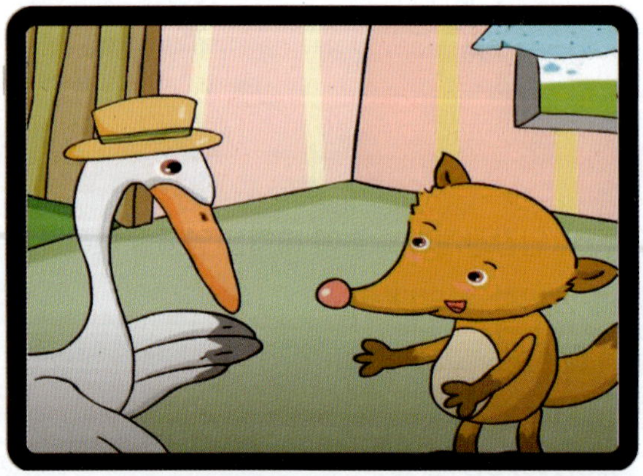

어느 마을에 여우와 두루미가 살았어요.

어느 날 여우가 두루미를 저녁 식사에 초대했답니다.

자, 두루미님 "맛은 별로 없지만" 하며 접시를 내놓았습니다.

그러나 두루미는 접시가 너무 납작해서 음식을 입 속에 넣을 수가 없었습니다.

두루미는 약이 올랐지만 점잖게 말했습니다.
여우님 초대해 주셔서 너무 감사합니다. 다음엔 저희 집에 초대하겠습니다.
며칠 뒤 여우가 두루미 집에 왔습니다.
"자 드세요. 제가 여우님을 위해 특별히 정성껏 장만했어요."
두루미는 주둥이가 길고 긴 항아리에 음식을 담아 내놓았습니다.
여우는 음식을 먹으려고 애썼지만 소용 없었습니다.

우리의 일상에서도 서로 다른 사람들과의 관계에서 유사한 갈등이 발생할 수 있습니다. 이렇게 서로의 다름에 초점을 맞추지 않고, 서로 다른 관점을 받아들이고 서로를 존중하는 것은 소통과 조화를 이루는 기본입니다. 각자의 관점과 필요를 이해하고 상대방의 요구와 필요를 고려하는 것은 상호 간의 신뢰를 형성하고 관계를 발전시키는 데 성숙한 소통에 도움이 될 것입니다.

*영상자료원: https://www.youtube.com/watch?v=XAxg-5ZBpP0

1 개인차와 인간관계

개인차

개인차는 **인간이 각자의 고유한 특성과 성향을 가지고 있다**는 사실에서 비롯되는 차이입니다. 이는 생물학적, 심리적, 사회적인 측면에서 나타날 수 있으며, 각 개인의 성격, 가치관, 상호작용 스타일 등이 서로 다를 수 있습니다.

이러한 개인차는 **의사소통에 영향**을 미치고 **대인관계에서 갈등**을 일으킬 수 있습니다. 서로 다른 개인차를 가진 사람들 간에는 서로의 의견, 태도, 요구사항 등을 이해하고 수용하는 데 어려움이 있을 수 있습니다. 각자의 관점에서만 생각하거나 자신의 필요를 우선시하는 태도는 대화와 상호작용에 방해가 될 수 있습니다. 따라서 상호 간의 인간관계에서는 개인차를 이해하고 받아들이는 자세가 필요합니다.

이러한 개인차를 존중하고 서로 다른 시각과 의견을 수용하며 상대방의 감정과 요구에 대한 이해를 높이는 것은 상호 간의 소통을 발전시키고 갈등을 예방하고 해결하는 의사소통의 중요한 요소입니다. 다양한 개성과 관점을 가진 사람들이 서로를 인정하고 이해하는 과정은 갈등이 아니라 조화로운 관계를 형성하는 데 도움이 될 수 있습니다. 이러한 사회에서는 각 개인이 성숙하고 성장할 수 있는 기회를 제공하며, 상호작용을 통해 서로에게 유익한 영향을 줄 수 있습니다.

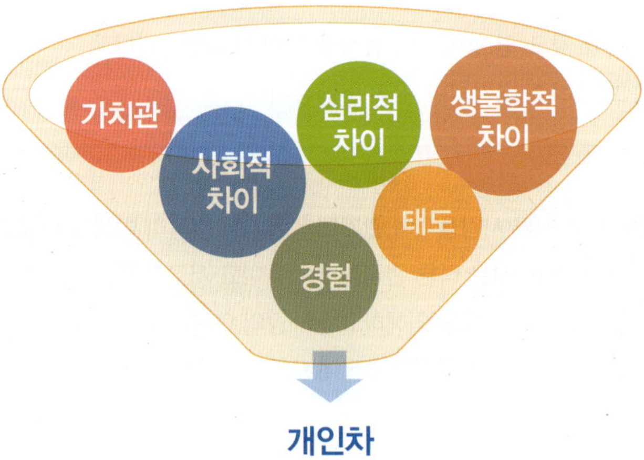

2 인간에 대한 이해

개인차는 다양한 요인에 의해 형성되며, 이에 대한 이론적 고찰은 여러 분야에서 이루어지고 있습니다. 이에 따라 욕구의 차이, 기질의 차이, 생물학적 차이, 성격 발달과 유형 차이에 대해 알아보겠습니다.

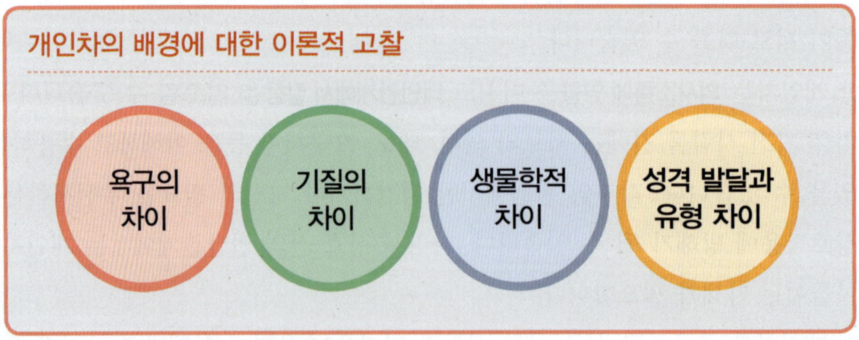

욕구의 차이

개인들은 각자 다른 욕구와 욕망을 가지고 있습니다. 매슬로우(Abraham Maslow)의 욕구 단계 이론과 같이 욕구의 계층적 구조를 제안하는 이론들은 욕구의 다양성과 우선순위를 설명합니다. 개인의 욕구 차이는 개인의 성격, 가치관, 문화적 배경 등에 의해 형성될 수 있습니다.

■ 인간의 기본 욕구: Maslow 욕구 단계 이론

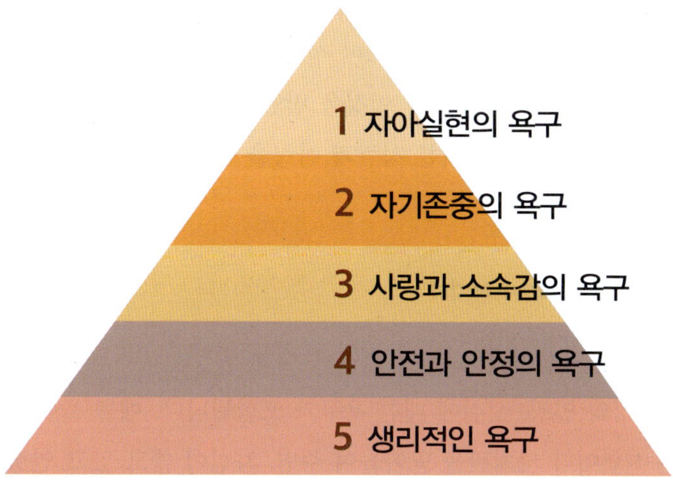

1943년에 아브라함 매슬로우(Abraham Maslow)가 제안한 인간의 기본 욕구에 대한 이론으로, 욕구이론은 **인간의 욕구가 일정한 계층 구조를 가지고 발생하며, 하위 단계의 욕구가 충족되어야 상위 단계의 욕구가 등장한다고 주장**합니다.

욕구 단계 이론은 다음과 같이 5가지 단계로 구성됩니다. (하위단계부터)

5 생리적인 욕구(Physiological needs)

인간의 기본적인 기능유지와 생존에 필요한 욕구로서, 식사, 수면, 숨쉬기, 수분, 수면, 주거, 성, 고통 경감 등과 같은 생리적인 요구가 포함됩니다. 생리적으로만 아니라 정서적 측면도 기본적인 욕구로 분류됩니다.

4 안전과 안정의 욕구(Safety needs)

신체적인 안전과 보호에 대한 욕구를 포함하여, 일관된 친근함을 느낄 수 있고 믿을 수 있는 상태에 있고자 하는 욕구입니다. 안정, 보호, 질서 유지, 부정적 정서로부터 벗어나고자 하는 욕구 등과 물질적으로 주거, 직업, 건강, 재정적인 안정 등도 포함할 수 있습니다. 이 단계의 욕구가 충족되지 못하면 신체적, 또는 심리적으로 불안해진다고 해석합니다.

3 사랑과 소속감의 욕구(Belongingness and love needs)

사회적인 연결과 소속감에 대한 기본적인 사회적 욕구로서, 가족, 친구, 동료와의 관계, 사랑과 애정을 통한 사회적인 연결을 통해 자신의 존재감을 느끼고, 다른 사람들과 함께 하고자 하는 욕구입니다. 예를 들어, 친밀감, 우정, 남에게 받아들여지는 수용 등이 포함되며 이러한 욕구가 잘 충족되면 성숙한 자아가 형성될 수 있습니다. 즉, 어린 시절 부모의 사랑이 적절했는가에 영향을 받으며 성격 발달에 영향을 미친다고 해석합니다. 예를 들어, 부모로부터 적절히 사랑과 인정을 받았다면 많이 성장할 것이며, 좌절과 절망에 부딪힐 때 극복할 수 있고, 다른 사람과 사랑을 주고받는 능력을 갖추게 된다고 해석합니다.

2 자기존중의 욕구(Esteem needs)

다른 사람으로부터 자신이 한 말이나 행동에 대해 인정받고자 하는 욕구로서, 자기 존중감, 타인으로부터의 인정, 성취에 대한 욕구가 포함됩니다. 예를 들어, 다른 사람이 자신의 능력 또는 신념이나 가치관을 받아들여 주면, 자신이 쓸모 있고 인정받는다는 느낌을 갖게 되며, 자존감이 높아집니다. 반대로 주위 사람들이 자신의 가치를 인정해 주지 않는다고 생각할 때 열등감에 빠질 수도 있습니다.

1 자아실현의 욕구(Self-actualization needs)

개인의 잠재력을 최대한으로 실현하고 개인적인 성장과 개발을 이루기 위한 욕구로서, 자아계발, 창의성 발휘, 자신의 열정과 관련된 목표를 달성하는 것이 포함됩니다. 예를 들어, 아름다움, 신뢰감, 정의 등을 추구, 생산적인 활동과 사회에 기여를 통해 자신의 목적을 달성하고자 하는 것이 이에 해당됩니다. 가장 높은 차원의 잠재적인 능력을 실현함으로써 만족을 얻고자 하는 욕구입니다.

욕구 단계 이론에 따르면, 하위 단계의 욕구가 충족되지 않으면 상위 단계의 욕구는 나타나지 않을 수 있습니다. 예를 들어, 생리적인 욕구가 충족되지 않으면 안전 욕구에 관심을 갖기 어렵다고 설명됩니다. 또한 매슬로우는 자아실현의 욕구를 가장 높은 단계로 여겨 개인의 최종 목표로서 제시했습니다.

이러한 욕구 단계 이론은 인간의 욕구와 성장에 대한 이해를 도모하고, 개인의 삶의 질과 만족감을 증진시키는 데에 활용될 수 있습니다. 그러나 이론에는 일부 비판도 있으며, 개인의 욕구와 우선순위는 개개인과 문화적인 차이에 따라 달라질 수 있습니다. 따라서 이론은 개인의 욕구와 성장을 이해하는 데 도움을 줄 수 있지만, 모든 개인에게 적용되는 절대적인 가치로 보기는 어렵습니다.

■ 인간의 기본 욕구: Glasser의 기본 욕구 이론

1999년 윌리엄 글라서(William Glasser)는 **인간이 자신의 내적 욕구를 충족시키기 위해 외부 세계에 대한 통제를 하고 행동을 선택한다**는 관점을 강조한 욕구이론을 발표합니다. 이 이론은 우리가 행동하고 생각하는 모든 것이 즐거움과 고통을 초래하는 것이 아니라, 우리 내면의 욕구를 충족시키기 위한 선택이라는 주장을 합니다.

글라서는 이러한 기본 욕구들이 개인의 행동과 선택에 영향을 미치며, 욕구를 충족시키기 위해 적절한 선택을 하고 통제를 하는 것이 중요하다고 주장합니다. 이를 통해 우리는 내적 욕구를 충족시키고 보다 만족스러운 삶을 살 수 있다는 것을 강조합니다. Glasser의 기본 욕구 이론은 개인이 자기 결정을 통해 내적 욕구를 충족시키는 것의 중요성을 강조하며, 개인의 자율성과 주도적인 역할을 강조합니다. 이론은 개인의 욕구와 선택에 대한 이해를 도모하고, 개인이 보다 의미 있는 삶을 살기 위해 어떻게 행동을 조절하고 선택할 수 있는지에 대해 고려합니다.

기질의 차이

■ 기질의 정의와 특성

기질(temperament)은 **개인의 생리적 특성과 반응성**을 의미합니다. 기질의 차이는 **개인의 행동 및 성격 특성에 영향**을 미칩니다. 예를 들어, 일부 사람들은 활동적이고 외향적인 기질을 가지고 있을 수 있고, 다른 사람들은 내성적이고 조용한 기질을 가지고 있을 수 있습니다. 기질의 차이는 개인의 행동 경향과 태도를 형성하는 데 영향을 줄 수 있습니다.

기질은 정서적 반응성, 운동적 반응성, 주의 반응성 및 자기조절과 같은 타고난 개인차로 정의되기도 합니다. 또한 기질은 생후 초기부터 나타나는 유아의 특성으로, 성인기에는 성격으로 표현될 잠재력을 갖고 있다고 해석됩니다. 그래서 기질은 **개인의 독특한 특성**이며, **일정한**

항상성을 가지는 것으로 인정됩니다. 이러한 일관성은 개인이 성장과 발달하는 동안 기질의 영향을 받고, 일관된 특성이 개인의 행동 및 경험에서 나타나기 때문입니다. 기질의 이러한 일관성은 개인의 특성을 이해하고 예측하는 데 도움을 줄 수 있습니다.

한편 기질은 개인이 자신의 환경과 상호작용하며 발전하고 성장하는 과정에서 중요한 역할을 합니다.

기질은 개인의 성격 특성과 관련이 있지만, 두 개념은 완전히 동일하지는 않습니다. 성격은 개인이 사회적, 문화적, 경험적 영향을 받아 형성되는 것이며, 기질은 개인이 타고난 특성으로서의 개인차를 나타냅니다. 이러한 이유로 기질과 성격은 서로 다른 개념이지만, 기질은 성격의 발달에 영향을 미칠 수 있습니다.

■ Tomas와 Chess의 기질 유형

토마스(Alexander Thomas)와 체스(Stella Chess, 1977)는 기질 유형을 분류하기 위해 다음과 같은 세 가지 유형을 제안했습니다.

- **순한 기질의 유아(Easy child)**: 약 40%의 유아가 해당되며, 차분하고 긍정적인 정서를 가지며, 새로운 경험에도 개방적입니다. 예측 가능한 행동을 보이며, 규칙적으로 행동합니다. 이 유형의 유아들은 일반적으로 잘 적응하며, 어려움 없이 새로운 상황에 적응할 수 있습니다.
- **까다로운 기질의 유아(Difficult child)**: 약 10%의 유아가 해당되며, 행동양상이 불규칙하고 새로운 자극을 회피하려는 경향이 있습니다. 강렬한 반응을 보일 수 있지만, 그 강도는 다소 약합니다. 새로운 상황에 대한 적응이 늦게 이루어지며, 낯선 것에 부정적인 반응을 보입니다. 또한 활동 수준이 상대적으로 낮을 수 있습니다.
- **느린 기질의 유아(Slow-to-warm-up child)**: 약 15%의 유아가 해당되며, 초기에는 낯선 상황에 부정적인 반응을 보이지만, 시간이 지나면서 조금씩 적응해 나갑니다. 처음에는 적응이 느리고 소극적인 행동을 보이며, 활동 수준이 낮을 수 있습니다.

Tomas와 Chess의 기질 유형 분류는 유아의 특성과 행동양식을 이해하는 데 도움을 주는 동시에, 부모나 보호자가 해당 유아의 특성에 맞게 적절한 지원과 돌봄을 제공하는 데 도움이 될 수 있습니다. 그러나 이러한 유형 분류는 개별 유아의 복잡한 특성을 완전하게 설명하지는 못하며, 개인의 성장과 경험에 따라 기질 특성이 변화할 수 있다는 점을 염두에 두어야 합니다.

■ 기질의 영향요인

기질은 **유전적 영향**을 받는 경향이 있으며, **시간적으로 안정된 특징**을 갖습니다. 유아 시기에 나타난 특정 기질은 18세까지 안정적으로 유지되며, 18세에서 21세 사이의 반사회적 경향과도 연관이 있을 수 있습니다. 이러한 경향들은 가족관계의 질과도 관련이 있으며, 해당 유아의 특성을 예측하는 데 도움을 줄 수 있습니다.

기질은 **선천적인 특징이 강하긴 하지만, 환경의 영향도 중요한 역할**을 합니다. 따라서 양육하는 부모의 태도와 행동이 유아의 기질과 상호작용하여 변화를 일으킬 수 있습니다.

또한 유아의 기질을 이해하고 수용해주는 부모의 자세는 매우 중요합니다. 부모가 유아의 기질을 알고 이해하며, 그에 맞게 도움을 주는 것과 유아의 기질과 다른 기대와 도움을 주는 것은 큰 차이가 있을 수 있습니다. 따라서 기질에 대한 이해는 필수적입니다.

기질을 인정하고 수용해주는 부모의 자세는 유아의 성장과 발달에 긍정적인 영향을 미칠 수 있습니다. 이는 유아가 자아를 안정시키고 자신을 인식하며, 안전하고 안정된 환경에서 성장할 수 있도록 도와줍니다. 따라서 부모는 유아의 기질을 이해하고 존중하며, 그에 맞는 지원과 관심을 제공하는 것이 중요합니다.

생물학적 차이

개인차는 생물학적인 차이에 의해서도 발생합니다. 생물학적으로 유전적인 요인은 개인의 생리적 특성, 뇌 활동, 대사 과정 등을 조절합니다. 개인들은 유전적으로 다른 특성을 가지고 있으며, 이는 인지, 감정, 행동 등에 영향을 줄 수 있습니다. 그 중에서도 남성과 여성이라는 유전적 차이는 매우 다양한 방면에서 공통된 차이점을 만들어 낼 수 있습니다.

■ 남자와 여자

유전에 의해 결정되는 남성과 여성 사이에는 생물학적으로 다양한 차이가 있으며 주로 **성호르몬의 영향**을 받습니다.

남성은 **테스토스테론(testosterone)**이라는 성호르몬이 여성보다 더 높은 농도로 분비됩니다. 이로 인해 남성은 일반적으로 더 큰 근육량과 더 높은 신체적 힘을 가지는 경향이 있습니다. 또한 테스토스테론은 **공격적인 성향과 경쟁욕, 성적 욕구 등과 관련**이 있을 수 있습니다. 반면에 여성은 **옥시토신(oxytocin)** 수용체에 대한 민감도가 높은 특징을 가지고 있습니다. 옥시토신은 사회적인 유대 관계 형성, 출산, 양육, 신뢰 등과 관련이 있습니다. 여성은 일반적으로 **공감능**

력과 친밀한 관계 형성에 더 능숙한 경향이 있을 수 있습니다.

예를 들어, 일반적으로 성별에 따라 Tomas와 Chess 기질 유형의 나타나는 비중이 다르기도 합니다. (남아: 순한 기질 > 느린 기질 > 까다로운 기질/여아: 느린 기질 > 까다로운 기질 > 순한 기질)

또 남성과 여성 사이의 이러한 생물학적 차이는 성별 역할과 성적 분업에 영향을 줄 수 있으며, 사회 및 문화적인 요소와 상호작용하여 다양한 형태로 나타날 수 있습니다. 그러나 성별은 단순히 생물학적인 차이뿐만 아니라 개인의 사회적, 심리적 발달에도 영향을 미치는 복잡한 요인들과 관련이 있기 때문에, 남성과 여성의 특징도 개인 차이가 있을 수 있으며, 문화적 요인과 상호작용하면서 변화할 수도 있습니다. 특히 양육이나 학습에 의한 사회화 과정은 서로 다른 행동 양식을 보이는 데 영향을 줄 수 있습니다. 예를 들어, 트랜스젠더 개인들은 자신의 사회적 성별과 생물학적 성별 사이의 불일치를 느끼는 경우가 있는데(이러한 생각을 가진 사람들 모두가 트랜스젠더는 아니지만), 이러한 인식의 차이가 어떤 면에서는 양육과 학습의 과정에서 영향을 받았다고 해석되고 있습니다.

■ 오른손잡이와 왼손잡이

기질의 차이에 대한 또 다른 예로, 개인의 선호하는 손의 사용 방향을 나타내는 오른손잡이와 왼손잡이가 있습니다. 오른손잡이가 많은 사회에서는 오른손을 주로 사용하는 행동양식이 중심이 됩니다.

■ Horne와 Östberg의 "Morningness-eveningness" 일주기 유형

1976년 미국의 심리학자, 혼(Colin M. Horne)과 스웨덴의 심리학자, 외스트베르크(Olov Östberg)는 사람들이 어떤 시간대에 가장 활동적이고 생산적인지 조사하면서, 즉 **아침형 또는 저녁형**인지에 대한 선호도가 존재한다는 것을 밝혔습니다. 이러한 일주기성은 개인의 중추와 말초 시계의 활동, 관련 유전자의 발현, 호르몬 분비 등에 영향을 받는 것으로 알려져 있습니다. 예를 들어, 서로 다른 일주기성을 가진 사람들이 함께 지속적으로 시간을 보내야 할 때 문제가 발생할 수 있습니다. 아침형인 사람은 일찍 일어나고 활동적이며, 저녁형인 사람은 늦게 활동을 시작하고 더 늦게까지 활동적이기 때문에 상호 일치하기 어려울 수 있습니다.

또한 **생물학적인 일주기성**은 호르몬 분비에도 영향을 미칩니다. 예를 들어, 시험 기간 동안 밤샘 공부를 하여 수면 패턴이 변경되는 경우, **멜라토닌(melatonin)**이라는 호르몬의 분비에 변화가 발생할 수 있습니다. 멜라토닌은 수면 유도 효과를 가지고 있어서 이러한 변화는 시차 증후군과 관련될 수 있습니다.

그러나 이러한 바이오리듬의 일주기성은 개인의 생리적 특성과 유전적인 영향을 주로 받기도 하지만, 일정 부분은 **환경 요인에 의해 영향**을 받을 수도 있습니다. 예를 들어, 생활 패턴과 일과 시간표의 조정을 통해 일주기성을 조정하거나 일주기성을 고려한 환경 조성을 통해 개인의 생체 시계와 일치시키는 것이 가능합니다. 또한 바이오리듬의 일주기성은 개인의 선호와는 별개로 **연령에 따라 변화**할 수 있습니다. 특히 수면 요구량은 연령에 따라 다르게 나타납니다. 청소년기에는 수면 요구량이 상대적으로 높고, 노인들은 노화 과정으로 인해 수면에 관련된 문제가 발생할 수 있습니다.

성격 발달과 유형 차이

성격(personality)이란 개인에게 나타나는 특성과 성향, 그리고 이로 인해 나타나는 독특한 행동 경향을 의미합니다. 성격은 각 개인이 갖고 있는 고유한 특성으로, 이는 그들의 내면을 형성하고 외부로 표출되어 자신의 이미지를 형성하는 데 영향을 미칩니다.

성격이라는 용어는 라틴어인 "persona"에서 유래되었습니다. 연극에서 "persona"는 배우가 연기할 때 사용하는 가면이나 역할, 등장인물을 의미합니다. 이와 유사하게, 개인의 성격은 그들이 일상적으로 행동하고 태도를 취함으로써 자신의 인생이라는 연극에서 배우로서의 역할을 수행하는 것과 관련이 있습니다.

성격은 개인의 유전적인 특성, 환경 요소, 사회적 상호작용 등 **다양한 요소에 의해 형성**됩니다. 성격은 안정적이고 일관성 있는 특성이며, 일상적인 행동이나 반응에서 드러납니다. 또한 성격은 여러 가지 요소와 상호작용하여 개인의 **특정한 성격 특성이 상대적으로 강조되는 패턴**을 나타내는 **다양한 성격 유형이 존재**합니다. 심리학적인 관점에서 성격유형에 관한 다양한 이론과 모델로 설명되고 연구되어왔습니다.

성격은 개인의 행동과 태도뿐만 아니라 인간성의 중요한 측면을 이루며, 자아 개념, 자아정체성, 자기인식 등과도 관련이 있습니다. 성격의 이해는 개인의 특성을 이해하고 예측하는 데 도움을 주며, 개인의 행동과 사회적 상호작용을 이해하는 데에도 중요한 역할을 합니다. 이러한 이론들은 성격을 다양한 차원으로 분류하거나 특정한 성격 특성이 개인의 행동을 어떻게 설명하는지를 다루기도 합니다. 또한 다양한 이론과 요인들에 의해 개인차의 배경이 설명되기도 합니다. 따라서 성격에 관한 개인차를 이해하기 위해서는 다양한 이론과 연구 결과를 종합적으로 고려할 필요가 있습니다.

■ 성격의 발달: Freud의 정신분석 이론

지그문트 프로이드(Sigmund Freud)의 정신분석 이론은 개인의 성격 형성과 발달에 대한 이해를 제공하며, 현재까지도 성격 이론과 심리치료에서 영향력을 미치는 것으로 알려져 있습니다. 그러나 일각에서는 이론 자체에 대한 비판이 있으며, 과학적으로 입증되거나 검증되지 않은 측면도 존재합니다. 그럼에도 불구하고 다양한 심리학적 이론과 접근법이 개인의 성격과 행동을 이해하는 데 기여하고 있다고 평가됩니다.

➢ Freud의 정신분석 이론 – 의식의 수준

프로이드의 정신분석 이론에서 인간의 정신 활동을 의식, 전의식, 무의식 3단계의 의식수준으로 구분합니다.

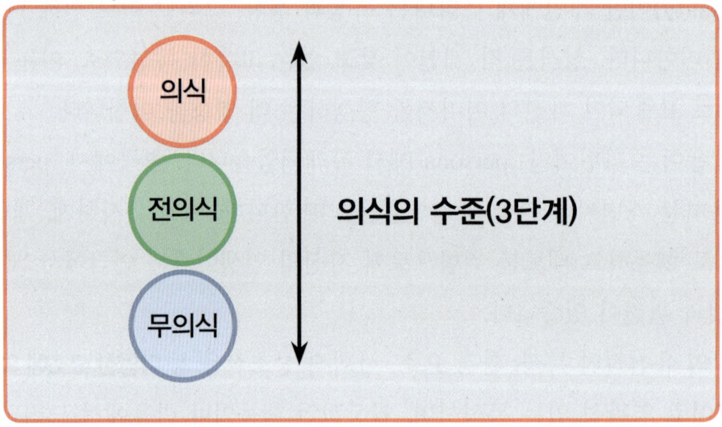

- **의식(Conscious)**: 의식은 현재 인식하고 있는 정보와 생각, 감각적인 경험 등 개인이 자각하고 알고 있는 부분을 나타냅니다. 의식은 우리가 일상적으로 쉽게 인지하고 통제하고 경험하는 것들을 포함하며, 깨어 있을 때, 주의력이 집중이 가능한 영역입니다. 대부분의 의지 기능이 이 수준에 속하며, 합리적인 행동을 이끌어 줍니다.
- **전의식(Preconscious)**: 전의식은 현재 의식이 아니지만 마음을 집중하면 쉽게 의식화하여 상기시킬 수 있는 정보와 기억들이 저장되어 있는 영역입니다. 전의식은 의식으로 옮길 수 있는 정보들이나 잠시 망각된 상태의 기억들이 포함됩니다. 예를 들어, 우리가 무엇을 먹었는지 잊었다가 어떤 자극으로 인해 기억이 떠오르는 경우가 그 예입니다. 이는 의식의 부담을 덜고, 받아들일 수 없는 혼란스러운 무의식적 기억을 의식하지 못하도록 도와줍니다.
- **무의식(Unconscious)**: 무의식은 의식과 전의식밖에 존재하는 심리적인 영역으로, 빙산의

바닥처럼 드러나지 않는 마음, 개인이 자각하지 못하고 알지 못하는 부분입니다. 무의식은 욕구, 충동, 부정적인 경험, 금기된 생각, 잊혀진 기억 등 모든 기억과 경험이 저장되어 있으며, 개인의 행동과 감정에 영향을 미칩니다. 의도적으로 회상할 수 없으며, 꿈이나 부지불식간에 나오는 행동이나 농담 등으로 나타날 수 있습니다. 비논리적, 비합리적, 모순적, 시간 공산 개념이 없는 특징을 가지며, 인간의 본능을 담고 있으며 역동적 힘과 밀접한 관계가 있습니다.

프로이드는 인간의 행동과 정신 건강에 있어 의식과 전의식에 비해 **무의식이 더 깊고 중요한 역할**을 한다고 믿었습니다. 무의식은 개인의 감정, 욕구, 트라우마 등이 저장되어 있으며, 무의식의 내용을 알아내고 이를 인식함으로써 개인의 정신 건강과 성격의 형성을 이해할 수 있다고 주장했습니다.

➢ **Freud의 정신분석 이론 – 성격의 구성요소**

프로이드의 정신분석 이론에서 성격의 형성은 본능(원초아), 자아, 초자아의 상호작용에 의해 이루어진다고 보았습니다. 이 세 가지 요소는 성격의 역동성을 지니고 있으며, 심적 에너지가 이들 요소 사이에서 분포됩니다.

성격의 3구조

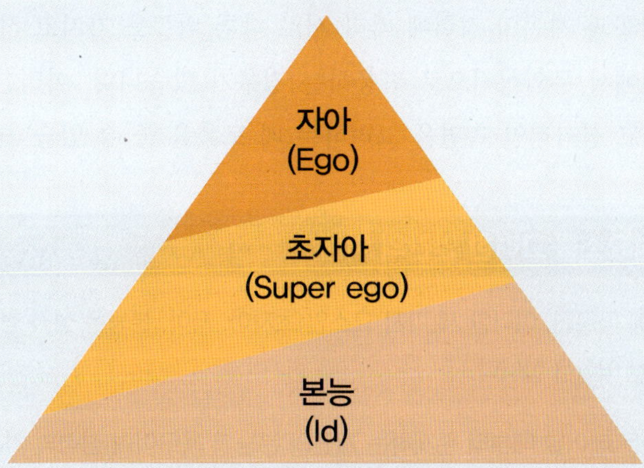

• **본능(Id)**: 본능은 원초적인 욕구들의 집합이며 원시적, 생물적 충동으로 정신에너지의 근원으로 해석됩니다. 본능은 원초적 욕구들이 충돌하거나 현실적 제약을 받을 때, 뒤따르는 결과를 고려하지 않은 채, 즉각적인 쾌락을 찾고 고통을 피하기 위해 출현합니다. 예를 들어, 성적인 욕구와 생존 욕구가 이에 포함하며, **무의식적**인 수준에서 작용합니다. 옳

고 그른 감각에 제한을 받지 않기 때문에 기본적으로 파괴적이며 세련되지 못한 충동으로 비합리적 행동을 하게 합니다.

- **초자아(Super ego)**: 초자아는 사회적인 규범과 윤리적인 가치를 대표하는 심리적 요소입니다. 초자아는 부모나 사회로부터 습득한 규범과 이상을 내면화하여 개인의 행동과 판단을 규제합니다. 따라서 초자아는 양심과 도덕성을 담당하며, 이상화된 개념으로 개인의 행동에 대한 비판적인 역할을 합니다. 본능의 충동을 억제하고, 도덕적 목표와 완전함을 추구하며, 자아의 기능을 관찰하고 평가합니다. 즉, 초자아는 **무의식적** 수준에서는 본능과는 반대 역할을 하고, **의식적** 수준에서는 인간의 마음에서 행동의 옳고 그름을 평가하는 재판관 역할을 합니다.

- **자아(Ego)**: 외부 세계와 가장 밀접하게 접촉하는 성격에 일부로 나를 타인과 구별되게 하며, 현실을 중심으로 자아 인식하는 기능을 합니다. 자아는 합리적이고 이성적으로 사고를 조직화하고 판단하여, 행동을 조절하고 평가합니다. 이로써 현실과 본능의 욕구 사이를 잘 조화시키고 현실에 맞게 만족을 지연시킵니다. 또한 충동적인 본능과 억제된 초자아 사이도 잘 조절하고, 이때 방어 기제를 사용하여 내적 충돌을 완화합니다. 부분적으로는 의식과 전의식에 포함되며 넓게 보아 대개 현실 원칙을 따르기 때문에 **의식적**인 수준에서 작용한다고 할 수 있습니다.

그러나 이들은 상황과 개인의 경험에 따라 서로 다른 비중을 가지고 작용할 수 있으며, 의식화되지 않은 영역에서 무의식적으로 작용하는 경우가 많습니다. 이러한 이해는 개인의 성격과 행동을 이해하고 심리적인 측면을 고려하는 데 도움을 줄 수 있습니다.

성격의 3가지 구성요소를 고려한 인간의 이해

프로이드의 이론에 따르면, 이러한 세 가지 요소인 초자아, 자아, 본능은 성격 형성과 행동의 결정에 영향을 미치는 중요한 역할을 합니다.

- **본능**(또는 원초아)은 태어날 때부터 존재하는 개인의 본능과 욕구이며 성격의 기초를 이룹니다. 따라서 **인간의 행동에 이런 무의식적 동기가 있다는 것을 인식하고 자신이나 타인의 행동을 이해할 필요**가 있습니다.

- **초자아**는 인간의 성격 형성에 중요한 역할을 하는 요소 중 하나입니다. 초자아는 사회화 과정에서 형성되며 모든 근기, 억제, 항상, 도덕적 가치, 이상화된 자아, 부모의 규범과 가치 등을 내포하고 사회화되는 과정 속에서 중요한 사인으로부터 영향을 받아 발달합니다. 특히, 출생 후 1세 전후부터 시작

하여 5~6세까지 동일화 과정을 통해 발달하며, 이때 최고로 발달하고 10세쯤에 기반이 잡혀 도덕관의 내재화가 일어나게 됩니다. 초자아는 도덕적인 가치와 완전성을 추구하고 이득을 추구하는 본능적 충동을 억제합니다. 따라서 **개인마다 어린 시절에 이뤄진 사회화 과정에서 도덕관의 내재화가 성격에 미친 영향으로 각 사람마다의 양심과 도덕성의 수준에서 차이가 나타날 수 있다는 점을 이해할 필요가 있습니다.**

- **자아**는 유아가 외부 세계와 상호작용하며 발달하는 개념입니다. 출생 후 약 6개월부터 자아가 형성되기 시작하며, 5세경에 완성됩니다. 여섯 살을 넘으면 분명한 자아가 형성되어 나 자신을 타인과 구별하고, 합리적이고 이성적으로 시고를 조직화하며 행동을 평가하는 역할을 합니다. 자아는 충동적인 본능과 억제된 초자아 사이를 조화시키고, 현실에 맞게 만족을 지연하거나 허락하는 역할을 수행합니다. 자아는 의식과 전의식을 포함하며, 현실의 원칙을 따르는 경향이 있습니다. 따라서 발달과 정상 자아가 분명하게 형성되어 있지 않은 경우, 프로이드는 이러한 세 가지 요소의 상호작용과 충돌을 통해 성격이 형성된다고 주장하였습니다. 자아와 초자아는 본능을 억제하고 사회적으로 적절한 행동을 선택하는 역할을 하며, 이러한 상호작용은 개인의 정신적 충동과 사회적 제약 사이에서 균형을 유지하려는 과정을 반영합니다. 프로이드는 각 요소의 에너지가 균형 있게 분포되지 않으면 성격에 문제가 발생할 수 있으며, 이러한 에너지의 분배와 조절이 개인의 행동에 영향을 준다고 보았습니다.

■ 성격의 유형: MBTI(Myers-Briggs Type Indicator)

대표적인 성격 유형 이론으로는 브릭스(Katharine Briggs)와 그의 딸, 마이어즈(IsabelMyers)가 칼 융(Carl Jung)의 "심리학적 유형에 영감"을 얻어 만든 MBTI(Myers-Briggs Type Indicator), 성격 유형 검사 도구입니다.

Myers-Briggs Type Indicator, MBTI

Extraversion	외향형	← 에너지의 방향 →	내향형	Intraversion
Sensing	감각형	← 인식 기능 →	직관형	Nintuition
Thinking	사고형	← 판단 기능 →	감정형	Feeling
Judging	인식형	← 생활 양식 →	판단형	Perceiving

MBTI는 개인의 성격을 네 가지 차원으로 나누어 설명하고, 이를 조합하여 총 16가지 성격 유형을 구분합니다.

① **에너지의 방향(Extraversion vs. Introversion)**

사람들이 자극을 어떻게 받고 처리하는지에 초점을 둡니다. 외향적인 사람은 외부 세계에서 에너지를 얻으며, 사회적 상호작용을 즐기는 경향이 있습니다. 반면 내향적인 사람은 내부 세계에서 에너지를 얻으며, 독립적인 활동이나 내적 사고에 더 많은 관심을 가집니다.

② **인식 기능(Sensing vs. Intuition)**

개인이 정보를 수집하고 해석하는 방식에 초점을 둡니다. 감각적인 사람은 주변의 실제 사실과 세부사항에 집중하며, 경험과 현재의 상황에 의존합니다. 직관적인 사람은 추상적인 개념과 가능성에 관심을 가지며, 패턴이나 의미를 찾는 경향이 있습니다.

③ **판단 기능(Thinking vs. Feeling)**

사람들이 결정을 내리고 정보를 해석하는 방식에 초점을 둡니다. 사고적인 사람은 논리와 분석에 의존하여 결정을 내리는 경향이 있으며, 객관적인 기준을 중요시합니다. 감정적인 사람은 감정과 가치에 따라 결정을 내리는 경향이 있으며, 사회적인 조화와 타인의 감정을 고려합니다.

④ **생활 양식(Judging vs. Perceiving)**

개인이 주어진 정보를 처리하고 조직화하는 방식에 초점을 둡니다. 판단적인 사람은 계획적이고 조직적으로 행동하며, 구체적인 계획과 목표를 중요시합니다. 인식적인 사람은 유연하고 적응력이 있으며, 새로운 경험과 가능성에 개방적입니다.

MBTI의 16가지 성격 유형

ISTJ	ISFJ	INFJ	INTJ
ISTP	ISFP	INFP	INTP
ESTP	ESFP	ENFP	ENTP
ESTJ	ESFJ	ENFJ	ENTJ

MBTI는 이러한 네 가지 차원을 조합하여 개인의 성격 유형을 나타내는 코드를 생성합니다. 예를 들어, ESTJ는 외향적인 성향, 감각적인 정보 수집, 사고적인 결정 방식, 판단적인 생활양식을 나타냅니다.

MBTI는 성격 유형에 대한 이해와 대인 관계, 직업 선택, 조직적인 행동 등 다양한 영역에서 활용됩니다. 그러나 일부 연구자들은 이 도구의 과학적인 타당성과 신뢰성 측면에서도 비판하며, 이분법적인 분류의 한계라든지, 성격을 범주로 한정짓는 시도에 논란이 있습니다. 따라서 **MBTI를 사용할 때에는 과학적인 한계와 개인의 독특성을 고려하여 적절하게 해석**해야 합니다.

효과적인 의사소통을 위한 MBTI의 활용

MBTI는 효과적인 의사소통을 위해 다음과 같이 활용될 수 있습니다.

1. MBTI를 통해 자신의 성격 유형을 이해하고 객관적으로 자신의 생각, 감정, 행동 방식을 인식할 수 있습니다. 이는 **자기 인식과 공감 능력의 기초**가 되며, **개인의 강점과 약점을 파악**하여 발전시킬 수 있습니다.

2. MBTI는 다양한 성격 유형을 인식하고 존중하는 태도를 길러줍니다. 타인의 성격 유형을 이해함으로써 **오해와 갈등을 예방**할 수 있습니다. 각각의 유형이 가지고 있는 선호하는 방식과 행동 양식을 이해함으로써 상대방의 관점과 행동을 더 잘 이해하고 인정할 수 있습니다. 즉, **다원화된 사회에서 타인과 소통하고 협력하는 능력을 향상**시킬 수 있습니다.
   ⓔ 이해되지 않던 사람도 전형적인 한 유형의 특징임을 알고 이해하게 됨

3. MBTI는 개인의 성격을 이해하고 파악하는 도구로서 사용되어야 하며, **일반화되거나 과도하게 적용되지 않아야** 합니다. 또한 타인에게 MBTI 유형을 일반화하여 의미를 부여하거나, 유형에 따라 특정한 대응을 강요하는 것은 바람직하지 않습니다.
   ⓔ "너는 ISTJ니까 이렇게 말하는 거야." (X), "너는 F니까 이렇게 해야 해." (X)

4. MBTI는 팀의 구성원들 간의 상호작용과 업무분장에서 개인의 성격적 적합성을 고려하는 데 활용될 수 있습니다. 팀의 각 구성원이 자신의 강점과 성향을 이해하고, 심리, 관점, 기질, 태도에 대한 분석에 따라 역할과 책임을 분배함으로써 **효과적인 팀워크를 구축**할 수 있습니다.

■ 성격유형 이론: Big Five 성격 특성(Big Five personality traits) 이론

Big Five 성격 특성 이론은 **5요인 모델(Five factor model)**이라고도 불리며, McCrae와 Costa에 의해 핵심개념이 제안되고 Goldberg 등 여러 연구자들에 의해 공동 개발된 심리학 분야에서 가장 널리 인정받고 있는 요인분석에 기반한 성격이론입니다.

Big Five 성격 특성 이론은 경험에 대한 개방성, 신경성, 외향성, 친화성, 성실성, 경험에 대한 개방성이라는 다섯 가지 주요 성격 요인을 기반으로 개인의 성격을 설명하는 이론입니다. 각 성격요인의 영문 스펠링의 첫 자를 따서 **OCEAN 모델**이라고 불리기도 합니다.

① **경험에 대한 개방성(Openness to experience)**: 개방성은 호기심, 창의성, 상상력 등을 나타냅니다. 개방성이 높은 사람은 새로운 아이디어나 경험에 열려 있으며, 예술, 문학, 과학 등 다양한 영역에 관심을 갖습니다. 개방성이 낮은 사람은 보수적이고 전통적인 가치를 중시하며, 변화에 대한 저항이 있을 수 있습니다.

② **성실성(Conscientiousness)**: 성실성은 자기통제, 책임감, 계획성, 조직성 등을 나타냅니다. 성실한 사람은 목표를 설정하고 꾸준하게 노력하며, 일의 완수에 신경을 씁니다. 반면에 성실하지 못한 사람은 계획을 소홀히 하거나 미루는 경향이 있습니다.

③ **외향성(Extraversion)**: 외향성은 사회적 상호작용, 에너지 수준, 사교성, 적극성 등을 나타냅니다. 외향적인 사람은 외부 환경과 상호작용을 즐기고, 사람들과 함께하는 것을 선호합니다. 내향적인 사람은 조용하고 내부적인 활동에 더 많은 에너지를 소비합니다.

④ **친화성(Agreeableness)**: 친화성은 타인과의 협조, 동정심, 이타심, 애정, 신뢰, 배려, 겸손 등을 나타냅니다. 친화적인 사람은 타인과의 관계에서 협력하고 동정심을 갖고 있으며, 타인의 필요와 관심사에 관심을 기울입니다. 불만족을 표현하는 것보다 조화를 추구하는 경향이 있습니다.

⑤ **신경성(Neuroticism)**: 신경성은 감정의 안정성, 긍정적인 정서, 스트레스 관리 등을 나타냅니다. 신경성이 높은 사람은 일상적인 스트레스를 잘 관리하고, 긍정적인 정서를 유지하는 경향이 있습니다. 신경성이 낮은 사람은 감정의 변동이 크며, 스트레스에 민감하게 반응할 수 있습니다.

이 다섯 가지 성격 요인은 개인의 성격을 다양한 면에서 설명하고 예측하는 데 사용되며, 성격 연구, 조직 행동, 직업 선택 등 다양한 분야에서 활용되고 있습니다.

수많은 연구 결과 Big Five 성격 특성 이론은 개인의 행복, 신체적 · 정신적 건강, 종교성, 정체성뿐 아니라 가족, 친구, 연인 사이에서의 각종 관계적 결과들 및 직업 선택, 직무 만족도, 수행, 사회 참여, 범죄 행동, 정치적 입장 같은 요소들을 잘 예측한다는 것으로 나타났습니다. Big Five 성격 이론의 다섯 가지 주요 성격 특성(경험에 대한 개방성, 성실성, 외향성, 친화성, 신경성)의 차이는 개인의 태도, 행동 스타일, 사고 방식 등에 영향을 미치는 것으로 이해할 수 있습니다.

이 모델에서는 각 요인들이 생물학적 기반을 가지고 있다고 전제합니다. 그러나 개인의 유전(생물학적 기반)에 의해서 5요인을 모두 가지고 있고, 특정 요인의 더 강하고 약한 것은 이미 유전적으로 정해졌지만, 발달 환경이 그 유전자의 발현/비발현에 영향을 주며 개인차가 발생하는 것으로 설명하고 있습니다.

효과적인 의사소통을 위한 Big Five 성격 특성 이론의 활용

Big Five 성격 특성 이론 또한 MBTI에서와 같이 성격유형 이론으로서 활용에 대한 유사한 고려사항이 있습니다.

1. Big Five 특성을 통해 **개인의 강점과 약점을 식별**할 수 있습니다. 예를 들어, 성실성이 높은 사람은 계획적이고 책임감이 강하며, 완성도를 높이는 경향이 있을 것입니다. 반면에 외향성이 높은 사람은 사회적으로 활발하고 대화를 즐기며, 협업과 리더십 역량을 가질 가능성이 높을 것입니다. 이러한 강점을 활용하여 개인의 업무 성과를 향상시킬 수 있고, 약점에 대해서는 보완책을 마련하여 개인 발전에 기여할 수 있습니다.
2. Big Five 성격 특성 이론은 **개인의 성장과 관계 개선에 도움**을 줄 수 있습니다. 자기 인식을 향상시키고 성격 특성의 긍정적인 측면을 강화하는 데 집중함으로써 개인은 더 나은 삶을 살아갈 수 있습니다. 또한 타인의 성격 특성을 이해하고 인간관계에서 상호 이해와 공감을 발전시키는 데에도 도움이 됩니다.
3. Big Five 성격 특성 이론은 **팀 구성과 조직 문화를 개선**하는 데에도 활용될 수 있습니다. 다양한 성격 특성을 고려하여 팀을 조합하면 상호 보완적인 특성을 가진 팀원들이 모여 업무 효율성과 창의성을 증진시킬 수 있습니다. 또한 조직 문화를 개선하기 위해 특정 성격 특성을 강조하는 가치와 행동 모델을 정립하여 조직 전반에 적용할 수 있습니다.
4. Big Five 성격 특성 이론은 각 성격 특성에 맞는 **조직 내 리더십 개발**과 **직무 평가**에 유용하게 활용될 수 있습니다. 예를 들어, 성실성과 외향성이 높은 사람은 명확한 업무 목표와 팀원들 간의 효율적인 의사소통을 강조하는 리더십 스타일을 채택할 수 있습니다. 또 특정 직무에 필요한 성격 특성을 정의하고, 이를 바탕으로 적합한 후보자를 선별하며, 개인의 업무 성과와 팀 기여도를 평가할 수 있습니다.

■ 성격유형 이론: 에니어그램(Enneagram)

에니어그램은 고대 중동에서 전해지는 성격 유형 지표로, 아람어와 히브리어 어원을 가지고 있습니다. Ennea는 그리스어로 "9"를 의미하며, grammos는 "점, 선, 도형"을 의미하여 에니어그램은 9개의 점이 있는 도형을 가리키는 것을 뜻합니다. 에니어그램은 각각 다른 9가지 성격 유형으로 사람들을 분류합니다.

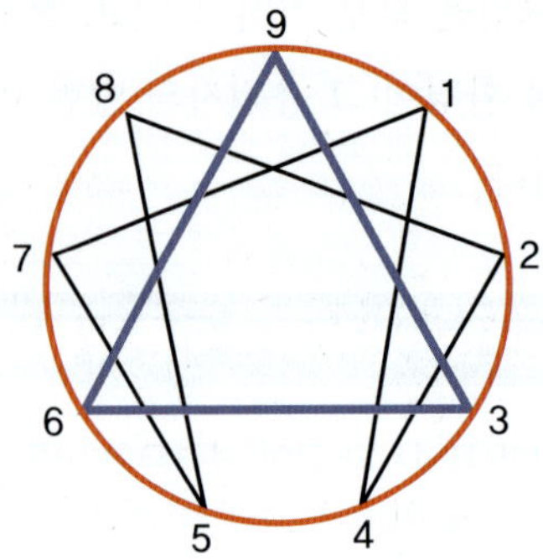

① **Perfector(개혁가)**: 불완전과 오류에 대한 두려움을 가지고 완벽과 질서를 추구합니다.

② **Helper(조력자)**: 다른 사람들의 필요에 응답하고 사랑과 인정을 얻기 위해 노력합니다.

③ **Achiever(성취자)**: 성공과 인정을 얻기 위해 자신의 가치를 증명하고 성과를 추구합니다.

④ **Individualist(예술가)**: 독특하고 특별한 존재로 인식되고자 하며, 내면의 감정과 아름다움에 집중합니다.

⑤ **Investigator(사색가)**: 지식과 정보를 통해 안전과 안정을 찾으며, 사색과 분석에 능숙합니다.

⑥ **Loyalist(충성자)**: 안전과 안정을 위해 다른 사람들이나 그룹에 의존하며, 불안과 불신을 경험합니다.

⑦ **Enthusiast(낙천가)**: 새로운 경험과 즐거움을 추구하며, 불편한 감정과 제한을 피하기 위해 노력합니다.

Enneagram 9가지 성격유형의 성장 키워드

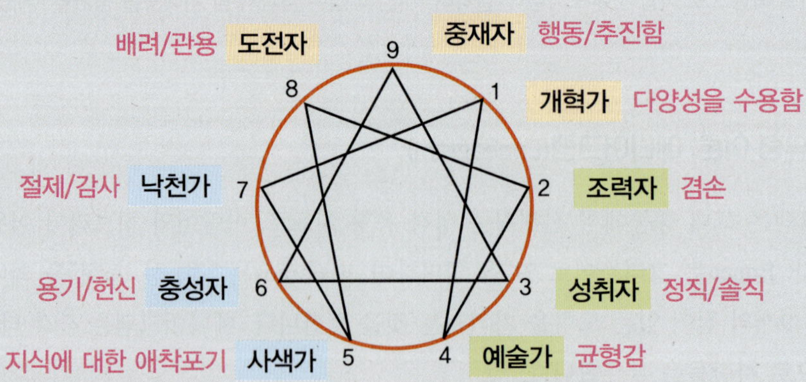

© 이미지 출처: https://upload.wikimedia.org

⑧ **Challenger(도전자)**: 힘과 통제를 추구하며, 약자를 보호하거나 믿지 않습니다.

⑨ **Peacemaker(중재자)**: 갈등과 분쟁을 피하며, 조화롭고 안정적인 환경을 창출하기 위해 노력합니다.

에니어그램의 각 유형은 주요 동기, 생각, 감정, 행동 패턴, 성장 영역 등의 고유한 특징을 가지며, 성장과 발전의 가능성과 함께 그릇될 수 있는 덫과 어려움도 존재합니다. 또한 각 유형은 개인마다 기본적으로 소유하고 있는, 어린 시절의 경험과 결핍, 불안에서 비롯한 두려움과 이에 대항하기 위해 형성된 방어적인 욕망을 특징으로 합니다. 따라서 에니어그램은 이러한 잠재적인 강점과 약점, 두려움과 방어적 동기를 가지고 있는 각 유형을 인식하고 통합하여 자아의 완전성을 추구하는 것을 목표로 합니다.

에니어그램은 개인과 대인 관계, 리더십, 자아 발전 등 다양한 영역에서 활용될 수 있는 유용한 도구로 사용됩니다. 에니어그램을 활용하면, 각 유형의 특성을 이해하고, 개인이 자신의 성격을 어떻게 표현하고 상호작용하는지 이해할 수 있습니다. 또한 이러한 유형적 특징을 바탕으로 개인의 성격과 행동을 이해하고 발전시키는 데에 도움이 됩니다.

단, 각 유형은 단순히 성격 특징을 설명하는 것이 아니라, 깊은 내면적 요인과 성장의 방향을 제시하기 때문에, 이를 이해하고 활용하기 위해서는 체계적인 학습과 자세한 연구가 요구되는 점을 유의해야 합니다.

의사소통의 노하우

〈효과적인 의사소통을 위한 Enneagram의 활용〉

- 에니어그램은 사고와 행동 방식이 패턴화되는 성격 유형을 이해하는 도구입니다. 이를 통해 각 성격 유형의 장단점을 알아낼 수 있고, **자신과 타인의 사고와 행동을 이해하고 받아들일 수 있는 관점을 개발**할 수 있습니다. 이는 타인의 다양성을 존중하는 능력을 향상시키는 데 도움이 됩니다.
- 에니어그램은 **자신의 반응이 건강한 상태인지 확인할 수 있는 지표를 제공**합니다. 각 성격 유형은 특정한 방식으로 상처를 받고 반응하며, 어떤 상황에서는 불안, 스트레스, 혹은 소외감을 느낄 가능성이 높거나 건강하고 긍정적인 반응을 보일 수도 있습니다. 이러한 반응은 각 유형마다 9단계로 나타나며, 변동적이어서 한 단계에만 머무르지 않고 하루 중에도 여러 수준의 단계를 경험할 수도 있습니다.
- 에니어그램은 각 성격 유형이 **개인의 고유한 특성을 긍정적인 방향으로 다루는 법**을 배우고 익히는 데에도 도움이 됩니다. 자신의 반응을 관찰하고 분석하여 개인적인 성장과 변화를 이끌어 내어, 자신과 타인의 장점을 최대한 발휘하고 단점을 극복하는 방법을 학습할 수 있게 해줍니다. 예를 들어, 과거 중동의 수도사들은 에니어그램을 활용하여 인격 변화와 업무 분장에 활용하였다고 합니다.

13장

효과적인 의사소통을 위한 내적 자질과 태도

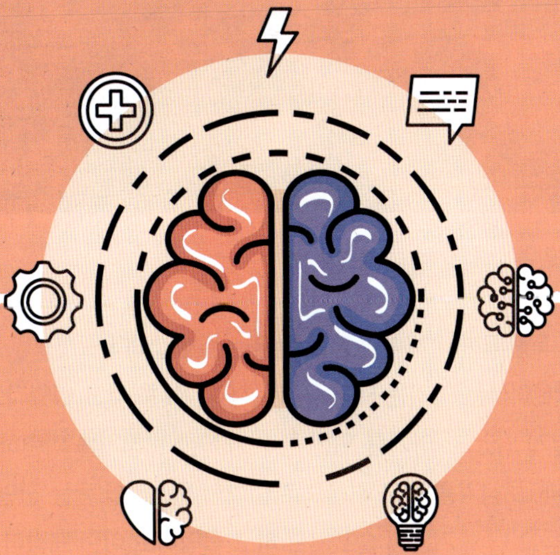

학습 목표

보건 의사소통을 위한 대인관계의 특성을 이해하고 이에 필요한 내적 자질과 태도를 인식할 수 있다.

학습 내용

1. 성숙한 인간관계
2. 치료적 인간관계
3. 조력적 인간관계

Episode 13

소통 배우기

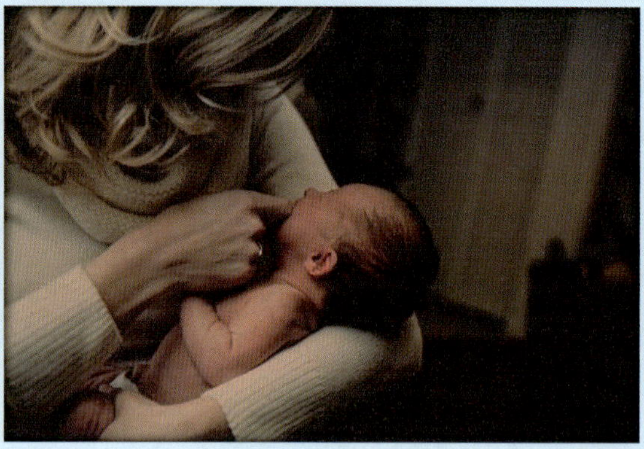

© 이미지 출처: https://pixabay.com/

인간은 태어날 때부터 죽을 때까지 계속 소통을 배우는 존재입니다.

한 영상에서 소개된 샬롯이라는 아기는 태어나면서 청각장애를 갖고 있었다고 합니다. 엄마는 오래지 않아 아이의 장애를 알게 되었고, 아기를 위한 특수 제작한 보청기를 마련하게 되었습니다. 샬롯이 생후 2개월 정도 되었을 때, 보청기를 끼고 처음으로 엄마의 목소리를 듣는 장면을 영상에 담았습니다. 처음에 엄마의 목소리를 듣고 나서 기쁜데 슬프기도 하고 울먹이고 이런 표정이 나옵니다. 자기가 평소에 느껴보지 못했던 한 차원 더 높은 소통을 경험했을 때 인간이 느끼는 기쁨을 표현해주는 것 같았습니다. 여러분도 함께 감상해보시지요.

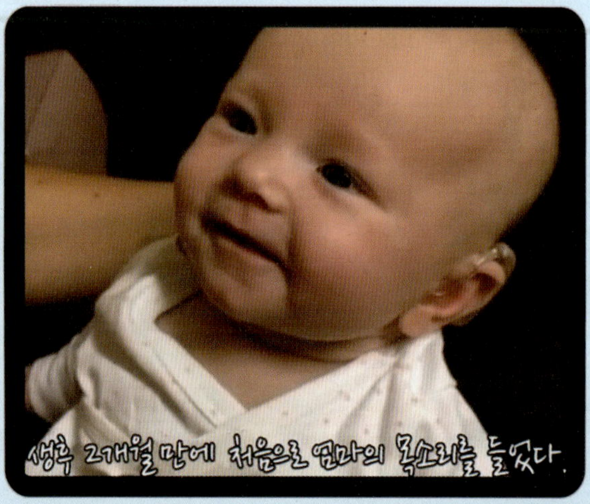
생후 2개월 만에 처음으로 엄마의 목소리를 들었다.

생애 처음 엄마 목소리를 듣는 아기의 모습*

*자료원: https://www.youtube.com/watch?v=yWYGjUeN93A

1 성숙한 인간관계

'벼는 익을수록 고개를 숙인다'라는 선조들의 지혜가 담긴 속담이 있습니다. 사람은 시간이 지남에 따라 겸손해지고 인격적으로 더욱 훌륭해진다는 뜻입니다. 그러나 성숙한 인간이 되는 것은 시간이 흐른다고 자연스럽게 일어나는 일이 아닙니다. 때론 우리는 주변에서 나이가 들었지만 전혀 인격적이지 않은 사람들을 만나는 경우도 있습니다. 따라서 우리는 다양한 부분들을 고려하여 자기 내면의 욕구를 이해하고 현실에 유연하게 대처하는 성숙한 태도를 익힐 필요가 있습니다

우리는 어떻게 하면 성숙한 인간으로서 의사소통을 더 잘할 수 있을지 다음과 같은 점들을 성찰해야 합니다.

성숙한 인간관계의 특징

- **인간관계에 대한 현실적인 욕구와 동기를 지닌다.**

  성숙한 인간관계를 형성하는 사람들은 내면에 있는 욕구와 필요성을 자각하고, 현실적인 상황에 맞게 다른 사람과 소통하고자 하는 동기를 가지고 있습니다.

- **현실적이고 유연한 신념을 지닌다.**

  성숙한 인간관계를 가진 사람들은 이기적인 면모와 함께 이타적인 면모를 가지고 있습니다. 그들은 다른 사람들을 이해하며, 편견이나 편협한 태도보다는 수용적이고 개방적인 태도를 가지고 인간관계에 접근합니다. 이는 대인관계에서 편견이나 선입견 없이 상황을 이해하고 타인을 존중하는 태도를 의미합니다.

- **효과적이고 원활한 대인관계 기술을 가지고 있다.**

  성숙한 인간관계를 맺고 있는 사람들은 타인의 마음을 이해하고, 자신의 마음을 잘 표현할 수 있는 기술을 보유하고 있습니다. 또한 갈등 상황을 잘 다루고 해결할 수 있는 기술을 갖추고 있어서 대인 간의 소통과 협력을 원활하게 이루어낼 수 있습니다.

- **객관적이고 정확한 판단 능력을 지닌다.**

  성숙한 인간관계를 유지하기 위해서는 타인을 지각하고 사건을 사고 과정에서 왜곡이나 편견을 개입시키지 않으며, 객관적이고 정확한 판단해야 합니다. 이를 위해 주관적인 사고나 편견에 얽매이지 않고 상대방의 의도와 행동을 공정하게 이해하며 판단할 수 있는

능력을 갖춥니다.

- **인간관계 속에서 안정된 감정상태를 유지한다.**

  성숙한 인간관계를 보여주는 사람들은 불필요한 부정적인 감정의 반응을 보이지 않고, 안정된 감정상태를 유지합니다. 이는 갈등이나 어려움이 있어도 감정을 통제하고 조절하여 상황에 안정적으로 대처할 수 있는 능력을 가질 때 가능합니다.

- **갈등을 예방하고 편안한 분위기를 조성하는 능력을 가진다.**

  성숙한 인간관계를 형성하는 사람들은 타인의 행동에 대해서도 불필요한 부정적인 감정의 반응을 보이지 않으며, 불필요한 갈등을 야기하지 않고, 자신과 타인을 편안하게 대합니다. 이는 상황에 적절한 대응을 통해 갈등을 예방하고 해소하며, 자신과 타인 사이에 편안한 분위기를 조성하는 능력을 의미합니다.

성숙한 인간관계를 가지는 사람들의 소통에는 위와 같은 특징들이 있으며, 이를 통해 보다 건강하고 풍요로운 대인관계를 구축하고 관계적으로 질적인 향상을 경험할 수 있습니다.

2 치료적 인간관계

치료적 인간관계의 정의

1958년, 인간심리학자이며, 인간의 발달과 성장에 초점을 둔 인간중심적 이론을 제시한 학자로 알려진 로저스(Carl R. Rogers)는 인간관계에서 상대방을 이해하고 인정하는 것의 중요성을 강조하며, 치료적 인간관계를 통해 상담이나 치료 과정에서의 긍정적인 변화를 도모하고자 하였습니다. 그리고 이를 위해 "Helping Relationship"이라는 개념을 제시하였는데, 이는 "적어도 한 사람이 상대방의 성장, 발달, 성숙, 생에 대한 대처능력의 증진을 북돋아 주려고 하는 의도가 포함된 관계"라 하였습니다.

현대적으로 "Helping Relationship"은 치료자나 상담사와 대상자 사이의 관계를 설명하는데 사용되는 개념으로 활용됩니다. 이 관계는 상담사가 대상자의 성장과 발달을 촉진하기 위해 돕는 의도된 관계를 의미합니다. 즉, 상담사는 비판적이거나 심리적인 부담을 주지 않으면서, 대상자에게 신뢰, 이해, 지지, 인정을 제공하고, 대상자의 자기 표현과 자기 이해를 돕는 역할을 수행합니다. 이에 "Helping Relationship"을 치료적 인간관계로 번역하기도 합니다.

치료적 인간관계가 성립하려면, 다음과 같은 몇 가지 중요한 전제가 필요합니다.

- 치료적 인간관계는 **상호 학습과 성장이 중요한 요소로 작용하는 관계**입니다. 이 관계에서는 치료자나 상담자가 대상자와 함께 일하면서 상호적으로 배우고 성장하는 경험을 만들어냅니다.
- 치료적 인간관계는 비판이 아닌 수용적인 태도를 가지며, 상담 **대상자의 내면적인 경험을 이해하고 존중**합니다. 대상자의 자기 효능감을 증진시키고 심리적인 성장과 발전을 도모합니다. 이를 통해 대상자는 자기 자신을 이해하고 긍정적인 변화를 경험하며, 자신의 문제를 극복하고 발전할 수 있는 기회를 얻게 됩니다.
- 치료적 인간관계에서는 그들이 **자기 자신을 탐색하고 발전시킬 수 있는 공간을 제공**합니다. 이러한 관계에서는 대상자의 어려움이나 문제를 교정하고 해결하는 것이 목표가 아니라, 대상자의 내적 성장과 자아 실현을 돕는 것이 주된 관심사입니다. 따라서 대상자는 자신의 어려움을 표현하고 탐색할 수 있는 안전한 환경을 제공합니다.

즉, **치료적 인간관계**를 정의하면, **"상호 학습경험이 이뤄지고 대상자의 성장이 목표가 되어 교정적인 정서경험이 이뤄지는 관계"**라 할 수 있습니다. 이러한 관계는 상담이나 치료 과정에서 긍정적인 변화와 성장을 이루기 위해 사용됩니다.

Rogers의 "Helping Relationship" – 치료적 인간관계를 위한 자기점검 질문

1. 나는 남들에게 신뢰할 수 있고, 의지할 수 있으며, 일관성 있게 행동한다고 인식될 수 있는가?
2. 나는 표현력이 풍부하며 애매모호함 없이 의사소통을 잘할 수 있는가?
3. 나는 타인에게 따뜻하고 우호적이며 관심과 존경을 가지고 돌보는 긍정적인 태도로 대하는가?
4. 나는 다른 사람들로부터 쉽게 독립할 수 있을 만큼 강한가?
5. 나는 상대방을 하나의 독립된 인간으로 활용할 수 있을 만큼 안정되어 있는가?
6. 나는 상대방의 입장에서 그가 의도 하는 말을 정확히 볼 수 있는가?(공감)
7. 나는 과연 상대방의 모든 면을 받아들이고 있는가?
   수용적인 태도를 충분히 전달할 수 있는가?
   일부는 받아들이고 일부는 암암리에 거부하는 것은 아닌가?
8. 나는 상대방이 나의 행동을 위협적으로 느끼지 않도록 아주 예민하고도 조심스러운 태도로 상대방과 관계를 가질 수 있는가?
9. 나는 위협적일 외적 평가로부터 상대방을 자유롭게 해줄 수 있는가?
10. 나는 상대방을 발전 과정에 있는 사람으로 생각하고 있는가? 또는 그를 변화되지 않는 하나의 대상자로만 보고 있는 것은 아닌가?

치료적 인간관계의 목적

모든 관계에서 치료적인 인간관계를 형성하는 것은 어려울 수 있습니다. 그리고 치료적 인간관계는 상대적으로 많은 에너지와 노력을 요구하기도 합니다. 그러나 이러한 인간관계는 성숙한 모습을 나타내는 지향점이 될 것입니다.

치료적 인간관계의 목적으로 다음과 같은 내용을 제시할 수 있습니다.

- **자기 실현, 자기 수용, 자존감의 강화**
  치료적 인간관계를 통해 개인은 자기 자신을 실현하고 수용하며, 자존감을 강화할 수 있습니다.
- **명백한 인간 정체감 및 통합성의 증진**
  상대방과의 치료적 관계를 통해 개인은 명확한 인간 정체감을 형성하고 내적으로 통합되는 과정을 경험할 수 있습니다.
- **사랑을 주고받을 수 있는 능력과 친밀하고 상호의존적인 대인관계 형성**
  치료적 인간관계를 통해 개인은 사랑과 친밀한 대인관계를 형성하고, 서로에게서 사랑을 주고받을 수 있는 능력을 발전시킬 수 있습니다.
- **욕구를 만족시키고 현실적으로 목표를 성취할 수 있는 기능의 향상 및 능력의 증진**
  치료적 인간관계를 통해 개인은 욕구를 만족시키고 현실적인 목표를 달성할 수 있는 기능과 능력을 향상시킬 수 있습니다.

이러한 목적을 가진 치료적 인간관계는 개인의 성장과 발전을 돕고, 정서적인 회복과 향상된 대인관계 형성에 기여합니다.

치료적 인간관계를 맺는 주체의 역할과 태도

치료적 인간관계를 맺는 주체의 역할과 태도는 가져야 합니다.

- **신중하고 예의 있는 태도:** 대상자와의 관계에서 신중하고 예의 있는 태도를 취합니다. 상대방을 존중하고 배려하며, 상황을 신중히 판단하여 적절한 행동을 취합니다.
- **인도주의적 태도:** 대상자들의 요구와 관심을 우선적으로 생각할 수 있는 인도주의적 태도를 가집니다. 대상자의 성장과 발전을 도모하기 위해 노력하며, 그들의 자신감과 자기 돌봄에 대한 노력을 칭찬하고 격려합니다.

- **이해와 수용**: 대상자들에게 특정한 건강 상황에 대한 반응을 이해하고 수용합니다. 그들의 어려움을 이해하고 그들이 원하는 지원과 돌봄을 제공합니다.
- **약속 이행**: 대상자와의 약속을 이행하기 위해 노력합니다. 신뢰를 형성하고 상호 간의 신뢰와 예측 가능성을 유지하기 위해 약속을 중요시합니다.
- **필요한 기술 습득**: 대상자를 돌보기 위해 필요한 돌봄 기술을 익히기 위해 노력합니다. 전문적인 도움을 제공하고자 기술과 지식을 습득합니다.
- **과잉보호와 압력 방지**: 대상자를 과잉보호하지 않으며, 변화를 위해 압력을 가하지 않습니다. 대상자를 그들이 있는 그대로 받아들이고, 편견이나 낙인을 부여하지 않습니다.
- **합당한 요구 이행**: 대상자들의 합당한 요구를 들어주는 일을 지연하지 않습니다. 그들의 필요와 욕구를 존중하고 적절하게 대응합니다.
- **폭력과 처벌 회피**: 물리적인 힘이나 강압적인 태도로 대상자를 무력하게 하지 않으며, 대상자에게 상해를 줄 수 있는 처벌을 하지 않습니다. 대상자의 안전과 존엄성을 존중합니다.
- **편견 회피**: 대상자의 종족, 종교, 믿음 등에 대해 편견을 가지지 않습니다. 다양성과 개인의 차이를 존중하고 대상자를 평등하게 대우합니다.
- **자기 충족과 욕구 회피**: 대상자와의 관계에서 자신의 만족이나 욕구를 추구하지 않습니다. 치료적 인간관계의 목적에 집중하고 대상자의 성장과 변화를 위해 노력합니다.

치료적 인간관계를 위한 가이드

① 대상자와의 관계에서 신중하고 예의 있는 태도를 취한다.
② 대상자들의 요구와 관심을 우선적으로 생각할 수 있는 인도주의적 태도를 가진다.
③ 대상자들 스스로 자신을 돌보려는 노력을 할 때 칭찬하고 격려한다.
④ 대상자들에 특정한 건강 상황에 대한 반응을 이해하고 수용한다.
⑤ 대상자와의 약속을 이행하려고 노력한다.
⑥ 대상자들을 위하여 필요한 돌봄 기술을 익히려고 노력한다
⑦ 대상자를 과잉보호해서는 안 된다.
⑧ 대상자로 하여금 변화하도록 설교하거나 압력을 가해서는 안 된다.
⑨ 대상자를 있는 그대로 보지 못하고 '착한 사람', '게으른 사람', '비협조적인 사람'으로 낙인 찍지 않는다.
⑩ 대상자들의 합당한 요구를 들어주는 일을 지연하지 않는다.

⑪ 물리적 힘이나 강압적 태도로 대상자를 무력하게 하지 않는다
⑫ 대상자에게 상해를 줄 수 있는 처벌을 하지 않는다.
⑬ 대상자의 종족 종교 믿음 등에 대해 편견을 가지지 않는다.
⑭ 대상자와의 관계를 통해 자신의 만족이나 욕구를 추구하지 않는다.

치료적 인간관계를 발전시키는 내적 자질

치료적 인간관계를 발전시키는 내적 자질로는 다음과 같은 요소들이 있습니다.

- **가치관의 확립**: 개인적인 가치관을 확립하고 이를 기반으로 대상자와의 관계에서 일관된 행동을 취합니다. 가치관은 행동의 지침이 되며, 존중과 도덕적인 원칙을 기반으로 합니다.
- **윤리적 책임감**: 윤리적인 책임을 가지고 행동하며, 대상자의 이익을 최우선으로 생각합니다. 대상자의 복지와 안전을 보호하고, 행동의 결과에 대해 책임을 집니다.
- **신뢰**: 대상자와의 관계에서 신뢰를 기반으로 상호작용합니다. 신뢰는 소통과 협력을 원활하게 하며, 대상자가 자신을 열고 솔직하게 표현할 수 있도록 돕습니다.
- **자기 인식**: 자신의 감정, 행동, 욕구, 한계를 인식하고 이해합니다. 자기 인식은 자신의 행동을 조절하고 대상자와의 관계에서 적절한 대응을 할 수 있는 기반이 됩니다.
- **온화함**: 대상자와의 상호작용에서 온화하고 평화로운 태도를 가지며, 갈등 상황에서도 평정을 유지하고 조절할 수 있습니다. 상대방을 존중하고 이해하려는 마음가짐을 갖습니다.
- **인내**: 어려운 상황에서도 인내심을 가지고 대상자와의 관계를 유지하고 지속적으로 지원합니다. 인내심은 대상자의 성장과 변화를 위해 필요한 시간과 노력을 기울이는 데 도움을 줍니다.
- **헌신**: 대상자의 복지와 발전을 위해 헌신적으로 노력합니다. 자신의 에너지와 자원을 대상자의 이익을 위해 투입하며, 무조건적인 도움과 지원을 제공합니다.
- **치료적 의사소통의 기술**: 효과적인 의사소통 기술을 보유하여 대상자와 원활하게 소통하고 이해합니다. 공감능력, 적절한 언어 사용, 청취 및 비판적 사고 등을 활용하여 의사소통을 개선합니다.
- **전이와 역전이의 이해**: 대상자의 전이적인 감정이나 역전이 현상을 이해하고 다룰 수 있습니다. 전이와 역전이는 대상자의 과거 경험과 감정이 현재 관계에 영향을 미치는 현상으

로 이를 이해하고 적절하게 대응합니다.

- **현상의 이해**: 대상자의 행동과 경험에 대해 깊이 있는 이해를 갖습니다. 행동의 원인을 파악하고, 대상자의 내면 세계와 관련된 현상을 이해하는 능력을 갖춥니다. 이를 통해 대상자와의 관계에서 더 나은 이해와 지원을 제공할 수 있습니다.

감정 전이(transference)와 역전이(countertransference)

감정 전이와 역전이는 치료적인 관계에서 중요한 현상으로 간주됩니다.

감정 전이 또는 전이	역전이
치료적 관계에서 대상자가 자신의 과거에 어떤 중요한 대상에게 가졌던 긍정적/부정적 감정을 무의식적으로 의료전문가에게 나타내는 현상	의료전문가 역시 자신의 어린 시절에 겪었던 강한 감정들을 대상자와의 관계에서 재경험하는 현상

감정 전이는 **대상자**가 과거의 관계에서 느꼈던 특정한 감정이나 무의식적으로 새겨진 정서를 현재의 다른 대상에게 다시 체험하는 현상입니다. 일반적으로 유년기의 주요 관계에서 기인한 감정과 관련이 있습니다. 예를 들어, 상담 과정에서 내담자가 상담사를 부모처럼 느끼는 것이 그 예입니다. 이는 과거 관계에서 형성된 감정적 연결이 현재의 대상에게 옮겨져 나타나는 것을 의미합니다.

감정 전이는 대상자의 무의식적인 과정이기 때문에 종종 인식되지 않을 수 있습니다. 대상자는 의료 전문가나 상담사에게 대상자의 과거 관계에서 느꼈던 감정을 반복적으로 경험하거나 그들을 특정한 역할로 매칭시킬 수 있습니다.

반면, **역전이**는 **의료 전문가나 상담가**가 자신의 어린 시절에 겪었던 강한 감정들을 대상자와의 관계에서 재경험하는 현상을 의미합니다. 상담가의 개인적인 경험과 감정은 대상자와의 상호작용에 영향을 미칠 수 있으며, 이는 상담가의 자아와 자아 정체성과 관련된 요소입니다.

이러한 현상을 이해하고 인식하여 적절하게 다루는 것은 치료 과정의 상담의 질과 효과에 영향을 끼칩니다.

■ 유머의 활용

치료적 인간관계를 발전시키는데 또 다른 자질로 유머를 꼽을 수 있습니다.

유머는 **양측 모두가 즐거움을 느끼고 기분 좋게 대화를 나눌 수 있는 방식**으로 이야기를 전달하는 것이라고 정의할 수 있습니다. 유머를 사용하면 당혹스럽거나 어려운 상황에서도 분위기를 더 가볍게 만들어 줄 수 있습니다. 재치 있는 말들과 유머를 활용하면 긴장된 분위기를 더욱 풀어주고 대화의 장벽을 낮추는 데 도움이 됩니다. 유머는 상대방과의 관계를 더 가깝게 만들어주며 유쾌한 분위기를 조성할 수 있습니다. 따라서 유머를 개발하고 사용하는 데에도 마음을 기울이면서, 상대방의 편안함과 즐거움을 고려하는 방식으로 유머를 활용한다면 치료적 인간관계를 보다 잘 맺을 수 있을 것입니다.

단, 유머는 단순히 웃기는 말이 아니라 상대방이 기분 나쁘거나 불편해하지 않도록 배려하면서 긴장과 갈등을 해소하는 소통 기술이라는 점을 유념하여야 합니다. 즉, 감정을 해칠 수 있는 유머는 피하고, 상대방의 특성과 문화적 배경을 고려하며, 적절한 타이밍과 상황에서 적절한 유머를 선택해야 합니다.

치료적 인간관계의 기본 요소

치료적 인간관계의 기본 요소로는 다음과 같은 요소들이 포함됩니다.

- **사랑**: 치료적 관계에서 사랑은 서로를 존중하고 배려하는 마음가짐을 의미합니다. 치료자는 대상자에 대한 사랑과 관심을 가지며, 대상자의 성장과 발전을 촉진합니다.
- **믿음**: 상호 간의 믿음과 신뢰는 치료적 관계의 핵심입니다. 치료자와 대상자는 서로를 믿고 상호작용함으로써 치료적인 변화와 성장을 이룰 수 있습니다.
- **의존심의 수용**: 대상자는 자신의 의존심과 취약함을 치료자에게 표현하고 수용받을 수 있어야 합니다. 치료자는 대상자의 의존심을 존중하고 지지함으로써 안전한 환경을 제공합니다.
- **독립심의 증진**: 치료적 관계는 대상자의 독립심과 자기 결정에 대한 존중을 중요시합니다. 치료자는 대상자의 자기결정을 존중하고 독립성을 촉진하는 데 도움을 줍니다.
- **공감**: 치료자는 대상자의 감정과 경험을 공감하여 이해하려는 능력을 갖추어야 합니다. 이를 통해 대상자는 자신을 이해받고 지지받는다는 느낌을 얻을 수 있습니다.
- **감정조절과 객관성 유지**: 치료자는 자신의 감정을 적절하게 조절하고, 객관적인 시각을 유지하여 대상자의 감정과 경험을 이해하고 지원합니다.
- **동기와 자기에 대한 이해**: 치료자는 대상자의 동기와 내면적인 경험에 대한 이해를 갖고 있어야 합니다. 이를 통해 대상자의 심리적인 어려움을 이해하고 지원할 수 있습니다.

- **상호의존성**: 치료적 관계에서 상호의존성은 양측이 서로에게 의존하고 상호작용하는 것을 의미합니다. 치료자와 대상자는 함께 성장하고 변화하기 위해 상호 협력해야 합니다.

이러한 요소들이 함께 작용하여 치료적 인간관계는 심리적인 지원과 성장을 위한 효과적인 자원을 제공합니다.

치료적 인간관계를 위한 의사소통의 기술

치료적 의사소통은 치료자와 대상자 간에 상호작용하고 의미 있는 대화를 이루는 것입니다. 다음과 같은 다양한 의사소통 기술을 활용하여 상호 이해와 심리적인 지지를 제공할 수 있습니다.

치료적 의사소통

- 경청
- 침묵
- 수용
- 개방적 질문
- 반영(reflect)
- 재진술(restatement)
- 바꾸어 말하기(paraphrasing)
- 초점 맞추기
- 명료화
- 직면
- 정보제공
- 요약
- 공감
- 유머

비치료적 의사소통

- 폐쇄적 질문
- 일시적 안심
- 칭찬과 비난
- 거부
- 동의와 이견
- 충고
- 도전
- 방어
- 문자적 반응
- 부정
- 주제 바꾸기
- 시험
- 상투적 반응

3 조력적 인간관계

카크후프(Robert C. Carkhuff)와 베렌슨(Barry L. Berenson)은 1967년에 "조력적 관계"에 대한 연구를 수행하고 다음과 같은 "조력적 관계를 구성하는 주요 요소와 기술"을 제시하였고, 이는 상담, 치료, 교육 등 다양한 분야에서 조력적인 상호작용을 강조하는 데 영향을 미쳤습니다.

조력적 관계는 **상호작용과 협력을 강조하는 관계적인 접근 방식**을 의미합니다. 이는 상대방과의 관계에서 상호적인 지지와 협력을 통해 상대방의 성장과 변화를 돕는 관계를 말합니다. 조력적 관계에서는 상호 간의 신뢰, 존중, 이해, 공감이 중요한 역할을 합니다. 조력적 관계의 핵심 원칙은 상대방을 도와주는 데 초점을 맞추고, 대화와 상호작용을 통해 상대방의 감정, 경험, 필요성 등을 이해하고 수용하는 것입니다. 이를 위해 경청, 공감, 지지, 개인화된 접근, 비판과 비판을 피하는 태도 등의 기술과 원칙이 활용됩니다.

앞서 설명한 치료적 인간관계와 유사한 개념이지만, 목적과 응용분야에서 상이합니다. 치료적 인간관계는 주로 상담과 치료에 사용되는 전문적인 상호작용으로서 개인의 심리적인 문제를 해결하고 발전시키는 데 초점을 맞춥니다. 반면에 조력적 관계는 상호작용과 협력을 강조하며, 다양한 분야와 대상에 적용되는 상호적인 관계 접근법입니다.

조력적 관계를 구성하는 주요 요소와 기술로서 다음과 같은 내용이 제시되었고 이를 **조력적 접근법**으로 설명하였습니다.

① **구체적 용어로 표현**: 대상자의 감정, 경험, 행동을 구체적이고 명확한 용어로 표현하여 의사소통의 정확성을 높입니다.
② **현재 상호작용에 초점**: 현재 상황과 상호작용에 주의를 기울이고, 대상자의 감정과 경험을 이해하고 수용합니다.
③ **개인화**: 대상자를 고유한 개인으로 인식하고 그들의 경험과 관점을 존중합니다.
④ **공감**: 대상자의 감정과 경험에 공감하며, 그들을 이해하고 지지합니다.
⑤ **비판과 비판을 피하는 태도**: 비난과 비판적인 태도를 피하고, 대신 대상자를 지원하고 재평가하며 긍정적인 피드백을 제공합니다.

이러한 접근법은 조력적 관계를 통해 상호 간의 이해를 촉진하고, 상대방의 성장과 변화를 지원하는 데 기여합니다.

조력적 관계의 3단계

카크후프는 1972년에 다양한 기술과 접근법을 사용하여 조력적 관계를 구축하고 효과적으로 상호작용하는 방법으로 "조력적 관계의 3단계"를 제시했습니다.

① **감정적 표현 단계(Expressing Feelings)**: 이 단계에서는 상대방의 감정을 인정하고 이해하기 위해 **경청하고 공감**합니다. 대화 상대의 감정을 수용하고 존중함으로써 상호 간에 신뢰와 안정감을 형성합니다.

② **이해 단계(Understanding)**: 이 단계에서는 상대방의 말을 정확하게 이해하고 해석합니다. 개인의 말을 **반영**하고, **요약**하며, **재진술**하는 등의 기술을 사용하여 상대방의 의도와 내용을 파악하고 상호 간에 의사소통과 이해를 극대화합니다.

③ **도움 단계(Helping)**: 이 단계에서는 상대방에게 도움을 제공하고 지원합니다. 문제 해결, 자기개발, 자기실현 등의 목표를 달성하기 위해 **상호적인 대화와 협력**을 통해 대상자의 잠재력을 발휘할 수 있도록 돕습니다. 이 단계에서는 개인의 자율성과 독립성을 존중하며, 대상자가 자신의 문제를 해결할 수 있도록 도와줍니다.

이는 **상대방의 감정과 이해를 인정하고, 상호적인 도움과 지원을 제공함으로써 조력적 관계를 향상**시키는 데 중요한 원칙입니다. 따라서 이러한 3단계 접근법은 조력적 관계를 구축하고 유지하는 데 있어서 효과적인 상호작용과 의사소통을 촉진하는 데 도움을 줄 수 있습니다.

이러한 3단계 접근법을 상담 과정과 결합하여 적용하면, 다음과 같은 접근법으로 활용할 수 있습니다.

조력적 관계의 3단계-상담 과정과 결합하여 해석

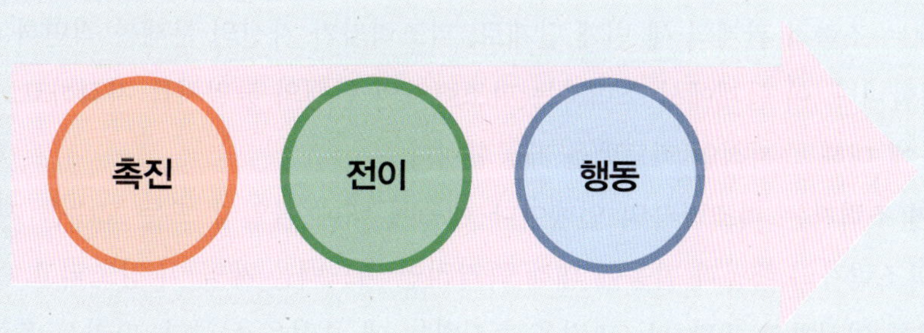

촉진 단계

조력적 관계에서 첫 번째 단계로, 조력자와 피조력자 간의 관계의 기초를 형성하는 단계입니다. 이 단계에서는 **공감**(감정이입), **존중**(신뢰), **온정적 표현**(돌봄, 사랑)이 주요한 요소가 됩니다. 피조력자는 자신이 이해받고 인정받는다는 느낌을 받을 수 있고, 피조력자의 존중하고 신뢰하는 태도와 온정과 관심을 통해 피조력자는 자아 강화와 안정감을 갖는 데 도움을 받습니다.

즉, 이러한 촉진 단계의 활동을 통해 조력자와 피조력자 사이에 신뢰, 안정감, 상호 이해가 형성되어 조력적 관계의 기반이 마련됩니다.

전이 단계

조력적 관계에서 두 번째 단계인 전이 단계는 피조력자가 더 깊은 수준의 자기탐색을 시도하는 단계로, 다음과 같은 **구체성**(내부 감정과 경험을 구체적으로 표현하고 이해하기 위해 노력), **성실성**(정직하고 진실한 자세로 피조력자의 이야기를 듣고 이해하려고 노력), **자기 노출**(조력자도 유사한 경험을 한 것을 바탕으로 피조력자에게 이해와 공감을 전달하기 위해 자신의 경험을 표현)의 요소들이 강조됩니다.

즉 이러한 전이단계에서는 피조력자가 조력적 관계에서 조력자에게 무의식적으로 과거의 관계나 감정을 전이하는 현상이 나타날 수 있으며, 이로써 피조력자는 더 깊은 수준에서 자신의 감정과 경험을 탐색하고 이를 조력자와 함께 공유할 수 있습니다.

행동 단계

행동 단계는 조력적 관계의 세 번째 단계로, 피조력자가 자신의 문제를 직면하고 해결하는 단계를 의미합니다. 이 단계에서 조력자는 피조력자의 언행의 불일치를 지적하고, 피조력자의 행동과 반응에 대해 즉시적인 피드백을 제공합니다.

이때, **직면**(조력자는 피조력자의 언행이나 행동에 대해 불일치 또는 모순을 지적), **즉시성**(조력자는 피조력자의 행동과 반응에 대해 즉각적인 피드백을 제공)이 강조되고, 피조력자가 자신의 문제를 인식하고 해결하는 과정을 촉진하는 데 중점을 둡니다. 따라서 조력자는 피조력자의 행동에 대해 관찰하고 이를 피드백하며, 피조력자가 자신의 행동을 조절하고 개선할 수 있도록 도움을 주어야 합니다.

효과적인 보건의사소통이 이뤄지려면, 어떤 효과적인 소통의 기술보다 먼저 사람에 대한 이해와 사람 간의 관계에 대한 이해가 앞서야 합니다. 이런 면에서 필요로 하는 내적 자질과 태도의 향상을 돕는 여러 방법도 있겠으나 우선, 성숙한 인간관계, 치료적 인간관계, 그리고 조력적 인간관계에 대해 초점을 맞춰 살펴보았습니다. 이러한 내용이 보건의사소통뿐 아니라, 일상의 모든 소통에서 상호적이고 긍정적인 경험을 만드는 데 도움이 될 것입니다.

2부

보건의사소통 (심화편)

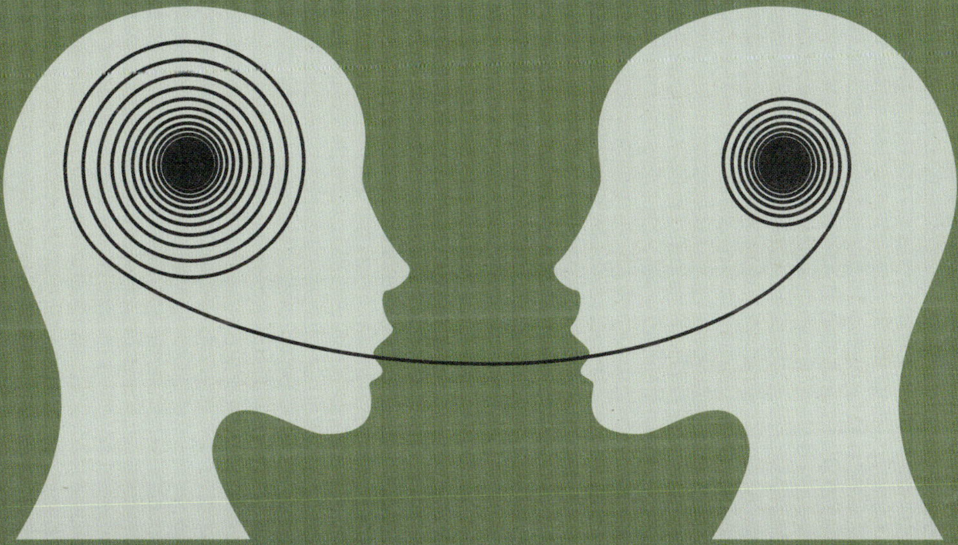

1장

보건의사소통에 대한 이해

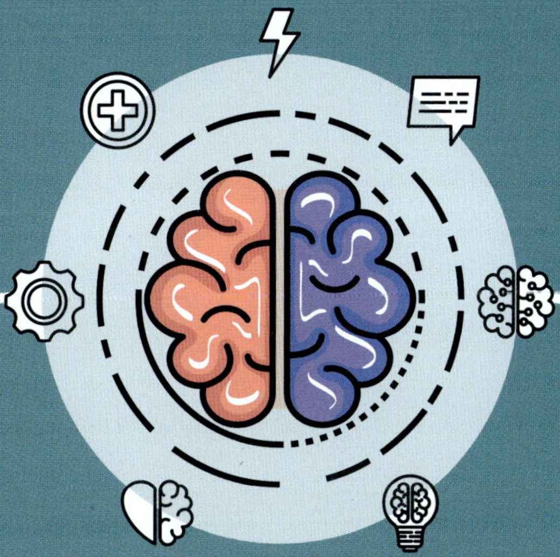

학습 목표

1. 보건의사소통의 특징을 이해하여 보건의료전문가로서 의사소통의 중요성을 설명할 수 있다.

학습 내용

1. 보건의사소통의 대상
2. 보건의사소통의 주요 영향 요인
3. 보건의사소통의 중요성
4. 보건의사소통의 특징
5. 보건의사소통의 목적
6. 보건의사소통 능력 자가진단
7. 효과적인 보건의사소통 배우기

토의질문

왜 보건의료 전문가에게 더 뛰어난 의사소통 능력이 필요할까?

1 보건의사소통의 대상

보건의사소통의 대상이라고 한다면, 헬스케어 대상자 또는 고객으로 볼 수 있는 환자들을 우선 생각해 볼 수 있습니다. 또한 의료현장에서 환자들은 가족이나 다른 보호자에게 돌봄과 보호를 받고 있는 경우가 많기 때문에, 의료현장에서의 보건의사소통의 대상자로는 보호자가 포함됩니다. 뿐만 아니라 우리, 의료서비스 제공자(health care provider, 헬스케어 프로바이더)인 우리 자신과 동료들도 보건의사소통의 대싱자에 속힙니다.

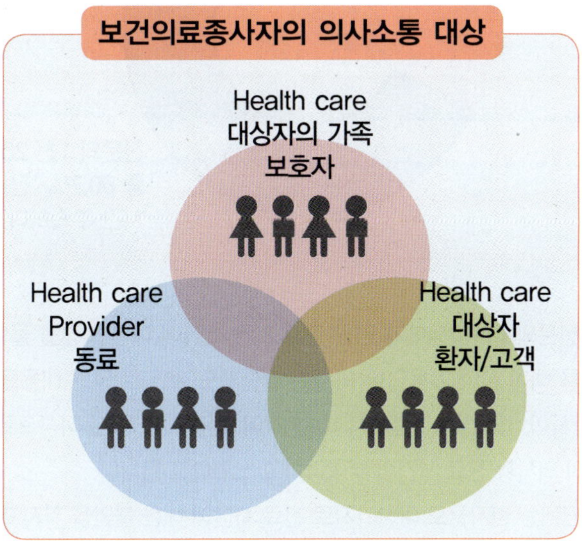

만약 병원 환경만을 생각해본다면, 사실 환자는 의사소통하기에는 좋은 대상이 아닙니다. 왜냐하면 환자는 어딘가 아프거나 문제가 있어서 자기 자신에게 몰두하고 있기 때문입니다. 이로 인해 환자는 상대방에 대한 배려나 이해도 부족할 수 있으며, 약간 편중된 의사소통 경향을 보일 수도 있습니다. 또 보호자들에게도 동일한 상황이 적용됩니다. 보호자들은 환자를 돌보느라 지쳐 있기 쉬우며, 오랜 병원생활이나 간호를 한 경우, 특히 정신적, 심리적으로 많이 힘들 수도 있습니다. 또한 우리와 같은 의료서비스 제공자인 동료들도 예외는 아닙니다. 보건의료종사자들은 매우 많은 노동량을 감당하며 때론 심각한 상황에 직면하기도 합니다. 이러한 이유로 우리는 일반인들보다 예민하고 피로감을 느낄 수 있습니다. 따라서 보건의료 환경에서는 의사소통의 대상인 대상자, 보호자, 동료, 이 세 그룹 모두 일반적인 의사소통의 대상으로 보기 어렵습니다.

Episode 14

부족한 진료 시간, 부족한 의사소통

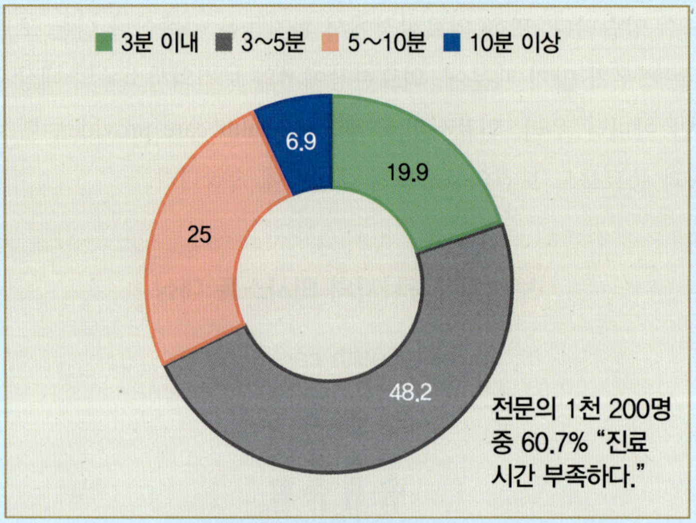

한 설문조사에서, 전문의 1,200명에게 평균 진료 시간과 그에 대한 의견을 물어봤습니다. 결과적으로, 3분 이내로 진료를 해야 한다고 응답한 의사는 놀랍게도 25%로 많은 비율을 차지했습니다. 또한 48%는 3분에서 5분 사이, 19.9%는 5분에서 10분 사이, 나머지는 10분 이상으로 응답했습니다. 전체적으로 보면, 607명의 의사가 진료 시간이 부족하다고 느꼈다고 합니다.

동시에, 의사들을 만나는 환자들도 마찬가지로 진료 시간에 대한 불만을 가지고 있습니다. 의료 의사소통에서 환자들이 가장 크게 불만을 느끼는 부분은 바로 이것입니다. 의사들이 환자의 말을 경청하지 않거나 정보를 충분히 제공하지 않으며, 환자에 대한 배려가 부족하다고 느끼는 것입니다. 환자야말로 의료 현장에서 가장 의사소통의 요구가 높은 대상이라고 볼 수 있습니다.

특히 우리가 우려해야 할 것은, 환자들은 의료서비스제공자들의 태도에 만족하지 못하는 경우, 그들이 제공하는 의료서비스에 대한 신뢰를 갖지 못하고, 심리적으로 불안을 느끼고 문제가 없는 진단과 처방에 대해서조차 부정하는 경향을 갖는다는 것입니다.

자료원: 연합뉴스(2020/1/16), https://www.yna.co.kr/view/AKR20200116090500017

이렇게 보건의사소통 대상인 대상자, 보호자, 동료, 모두가 소통의 배려가 필요한 대상이라면, 이들 중 누구에게 초점을 맞추어 소통하는 것이 바람직할까 고민할 수 있습니다. 그러나 의료서비스의 중심에 환자가 있다는 것을 기억할 필요가 있습니다. 보건의료 환경에서는 모든 의사소통 지점에서 환자에게 초점을 맞추고 환자를 돌보는 기준을 가지고 임하는 것이 바람직합니다. 왜냐하면 환자가 의료서비스에 만족해야 보호자도 만족하고, 의료서비스제공자는 환자의 긍정적인 결과를 보고하는 것에 만족감을 느낄 수 있으며, 환자와의 의사소통과 협력을 통해 의료진 자신의 전문성과 도덕적 기준을 실현할 수 있습니다.

환자중심의 의료서비스란?

환자의 복지와 만족도를 최우선으로 고려합니다. 의료진은 환자의 신체적, 정서적, 사회적 요구를 이해하고 존중하여 개별적인 치료 계획을 수립하며, 의사소통과 배려를 통해 환자의 편안함을 증진시킵니다. 이를 통해 환자는 진료 및 치료 과정에서 더 나은 경험을 할 수 있습니다.

환자와 의료진 간의 상호작용을 강화하고 신뢰 관계를 구축합니다. 의료진은 환자의 의사와 욕구를 존중하며, 질병에 대한 이해도를 높여 환자의 적극적인 참여를 유도합니다. 이는 치료 효과의 향상에 기여할 수 있습니다.

예방과 건강 관리에도 초점을 둡니다. 환자와 의료진 간의 지속적인 소통을 통해 환자의 건강 상태를 종합적으로 평가하고, 예방 조치와 관리 계획을 개발합니다. 이는 질병 예방과 조기 발견, 지속적인 건강 관리에 도움을 줄 수 있습니다.

2 보건의사소통의 주요 영향 요인

환자나 대상자, 의료서비스제공자, 보건의료환경, 이러한 세 가지 면에서 보건의사소통의 영향요인을 살펴보면 다음과 같습니다.

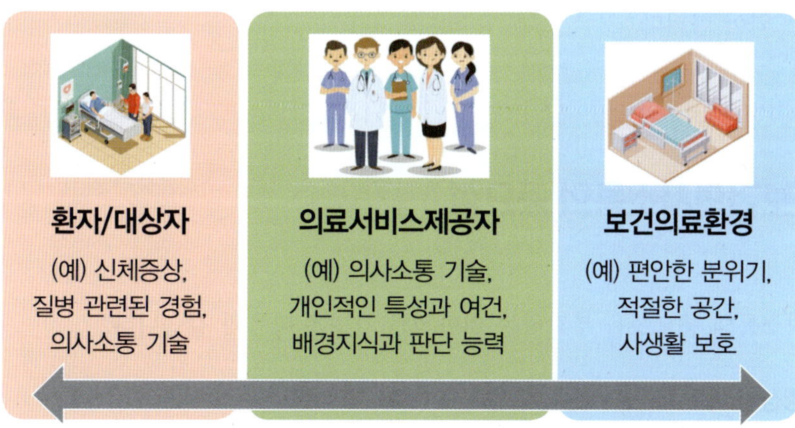

© 이미지 출처: https://www.freepik.com/

■ 환자나 대상자의 경우

- 질병 및 신체 증상
- 경험과 이전 치료 경험
- 개인적인 성향과 문화적 요소(의사소통 스타일, 언어, 문화적 관습, 신념, 가치관 등)
- 감정적 상태(불안, 우울, 스트레스, 불안정한 감정 등)

■ 의료서비스제공자

- 의사소통 기술(효과적인 대화 기술, 환자의 이해를 돕는 질문 기술, 비언어적 신호의 해석과 활용 등)
- 개인적인 특성(자신감, 공감능력, 인간관계 기술, 청취 능력, 충분한 의료 지식과 신뢰할 수 있는 판단 능력, 문제 해결 능력, 등)
- 여건(업무 스케줄, 작업 부하, 돌보는 환자 수, 병원 시스템 등의 문제로 발생하는 피로, 스트레스, 인력 부족 문제 등)

■ 환경적 요인/ 병원이나 의료 시설의 환경

- 편안한 분위기(소음, 혼잡, 불편한 대기실 등)
- 적절한 공간
- 사생활 보호

이러한 요인들은 환자의 의사소통 경험과 의료서비스제공자와의 상호작용에 영향을 줄 수 있습니다. 따라서 보건의료전문가들은 이러한 점을 고려하여 적절한 의사소통 전략을 채택할 수 있도록 도와야 합니다.

3 보건의사소통의 중요성

보건의사소통의 중요성을 부각하는 일반적인 기능은 다음과 같습니다.

- **환자 중심의 의료 제공을 가능하게 한다.**

  의사소통을 통해 환자의 욕구, 요구사항, 우려 사항을 이해하고 공유할 수 있으며, 이를 바탕으로 개인 맞춤형 치료 계획을 수립할 수 있습니다. 이는 환자의 만족도와 치료 결과를 향상시킵니다.

- **의료진과 환자 간의 신뢰를 구축하는 데 중요한 역할을 한다.**

  적극적인 소통과 비판적 청취는 환자에게 의료진의 관심과 배려를 전달하며, 환자는 이를 통해 의료진에 대한 신뢰를 형성할 수 있습니다. 신뢰는 의료 결정에 있어 중요한 역할을 하며, 치료 계획과 의사의 권고에 대한 환자의 수용력을 높일 수 있습니다.

- **의료 정보의 전달과 이해를 원활하게 한다.**

  의료진은 의료 용어를 사용하지 않고 명확하고 이해하기 쉬운 언어로 환자에게 정보를 제공해야 합니다. 이는 환자의 질병에 대한 이해도를 높이고, 예방 및 치료에 대한 지침을 따르는 데 도움이 됩니다.

- **의사결정 과정을 개선하는 데 중요한 역할을 한다.**

  의사와 환자 간의 공유된 의견과 정보를 토대로 공동으로 의사결정을 내릴 수 있습니다. 이는 환자의 자기 결정권을 존중하고, 치료 방향과 옵션을 논의하며, 최종적으로 환자에게 적합한 의사결정을 이끌어냅니다.

- **의료 오류를 예방하고 환자 안전을 강화하는 데 기여한다.**

  명확하고 상세한 의사소통은 오해와 혼동을 방지하고, 잘못된 정보 전달로 인한 오류를 줄입니다. 환자와 의료진 간에 정확한 의사소통을 통해 약물 투여나 치료 과정에서의 오류를 방지할 수 있습니다. 또한 의사소통을 통해 환자의 알레르기나 기타 의료 이력을 파악하여 적절한 처치를 취할 수 있으며, 이는 환자의 안전을 강화하는 데 도움이 됩니다. 보다 효과적인 의사소통은 의료진의 업무 효율성을 향상시키고, 환자의 건강 결과를 개선하는 데 기여합니다.

보건의사소통의 중요성을 부각시키는 시대적 변화

1. 건강 불균형

보건의사소통은 건강 불평등 문제에 대한 해결에 중요한 역할을 합니다. 의료 정보와 서비스에 접근이 어려운 사회적 약자들을 대상으로 효과적인 의사소통을 통해 건강 지식과 예방 방법을 전달할 수 있습니다.

2. 예방의학 및 습관의 한계

예방적인 건강 관리에 대한 인식과 습관 형성을 도모하기 위해서는 보건의사소통이 필요합니다. 예방적인 건강 정보와 조언을 제공하고, 개인의 건강 상태와 목표에 맞춘 개별화된 계획을 수립하는 과정에서 의사소통이 중요한 역할을 합니다.

3. 사이버 건강시스템의 출현

최근에는 사이버 건강시스템이 확대되어 의료 정보와 의료 서비스가 온라인으로 이루어지는 경우가 많습니다. 이에 따라 보건의사소통은 온라인 환경에서도 정확하고 신뢰할 수 있는 정보 전달과 의료 상담을 제공하는 데 중요한 역할을 합니다.

4. 의료 소비자의 권한 및 역량 강화

환자들은 의료 소비자로서 자신의 건강과 관련된 결정에 대한 권한과 역량을 가져야 합니다. 보건의사소통은 의료 소비자들에게 필요한 정보를 제공하고, 의료 결정에 참여하고 올바른 선택을 할 수 있는 능력을 향상시키는 데 도움을 줍니다.

5. 건강 문맹(health litaracy) 수준

건강 문맹(health litaracy)이란 개인이 건강 정보를 얻고 처리하며 이해하는 능력을 말합니다. 일부 사람들은 건강에 관련된 정보를 제대로 이해하거나 활용하는 데 어려움을 겪을 수 있습니다. 보건의사소통은 의료 정보를 쉽게 이해할 수 있는 방식으로 전달하고, 건강 문맹 수준을 극복하기 위한 노력을 통해 보다 폭넓은 의료 이해력을 도모합니다.

6. 전염병의 출현

전염병의 발생과 확산을 통제하기 위해서는 보건의사소통이 필수적입니다. 전염병의 출현은 전 세계적으로 건강에 대한 관심을 높이고, 보건의사소통의 중요성을 강조합니다. 전염병 관련 정보와 예방법을 대중에게 전달하는 것은 대규모 유행병의 확산을 제한하고 사회의 건강을 보호하는 데 도움이 됩니다. 보건의사소통은 전염병 예방, 감염 관리, 백신 접종 등과 관련된 정보를 정확하게 전달하고, 개인과 커뮤니티 참여를 촉진하여 전염병의 확산을 억제하는 역할을 합니다.

7. 필수 의약품의 세계적 이용

보건의사소통은 중요한 의료 서비스 제공하는 필수 의약품의 세계적 이용을 촉진하는 데 중요한 역할을 합니다. 필수 의약품에 대한 정보, 접근성, 사용 방법 등을 개인과 의료 전문가들에게 전달하여 올바른 사용과 이용을 도모합니다.

자료원: 안상윤 외/ New 보건의사소통 (3판)/ 보문각/ 2020, 40-42p

4 보건의사소통의 특징

샤이보(Rima E. Schiavo, 2007)는 그의 저서 "Health Communication: From Theory to Practice."에서 의료 환경에서의 효과적인 의사소통을 필요로 하는 보건의사소통의 특징을 다음과 같이 소개하였습니다.

- **대중 중심**: 요즘에는 대중 중심의 보건의사소통 접근 방식이 보건의료 혜택의 공정성과 인간중심적인 서비스 제공을 강조하는 중요한 원칙으로 받아들여지고 있습니다. 따라서 보건의사소통에서는 모든 대중들이 주체적이고 적극적인 참여자로 간주되며, 그들의 의견과 욕구를 존중하고 반영하는 것이 중요합니다. 이는 개인들이 능력이나 권력의 차이에 상관없이 모두가 건강과 복지에 대한 이해와 관심을 갖고, 의사소통 과정에 참여하고 협력하여 의사결정에 참여할 수 있도록 하는 것을 의미합니다.
- **연구 기반**: 보건의료서비스는 예전보다 훨씬 더 연구 기반을 갖추고 타당성을 가진 연구 결과를 근거로 신뢰할 만한 전략을 개발하고, 명확한 분석을 통해 문제를 파악하고 해결하고 있습니다. 연구 결과를 근거로 하는 전략은 의사소통의 품질과 신뢰성을 높이며, 대상자들과의 상호작용에서 보다 효과적인 결과를 도출할 수 있습니다. 따라서 과학적인 연구를 통해 얻은 증거와 데이터를 활용하여 의사소통 전략을 개선하고 효과를 검증하는 것을 강조합니다.
- **다학제적 접근**: 다학제적인 접근 방식을 통해 다양한 학문 영역의 지식과 전문가들의 협력을 활용하여 의료서비스를 개선하고 있습니다. 다학제적 접근이라 함은 일반적으로 여러 학문 영역에 기초한 다면적 접근 방식, 즉 문제해결을 위한 총체적인 접근 방식을 취하는 것을 의미합니다. 병원에서 여러 진료과가 공동으로 환자의 건강문제에 접근해서 진단하고 처방하는 것을 예로 들 수 있습니다.
- **전략적**: 대상자 및 환경에 대한 이해를 바탕으로 대상자의 욕구와 요구사항을 파악하고, 이를 충족시키는 계획적인 접근 방식을 의미합니다. 보건의사소통에서는 대상자의 문제와 요구에 대한 이해를 바탕으로 효과적인 의사소통 전략을 계획하고 적용하는 것이 중요합니다.
- **과정 지향적**: 건강 문제해결의 결과만 보지 않고 해결의 과정을 중시합니다. 즉, 대상자와의 상호작용에서 대상자의 참여와 협력을 중시하며, 의사소통의 과정을 보다 의미있고 효과적으로 만들기 위해 합의를 도출하는 것을 강조합니다. 대상자의 의견과 욕구를 존중하고 이

를 고려하여 의사소통 전략을 수립하며, 대상자와의 상호작용에서 서로의 의견을 공유하고 의견의 조율을 통해 합의를 이루어 내는 것을 목표로 합니다. 이러한 접근 방식은 대상자의 자율성과 자기결정권을 존중하며, 의사소통 과정에서 대상자가 참여하고 협력하는 것을 장려합니다.

- **비용 효과적**: 보건의료서비스는 제한된 운영 기금을 고려하여야 하므로 자원의 효율적인 사용과 비용 대비 효과성을 중시합니다. 즉, 예산을 최적화하고, 비용 효율적인 방식으로 대상자들에게 최대한의 혜택을 제공하는 것을 목표로 합니다.
- **창의적**: 문제에 대한 다양한 관점을 고려하고, 창의적인 접근 방식을 통해 혁신적인 솔루션을 개발하여야 합니다. 이때 다양한 이해관계자들과의 의사소통과 상호작용은 새로운 아이디어와 관점을 얻을 수 있는 기회가 됩니다.
- **구체적**: 의료서비스는 명확한 목표와 전략을 수립하고, 구체적인 절차 가운데 제공되어야 합니다. 효과적이고 적합한 방식을 개발하기 위해 구체적인 목표는 필수적입니다.
- **관계형성**: 여러 이해관계 대상자들과 장기적인 협력 관계를 형성하고 유지하는 것이 중요합니다. 이러한 신뢰와 존중을 바탕으로 다양한 이해관계자들과의 상호작용을 강화하고 협업을 촉진할 수 있습니다.
- **변화 목표**: 대상자의 행동 또는 사회적 변화를 목표로 합니다. 대상자들의 인식, 지식, 태도, 행동의 변화를 이루어 내고, 궁극적으로 건강과 복지를 개선하는 것으로 기여할 수 있습니다.

> "**보건의사소통**은 일반 대중들의 건강에 대한 인식을 높이고, 지속적으로 건강을 증진시키기 위해 행동, 습관, 정책을 지지하고 소개하여 개인, 지역사회, 보건의료전문가, 특정 집단, 정책결정자, 공중에 영향을 미치거나 참여시키는 목적으로 건강과 관련된 정보를 공유하고 전달하는 **다면적**이고 **다학제적인 접근** 방식입니다"
>
> - Schiavo, 2007

그 밖에 다른 학자들이 보건의사소통의 주요 특징으로 제시된 것들을 소개하면 다음과 같습니다.

- **건강문맹(health litaracy) 수준에 따른 환자 중심의 접근과 관리**: 개인마다 건강 정보를 얻고 처리하며 이해하는 능력이 다른 만큼 명확하고 간결한 언어와 시각 자료를 사용하여 이해를 높이고, 개인들이 정보에 근거한 의료서비스를 제공하는 것이 중요합니다. 따라서 환자의

관점을 이해하고 그들의 요구를 해결하며 의료진과 환자 간의 공동의 결정을 촉진하는 데 효과적인 의사소통은 필수적입니다.

- **문화적 민감성**: 보건의사소통 대상자의 문화적 배경과 언어 선호도를 존중하고 수용하는 문화적 민감성을 가지고 접근하는 것이 중요하며, 이를 위한 효과적인 의사소통 개발을 강조해야 합니다.
- **의사소통 캠페인 및 개입**: 건강 행동을 촉진하고 질병을 예방하며 건강 결과를 개선하기 위해 의사소통 캠페인과 개입을 디자인하고 실행하는 것이 필요합니다. 이를 위해 대중매체, 디지털 플랫폼, 지역사회 참여, 대인간 의사소통 등 다양한 채널을 활용하여 건강 메시지를 효과적으로 전달하는 것이 중요합니다.
- **윤리적 고려사항**: 보건의료환경에서는 자율성, 기밀 보호, 투명성과 같은 윤리적 원칙을 준수하는 것이 중요한 부분으로 대두되고 있습니다. 따라서 정보에 대한 인식 동의, 개인정보 보호 및 의료관계에서의 신뢰 유지의 중요성을 인식하는 것과 이러한 부분을 보건의료전문이늘뿐 아니라 대상자들에게 잘 전달하고 공유하는 것이 필요합니다.

이러한 특징들을 살펴보면, 이러한 특징들로 인해 의료환경에서는 더욱 효과적인 의사소통이 필요하다는 것을 알 수 있습니다. 효과적인 보건의사소통은 환자의 긍정적인 건강 결과, 환자의 권한 강화 및 의료 서비스 개선하고 촉진하는 데 기여할 것입니다.

5 보건의사소통의 목적

보건의사소통의 목적은 구체적인 건강 문제에 대한 지식을 전달하고 이해시키는 것뿐만 아니라, 개인들이 그 지식을 토대로 자신의 행동을 변화시키도록 도와주는 것입니다.

보건의사소통은 대중들에게 **건강에 대한 정보를 제공하고, 그들이 그 정보를 이해하고 숙지할 수 있도록 지원**합니다. 이를 통해 사람들은 자신의 건강 상태와 관련된 문제에 대해 인식하고 이해할 수 있습니다. 예를 들어, 흡연의 위험성에 대한 정보를 제공하고, 비흡연을 촉진하는 정책을 알리는 것은 보건의사소통의 한 예입니다. 이러한 정보를 통해 사람들은 흡연을 줄이거나 그냥 끊는 등의 행동 변화를 이루어 낼 수 있습니다.

또한 보건의사소통은 사람들이 **건강을 책임지고 적극적으로 관리할 수 있도록 독려**합니다. 예를 들어, 올바른 식단과 규칙적인 운동의 중요성을 강조하고, 건강한 라이프스타일을 촉진하는 활동을 통해 사람들이 건강한 선택을 할 수 있도록 도와줍니다. 이렇게 개인들에게 자신의 건강을 관리하는 방법을 가르치고, 건강에 이점이 있는 행동을 촉진하는 캠페인이나 교육을 실시하는 것은 건강 지식을 기반으로 개인의 행동 변화를 도모하고 건강을 책임지도록 돕는 목적을 달성하는 한 방법이 됩니다.

뿐만 아니라, 보건의사소통은 단순히 **질병치료에만 국한되지 않고, 건강한 삶과 만족, 그리고 사회 전체의 안녕을 돕는 목적**을 가지고 있습니다. 예를 들어, 대중들에게 감염병 예방 및 대응 방법에 대한 정보를 제공함으로써 전염병의 확산을 방지하고 사회적으로 안전한 환경을 조성하는 데 기여할 수 있습니다. 또한 사회적 불평등과 관련된 건강 문제에 대한 인식과 이해를 높이고, 정책 결정에 참여함으로써 사회적 공정성과 평등성을 추구하는 데 도움을 줄 수 있습니다.

이렇듯 보건의사소통은 단순히 질병치료에만 초점을 두는 것이 아니라, 개인의 건강과 웰빙, 그리고 사회 전체의 안녕과 관련된 다양한 측면을 고려하고 종합적인 접근을 취하는 것을 목표로 합니다.

6 보건의사소통 능력 자가진단

보건의사소통에 대한 능력은 의료 전문가들이 환자와 원활한 소통을 하며 의사결정을 내릴 수 있는 능력을 말합니다. 다음은 일반적으로 보건의사소통 능력을 평가해 볼 수 있는 요소들입니다.

1. **비언어적 의사소통**: 표정이나 태도로 환자의 호감을 얻을 수 있다는 것은 의사와 환자 간의 비언어적 소통의 중요성을 강조합니다. 몸짓이나 표정을 통해 환자의 의사소통 의향을 파악하고, 그에 맞춰 응답하는 것은 환자와의 상호작용을 원활하게 만들 수 있습니다.
2. **공감과 동의**: 환자의 자기 주장이 의사의 의견과 거의 동의하는 경우, 환자는 의사에게 호감을 가질 수 있습니다. 환자의 의견을 존중하고 공감하는 것은 의사와 환자 간의 신뢰 관계를 형성하는 데 도움이 됩니다.
3. **상황 파악과 예측**: 환자가 말을 하지 않더라도 상황을 예측할 수 있다는 것은 의사가 상황을 꼼꼼히 관찰하고 이해하며, 적절한 대응을 할 수 있는 능력을 갖추고 있다는 것을 의미합니다.

4. **세밀한 관찰과 유연한 대응**: 내원 환자의 행동을 세밀하게 관찰하고, 그에 따라 유연하게 대응하는 것은 개인별 상황과 필요에 맞는 의료 서비스를 제공하기 위해 중요한 요소입니다.

5. **관심과 이해 부여**: 환자의 이야기에 대한 관심을 가지고, 환자의 건강 상태에 대한 이해를 돕는 것은 의사소통의 핵심입니다. 환자가 이해할 수 있도록 평소에 건강 상태에 대해 관심과 동기를 부여하는 것이 중요합니다.

6. **긍정적인 태도와 수용**: 환자가 병원이나 의사에 대해 불쾌한 이야기를 해도 고맙게 받아들이는 반응을 보이는 것은 의사소통의 중요한 측면입니다. 환자의 의견을 존중하고 긍정적인 대응을 통해 신뢰 관계를 형성할 수 있습니다.

7. **개인의 가치관과 신념 존중**: 환자의 가치관이나 종교적 신념을 존중하는 것은 환자 중심의 의료서비스를 제공하기 위해 필요한 요소입니다.

8. **사전 정보 제공**: 환자가 궁금해할 만한 사항에 대해 미리 이야기해주는 것은 환자의 이해를 돕고 의사소통의 효과를 높일 수 있는 방법입니다.

위의 특징들은 보건의사소통에서 중요한 역할을 하는 요소로, 보건의료전문가와 환자 간의 상호작용과 의사결정에 영향을 줄 수 있으며, 환자의 건강 관리에 도움을 줄 수 있습니다.

7 효과적인 보건의사소통 배우기

효과적인 의사소통에 대한 연구는 많이 진행되어왔으며, 몇몇 연구에서는 의과대학 학생들의 자신감과 실제 의사소통 능력 사이에 차이가 있을 수 있다는 결과를 보고하고 있습니다. 예를 들어, 어떤 연구에서는 자신감이 높은 의과대학 학생들이 실제로는 환자와의 의사소통을 제대로 이루지 못한다는 것을 발견한 경우도 있습니다. 학생들은 자신감에 기반하여 의사소통을 잘하고 있다고 느낄 수 있지만, 실제로는 의사소통 기술과 전문적인 접근이 부족할 수 있습니다. 이는 의사소통의 중요성을 인지하고, 학생들이 적절한 교육과 훈련을 받아 실제로 의사소통을 개선할 수 있도록 **자신의 의사소통 능력을 평가하고 개선할 수 있는 기회를 제공**하는 것이 매우 중요하다는 것을 시사합니다.

이러한 연구들을 바탕으로 의과대학에서는 학생들에게 의사소통 기술과 전문성을 강화시키기 위한 교육 프로그램을 마련하고, 의사소통에 대한 지속적인 평가와 피드백을 제공하여 학생들의 의사소통 능력을 향상시키는 데 노력하고 있습니다. 학생들이 실제 상황에 대비하여 의사소통 기술을 향상시킬 수 있도록 지원하며, 향후 임상 실습이나 환자와의 실제 대화에서 자신감을 갖고 효과적으로 의사소통할 수 있도록 돕고자, **의사소통 역할극**을 활용합니다. 이는 의과대학에서 의사소통 교육의 일부로 사용되는 흔한 방법 중 하나입니다.

의사소통을 개선하기 위해 **상황별 역할극**을 통한 대화 연습은 매우 효과적이라고 평가되고 있습니다. 첫째, 실제 상황을 모방하므로 실전적인 의사소통 기술을 연습할 수 있습니다. 둘째, 역할극은 피드백과 함께 진행될 수 있어 실시간으로 개선할 수 있는 기회를 제공합니다. 교육자나 동료들로부터 피드백을 받으면서 의사소통 기술과 전략을 개선하고 성장할 수 있습니다. 이러한 피드백은 학습자의 강점과 개선이 필요한 부분을 식별하는 데 도움을 줄 수 있습니다. 마지막으로, 역할극은 학습 환경에서 실제 환자와의 대화를 연습할 수 있는 안전한 공간을 제공합니다. 의사소통은 실제 환자와의 상황에서 많은 도전과 압박을 동반할 수 있으므로, 이를 사전에 경험하고 연습할 수 있는 장점이 있습니다.

의사소통의 노하우

"사람이 사람에게 약이다."

한 사람, 한 사람의 말은 주변 사람들을 살리는 약이 될 수 있다.

- 건강 관련 문제에 대한 **대상자의 충분한 지식과 이해를 도모**해야 한다.
- **건강 행동과 관련하여 동기를 부여**할 수 있어야 한다.
- 건강해질 수 있는 **긍정적인 마음**을 심어주고 **자신감**을 심어주어야 한다.
- 개인뿐만 아니라 대중이나 지역사회가 건강 관련 문제에 대하여 **올바른 이해**를 갖고 **의사 결정**을 잘 할 수 있도록 영향을 미쳐야 한다.

2장

치료적 의사소통

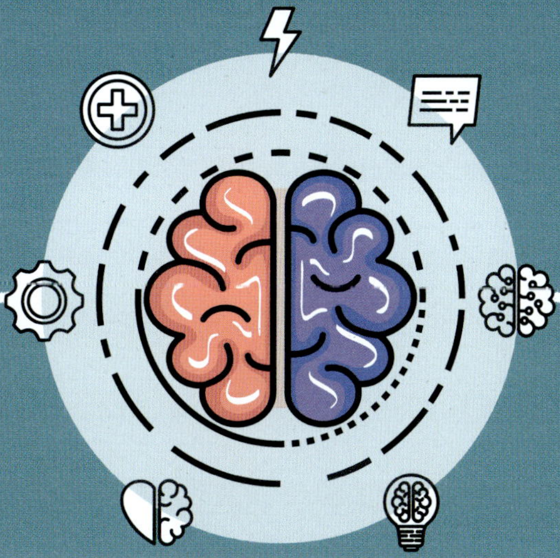

학습목표

1. 치료적 의사소통의 목적과 의미를 설명할 수 있다.

학습내용

1. 치료적 의사소통의 목적
2. 치료적 의사소통: 적절한 질문
3. 치료적 의사소통: 공감과 이해

토의질문

**여러분이 환자나 그의 가족과 소통을 할 때,
어떤 점이 가장 중요한 초점이라고 생각하시나요?**

1 치료적 의사소통의 목적

보건의사소통의 핵심은 보건의료전문가와 환자/대상자 간에 정보 교환, 이해, 지원을 위한 의사소통이라고 볼 수 있습니다. 치료적 의사소통은 보다 협소한 개념으로 의료 현장에서 보건의료전문가와 환자/대상자 간의 상호작용을 통해 환자/대상자의 치료적 목적을 달성하기 위해 사용되는 의사소통을 일컫습니다. 치료적 의사소통은 이들간 신뢰 관계를 형성하고 유지하며, 의료 결과를 개선하고 환자의 만족도와 질병 예방을 촉진하는 데 중점을 둡니다.

따라서 앞서 2부 1장에서 다룬 바와 같이 보건의사소통은 첫째, 구체적인 건강 문제에 대해 지식의 이해와 아울러 행동의 변화를 일으키고, 둘째, 질병치료뿐 아니라 건강한 삶과 만족, 그리고 사회 전체의 안녕을 도모하는 목적을 가집니다.

- **환자의 의료 관련 정보를 수집:** 보건의료전문가는 환자와의 의사소통을 통해 환자의 증상, 질병 이력, 가족력 등 중요한 의료 관련 정보를 수집합니다. 이를 통해 의사는 정확한 진단을 내리고 적절한 치료 계획을 수립할 수 있습니다.

- **건강 정보 및 교육, 훈련의 형태로 피드백을 제공:** 보건의료전문가는 환자에게 건강 정보를 제공하고 필요한 교육과 훈련을 제공합니다. 예를 들어, 환자에게 약물 복용 방법, 생활습관 개선, 예방 조치 등에 대한 정보와 교육을 제공하여 환자가 건강을 유지하고 질병을 예방할 수 있도록 도울 수 있습니다.

- **환자의 행동을 평가하고 적절한 때에 그 행동을 수정:** 보건의료전문가는 환자의 행동을 평가하고 필요한 경우 행동을 수정하기 위해 의사소통을 활용합니다.

이러한 목적을 가진 치료적 의사소통은 의사와 환자 간의 상호작용을 강화하고, 환자의 건강 돌봄과 치료 효과를 개선하는 데 중요한 역할을 합니다.

보건의료전문가는 이러한 목적을 따라 치료적 의사소통의 기술과 전략을 개발하고 향상시킬 필요가 있습니다.

치료적 의사소통의 기술과 전략

1. **신뢰 구축:** 치료적 의사소통은 상호 존중하는 대화를 기반으로 합니다. 보건의료전문가는 환자와의 신뢰 관계를 형성하고 유지하기 위해 친절하고 이해심 있는 태도를 취합니다. 보건의료전문가는 환자의 의견과 우려를 경청하고 존중하며, 환자가 치료 과정에서 안전하고 소중하게 다루어진다는 느낌을 주어 신뢰를 구축합니다.
2. **개인화된 접근:** 환자의 개인적인 상황과 가치관을 고려하여 의사소통을 진행합니다. 각 환자는 개별적인 요구와 우려를 가지고 있을 수 있습니다. 환자의 요구와 우려를 고려하며, 환자 중심의 치료 방식을 제공합니다. 보건의료전문가의 의사소통 접근 방식은 환자의 개인화된 상황과 요구에 맞춰져야 합니다. 각 환자의 문제와 욕구에 대한 이해를 바탕으로 의사소통을 조정하여야 하며, 그에 맞는 개인화된 치료 계획을 수립해야 합니다.
3. **공감과 이해:** 보건의료전문가는 환자/대상자를 배려하여 상대를 잘 이해하고 지지하는 것이 중요합니다. 환자의 어려움과 고통에 공감하며, 환자의 의견과 우려를 중요하게 생각해야 합니다.
4. **명확하고 이해하기 쉬운 언어 사용:** 보건의료전문가는 전문 용어를 최소화하고 의료 정보를 이해하기 쉽도록 평이하고 명확한 언어를 사용해야 합니다. 보건의료전문가는 의료 정보를 환자에게 명확하게 전달하고, 환자가 이해하고 참여할 수 있도록 돕습니다. 생명과 건강의 문제를 다루기에 신중하고 명확한 의사소통이 매우 중요합니다.
5. **환자 참여와 협력:** 보건의료전문가는 환자와의 의사소통을 통해 환자의 의지와 참여를 촉진해야 합니다. 보건의료전문가는 환자와 공동으로 목표를 설정하고 치료 방식을 결정하며, 환자의 자가관리를 지원해야 합니다.

이러한 전략적 의사소통 방식은 보건의료전문가와 환자 간의 신뢰와 협력을 강화하며, 의료 결과의 효과성과 환자의 만족도를 향상시킵니다. 또한 환자의 의료 지식과 자기관리 능력을 강화하여 재발 예방 및 건강한 삶을 지원하는 데 기여할 수 있습니다.

보건의사소통전문가는 치료적 의사소통을 활용하기 위해 기술적 측면과 전략을 개발하는 것과 아울러, 상대방을 존중하고 적극적으로 돕고자 하는 개인적 자질을 향상시키는 교육과 훈련이 필요합니다. 원활한 치료적 의사소통을 위해 여러 다양한 부분이 다루어질 수 있겠으나, 의료현장을 고려할 때 가장 우선적으로 훈련하여야 할 부분을 꼽자면, “적절한 질문”과 “공감과 이해”가 중요한 주제입니다.

2 치료적 의사소통: 적절한 질문

보건의료전문가와 환자 간에는 상호적인 대화와 존중이 필요합니다. 의사소통은 단방향적인 지시나 지식 전달이 아니라, 상호적인 대화의 과정으로 이루어져야 합니다. 환자의 의견과 욕구를 경청하고, 질문을 통해 보건의료전문가와 환자 간의 활발한 상호작용을 유도해야 합니다.

치료적 의사소통 중에 질문을 할 때, 개방형 질문과 폐쇄형 질문, 선다형 질문 등의 다양한 기술을 사용하여 상황에 맞게 질문을 선택하고 사용하는 것의 중요성을 설명하고 있습니다.

개방형 질문
'어떻게 무엇을'이라는 단어로 시작
전체적인 이야기를 듣고 싶을 때
(예) 신체증상, 질병 관련된 경험, 의사소통 기술

폐쇄형 질문
'예, 아니오'의 답을 일으키는 질문
정보를 파악하기에 유용
(예) 어느 쪽 팔을 다치셨나요?

선다형 질문
환자의 선택을 쉽게 해 줌
(예) 통증을 표현한다면 1점부터 10점까지 얼마만큼 일까요?

개방형 질문은 "무엇을", "어떻게", "왜"와 같이 시작하는 질문으로, 환자에게 자유롭게 의견을 표현하고 상세한 정보를 얻을 수 있도록 돕습니다. 예를 들어, "진료를 받으러 오는데 가장 어려우신 점은 무엇이었을까요?"라는 개방형 질문을 통해 환자가 직접 어려움을 언급할 수 있습니다.

반면 폐쇄형 질문은 예/아니오로 답변할 수 있는 질문입니다. 이러한 질문은 특정 정보를 파악하기 위해 사용될 수 있습니다. 예를 들어, "어느 쪽 팔을 다치셨나요?"라는 폐쇄형 질문은 오른쪽이나 왼쪽 중에서 하나를 선택하여 답변할 수 있습니다.

또한 선다형 질문은 선택지를 제공하여 환자가 다양한 응답을 선택할 수 있도록 하는 질문입니다. 예를 들어, "통증을 표현할 때 1점부터 10점까지 얼마나 아프신가요?"라는 선다형 질문은 환자에게 다양한 선택지를 주어 통증의 정도를 표현할 수 있게 합니다.

보건의료전문가는 치료적 의사소통의 과정에서 상황과 환자의 의도를 고려하여 개방형 질문, 폐쇄형 질문, 선다형 질문 등을 적절하게 사용함으로써 상호작용을 원활하게 하고 정확한 정보를 얻을 수 있습니다.

3 치료적 의사소통: 공감과 이해

공감은 상대방의 감정, 경험, 상황을 이해하고 그에 대해 자기자신의 일처럼 느끼고 생각하여주고 감정을 공유하여 주는 것을 의미합니다. 공감은 상대방과 감정적인 연결을 형성하고, 그들이 느끼는 감정을 인정하고 존중하는 것으로 표현됩니다. 공감은 단순히 **상대방의 감정을 이해하는 것**(sympathy)을 넘어서, 그들의 **감정을 공유하고 공감대를 형성하는 것**(empathy)을 의미합니다. 공감은 상대방의 경험에 공감하여 그들이 느끼는 감정을 이해하고, 그것에 대해 동조하고 공감하는 것을 포함합니다. 이를 통해 상대방은 자신의 감정이 이해되고 받아들여진다는 느낌을 얻을 수 있으며, 이는 상대방과의 관계를 강화시키고 의사소통을 원활하게 만들어줍니다.

공감은 비판이나 판단을 내세우지 않고, 상대방의 감정을 수용하고 인정함을 의미합니다. 이는 상대방이 자유롭게 자신의 감정을 표현하고 나눌 수 있는 안전한 공간을 제공하며, 서로 간의 신뢰와 친밀감을 형성하는 데 기여합니다. 이로써 상대방과의 관계를 개선하고 상호 이해와 신뢰를 촉진하는 데 도움이 됩니다.

따라서 **치료적 의사소통에서 공감**이라 하면, 상대방의 현실을 있는 그대로 인정하고 수용하고 또 상대방의 입장이 되어 느낌이나 감정을 이해하고 또 상대방에 대해 이해된 것을 언어로 의사소통하는 기술과 능력을 의미합니다. 보건의료전문가는 환자의 감정과 경험을 이해하고 공감하는 능력을 갖추어 의사소통을 원활하게 해야 합니다.

공감을 잘 하려면?

나처럼, 내 가족처럼

환자/ 대상자의 어려움과 고통에 공감하고 그들의 의견이나 걱정을 나의 일, 또는 나의 가족의 일처럼 생각하는 마음가짐을 가져야 합니다.

사실의 전달

이해하고 공감하더라도 사실을 왜곡해서는 안 되며, 거짓정보로 안심을 주어서는 안 됩니다.

"당신은 항상 옳습니다"

카운셀러 (변호사)와 같이 먼저 상대방의 입장에서 가장 좋은 선택을 했을 것을 인정해주는 것입니다. 상대방은 어떤 말이나 행동을 할 때 그 사람이 알고 있는 모든 지식과 경험을 다 묶어서 나름 최선의 방법 가장 자기한테 잘 되는 방법이라고 생각해서 그렇게 반응했다는 것을 알아주는 것입니다. 때로 그

것이 자신과 다른 생각이라 하더라도 "옳다"는 지지의 표현은 자신을 부정하는 것이 아닙니다. 사실 '환자가 항상 옳다, 환자 자신의 생각에서는 옳다.'라고 여겨주는 방법은 정신분석 또는 정신과에서 치료적 상담을 할 때 전제로 하는 첫 번째 원칙입니다. 상대의 입장에서 더 좋은 다른 선택지를 조언을 해주려면 그 출발선에 함께 나의 생각이 함께 머물러 주어야 하기 때문입니다. 변호사는 내가 살인죄를 저질러도 내편이 되어 변호를 해주 듯, 치료적 의사소통을 주도하는 보건의료전문가는 환자/대상자 앞에서 항상 그런 카운셀러의 입장으로 접근해야 합니다. 까다로운 대상, 억측을 부리는 상황에서 이러한 공감이 쉽지 않을 수 있지만 훈련을 통해 객관적 거리와 선명한 목적을 두고 어떤 상황에도 공감을 표현하는 소통을 개발할 수 있을 것입니다. 이러한 기술은 상대에게 공감을 전달할 뿐만 아니라 소통의 단절로 인한 스트레스를 줄여주는 비결이기도 합니다.

되짚어 말하기

공감을 효과적으로 표현하는 가장 좋은 방법은 경청하여 이해한 내용을 상대에게 자신의 말로 바꾸어 되짚어주는 것입니다. 상대가 표현한 언어 또는 비언어를 따라해 주는 것도 좋습니다. 경청을 표현하기 위해 고개를 끄덕여주거나 "응~"하며 맞장구 치는 음성신호를 주는 것도 효과적입니다.

> "**경청**과 **공감**은
> **좋은 청자**가 되게 하고
> **좋은 청자**를 이끌어낸다."

의사소통의 노하우

〈언어적 의사소통의 주의사항〉

- 환자의 **이름**을 부른다.
- 환자의 말에 **끼어들지 않는다.**
- 환자가 구하지 않거나 관계가 없는 **조언**은 하지 않는다.
- 자신에 대해 말하지 말고 **환자에 대해서** 말한다.
- 환자의 **기분이 어떤지 안다**고 말하지 않는다.
- 의학용어, 표준영어가 아닌 **은어는 사용하지 않는다.**

3장

치료적 의사소통의 방해요인

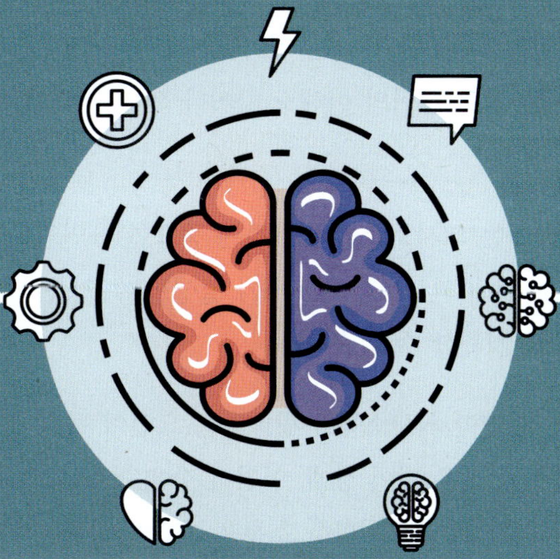

학습 목표

1. 치료적 의사소통의 주요 방해요인을 잘 이해하고 적용할 수 있다.

학습 내용

1. 보건의료전문가의 고려할 점
2. 무의식적 정신 방어 기제의 사용

1 보건의료전문가의 고려할 점

치료적 의사소통의 방해요인

치료적 의사소통의 방해요인은 일반적으로 다음과 같은 다양한 요소에 의해 발생할 수 있습니다.

- **언어적 요인**: 환자와 보건의료전문가 사이의 언어적 소통 장벽은 의사소통의 주요한 방해요인입니다. 환자와 보건의료전문가가 다른 언어를 사용하는 경우, 번역이 필요한 상황이 발생할 수 있습니다. 또한 의료 용어의 이해도 차이나 의미의 해석에 오해가 생길 수도 있습니다.
- **문화적 요인**: 문화적 차이는 의사소통을 방해하는 중요한 요인입니다. 문화적인 관행, 태도, 가치 및 신념의 차이로 인해 의사소통의 오해가 발생할 수 있습니다. 문화적 배경이 불일치한 경우, 신뢰와 이해를 저해할 수 있습니다.
- **신체적 요인**: 신체적인 제약이 의사소통을 방해하는 요인이 될 수 있습니다. 예를 들어 청각 또는 시각 장애, 발음이 어려운 언어 장애, 인지적 장애 등이 있습니다. 이러한 신체적 제약은 보건의료전문가와 환자 사이의 원활한 소통을 어렵게 만들 수 있습니다.
- **정서적 요인**: 환자의 감정적인 상태나 보건의료전문가의 감정적인 반응이 의사소통에 영향을 줄 수 있습니다. 환자의 불안, 공포, 우울, 분노 등은 의사소통을 방해하는 요인이 될 수 있습니다. 또한 보건의료전문가가 환자의 감정에 민감하게 대응하지 못하거나 부적절한 반응을 보이는 경우에도 의사소통이 방해될 수 있습니다.
- **시간적 요인**: 의사소통을 위한 충분한 시간이 부족한 경우에도 방해요인이 될 수 있습니다. 보건의료전문가와 환자 간에 시간의 부족으로 충분한 대화와 상호작용이 이루어지지 않으면 의사소통의 질과 효과가 저하될 수 있습니다.
- **환경적 요인**: 치료적 의사소통은 편안하고 안전한 환경에서 이루어져야 합니다. 조용하고 개인 정보 보호가 확보된 공간에서 보건의료전문가와 환자는 자유롭게 대화할 수 있어야 합니다. 또한 환자의 개인 공간과 경계를 존중해야 합니다.

보건의료전문가는 치료적 의사소통의 과정에서 이러한 방해요인들은 작용할 수 있다는 것을 이해하고, 치료적 의사소통을 개발하고 향상시키기 위해 다음과 같은 고려할 사항을 숙지하고 이에 대한 연습과 훈련이 필요합니다.

치료적 의사소통에서 고려할 점

■ 존중이 이루어지지 않을 때

존중은 치료적 의사소통의 핵심 원칙 중 하나입니다. 존중이 이루어지지 않으면 대화의 시작이 어렵습니다. 환자를 인간으로서 존중하고 그들의 경험, 욕구, 의견을 중요하게 여기는 태도를 갖는 것이 중요합니다. 환자가 자신을 안전하고 존중받는다고 느낄 때, 의사소통은 원활하게 이루어질 수 있습니다.

■ 공감이 이루어지지 않을 때

공감은 다른 사람의 감정을 이해하고 공유하는 것이지, 어림짐작이나 폄하는 것이 아닙니다. 환자가 표현한 감정을 경청하고 그 자체로 존중하는 것이 중요합니다. 공감은 비판적이거나 평가적인 태도가 아닌, 이해와 지지의 의미를 내포해야 합니다. 환자의 감정에 대해 비난하거나 경시하지 않도록 주의해야 합니다. 감정을 폄하하거나 무시하면 환자는 자신의 감정을 표현하는 것을 꺼릴 수 있으며, 신뢰 관계와 의사소통의 질에 영향을 미칠 수 있습니다. 예를 들어, “제가 이해하고 있습니다. 이 상황에서 그런 감정을 느끼실 수 있습니다” 라고 말하거나, “당신이 그런 감정을 느끼는 것은 당연한 일입니다”라고 말할 수 있습니다. 이러한 공감의 표현은 환자가 자신을 이해받고 지지받는다는 느낌을 줄 수 있습니다.

■ 진실성이 보이지 않을 때

치료적 의사소통은 진실성 있는 대화를 포함해야 합니다. 환자와 보건의료전문가 간의 솔직하고 열린 대화는 신뢰를 구축하고 치료의 효과를 향상시키는 데 도움이 됩니다. 진실성 있는 대화를 통해 환자는 자신의 상황을 이해하고 치료 과정에 참여할 수 있습니다.

치료적 의사소통에서 진실성 있는 대화를 위해 점검해야 할 부분

1. 솔직한 정보 전달

보건의료전문가는 환자에게 진단, 치료 계획, 예상되는 결과 등과 같은 정보를 솔직하게 전달해야 합니다. 환자는 자신의 상황에 대해 명확하고 정확한 정보를 알고 있어야 합니다.

복잡한 의료 정보나 절차를 가능한 한 명확하게 설명해야 합니다. 그림, 도표, 시각 자료 등을 활용하여 시각적으로 정보를 지원하고 이해를 도울 수 있습니다. 또한 예상되는 이점과 가능한 부작용에 대해서도 솔직한 설명이 필요합니다. 환자가 어떤 결과를 기대할 수 있는지, 어떤 부작용이 발생할 수 있는지에 대해 명확하게 설명해야 합니다.

2. 언어와 의사소통 스타일 조정

의료진은 의료 용어와 전문 용어를 사용하지 않거나, 이를 환자가 이해할 수 있는 언어로 해석하여 의사소통을 조정해야 합니다. 간단하고 명확한 언어를 사용하여 정보를 전달하는 것이 중요합니다.

환자마다 인지 능력, 정보 수용 방식, 문화적 배경 등이 다를 수 있으므로, 의료진은 환자에게 적합한 방식으로 정보를 개인화하여 제공해야 합니다. 환자의 이해 수준과 선호도에 맞게 의료 정보를 전달하고 설명하는 것이 중요합니다.

3. 환자의 욕구와 우려에 대한 대화

환자의 욕구와 가치에 대해 이해하고, 보건의료전문가의 전문적인 지식과 경험을 바탕으로 함께 최선의 선택을 찾는 것이 중요합니다. 이를 위해 환자의 질문과 관심사에 성실히 대응하고, 그들의 우려와 걱정을 경청하여 해소해 줄 수 있도록 노력해야 합니다. 반대로 보건의료전문가는 환자에게 열린 질문을 통해 그들의 의견과 욕구를 탐색하고, 이를 확인하여 의사결정에 반영할 수 있습니다.

■ 침묵

치료적 의사소통에서 침묵은 매우 중요한 역할을 할 수 있습니다. 침묵은 상대방에게 안정감을 주고, 그들이 자신의 감정과 경험을 탐구하고 처리할 수 있도록 도와줍니다. 그러면서 이전에 무의식적으로 인지하지 못했던 것들을 발견하고, 새로운 통찰력을 얻을 수도 있으며, 이는 자아의식을 증가시키고 치유적인 변화를 이끌어내는 데 도움이 될 수 있습니다.

적절한 침묵은 상대방의 이야기나 의견을 경청하고 존중하는 태도를 나타내며, 소통과 이해를 돕는 역할을 합니다. 때로는 말을 아끼고 침묵함으로써 상대방에게 공감을 주거나, 더 나은 해결책이 나오기를 기다리는 시간을 만들어 줄 수도 있습니다. 그러나 부적절한 침묵은 무관심이나 냉소적인 태도로 비춰질 수 있습니다. 특히 상대방이 도움이나 조언을 필요로 할 때, 너무 오랫동안 침묵을 지속하거나 무반응을 보이는 경우에는 상대방이 불안하거나 무시받는다는 느낌을 받을 수 있습니다. 따라서 치료적 의사소통을 위해서는 적절한 타이밍과 양의 침묵을 활용하는 것이 중요합니다.

■ 비판/ 환자의 말을 가로막음

치료적 의사소통에서 비판적인 태도나 환자의 말을 가로막는 것은 바람직하지 않습니다. 이는 환자가 자신의 감정과 경험을 표현하고 이해하기 어렵게 만들 수 있습니다. 무엇보다 이것은 환자와의 신뢰 관계를 파괴할 수 있습니다. 환자의 말에 주의를 기울이고 그들의 감정과 경험에 공감하는 것이 중요합니다.

■ 칭찬/비난 또는 찬성/반대

칭찬이나 비난, 찬성이나 반대는 모두 주의해야 할 부분입니다. 칭찬을 지나치게 많이 하면 환자가 특정한 방향으로만 행동하도록 유도될 수 있습니다. 보건의료전문가의 승인이나 불가의 반응은 환자의 자율성을 저해할 수 있으며 권력관계의 역동을 만들 수 있습니다. 비난을 하는 경우에도 마찬가지로, 비난을 받으면서 큰 상처를 받을 수 있으며, 이는 환자와 신뢰 관계를 손상시킬 수 있습니다. 그러므로 찬성이나 반대보다는 사실을 전달하고 그것을 중심으로 환자와 소통해야 합니다.

■ 부적절한 비언어적인 의사소통

부적절한 비언어적인 의사소통은 치료적인 의사소통을 방해할 수 있습니다.

- **관찰의 부족**: 환자의 비언어적인 신호와 신체 언어를 놓치는 경우, 환자가 전달하려는 의미나 감정을 이해하기 어려울 수 있습니다. 치료적인 의사소통을 위해서는 주의 깊은 관찰과 환자의 비언어적인 표현에 대한 이해가 필요합니다.

- **부적절한 어조**: 어조는 말의 의미를 전달하는 데 큰 영향을 미칩니다. 공격적이거나 비판적인 어조는 환자가 방어적이거나 공감을 받지 못했다고 느끼게 할 수 있습니다. 치료적인 의사소통을 위해서는 적절하고 존중하는 어조를 유지해야 합니다.

- **부적절한 속도**: 의사나 상담사가 너무 빠르게 말하거나 너무 느리게 말하면 환자가 이해하기 어렵거나 지루해질 수 있습니다. 의사소통의 속도는 환자의 이해에 맞게 조절되어야 하며, 환자가 말하고 있는 동안 의사나 상담사는 적절한 속도로 대응해야 합니다.

■ 적절한 화제로 대화를 이어가기 어려움

환자와의 대화에서 공감과 이해를 표현하며 적절한 질문을 통해 이야기를 유도하고, 필요한 경우 추가적인 정보나 설명을 요청할 수 있습니다. 이때 환자의 표현 의사를 존중하며, 캐묻듯히 하여 압박감을 주어서는 안 됩니다. 또한 진부한 답변을 늘어놓는 것도 피해야 합니다. 의료인은 진부하거나 일반적인 답변을 늘어놓는 대신, 환자의 말에 진지하게 대응해야 합니다.

■ 정보 제공을 충분히 하기/개인적인 조언하지 않기

환자에게 충분한 정보를 제공함으로써 그들이 자신의 상황을 이해하고 적절한 결정을 내릴 수 있도록 돕는 것이 목표입니다.

또한 개인적인 조언을 제공하지 않는 것도 중요한 원칙입니다. 환자에게 개인적인 조언을 주는 것은 보건의료전문가의 주관이 개입된 것으로 인식될 수 있습니다. 대신에, 환자의 상황과 선택에 대해 다양한 옵션을 설명하고, 각 옵션의 장단점을 이해할 수 있도록 돕는 것이 중요합니다. 환자는 자신의 가치관과 우선순위에 따라 결정을 내려야 합니다. 자신의 말이 주관적인가, 아닌가의 기준은 자신이 속한 보건의료전문가 팀내에서 팀원 누구나 공감하고 동의할 만한 내용을 말하고 있는가, 아닌가로 개인적인 조언인가를 판단해 볼 수 있습니다.

■ 방어적 자세를 취하거나 부적절한 도전을 하지 않음

보건의료전문가는 환자의 의견이나 표현에 대해 방어적인 자세를 취하지 않아야 합니다. 환자의 의견이나 감정을 존중하고 받아들이는 태도를 유지해야 합니다. 비판적인 태도나 반박을 하는 대신에 이해하고 수용하는 태도를 보여줘야 합니다. 대화에서 공격자와 방어자의 구도는 건강한 상호작용을 방해할 수 있습니다.

또한 치료적인 의사소통에서 보건의료전문가는 어려운 주제나 감정적으로 어려운 상황에 직면했을 때, 이를 회피하지 않아야 합니다. 예를 들어, 환자가 건강정보를 잘못 알고 있거나 치료절차를 오해하고 있어서 그 내용으로 불만을 품게 되었다면, 사실을 알려주거나 환자의 생각과 반대되는 의견을 제시해야 하는데, 환자의 어려움에 함께 직면하여야 합니다. 환자의 어려움과 감정에 대해 열린 마음으로 듣고, 함께 공감하며 지원하여야 하며, 문제를 함께 처리하는 방향으로 나아가야 합니다.

2 무의식적인 정신 방어 기제의 사용

정신 방어 기제란 자신을 보호하기 위해 사용되는 심리학적 메커니즘으로, 받아들일 수 없는 잠재적인 불안의 위협으로부터 마음의 안정을 찾기 위해 실제적인 욕망을 무의식적으로 조절하거나 왜곡하는 과정입니다. 정신 방어 기제는 주로 불안, 스트레스, 충돌, 위협 등과 같은 정서적으로 어려운 상황에서 나타납니다. 개인은 이러한 상황에서 자신의 자아를 보호하고 상처를 방지하기 위해 실제적인 욕망이나 정서를 무의식적으로 조절하거나 왜곡합니다. 이를 통해 개인은 자신을 안전하게 유지하고, 불안을 완화하며 마음의 평정을 찾으려고 합니다. 즉, 정신 방어 기제란 **일종의 방어 메커니즘**으로, 개인이 자신의 정서적 상태나 존재감을 보호하고 유지하기 위해 일어납니다.

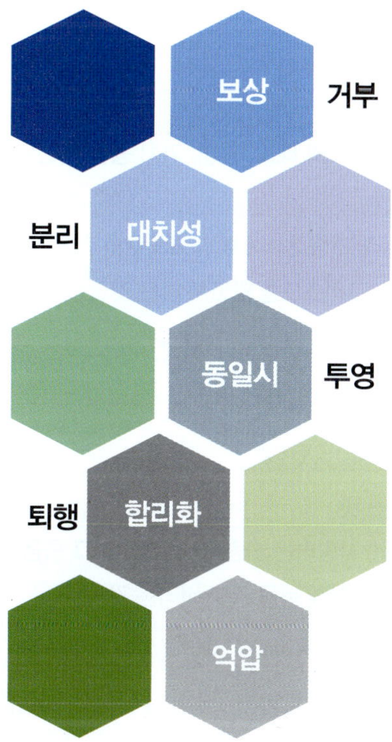

정신 방어 기제*

■ 주요 정신 방어 기제

1. 억압(repression)과 억제(supression)

- 억압: 불쾌한 감정이 떠오르지 않도록 무의식적으로 차단하는 것.
- 억제: 불쾌한 감정을 의식적으로 차단.

예 스스로에게 "괜찮아". "나는 강해져야 해." 하는 것

Freud는 억압을 1차적 자아방어로 간주했는데, 이는 더 정교한 방어 기제의 수단이 될 뿐만 아니라, 불안을 가장 직접적인 방법으로 회피하기 때문이다. 억압은 의식하기에는 너무나 고통스럽고 충격적이어서, 무의식적으로 억눌러버리는 것을 말한다. 억압이 다른 방어 기제나 신경증적 증상의 기초가 되는 반면, 억제는 의식적으로 생각과 느낌을 눌러버리는 것을 말한다. 즉, '욕구불만'에 의해서 긴장을 해소하기 위하여 자기의 감정이나 또는 부당하다고 생각하고 있는 원망 등을 억제시켜 의식의 세계에서 말살하려고 하며, 생각조차 하지 않으려 하는 기제이다. 억제가 바탕이 된 극단적인 경우가 억압이다.

2. 동일시

동일시(identification)는 다른 사람의 태도, 신념, 가치 등을 자신의 것으로 채택, 다른 사람의 특성이 자신의 성격에 흡수되는 것.

예 기독교에서 예수의 살과 피라고 생각하며 빵과 포도주를 함께 나누는 것 또는 '내가 예수라면'이라고 생각해보면서 좀 더 예수 그리스도를 닮고자 하는 것

성격발달 중요, 이를 통해서 초자아가 형성된다. 특히, 오이디푸스 콤플렉스의 성공적인 해결은 같은 성의 부모와의 동일시를 통해서 이루어진다.

3. 거부 또는 부정(denial)

현실을 인정하지 않고 거부하는 것.

예 암 진단 시 오진이라고 믿음. 사랑하는 사람이 죽었을 때 그 죽음 자체를 부인한다든지, 전쟁의 공포를 없애기 위해 전쟁의 비참함에 눈을 감아 버리는 것

가장 원시적인 방어 기제로서 가장 많이 쓰임. 아동과 심한 정서 장애인들이 주로 사용한다. 위협적인 현실에 눈을 감아 버림으로써 불안을 방어해 보려는 수단이다. 사람들은 불안을 일으키는 현실을 실제로 받아들이기를 거부한다.

4. 투영 또는 투사(projection)

자신의 심리적 속성이 타인에게 있는 것처럼 생각하고 행동하는 것.

예 다 남 탓임, 자기 자신이 화가 나 있는 것은 의식하지 못하고 상대방이 화를 냈다고 생각하는 것. 사고로 다친 사람이 의사에게 불같이 화를 냄. 의처증, 의부증

자신의 자아에 내재해 있으나 받아들일 수 없는 것들을 다른 사람의 특성으로 돌려 버리는 수단이다. 자기 자신이 위험하거나 용납할 수 없는 원초아의 욕망을 자신의 욕망이 아닌 다른 사람의 욕망으로 이야기하는 것이다.

5. 퇴행(regression)

비교적 단순한 초기의 발달단계로 후퇴하는 행동.

예 동생을 본 아동이 나이에 어울리지 않게 응석을 부리거나 대소변을 잘 가리다 가도 다시 못 가리는 경우

요구가 크지 않은 유아기의 단계로 되돌아가 안주하려는 방어수단이다. 퇴행은 고착과는 달리 이미 성장하여 그 성장단계를 지나왔음에도 불구하고 불안이 예상될 때는 무의식적으로 이미 지나온 과거의 단계로 다시 돌아감으로써 예상되는 불안에서 벗어 나려는 방어수단이다.

6. 고착 혹은 병적 집착

성격발달의 단계 중 어느 한 단계에 머물러 다음 단계로 발달하지 않음으로써 다음 단계가 주는 불안에서 벗어나려 하는 것.

예 어른다운 행동과 사고를 해야 할 나이가 되었음에도 불구하고 고등학교 수준의 행동 및 사고방식에 머물러 있는 경우.

독립적인 존재가 되기보다는 남에게 의지하고 싶어 하는 아동은 어른이 되면 사회적으로 받아들여야 하는 룰이나 책임을 감당하는 것이 두려워 성장하기를 거절하고 유아기에 병적으로 집착하려는 것이다.

7. 합리화(rationalization)

실망을 주는 현실에서 도피하기 위해 그럴듯한 구실을 붙이는 것.

예 다 부정행위 하니깐 나도 괜찮음, '신 포도 반응' (이솝 우화에서 여우가 포도를 먹고 싶어하지만 키가 모자라 딸 수 없어 먹을 수 없는 포도를 쳐다보면서 "저 포도는 아직 익지 않아서 시어서 안 먹어."라고 말하는 것)

자기보호와 체면유지를 위한 흔한 방어 기전. 즉, 상처입은 자아에게 더 큰 상처를 입지 않으려고 설명하여 빠져나갈 합리적인 이유를 만들어 내는 일종의 자기기만의 방어 기제이다.

8. 승화(sublimation)

각 개인이 사회적으로 용납될 수 없는 근본적인 충동을 사회적으로 용납된 생각이나 행동으로 표현함으로써 적절하게 전환시키는 것.

예 자신의 공격적인 충동을 운동경기, 즉 권투경기를 통하여 발산하여 사회적으로 환영받는 위대한 권투선수가 되는 것

승화는 자아로 하여금 충동의 표현을 억제하지 않고 충동의 목적이나 대상을 변화시키기 때문에 문제가 있는 충동을 유일하게 건전하고 건설적인 방법으로 다루는 기제라고 볼 수 있다.

9. 치환/ 전이 또는 전치(displacement)

괜히 남한테 화풀이 함 치환은 자신의 목표나 인물 대신 대치할 수 있는 다른 대상에게 에너지를 쏟는 방어기 제로 위협적인 대상에서 덜 위협적인 대상으로 방향을 전환하는 것.

예 가정에서 자주 학대받거나 어울리지 못하는 사람이 가족에겐 사랑을 못 느끼지만 교사에겐 각별한 사랑을 쏟는 것

불안정한 상황과 환경에서 작용하기 쉽다. '프랑스에서 실업률이 최고에 달했을 때 고양이가 없었다.': 자신을 실직시킨 대상에게 화풀이할 수 없는 소시민들이 애꿎은 고양이에게 화풀이를 해서 살아남은 고양이가 없었다는 것

10. 반동형성(reaction formation)

용납할 수 없는 일에 반대행동을 함으로써 오히려 금지된 충동이 표출되는 것으로부터 자신을 조절하거나 방어.

예 미운 놈 떡 하나 더 줌, 흑인 여성에게 강한 성욕을 느끼는 백인 남성이 흑인 남성들은 성적으로 문란하고, 타락한 성생활을 한다고 비난하는 것

반동형성은 첫째, 받아들일 수 없는 충동을 억압하고 둘째, 그 반대적인 행동이 의식적 차원에서 표현되는 두 가지 단계를 거친다. 반동형성은 사회적으로 허용된 것이나 강박적이고 과장되고 엄격한 특징을 가진 행동 중에서 잘 나타난다.

11. 분리(Splitting)

이분법적 사고.

예 흑백논리, 의사는 추켜세우고 간호사는 맹비난(의사는 잘했지만 간호사의 잘못)

12. 격리(isolation)

사고로부터 감정을 따로 떼어 버림. 가슴 아픈 사실/감정을 분리, 감정은 수용하지 못하므로 사실만 의식화함.

예 부모의 죽음에 덤덤

13. 보상(compensation)

결점을 다른 분야를 통해 개척함. 건강한 방어 기제.

예 작은 고추가 맵다.

14. 철회(Undoing)

이미 일어난 행동을 잊기 위해 강박적인 행동을 함. 자신의 욕구와 행동(상상속의 행동 포함)으로 인

하여 타인에게 피해를 주었다고 느낄 때, 그 피해를 주는 행동을 중지하고 원상 복귀 시키려는 일종의 속죄 행위.

예 부정으로 번 돈의 일부를 자선사업에 쓰는 것, 부인을 때린 남편이 선물을 주는 것

■ 기타 정신 빙어 기제

- **전환(conversion):** 자신의 내면에 있는 갈등을 신체적으로 나타내는 것.
  예 마비, 경련, 일시적 맹목 등
- **해리(dissociation):** 이중인격/ 성격의 분리/ 조현증
  예 영화 아이덴티티23
- **공상(fantasy):** 현실에서 불가능 한 일을 상상으로 만족함.
- **상환(restitution):** 죄의식 완화를 위해 사서 고생함.
- **합일화(incorporation):** 부모가 나임. 자신과 타인을 구별하지 못함.
- **함입(introjection):** 다 내 탓이다. 모든 문제를 다 자신의 것으로 돌리는 것.
- **대리형성(substitution):** 꿩 대신 닭. 성취하기 어려운 일을 비슷한 일로 대리 만족함.
- **상징화(symbolization):** 불안이나 감정적으로 어려운 경험을 상징적인 형태로 변환하여 처리.
  예 아이 낳고 싶은 엄마 꿈에서 달걀 낳음. 꿈, 부적
- **주지화(intellctualization):** 격리보다 발달. 감정표현을 논리적으로 회피.
  예 싫은 상사 분석해보기
- **저항(resistance):** 의식화되면 고통스럽기 때문에 기억을 없앰.
- **신체화(somatization):** 심리적 갈등이 감각기관,수의근계 제외한 부분 표출. 예를 들어, 불안이나 스트레스로 인해 두통, 소화계 문제, 가슴 통증, 근육통 등과 같은 신체적인 증상이 나타남.
  예 시험 보면 '배 아파요'
- **자기에게로 전향(turning against self):** 자해/공격 충동이 자신에게 향함.
- **왜곡(distortion):** 현실을 왜곡해서 받아들이는 것.
- **수동 공격적 행동(passive aggression behavior):** 뒷담화.
- **행동화(acting out):** 갑자기 폭력적/ 다혈질 주지화.
- **지식화(intellectualization):** 지적활동에 몰두함으로써 감정적 불편 회피.
- **사회적 상하비교(upward and downward social comparisons):** 자신보다 낮다고 생각하는 대상과 자신을 비교하고 스스로를 그들과 차별화함으로써 자신을 높이려고 하는 것.
- **이상화(idealization):** 다른 사람을 과대 평가.
- **평가절하(devaulation):** 다른 사람을 무시하여 불안을 해소.
- **유머(humor):** 자기 느낌을 불쾌하지 않게 유쾌하게 표현.
- **이타주의(altruism):** 다른 사람을 건실하게 도와줌/착한이 컴플렉스.

■ **질환과 관련한 정신 방어 기제**

- **강박장애:** 고립, 취소, 반동형성, 지식화
- **전환장애:** 전환, 투사, 동일시, 억압
- **망상장애:** 반동형성, 투사, 부정

자료원: 위키백과, https://ko.wikipedia.org/

정신 방어 기제는 개인의 **무의식적인 반응**이기 때문에 종종 자각되지 않을 수 있습니다. 그러나 이러한 방어 메커니즘이 일시적으로는 개인을 보호해 주지만, 장기적으로는 문제를 야기할 수도 있습니다. 따라서 심리적인 안녕과 성장을 위해서는 정신 방어 기제를 인식하고 이해하는 것이 중요합니다. 정신 방어 기제를 이해하고 상황에 맞는 대안적인 대처 방법을 개발하는 것은 개인의 심리적 건강과 웰빙을 증진시키는 데 도움이 될 수 있습니다.

정신 방어 기제는 **누구나가 사용**하고 있으며, 각자 **선호하여 사용**하는 방어 기제가 있을 수 있습니다. 예를 들어, 합리화는 그 중 하나로, 어려운 상황이나 감정을 자기 자신에게 합리적으로 설명하거나 정당화하는 것을 말합니다. 어려운 결정을 내려야 할 때 합리화를 사용하여 자

Vaillant의 정신 방어 기제의 분류

배일런트(George Edward Vaillant)에 따르면 개인의 방어 기제의 '성숙도'는 자아의 강도를 반영할 뿐만 아니라 삶에 대한 적응성, 그리고 그 사람의 웰빙을 예측합니다. Vailant는 방어 기제의 성숙도를 4단계로 나누었으며, 단계가 올라갈수록 더욱 성숙한 것으로 보았습니다. 흥미로운 점은 주로 사용하는 방어 기제가 낮은 수준으로 평가된 사람들은 실제로 우울증 발병률에서도 비례 관계를 보인다고 알려져 있습니다.

1. **원시 방어 기제(Primal Defenses):** 원시 방어 기제는 불안을 줄이거나 현실을 왜곡하여 대처하는 방어 기제를 의미합니다. 이에는 부정화(negation), 분열(splitting), 부적합화(displacement) 등이 포함됩니다.
2. **중간 방어 기제(Intermediate Defenses):** 중간 방어 기제는 일부 정서적인 어려움을 처리하는 데 사용되는 방어 기제를 말합니다. 이에는 반사작용(reaction formation), 합리화(rationalization), 용서(forgiveness) 등이 포함됩니다.
3. **성숙한 방어 기제(Mature Defenses):** 성숙한 방어 기제는 심리적인 어려움을 보다 효과적으로 처리하는 방어 기제를 의미합니다. 이에는 유착되지 않는 사랑(non-defensive love), 유순함(humility), 동료애(altruism) 등이 포함됩니다.

신의 선택을 정당화하거나 상황을 덜 불안하게 만들 수 있습니다. 또한 실수를 하거나 실패를 겪을 때 자신을 위로하기 위해 합리화를 사용할 수도 있습니다. 합리화는 개인의 심리적 방어 메커니즘으로서 자신의 정서적인 안정을 유지하고 불안을 완화하기 위한 전략으로 긍정적인 활용될 수 있습니다.

[치료적 의사소통에서 정신 방어 기제의 활용]

중요한 점은 방어 기제를 사용하는 것이 자기 자신을 보호하고 안정을 찾는 데 도움이 되는 경우도 있지만, 지나치게 사용하거나 심각한 문제를 무시하는데 사용되어서는 안 된다는 점입니다. 따라서 **자신의 정신 방어 기제를 자각하고 이해**하는 것이 중요합니다. 자신이 어떤 방어 기제를 주로 사용하는지 인식하고, 그것이 어떻게 자신의 생각과 행동에 영향을 미치는지 관찰하는 것이 도움이 될 수 있습니다.

또한 보건의료전문가가 치료적 의사소통 과정에서 **환자의 정신 방어 기제를 이해**하고 인식하는 것은 의사소통과 상호작용에 있어서 매우 중요합니다. 정신 방어 기제는 개인이 정서적인 어려움을 처리하는 데 도움을 주는 동시에, 현실과 대화 상황에서의 이해와 응답을 제한할 수도 있기 때문에, 환자가 과도하게 정신 방어 기제를 사용하여 현실을 왜곡하는 경우, 그들의 대화 상대는 정상적인 반응을 기대하기 어려울 수 있습니다. 환자의 말이나 행동이 현실과 일치하지 않거나 왜곡되어 보일 때, 이것이 그들의 정신 방어 기제와 관련이 있을 수 있다는 것을 인지할 수 있어야 합니다.

이러한 상황에서는 민감함과 아울러 **비판이나 비난보다는 공감과 이해를 기반으로 대화를 지속**하는 것이 중요합니다. 환자의 정서적인 어려움과 현실 왜곡을 고려하여 질문이나 응답을 조절하고, 침묵을 존중하는 것도 중요한 요소입니다. 이를 통해 환자는 자신의 경험을 공유하고 심리적인 안정을 찾을 수 있을 것입니다.

토의질문

자신이 잘 사용하는, 선호하는 정신 방어 기제는 무엇인가요?
자신이 잘 사용하는 정신 방어 기제의 긍정적/부정적인 사용에 대해 예를 들어보세요.

4장

대상자에 대한 이해 및 개인정보 보호

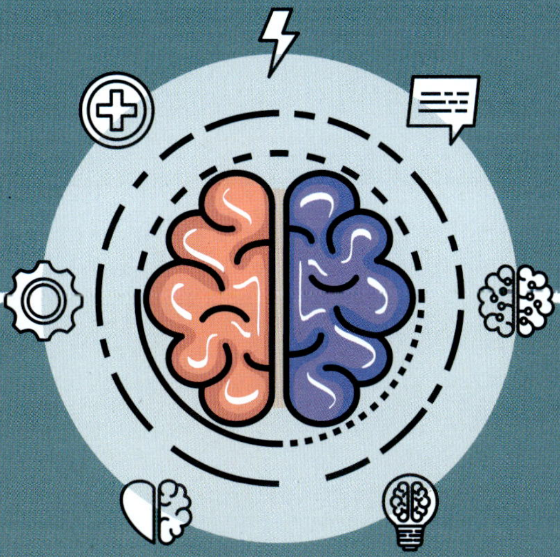

학습목표

1. 대상자에 따라 효과적인 의사소통의 전략을 숙지하고 적용할 수 있다.
2. 개인정보 보호의 주요 원리를 이해하고 보건의료전문가의 의무를 잘 수행할 수 있다.

학습내용

1. 대상자에 대한 이해
2. 개인정보 보호

토의질문

1부 4장 (77p)에서 소개한 <경청과 청취에 관한 자기 평가 체크리스트>를 활용하여 자신의 경청과 청취에 대한 수준을 평가해 보세요. 어떤 점이 개선되면 좋겠다고 느끼셨나요?

1 대상자에 대한 이해

의사소통 과정에서 대상자에 대한 파악과 이해는 매우 중요합니다. 상대방을 이해하고 그들의 관점을 파악하는 것은 원활하고 효과적인 의사소통을 위해 필수적인 요소입니다.

다음은 보건의료전문가가 보건의료환경에서 접할 수 있는 대상자(환자)들을 특성에 따라 분류하고 이에 따른 의사소통전략을 소개합니다.

건강 이해도가 낮은 대상자

건강 이해도(health literacy)란 개인이 기본적인 식자 능력 외에도 **건강 및 의학적 이슈들에 대한 지식을 이해하고 올바른 판단을 내릴 수 있는 능력**을 말합니다. 이는 개인이 의학용어를 포함하여, 의료정보(건강과 질병 예방, 증상 관리, 의료서비스 등)를 해석할 수 있는 지식과 의사소통을 포함한 활용 능력을 보유하고 있는지를 나타내는 개념입니다.

높은 건강 이해도를 갖는 개인은 건강 관련 결정을 내릴 때 더 잘 판단하고 적절한 행동을 취할 수 있습니다. 건강 이해도는 개인의 건강관리와 의료 이용에 영향을 미치며, 보다 적극적인 참여와 자기주도적인 건강 관리를 가능하게 합니다. 따라서 건강 이해도의 향상은 개인의 건강 증진과 질병 예방에 중요한 역할을 합니다.

건강 이해도가 낮은 대상자에게서 보이는 일반적인 특징은 다음과 같습니다.

- **건강 관련 지식 부족:** 건강에 관련된 기본적인 지식이 부족합니다. 예를 들어, 인체의 구조나 질병의 원인과 성격에 대해 잘못된 정보를 가지고 있을 수 있습니다.

- **라이프스타일 요인 이해 부족:** 식단, 운동, 스트레스 관리 등 라이프스타일과 건강 결과 사이의 관계를 이해하지 못할 수 있습니다. 이로 인해 건강한 삶을 유지하기 위한 적절한 행동을 취하지 못할 수 있습니다.

- **셀프 케어와 만성 질환 관리 능력 부족:** 자기 건강 관리 및 만성 질환 관리에 필요한 능력이 부족할 수 있습니다. 예를 들어, 중요한 건강 검진이나 예방 조치를 간과할 수 있습니다.

- **응급상황에 의존:** 건강이 악화될 때에만 병원을 찾아가는 경향이 있습니다. 이로 인해 응급실에서 입원이 필요한 상황이 자주 발생할 수 있습니다.

- **경제적 보장 부족:** 건강 보험 등 경제적인 보장에 대한 준비가 충분하지 않을 수 있습니다.

이로 인해 금전적인 어려움을 겪을 수 있습니다.

- **낮은 자존감:** 자신의 건강 상태나 능력에 대해 자신감이 부족할 수 있으며, 그래서 자신의 어려움을 노출하지 않으려는 경향이 있을 수 있습니다.

- **의사 지시 및 약물 사용에 어려움:** 의사의 지시에 따르지 않거나 약물 사용에 실수가 많을 수 있습니다. 이는 건강 결과를 악화시킬 수 있습니다.

이러한 상황에서 건강 이해도가 낮은 대상자들은 **일반적으로 보다 안 좋은 건강수준**을 보이며, 이로 인해 **추가적인 건강 관리 비용도 부담**하고 있습니다. 따라서 건강 이해도를 향상시키는 교육 및 지원 프로그램의 보급은 매우 중요한 사안입니다.

낮은 건강 이해도를 가지고 있는 대상자를 위한 의사소통 전략

1. **정보나 지시사항을 소개하기 이전 소개하는 동안 소개한 이후에 환자의 이해도를 평가한다.**
   정보나 지시사항을 제공하기 전에 환자의 이해도를 평가하기 위해 개방형 질문이나 간단한 퀴즈를 활용합니다.

2. **환자에게 주어지는 메시지에 개수를 제한한다.**
   정보의 양을 제한하고 환자에게 제공하는 정보를 작은 단위로 나눠서 제공합니다. 가장 중요하고 관련성이 높은 내용에 초점을 맞추어 정보 과부하를 피합니다.

3. **분명한 언어를 이용한다.**
   의학 용어, 기술 용어, 복잡한 설명을 피하고 명확하고 간결한 언어를 사용합니다. 일반적인 언어와 구어체에 가까운 언어를 사용하여 이해를 돕습니다.

4. **필요 시 그림으로 보충교육을 한다.**
   필요한 경우 그림이나 시각 자료를 사용하여 보충 교육을 제공합니다. 시각적인 자료는 언어 이해도가 낮은 대상자에게 정보 전달에 도움이 될 수 있습니다.

5. **5, 6학년 정도의 읽기 수준의 읽기 쉬워 보이는 서면 의사소통 양식을 준비한다.**
   간단하고 읽기 쉬운 양식을 활용하여 정보를 제공합니다.

6. **읽는 사람에게 양식이나 서면 정보를 제공하거나 혹은 읽어준다.**
   필요한 경우, 서면정보에 대해 설명을 하거나 읽어줍니다.

*자료원: 나희자 역(2014), McCorry and Mason 저, 보건의료전문가를 위한 의사소통 기술, 108-109p

언어장벽이 있는 대상자 또는 다문화 배경이 있는 대상자

언어장벽이 있는 대상자나 다문화 배경이 있는 대상자와의 의사소통은 서로의 이해를 도모하고 상호 존중을 바탕으로 이루어져야 합니다. 또한 다음과 같은 사항이 고려되어야 합니다.

- **통역 서비스의 활용:** 언어장벽이 있는 경우, 전문적인 통역 서비스를 활용하여 환자와 의사 간의 의사소통을 원활하게 합니다. 이는 자격을 갖춘 통역사나 통역 앱을 통해 가능합니다.
- **문화적인 이해와 존중:** 다문화 배경을 가진 환자와의 의사소통에서는 문화적인 이해와 존중이 중요합니다. 상대방의 문화적 관행, 신념, 가치관을 이해하고 존중함으로써 상호간의 신뢰와 이해관계를 형성할 수 있습니다.
- **간단하고 명료한 언어 사용:** 복잡한 어휘나 문법을 피하고, 간단하고 명료한 언어를 사용하여 의사소통을 진행합니다. 간단한 문장 구조와 구어체에 가까운 언어를 사용하여 이해를 돕습니다.
- **시각적인 자료의 활용:** 언어로 설명하기 어려운 내용이 있다면 시각적인 자료를 활용합니다. 그림, 그래프, 도표 등을 사용하여 정보를 시각화하고 이해를 돕습니다.
- **문화적인 요구사항의 고려:** 다문화 배경을 가진 환자의 문화적 요구사항을 고려합니다. 종교적 신념, 식습관, 의료관련 관행 등을 이해하고 존중하여 의사소통 및 치료 방식을 조정합니다.

의료 통역이 필요한 대상자와의 의사소통 전략*

1. 대상자를 똑바로 쳐다보고 말한다.

의사소통의 중요한 측면은 상호간의 시선을 맞추는 것입니다. 상대방을 쳐다보고 말하면 상호간에 좀 더 밀접한 연결이 형성될 수 있습니다.

2. 짧은 문장을 이용한다.

긴 문장이나 복잡한 어구는 이해하기 어려울 수 있으므로, 간단하고 명확한 문장을 사용하는 것이 좋습니다.

3. 형식적이거나 전문적인 어휘를 이용하는 것을 피한다.

대상자가 의료 용어나 전문 용어를 이해하지 못할 수도 있으므로, 쉬운 용어와 일상적인 언어를 사용하는 것이 중요합니다.

4. 인내심을 가지고 이해하려 한다.

의료 통역은 언어적인 오해나 혼동이 발생할 수 있으므로, 통역자는 인내심을 가지고 대상자를 이해하려고 노력해야 합니다.

5. 대상자의 비언어적인 메시지들을 관찰한다.

말 이외에도 몸짓, 표정, 제스처 등의 비언어적인 신호를 관찰하여 의사소통을 돕는 것이 중요합니다.

6. 중요한 정보를 반복해서 말한다.

대상자가 정보를 이해하기 어려울 수 있으므로, 중요한 정보는 반복해서 말해주는 것이 도움이 될 수 있습니다.

7. 대상자가 이해하고 있는지 확인하기 위하여 들은 바 중요한 지시 사항이나 정보를 환자의 말로 반복해서 말해보게 한다.

대상자의 이해도를 확인하기 위해, 통역자는 대상자가 전달한 중요한 지시 사항이나 정보를 그들의 말로 다시 말해보도록 유도할 수 있습니다.

8. 필요 시 통역 제공과 관련한 서비스 정책에 대해서 잘 숙지하고 있어야 한다.

통역자는 의료 통역 서비스에 대한 정책과 절차를 잘 알고 있어야 합니다. 이는 통역자가 역할을 제대로 수행하고 대상자에게 필요한 지원을 제공할 수 있도록 도와줍니다.

*자료원: 나희자 역(2014), McCorry and Mason 저, 보건의료전문가를 위한 의사소통 기술, 111p, 표 6-1

다문화 배경이 있는 대상자와의 의사소통 전략*

1. 화자가 받고 싶은 방식으로 대상자를 접근하고 치료해서는 안 된다.

다문화 배경을 가진 대상자와의 의사소통은 상호적이고 존중하는 태도로 이루어져야 합니다. 대상자의 문화적 배경과 가치관을 존중하고, 그들이 편안하고 이해하기 쉬운 방식으로 접근해야 합니다.

2. 다른 문화권에서 태어난 대상인 경우 더욱더 정중하게 대화를 시작한다.

더욱 정중하고 예의 바른 태도로 접근하여 상호간의 신뢰를 형성할 수 있습니다.

3. 대상자가 당신의 눈을 똑바로 쳐다보지 않거나 치료에 대하여 질문을 하지 않을 것에 대해서 걱정하지 않는다.

문화적인 차이로 인해 대상자의 태도나 행동 양식이 다를 수 있으므로, 눈을 똑바로 쳐다보지 않거나 질문을 하지 않는 것에 대해 너무 걱정하지 않아도 됩니다. 상대방의 표현 방식을 존중하고 이해하려 노력해야 합니다.

4. 대강 관리를 어떻게 하는지 질병이 왜 생겼는지 질병을 치료하거나 예방하기 위하여 어떤 방법을 쓰는지 등에 대한 대상자의 생각을 절대로 추정하지 않는다. 아픈 상태이면 왜 질병이 생겼다고 생각하는지 관해서만 질문한다

대상자의 문화적 배경이 다르기 때문에 건강과 관련된 관점이나 방식도 달라질 수 있습니다. 통역자나 보건의료전문가는 대상자의 생각을 추정하지 않고, 대상자가 질병에 대해 어떻게 생각하는지를 이해하기 위해 관련 질문을 할 수 있습니다.

5. 대상자가 특정한 의학적 검사나 의학적 과정을 선호할 것이라고 추정하면 절대로 안 된다.

의학적 검사나 과정은 문화적인 차이에 따라 다르게 인식될 수 있습니다. 따라서 통역자나 보건의료전문가는 대상자의 의학적 선호도를 가정하거나 추정하지 않고, 대상자의 의견과 우선순위를 존중해야 합니다.

6. 의학적인 의사결정을 어떻게 하는 것이 좋은지 대상자에게 질문한다.

다문화 배경을 가진 대상자와의 의학적인 의사결정은 대상자의 의견과 선호도를 중요하게 고려해야 합니다. 통역자나 보건의료전문가는 대상자에게 직접 의학적인 의사결정에 대해 어떤 방식이 좋을지 물어보고, 그들의 의견을 존중하여 협력적인 의사소통을 이끌어내야 합니다.

*자료원: 김선 역(2008), Lloyd and Bor 저, 의료커뮤니케이션, 8장

시각 장애가 있는 대상자

시각장애인과의 의사소통은 시각적인 감각이 제한되어 있기 때문에 일반적인 의사소통 방식과는 다소 차이가 있습니다. 보건의료전문가는 다음과 같은 특성을 이해하고, 시각장애인과의 의사소통을 원활히 할 수 있는 방법을 습득하여 환자의 의료 서비스에 필요한 지원을 제공해야 합니다.

- **비언어적 의사소통**: 시각장애인은 시각적인 정보에 의존하지 않기 때문에 비언어적인 의사소통 방식이 중요합니다. 청각, 촉각, 후각 등의 감각을 활용하여 의사소통을 합니다. 예를 들어, 음성의 톤이나 강도, 손의 동작, 몸의 자세 등을 통해 감정이나 의미를 전달할 수 있습니다.

- **음성으로의 의존**: 시각장애인과의 의사소통에서는 음성이 매우 중요합니다. 음성으로 명확하고 정확하게 정보를 전달하고, 대화를 진행합니다. 음성의 톤과 강도, 발음의 명료성 등에 신경을 써야 합니다.
- **상세하고 구체적인 설명**: 시각적인 정보를 받지 못하기 때문에, 보건의료전문가는 상세하고 구체적인 설명을 제공해야 합니다. 진단, 치료, 약물 복용 방법 등에 대한 정보를 자세히 설명하고, 필요한 경우 시각적인 대체자료를 제공하여 이해를 돕습니다. 의료 절차나 검사에 대한 상세한 설명을 제공하고, 대상자가 무엇을 기대할 수 있는지, 어떤 과정을 거치게 될지 등을 명확히 설명합니다. 이를 통해 대상자가 안심하고 협력적으로 의료 절차에 참여할 수 있습니다.
- **터치 및 촉각 활용**: 시각장애인과의 의사소통에서는 촉각을 활용하여 정보를 전달할 수 있습니다. 음성 메시지를 대상자에게 전달할 때, 손으로 대상자의 손을 잡거나 어깨에 손을 얹어 음성의 진동이나 감정을 전달할 수 있습니다. 손을 사용하여 의료적인 절차나 검사를 설명하거나, 보건의료전문가가 대상자의 손을 이용하여 필요한 동작을 안내할 수 있습니다.이는 대상자가 음성을 더 잘 이해하고 상황에 대한 정보를 얻을 수 있도록 돕습니다.
- **시간과 인내심**: 시각장애인과의 의사소통은 시간과 인내심을 요구합니다. 정보 전달과 이해에 더 많은 시간이 소요될 수 있으며, 보건의료전문가는 인내심을 가지고 대상자와 소통하고 필요한 지원을 제공해야 합니다. 대화 중 더욱 대상자의 의견이나 우려에 귀를 기울이고, 존중합니다. 대상자가 자신의 의사를 표현하고 의견을 제시할 수 있는 공간을 마련해줍니다.
- **보조 도구 및 기술 활용**: 시각장애인은 보조 도구나 기술을 활용하여 의사소통을 더 원활하게 할 수 있습니다. 화면 읽기 프로그램, 점자 디스플레이, 음성 인식 기술 등을 사용하여 정보에 접근하고 소통할 수 있습니다.

시각장애 대상자와의 의사소통 전략*

1. 대상자에게 말로 인사한다.

대상자에게 인사를 할 때, 음성으로 명확하게 인사합니다. 이를 통해 대상자가 주변에 존재하는 사람과 의사소통을 시작할 수 있습니다.

2. 대상자가 손을 내미는 경우에만 악수하고 만지기 전에 미리 설명한다.

대상자의 명확한 동의를 얻기 전까지는 대상자를 만지거나 접촉하지 않도록 합니다. 미리 설명하고 동의를 얻어야 합니다.

3. 묻기 전에 대상자를 이끌려고 하면 안 된다.

대상자를 이끌어 가기 전에 대상자에게 물어보고, 그들의 동의를 얻어야 합니다. 대상자는 자신의 위치와 주변 환경을 잘 알고 있으므로, 이를 존중해야 합니다.

4. 대상자에게 직접 대면하여 말해야 한다.

시각장애 대상자와의 의사소통은 대면하여 음성으로 말하는 것이 중요합니다. 대상자가 음성을 통해 말하는 사람을 정확하게 인식할 수 있도록 합니다. 주변 환경, 의료 절차, 검사 결과 등 시각적인 정보를 대상자에게 설명해야 합니다. 또한 명확하고 간결한 언어로 의사소통을 해야 합니다. 음성을 높고 명료하게 사용하여 대상자가 말을 이해하기 쉽도록 도와줍니다.

5. "보세요", "여기..." 등과 같은 일반적인 표현을 시각장애인도 사용한다.

일반적인 표현을 사용하여 대상자와 의사소통을 합니다. 특별한 어색함이나 불편한 상황을 만들 필요는 없습니다.

6. 대기 중일 때는 순서를 미리 알려 준다.

대기 중인 시간에는 대상자에게 순서를 미리 알려줍니다. 예를 들어, "이제 곧 차례가 될 차례입니다"라고 알려줌으로써 대상자가 대기 시간을 예상할 수 있도록 돕습니다.

7. 자리를 떠나기 전 말로 설명한다.

대상자가 있는 장소를 떠나기 전에 음성으로 상황을 설명해 줍니다. 어디로 가는지, 어떤 동선을 따를지 등을 설명하여 대상자가 안전하게 이동할 수 있도록 돕습니다.

8. 대상자의 안내견을 만지거나 주의력을 산만하게 하면 안 된다.

대상자의 안내견은 그들의 도움을 위해 함께 있는 것입니다. 안내견에게 접근하거나 주의를 산만하게 하지 않도록 합니다. 대상자와 안내견 사이에 적절한 거리를 유지합니다.

9. 인내심을 가지고 자상하게 대하고 시간 여유를 가진다.

대상자와의 의사소통은 인내심과 자상함을 요구합니다. 시간을 여유롭게 가지고 대상자와 소통하며, 그들의 의사를 이해하고 존중합니다.

10. 적절한 오디오 자료 또는 점자 형식의 의학정보를 마련해 둔다.

대상자와의 의사소통을 지원하기 위해 의료 정보를 오디오 형식이나 점자, 큰 글씨, 시각화된 도표 등을 사용하여 제공할 수 있습니다. 이를 통해 대상자가 의료 정보에 접근하고 이해할 수 있도록 돕습니다.

자료원: 나희자 역(2014), McCorry and Mason 저, 보건의료전문가를 위한 의사소통 기술, 113p, 표 6-2

청각 장애가 있는 대상자

시각장애인과의 소통에서와 같이, 청각장애인 대상자는 청각적인 감각이 제한되어 있기 때문에 일반적인 의사소통 방식과는 다른 접근이 필요합니다. 다음과 같은 특징을 고려하여 청각장애인과의 원활한 소통을 도모해야 합니다.

- **수화와 청각 보조기기:** 청각 장애인은 수화를 사용하여 의사소통할 수 있습니다. 수화는 손의 동작과 표현을 통해 의미를 전달하는 언어입니다. 또한 청각 보조기기를 통해 음성을 감지하거나 음성을 시각적 또는 진동적인 형태로 전달받을 수 있습니다.
- **시각적인 정보 제공:** 적절한 자세와 동작으로 정보를 시각적으로 제공하거나 필요한 내용을 시각 보조자료로 제공함으로써 의사소통을 돕습니다.
- **필기와 텍스트 기반 의사소통:** 필기나 텍스트 기반의 의사소통은 청각 장애인과의 소통에 유용한 방법입니다. 필기 도구를 활용하여 필요한 정보를 적어주거나, 디지털 기기를 통해 텍스트 메시지나 이메일로 소통할 수 있습니다.
- **명료하고 간결한 음성 사용:** 특히, 명료하고 간결한 음성을 사용해야 합니다. 음성을 천천히, 명확하게 발음하고 강조하여 이해하기 쉽도록 돕습니다.
- **시간과 인내심:** 청각장애인과의 의사소통은 시간과 인내심을 요구합니다. 정보 전달과 이해에 더 많은 시간이 소요될 수 있기 때문에, 인내심을 가지고 대상자와 소통하고 필요한 지원을 제공해야 합니다.
- **수화 언어 의료통역사:** 청각장애인과의 의사소통을 원활히 하기 위해서는 수화로 의료통역을 제공하는 통역사의 도움이 필요할 수 있습니다.

청각장애 대상자와의 의사소통 전략*

1. 대상자와 직접 상호작용한다.

대상자와 직접적으로 대화하고 상호작용하며 적극적인 의사소통을 합니다. 예를 들어, 수화, 글쓰기, 텍스트 메시지 등을 활용할 수 있습니다.

2. 대상자가 선호하는 의사소통 방식을 기록하고 존중해 준다.

대상자가 선호하는 의사소통 방식을 기록하고 이를 참고하여 의사소통을 진행합니다.
대상자의 의사소통 방식을 존중하고 이를 지원합니다.

3. 대상자를 화자 앞에 위치시킨다. 대상자와 시선 접속을 유지한다.

대상자를 화자 앞에 위치시켜 시선 접속을 유지하는 것이 원활한 의사소통에 도움이 됩니다.

4. 말하기 전에 시각 정보로 대상자의 관심을 끈다.

예를 들어, 손으로 제스처를 보여주거나 시각적인 도구와 같은 시각적인 정보를 활용하여 대상자의 관심을 끌 수 있습니다.

5. 일반적인 목소리 톤으로 약간 더 크게 그리고 보통 속도로 명료하게 말한다.

일반적인 목소리 톤으로 약간 크고 명료하게 말합니다. 음성을 보통 속도로 전달하여 대상자가 이해하기 쉽도록 합니다.

6. 어구들 사이에 잠시 쉬면서 대상자가 정보를 처리할 수 있는 시간을 제공한다.

의사소통 중에 대상자가 정보를 처리할 수 있는 시간을 고려하여 말을 끊어줍니다. 어구 사이에 잠시 쉬는 시간을 두어 대상자가 이해하고 반응할 수 있도록 합니다.

7. 말하기 전에 입모양을 잘 읽을 수 있도록 주변 여건을 최적화한다.

적절한 조명이나 배경을 조성하여 대상자가 입모양을 잘 볼 수 있도록 돕습니다.

8. 의학용어 사용을 최소화한다.

대상자가 이해하기 쉽고 친숙한 용어를 사용하는 것이 중요하므로, 일상적인 용어를 사용합니다.

9. 비언어적 의사소통 주의한다.

청각장애 대상자와의 의사소통에서 비언어적인 신호에 주의합니다. 체스모드(번갈아가며 대화를 진행하는 것), 제스처, 표정 등을 활용하여 의사소통을 지원합니다.

10. 메시지를 고치는 경우 글로 쓴다. 주제를 변경할 때 표시를 준다.

메시지를 수정하거나 주제를 변경할 때는 명확한 표시를 해줍니다. 글로 쓰거나 시각적인 도구를 사용하여 메시지를 전달합니다.

11. 시각적 정보를 활용한다.

그림, 도표, 그래프 등과 같은 시각적인 정보를 활용하여 의사소통을 도모합니다

12. 비대면 신호를 주어야 할 경우, 조명을 활용한다

예를 들어, 엑스레이를 찍을 때 "숨을 참으세요" 라고 말해야 할 때, 빛으로 음성신호를 대신하여 안내합니다.

*자료원: 나희자 역(2014), McCorry and Mason 저, 보건의료전문가를 위한 의사소통 기술, 116p, 표 6-3

고령 대상자

현재 우리나라는 65세 이상 인구가 14%를 차지하고 있으며, 이 수치는 계속해서 증가할 것으로 예상됩니다. 2046년에는 인구의 40% 이상이 65세 이상의 노인으로 예상되므로, 향후 수십 년간 국내에서 보건의료전문가가 접하는 대상자의 가장 큰 비중은 아마 고령 대상자일 것으로 예상됩니다. 따라서 고령 대상자와의 의사소통 전략에 대한 중요도가 부각되고 있습니다.

- **명확하고 간결한 언어 사용**: 의사소통 시에는 간단하고 명확한 문장을 사용합니다. 긴 문장이나 복잡한 어휘를 피하고, 이해하기 쉬운 언어를 사용하여 대상자가 쉽게 이해할 수 있도록 합니다.
- **느린 속도와 명확한 발음**: 의사소통 시에는 천천히 말하고 명확한 발음을 사용합니다. 대상자가 말을 듣고 이해할 수 있도록 충분한 시간과 명확한 발성을 유지합니다.
- **적절한 언어 지원**: 만약 대상자가 특정 언어 또는 방언을 사용하는 경우, 해당 언어를 사용하거나 번역기나 통역 서비스를 활용하여 의사소통을 지원합니다. 대상자의 언어적 요구에 최대한 맞추어 의사소통을 진행합니다.
- **비언어적 의사소통**: 언어만으로 의사소통이 어려운 경우에는 비언어적인 의사소통 방법을 활용합니다. 예를 들어, 손짓, 신체 언어, 표정, 제스처 등을 사용하여 의사소통을 보조합니다.
- **예의와 존중**: 고령 대상자와의 의사소통 시에는 예의와 존중을 갖추어야 합니다. 상대방을 존중하고 배려하며, 인내심을 가지고 이해하려 노력합니다.
- **시각적 자료 활용**: 시각적인 자료를 활용하여 의사소통을 지원할 수 있습니다. 그림, 도표,

사진 등을 활용하여 설명하거나 정보를 시각적으로 제공합니다.

- **주의 깊게 듣기**: 고령 대상자가 의사소통을 할 때, 이야기를 주의 깊게 듣고 이해하려 노력합니다. 대화 상대방의 말에 집중하고 필요한 경우 추가 질문이나 확인을 통해 의사소통을 원활히 합니다.
- **인간적인 접근**: 고령 대상자와의 의사소통은 단순한 의료적인 정보 전달 이상의 의미를 갖습니다. 따라서 인간적인 접근과 관심을 표현하여 대상자와의 관계를 돈독하게 유지하며, 상호간에 신뢰와 안정감을 형성합니다.

고령 대상자와의 의사소통 전략

1. **하루 중 이른 시간에 고령 대상자들과 스케줄을 잡는다.**
   스케줄을 조정할 때, 고령 대상자들의 피로도와 수면 패턴을 고려하여 일정에 충분한 여유성을 가지도록 합니다.
2. **여유롭게 추가 시간을 할당해 둔다.**
   고령 대상자들과의 상담이나 진료 시, 예상치 못한 문제가 발생할 수 있습니다. 이에 대비하여 스케줄에 유연성을 가지고, 필요한 경우 추가 시간을 확보할 수 있도록 해두면, 고령 대상자들에게 신속하고 세심한 돌봄을 제공할 수 있습니다.
3. **천천히 명료하게 그리고 크게 말한다.**
4. **간단한 단어와 짧은 문장을 이용한다.**
5. **중요한 정보는 반복해서 말한다.**
6. **지시사항은 글로 적는다.**
7. **한 번에 한 가지 주제에 집중한다.**
   한 번에 한 가지 주제에 집중하여 의사소통을 진행합니다. 여러 주제를 동시에 다루는 것보다 명확하고 집중된 대화를 통해 의사소통을 원활히 합니다.
8. **수의력 산만을 최소화한다.**
   대상자의 주의력이 산만해지지 않도록 주변 환경을 조성하여 줍니다.
9. **직접 대면하여 시선 접촉을 유지한다.**
10. **시각 보조물을 이용한다.**
11. **대상자가 질문할 수 있는 기회를 제공한다.**
    대상자가 질문할 수 있는 기회를 제공하여 의사소통의 양방향성을 유지합니다.

*자료원: 나희자 역(2014), McCorry and Mason 저, 보건의료전문가를 위한 의사소통 기술, 122p, 표 6-4

정신 혼돈 또는 치매를 가진 대상자

급성 혼돈을 겪는 대상자	만성 혼란을 겪는 대상자
급성 혼돈은 일시적으로 정신적인 혼란과 인지적인 문제를 겪는 상태를 의미합니다. 수술을 위한 전신마취나 검사를 위한 수면마취를 받은 대상자가 건강상의 문제로 수면 부족하거나 피로한 경우, 이러한 상태는 혼란을 더욱 심화시킬 수 있습니다.	대개 치매로, 인해 지남력 상실, 기억력 손상, 추론 및 판단 능력의 감소, 추상적 사고, 이해력, 학습 능력, 언어 사용 등의 정신기능이 점차적으로 악화되는 경우가 있습니다.

정신 혼돈 또는 치매를 가진 대상자와의 의사소통은 독특한 특징을 가지고 있습니다. 다음과 같은 특징을 고려한 의사소통은 정신 혼돈 또는 치매를 가진 대상자의 이해도와 안정감을 향상시킬 수 있습니다.

- **단순하고 명확한 언어 사용**: 간단하고 명확한 언어를 사용하여 대상자와 의사소통을 합니다. 복잡하거나 어려운 어휘, 문장 구조, 혹은 의료 용어는 피하고 간결하게 전달합니다.
- **시각적 지원**: 시각적인 지원을 활용하여 의사소통을 강화합니다. 예를 들어, 그림, 사진, 그래프 등을 사용하여 정보를 시각적으로 보여줄 수 있습니다. 이는 대상자의 이해를 돕고 소통을 원활하게 만들어 줍니다.
- **감정적인 연결**: 대상자와 감정적인 연결을 형성하는 것이 중요합니다. 따라서 적극적으로 관심을 표현하고, 공감과 이해를 전달하며, 친근한 태도를 유지합니다. 대상자의 감정과 의견을 존중하고 수용하는 것이 중요합니다.
- **반복과 간결성**: 중요한 정보나 지시 사항은 반복하여 전달하며, 간결하고 명료하게 말합니다. 반복과 간결성은 대상자가 이해하기 쉽고 정보를 기억하기 쉽게 도와줍니다.
- **비언어적 의사소통**: 언어 이외의 비언어적인 의사소통 수단을 활용합니다. 체스모드, 손동작, 제스처, 표정 등을 통해 의사소통을 보조합니다. 대상자의 비언어적인 표현을 주의깊게 관찰하고 이를 이해하려 노력합니다.
- **환경적 조성**: 의사소통을 원활히 하기 위해 친숙하고 조용한 환경을 조성합니다. 주변의 소음이나 간섭 요소를 최소화하고, 대상자의 집중과 편안함을 도모합니다.

혼돈을 겪고 있는 대상자와의 의사소통 전략*

1. **대상자가 잠에서 깰 때와 해가 지는 시간에는 정신 혼돈이 증가할 수 있다고 예상한다**
   고령자나 치매를 가진 대상자들은 수면 패턴이 불규칙하고, 잠에서 깨는 순간이나 해가 지는 시간에 혼란이 생길 수 있습니다. 이러한 시기에는 대상자와의 의사소통을 더욱 신중하게 진행해야 합니다.
2. **정면에서 대상자에게 접근하고 대상자의 이름을 부른다.**
3. **대상자의 개인 공간을 존중하면서 주도적으로 접근하고 그들의 반응을 관찰한다.**
   대상자의 개인 공간을 침범하지 않고, 존중하면서 의사소통에 참여하는 것이 중요합니다. 주도적으로 접근하여 대상자와의 관계를 형성하며, 그들의 반응을 관찰하여 의사소통 방식을 조정할 수 있습니다.
4. **갑작스러운 움직임이나 깜짝 놀라게 하는 것을 피한다.**
5. **낮은 톤의 목소리로 천천히 그리고 분명하게 말한다.**
6. **질문은 한 번에 하나씩 하며, 방향이나 지시사항은 한 단계씩 전달한다.**
7. **비언어적인 메시지를 주의 깊게 관찰한다**
   대상자의 표정, 몸짓, 감정 상태 등을 주의 깊게 관찰하여 의사소통의 의미를 파악하고 적절한 대응을 하는 것이 중요합니다.
8. **대상자와 의견의 불일치에 대해서 다투지 않으며, 망상이나 착란을 이해하고 적절하게 대응한다.**
   혼돈을 겪고 있는 대상자의 의견과 현실의 불일치가 발생할 수 있습니다. 이러한 경우 다투거나 반박하지 않고, 그들의 상황을 이해하고 공감하는 태도를 갖는 것이 중요합니다. 망상이나 착란을 경청하고, 그들이 안정감을 느낄 수 있는 적절한 대응을 제공해야 합니다.

*자료원: 나희자 역(2014), McCorry and Mason 저, 보건의료전문가를 위한 의사소통 기술, 125p, 표 6-5

소아, 청소년 대상자

소아와 청소년 대상자와의 의사소통은 성장과 발달 단계에 따라 특징이 다를 수 있으나, 일반적으로 다음과 같은 의사소통 특성을 고려할 수 있습니다.

- **간단하고 명확한 언어 사용:** 어려운 용어나 복잡한 문장 구조는 이해하기 어려울 수 있으므로 간결하고 이해하기 쉬운 언어와 명확한 문장을 사용합니다.
- **비언어적 의사소통:** 언어 이외의 손짓, 표정, 몸짓, 그림 등과 같은 비언어적 의사소통 방

법을 활용하여 의사소통을 보조하고 이해를 돕습니다.

- **시각적 자료 활용**: 시각적 자료나 그림을 사용하여 정보를 시각적으로 전달합니다. 이를 통해 추상적인 개념을 쉽게 이해할 수 있고, 관심을 유발하여 의사소통을 원활하게 할 수 있습니다.
- **직접적인 상호작용**: 소아와 청소년과의 직접적인 상호작용을 유지하기 위해 대면하고, 눈을 마주치며 말을 나누며 상호작용을 통해 의사소통을 강화합니다.
- **게임이나 활동을 활용**: 게임이나 활동을 통해 의사소통을 유도합니다. 이를 통해 상호작용과 참여를 촉진하며 의사소통을 즐겁게 할 수 있습니다.
- **이해력을 고려한 설명**: 대상자의 인지 수준과 이해력을 고려하여 설명합니다. 단계적으로 정보를 전달하고 필요한 경우 이해를 돕기 위해 다양한 방식으로 설명을 반복하거나 시각적 자료를 제공합니다.
- **문제 해결과 선택의 기회 제공**: 소아와 청소년에게 문제 해결과 선택의 기회를 제공하여 능동적인 참여를 유도합니다. 자신의 의견을 표현하고 선택할 수 있는 기회를 주어 의사소통을 활발하게 할 수 있습니다.

소아와 청소년 대상자와의 의사소통 전략*

1. 연령에 맞춘 눈높이에 따라 대화한다.

연령에 맞춘 눈높이에 따라 대화하는 것은 어린이나 청소년과의 의사소통에서 상호 이해와 신뢰를 증진시킵니다. 어린이에게는 얼굴을 바로 보며 눈높이에 맞춰 대화하고, 청소년에게는 더욱 개별적인 접근 방식을 사용하여 그들의 성장과 자아 독립성을 존중합니다.

2. 라포를 형성한 후 신체접촉 또는 검사를 한다.

좋은 라포(Rapport, 상호 이해, 신뢰, 공감, 존중, 소통의 원활한 흐름 등을 통해 형성되는 긍정적인 관계)를 형성하면, 환자는 의료진에게 자신을 편안하게 노출하고 의료 정보를 공유하는 데 더욱 개방적이고 협력적이게 됩니다. 신체적 접촉이 필요한 상황에서는 먼저 라포를 얻고 대상자의 동의와 편안함을 확인한 후 접근합니다.

3. 검사나 하기 전 그 과정에 대해서 대략 설명함으로써 불안을 덜어준다.

간단하고 이해하기 쉬운 용어와 그림을 사용하여 절차와 목적을 설명하고, 소아청소년 대상자들이 경험할 수 있는 불편함이나 통증의 정도를 이해시킵니다. 이러한 설명은 일차적으로 불안을 완화할 수 있으며, 대상자의 협조와 참여, 신뢰 관계를 형성하는 데도 중요한 역할을 합니다.

4. 계속 말을 걸어 주고 울음을 그치지 않더라도 차분한 목소리로 안심을 시킨다.

어린이나 청소년이 울거나 불안해하는 경우에도 계속해서 말을 걸어주고, 차분하고 안정된 목소리로 안심시켜줍니다. 이는 대상자에게 안정감과 보호감을 제공하여 불안을 완화하고 신뢰를 형성하는 데 도움을 줍니다. 진행 중인 절차나 상황에 대한 설명과 지침을 지속적으로 제공하여 그들이 이해하고 협력할 수 있도록 돕습니다.

5. 검사 시 대상자의 부모에게 도움을 받는다.

어린이나 청소년과의 의사소통에서 부모는 중요한 지원자입니다. 부모와의 협력을 통해 대상자의 특수한 Bedside manners(의료진이 친절히고 배려심 있는 태도로 환자를 대하는 것을 의미) 상황이나 요구에 대응하는 데 도움을 얻을 수 있습니다. 또한 부모로부터 대상자의 의사소통 스타일과 선호사항에 대한 정보를 얻을 수 있습니다.

6. 보상으로 유도하거나 협박으로 억압하지 않는다.

어린이나 청소년과의 의사소통에서 보상을 사용하여 협조를 유도하는 것은 쉬운 전략일 수 있습니다. 그러나 보상은 양질의 의사소통과 긍정적인 관계 구축을 위해 상호 존중과 관심에 기반해야 합니다. 대신 긍정적인 강화와 격려를 통해 협조를 유도하고 긍정적인 의사소통을 장려합니다. 협박이나 억압은 대상자와의 신뢰 관계를 손상시킬 수 있으며, 긍정적인 의사소통 환경을 저해할 수 있으므로 피해야 합니다.

7. 지킬 수 없는 약속을 하지 않는다.

어린이나 청소년과의 의사소통에서는 지킬 수 없는 약속을 하지 않는 것이 중요합니다. 이들에게 거짓된 희망을 줄 필요 없이 현실적이고 정확한 정보를 제공합니다. 신뢰를 유지하고 의사소통의 효과를 극대화하기 위해 항상 솔직하고 일관성 있는 정보를 전달합니다.

8. 어려운 의학용어를 사용하지 않는다.

어린이나 청소년과의 의사소통에서는 어려운 의학용어를 사용하지 않습니다. 이들이 이해할 수 있는 간단하고 명확한 용어와 문장을 사용하여 절차, 증상 또는 진단을 설명합니다. 의사소통을 원활하게 하기 위해 상황에 맞는 적절한 언어와 수준을 사용합니다.

9. 설명 직후 시행하여 오랫동안 걱정하게 하지 않는다.

어린이나 청소년에게 검사나 치료에 대한 설명을 한 후에는 가능한 빠르게 절차를 시행함으로써 그들이 오랫동안 걱정하거나 불안해하지 않도록 합니다. 또한 대상자와 지속적으로 소통을 유지하며, 필요한 경우 추가적인 설명과 지원을 제공합니다.

10. 대상자를 혼자 두지 않는다.

어린이나 청소년 대상자는 보호와 안정감을 필요로 하며, 혼자 있는 것에 대해 불안감을 느낄 수 있으므로, 혼자 두지 않는 것이 중요합니다. 의사나 간호사, 부모 또는 가족 구성원과 함께 대상자를 돌봄으로써 이들의 안전과 편안함을 유지시켜주어야 합니다.

11. **괜찮다는 말로 추켜세우지 말고 통증에 대해 울거나 소리 지르는 것이 자연스러운 반응이라고 할 수 있도록 놔둔다.**

어린이나 청소년이 통증을 경험하거나 불편함을 느낄 때, "괜찮아" 라고 말하거나 억압하지 않고 그들이 울거나 소리를 지르는 것을 자연스러운 반응으로 받아들입니다. 소아 청소년들은 자신의 감정을 표현하고 드러내는 과정을 거쳐야 하며, 이러한 의사소통을 존중해야 합니다.

12. **청소년인 경우 사춘기적 특성을 고려한다.**

청소년들은 정체성 형성과 자립심이 강화되는 단계에 있으므로, 자기 주장에 대한 존중과 자율성을 제공해야 합니다. 또한 의사소통을 통해 그들과의 상호작용에서 이해와 이입을 나타내는 것이 중요합니다.

*자료원: 김선 역(2008), Lloyd and Bor 저, 의료커뮤니케이션, 8장

2 개인정보 보호

개인정보란?

의료분야에서의 개인정보란 **개인에 대한 식별이 가능한 모든 정보**를 의미합니다. 개인정보는 환자의 신원, 건강 상태, 진단 결과, 의료 기록, 처방 정보, 의료 지불 정보 등을 포함합니다. 이러한 정보는 환자의 개인적인 사생활과 관련이 있으며, 의료진은 이를 적절히 보호하고 처리해야 합니다.

환자 기록에 치료에 관한 모든 사항은 다음과 같은 건강정보를 포함합니다.

- 환자 성명
- 거주지
- 보호자(친척)와 고용자의 성명
- 생년월일
- 주민번호
- 병원기록번호
- 전화번호/이메일/팩스
- 이름과 정보
- 계좌번호
- 증명서나 자격증 번호
- 차량이나 다른 장치에 연 번호
- 웹사이트
- 지문 있는 성문(목소리)
- 사진
- 병명, 증상, 치료 및 경과 등

개인정보 보호에 관한 법률 및 규정

정부는 개인정보 보호와 관련된 법적인 측면과 실무적인 가이드라인을 제공하여, 의료분야에서 개인정보 보호에 대한 이해와 준수를 돕고 있습니다.

다음은 정부가 제공하는 개인정보 보호 관련 정보를 제공하는 공식 웹사이트입니다. 이러한 웹사이트를 통해 다양한 법률과 규정, 가이드라인 등을 확인할 수 있습니다.

■ 보건복지부(www.mw.go.kr)

- **개인정보 보호 관련 법률 및 규정**: 보건의료법, 개인정보보호법 등과 같은 관련 법률과 규정에 대한 정보를 확인할 수 있습니다.
- **의료정보시스템에 관한 안전관리 대책**: 의료분야에서 개인정보 보호를 위해 시행되는 기술적, 물리적, 조직적 대책에 대한 정보가 포함되어 있습니다.

■ 개인정보보호 종합포털(www.privacy.go.kr)

- **개인정보보호법**: 개인정보보호법에 대한 상세한 내용과 개인정보 보호에 관련된 법적 규정을 확인할 수 있습니다.
- **가이드라인 및 자료**: 기업, 기관 및 개인에게 개인정보 보호를 위한 가이드라인과 교육 자료 등을 제공합니다.
- **개인정보 보호 관련 행정 조치**: 개인정보 보호에 관련된 공지사항, 행정조치, 제재 사항 등에 대한 정보를 제공합니다.

■ 의료기관의 개인정보 보호에 관한 규정 예:

서울대학교병원 개인정보처리방침(http://www.snuh.org/content/M006008001.do)

의료기관에서 다뤄진 개인정보와 관련한 분쟁 사례

[사례 1] 보호자로 오해된 개인정보 공개

개인정보 보호가 법률적으로 강화되고 모든 절차에 삽입되지 않았던 그런 시절, 정형외과 환자와 함께 진료를 받으러 오던 사람에게 환자의 개인정보가 공개되었습니다. 보호자인줄 알았던 그 사람은 사실 보험공단 직원이었고, 노출된 자료는 환자의 진단 내용이었는데, 환자가 속한 회사의 평가 서류에 사용되어 이 환자의 근로능력을 평가하는 과정에서 업무능력이 없다는 판단을 받는 근거자료로 쓰이게 되었습니다. 이로 인해 그 환자는 회사에서 해고조치 되었고, 이에 대한 책임문제로 추후 환자는 의료기관을 상대로 소송을 제기하였습니다.

의료기관이 개인정보 보호를 규제해야 하는 필요성을 생각해보게 하는 중요한 사례입니다.

[사례 2] 결혼 여부와 유산 등 개인 정보 확인 후 파혼

한 의료기관 산부인과에서 결혼을 앞둔 여성과 함께 온 남성분이 본인이 남편이라고 소개하여 여성환자의 유산이나 사산 경험에 대해 문의하자 의심없이 개인 정보를 노출하였습니다. 사실 이 남성은 남편이 아니었고, 이를 빌미로 추후 두사람은 파혼에 이르게 되었다고 합니다.

가족 보호자에게 쉽게 사생활에 대한 정보를 제공할 수 있는 한국의 문화적 특성이 반영된 특수한 사례이자, 의료기관에서 환자들의 개인정보를 신중하게 다루어야 함을 보여줍니다.

[사례 3] 보호자의 비중과 개인정보 보호

의료기관에서 보호자의 역할과 비중이 크기 때문에 보호자에게 여러 가지 정보를 공개하는 경우가 많은데, 개인정보 보호 정책이 도입되기 이전에는 의료기관에서 보호자들이 특별한 절차 없이 환자의 개인정보를 얻곤 하였습니다. 그러나 제도와 정책이 시행된 후로는 보호자의 동의나 대리인으로서의 허락 여부를 확인하는 절차가 필요하게 되었습니다. 그러다 보니, 다수의 민원에서 '왜 비용을 지불할 때는 보호자에게 확인절차 없이 받으면서, 환자의 치료기록 같은 개인정보를 얻을 때는 불편한 절차들을 수행하게 하는가' 하는 불만 사항이 제기되었고, 이에 대한 추가적인 설명이 필요한 일이 자주 발생하게 되었습니다.

이러한 사례는 아직까지 개인정보에 관한 안전한 관리의 필요성에 대해 사회적 인식이 미흡하다는 것을 보여줍니다. 그러므로 개인정보 보호에 관한 법적 규정 및 정책의 도입과 다소 불편해진 절차들은 개인정보 유출로 인한 피해를 최소화하기 위해 건설적인 방책이라는 것을 강조하여 설명할 필요가 있습니다.

의료기관에서 건강과 관련한 개인정보 보호의 일반적인 원리

의료분야에서 개인정보 보호는 매우 중요합니다. 환자의 **개인정보는 기밀성을 유지**해야 하며, 불법적인 열람, 노출, 변경 또는 유출을 방지해야 합니다. 의료진은 개인정보 보호에 대한 법적, 윤리적 책임을 가지고 있으며, 해당 규정과 가이드라인을 준수해야 합니다.

일반적으로, 의료기관은 환자의 동의를 받은 후에만 개인정보를 수집하고 처리할 수 있으며, 이는 개인정보 보호법 등 **관련 법규에 근거**합니다. 개인정보는 의료진과 관련인들 사이에서 **필요한 범위 내에서만 공유**되어야 하며, 무단 공개나 부적절한 이용은 금지됩니다. 개인정보 보호에 대한 철저한 관리와 안전성을 유지하기 위해 **기술적, 물리적, 조직적 보안 대책을 적용**합니다. 이는 데이터 암호화, 접근 제어, 정책 및 절차의 수립, 교육 및 감시 등을 포함합니다.

개인정보 보호는 환자의 신뢰를 유지하고 의료 서비스의 질과 안전을 보장하기 위해 필수적인 요소입니다. 따라서 의료분야에서는 항상 개인정보 보호에 철저한 주의를 기울여야 하며 다음과 같은 내용을 수행하여야 합니다.

의료기관의 개인정보 보호에 관한 일반적인 원리

1. 의료서비스에 적합한 적절한 개인정보 보호정책과 절차를 가져야 한다.
2. 환자에게 개인정보 보호의 권리와 그들을 사적인 건강 정보가 어떻게 이용되거나 공개될 수 있는지 알려 줘야 한다.
3. 모든 고용인은 개인정보 보호정책과 절차를 이해하는 훈련을 받아야 한다.
4. 개인정보 보호정책과 절차의 실행을 확인하는 업무를 담당하는 개인정보 보호 담당자를 임명해야 한다.
5. 환자의 기록을 보호해야 한다.
6. 의료 조직은 법에 따라 적절한 정책과 절차를 갖고 있어야 한다.
7. 의료기관은 모든 환자에게 환자 의료정보가 공개되는 정책과 절차를 상술하는 "개인정보 관리관행에 대한 공지"를 제공해야 한다.
8. 환자가 개인정보 보호 관행 통지 수령서라는 개별 문서에 서명하도록 성실한 노력을 기울여야 한다. (환자가 이 확인서에 서명을 했던 안 했던 현재 의료 기록에 문서로 남겨야 한다.)
9. 보건의료 전문가는 개인정보 보호 관행을 이해하고 이용할 책임이 있다.
10. 환자의 개인 건강정보에 기밀성을 보호할 책임이 있다.
11. 환자의 정보 이용 및 개방이 가능한 경우
    ① 환자의 치료를 목적으로 하는 환자 진료에 대한 다른 의료 전문가의 자문이나 토론에 정보가 활용될 경우
    ② **지급 관련된 정보인 경우**: 의료 조직은 환자 대신 의료보험과 보험 회사에 청구할 증수 요구를 제출할 수 있다.
    ③ 인증, 고용인 훈련, 품질관리와 같은 운영상의 문제와 관련된 경우
    ④ **법원의 명령**: 민사 또는 형사소송을 위해 법원이 소환장을 발부할 때

⑤ **근로자 보상 소송**: 근로자 보상 관리 주관 기관에서 보험 청구를 대신 처리할 때
⑥ 보건복지 관련 정부기관에서 전염병과 같은 사회적 건강 관리 문제를
⑦ 의사나 의학 연구자가 치료를 향상시키기 위하여 임상연구를 수행할 때(그러나 이 연구기반에 따른 어떤 보고에도 환자의 이름은 노출되어서는 안 된다.)

의사소통의 노하우

〈개인정보 보호와 관련한 주의 사항〉

- 환자의 치료나 치료 서비스에 지금 의료 서비스의 운영의 문제와 관계가 없는 경우 **환자의 개인정보를 다른 동료와 절대 말하지 않는다.**
- **환자의 정보를 절대** 다른 환자나 친구에게 **공개하지 않는다.**

  예 방문이나 치료에 관한 정보에 대한 이야기 때문에 응답 전화기에 메시지를 남기게 되거나 부재중 다른 사람이 대신 받는 경우,

  "여기는 OO님의 주치의의 병원입니다. OOO-OOOO 번으로 연락을 주세요"

  다른 사람이 듣게 될 가능성이 있기 때문에 표현에 주의한다.
- 누군가의 개인 정보를 이야기할 때, **가청범위 안에 누가 있는지 확인한다.**

  예 공개된 장소에서 상담을 하게 될 때, 대기자가 가청범위에 있다면 양해를 구하여 거리를 두기를 하게 한다.
- **컴퓨터에 환자 정보**에 관한 접속을 끝냈을 때, **노출되지 않도록 주의한다.**

  예 환자의 정보가 노출된 모니터가 다른 사람들에 의해 읽히지 않도록 개별 환자 정보는 이용 후 꼭 나가기 처리한다.
- 다른 의료팀의 위해 정보가 필요가 없게 되었을 때, 현재 정보를 포함하는 문서는 **정보관리 메뉴얼에 따라 보관 처리한다.**

5장

대상자 교육

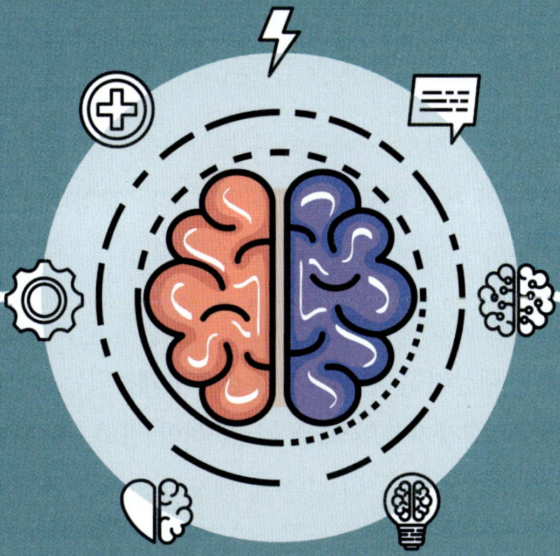

학습 목표

보건교육의 목표를 이해하고, 효과적인 대상자 교육을 위한 전략과 주의사항을 숙지한다.

학습 내용

1. 대상자 교육의 목적
2. 대상자 교육의 접근 방법
3. 대상자 교육의 전략

1 대상자 교육의 목적

보건교육의 중요한 3가지 목표

1. 건강 행동의 변화
2. 건강상태 개선
3. (의료진의 지시에 대한) 대상자의 수용 정도의 개선

보건의료환경에서 대상자 교육에 앞서, 보건교육의 주요 목표를 살펴보면 다음과 같습니다.

첫째, 건강에 관련된 지식과 정보를 제공하여 대상자들이 건강한 행동을 채택하도록 독려하는 교육을 통해 대상자들의 **건강 행동의 변화**를 일으키는 것입니다. 예를 들어, 금연, 규칙적인 운동, 올바른 식습관 등의 건강 행동을 장려하고 지원하는 활동은 이러한 목표에 초점 맞춘 것이라 할 수 있습니다.

둘째, 보건 교육을 통해 대상자들의 **실제 건강 상태가 개선**되는 것이 뒤따라야 합니다. 예를 들어, 건강한 식습관을 가진 대상자들의 체중 감량, 혈압 강하, 콜레스테롤 수치 개선 등의 실질적인 건강 상태 개선을 도모합니다. 이를 통해 대상자들은 교육의 효과를 체감하고 자신의 노력이 보상되는 것을 경험하게 됩니다.

셋째, 보건 교육을 통해 대상자들이 **의료진(의사나 다른 보건의료전문가)의 지시를 더욱 수용**하게 하는 것을 목표로 합니다. 결국 대상자가 건강에 관련된 지시를 따르는 것이 중요한데, 교육을 통해 대상자들이 이를 이해하고 존중하는 태도를 가지도록 지원합니다. 의사의 지시나 보건의료 전문가의 조언을 적극적으로 수용함으로써 대상자들은 보다 효과적인 치료와 예방을 받을 수 있습니다.

즉, 보건교육의 궁극적 목표는 **대상자들은 자신에게 필요한 건강 정보를 얻고, 자신의 건강 문제에 대해 올바른 인식과 결정을 내릴 수 있는 능력을 키우는 데 초점**을 두어야 합니다.

보건의료전문가의 권고사항에 대한 순응도의 영향요인

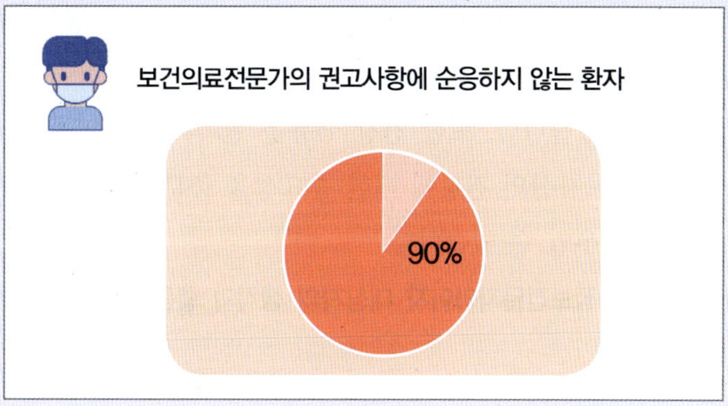

© 이미지 출처: https://www.flaticon.com/

환자의 의료 전문가의 권고사항에 대한 순응도는 여러 상황과 조건에 따라 매우 다양할 수 있습니다. 그러나 여러 연구에서 일반적으로 환자들 중에서 의료 전문가의 권고사항에 완전히 순응하지 않는 사람들의 비율은 50%에서 90% 정도로 알려져 있습니다. 이러한 순응도의 차이는 나음과 같은 다양한 요인에 의해 영향을 받을 수 있습니다.

- **의사-환자 의사소통**: 의사와 환자 간의 원활하고 상호 이해 가능한 의사소통은 환자들이 권고사항을 이해하고 순응할 수 있는데 중요한 역할을 합니다. 의료 전문가가 명확하고 이해하기 쉬운 언어로 정보를 제공하고, 환자의 의문이나 우려에 세심히 대답해주는 것이 도움이 됩니다.
- **교육 수준과 건강 지식**: 교육 수준과 건강 관련 지식은 환자들이 의료 전문가의 권고를 이해하고 그에 따를 수 있는 능력에 영향을 줍니다. 높은 교육 수준과 건강 관련 지식을 가진 환자들은 일반적으로 의료 권고에 더 순응하는 경향이 있습니다.
- **개인적인 신념과 가치관**: 환자들의 개인적인 신념과 가치관은 의료 전문가의 권고사항에 따를지 여부에 영향을 줄 수 있습니다. 예를 들어, 종교적인 신념이나 문화적인 요소가 개입되어 의료 전문가의 권고와 충돌하는 경우 환자의 순응도가 낮을 수 있습니다.
- **경제적인 요인**: 일부 환자들은 의료 서비스의 비용이나 약물의 가격 등 경제적인 요소 때문에 의료 전문가의 권고에 순응하기 어려울 수 있습니다.

이러한 요인들을 고려하여 보건의료전문가들은 개별적인 상황과 요구에 맞게 의료 서비스를 제공하고, 환자들이 권고사항을 이해하고 따를 수 있도록 지원하는 것이 중요합니다.

또한 의사나 보건의료전문가와의 적극적인 소통과 환자 교육 프로그램을 통해 순응도를 개선할 수 있습니다.

일반적으로 대상자들은 자신의 건강상 문제에 대한 충분한 지식과 이해가 부족할 수 있습니다. 이로 인해 의료 전문가의 권고사항을 이해하고 그에 따르는 것에 어려움을 겪을 수 있습니다. 때론 스스로 건강관련 행동을 고치는 것이 불가능하다고 생각하는 경우도 많습니다.이는 건강 행동에 대한 자기 효능감이 낮거나, 과거에 실패한 경험이 있어 자신에게 믿음이 부족한 배경이 있을 수 있습니다. 또한 건강 행동을 변화시키기 위한 동기 부족도 문제가 될 수 있습니다. 대상자들은 자신의 건강에 대한 중요성을 충분히 인식하지 못하거나, 변화를 위한 동기부여가 부족한 경우일 수 있습니다.

따라서, **보건의료전문가는 정보전달자가이자 대상자의 생각과 행동을 변화시키는 동기부여자**가 되는 것이 중요합니다.

의사소통의 노하우

〈건강문제에 관하여 대상자들의 생각과 행동을 변화시키는 핵심 전략〉

- **개인 맞춤형 접근**: 대상자의 개별적인 상황과 요구에 맞춘 접근이 필요합니다. 대상자의 지식 수준과 문제에 대한 이해도를 파악하고, 이를 바탕으로 필요한 정보와 지원을 제공합니다.
- **동기 부여**: 대상자들이 건강 행동의 중요성을 인식하고 변화를 동기 부여하는 방법을 찾습니다. 개인의 가치관과 목표에 부합하는 동기를 발견하고 강화합니다.
- **자기 효능감 강화**: 대상자들의 자기 효능감을 키우는 방법을 적용합니다. 작은 성공을 경험하게 하고, 자신의 능력을 인식하고 자신에게 믿음을 가지도록 독려합니다.
- **지속적인 지원**: 보건의료전문가는 대상자들에게 지속적인 지원과 관리를 제공하여 건강 행동의 지속성을 도모합니다. 대상자들의 변화를 지속적으로 추적하고 필요한 지원을 제공하여 목표 달성을 돕습니다.

2 대상자 교육의 접근 방법

대상자 상태를 사정

대상자 사정이란 특정 대상자 또는 그룹의 상황, 조건, 특성 등을 파악하고 이해하는 것을 의미합니다. 보건의료전문가는 대상자 사정함으로써 대상자의 필요와 요구사항을 이해하고, 그에 맞춘 조치와 대응을 하여 대상자 개인적인 요구에 맞는 교육 계획과 접근 방식을 수립할 수 있습니다.

또한 대상자 사정은 대상자의 개인적인 특성과 상태, 환경적인 요소, 문제점 및 도전 과제 등을 포함한 다양한 측면을 고려해야 합니다. 예를 들면, 대상자의 건강 상태, 의료 이력, 생활 습관, 문화적 배경, 가족 구성, 사회적 지원체계, 경제적 상황 등을 파악하는 것입니다. 그 밖에 교육수준, 선호하는 학습 유형(시각형/청각형/신체 활동형) 등도 포함됩니다. 특히, 병원 의료현장에서는 건강관련 상태나 상황에 관한 정보와 교육을 위한 환경적 요소는 가장 우선적으로 살펴야 할 사정 내용입니다.

- **건강관련 상태나 상황에 관한 정보**: 교육이 필요한 의학적인 상태에 대한 정보를 파악해야 합니다. 예를 들어, 만성 질환, 수술 후의 특별한 관리가 필요한 상황, 응급 상황 등을 고려해야 합니다. 이를 통해 대상자의 특별한 요구사항과 교육 내용을 결정할 수 있습니다.
- **교육 환경적 정보**: 대상자의 교육을 위한 환경적인 요소를 고려해야 합니다. 대상자의 편안한 환경을 조성하여 학습과 집중을 돕고, 교육의 효과를 높일 수 있습니다. 예를 들어 개인병원이나 입원병동, 외래 진료실, 검사실, 양로원 등의 환경에서는 주변 소음이나 활동이 집중을 방해할 수 있습니다.

보건의료전문가는 또한 **사정 내용을 분석하여 정보를 선택과 집중하여 교육내용을 결정**하여야 합니다.

대상자 교육 내용의 설계

대상자 교육 내용의 설계는 대상자의 사정 자료를 근거로 하여 교육 내용을 구성하고, 대상자의 행동 변화에 대한 목표를 분명히 세우는 과정을 말합니다.

이를 위해서는 교육결과로서 구체적이고 측정 가능한 설계를 구성해야 합니다. 예를 들어,

비만 환자의 경우, 식이요법과 운동요법을 통해 일주일에 몇 kg씩 체중 감량을 목표로 할 수 있습니다.

대상자 교육 내용의 설계할 때, "3P, 적용의 원리"를 기반으로 개인적이고, 실제적이고 실용적이며 동시에 실천가능한 적용을 세우는 것이 중요합니다. 이러한 원리를 기반으로 대상자 교육 내용을 구성하면, 대상자는 보다 구체적인 목표를 향해 행동 변화를 이룰 수 있게 됩니다.

3P, 적용의 원리

개인화(Personal)

교육 내용은 대상자의 개인적인 상황과 요구에 맞춰져야 합니다. 대상자의 신체적, 정신적, 사회적 상황과 제한을 고려하여 개인에게 맞는 내용과 방식으로 교육을 제공합니다.

실용적(Practical)

교육 내용은 실용적이고 구체적이어야 합니다. 이론적인 지식뿐만 아니라 대상자가 실제로 적용할 수 있는 실용적인 정보와 방법을 제공하여 행동 변화를 이끌어냅니다.

가능한(Possible)

교육 목표는 대상자에게 가능한 수준으로 설정되어야 합니다. 현실적이고 실현 가능한 목표를 세우고, 대상자의 능력과 자원을 고려하여 목표를 달성할 수 있는 환경과 방법을 제공합니다.

교육 내용의 설계할 때에는 교육 내용이 분명하게 전달되고, 대상자가 정보를 쉽게 이해하고 소화할 수 있도록 교육 내용이 분명하게 전달되는 방식을 채택하고 다음과 원칙들을 반영하는 것이 좋습니다.

- **강조점의 반복:** 교육 내용 중요한 부분을 앞과 뒤에 반복하여 강조합니다. 이렇게 함으로써 대상자는 핵심 정보를 더 잘 기억하고 이해할 수 있습니다. 예를 들어, 투약 설명 시에는 약물 투여의 기대 효과를 먼저 설명하고, 그 후에 예상되는 부작용을 언급할 수 있습니다.

- **어려움 예상과 추천 내용:** 교육 중 예상되는 어려움을 먼저 언급하고, 그에 대한 해결책이나 추천 내용을 이야기합니다. 이렇게 함으로써 대상자는 어려움을 미리 인식하고 대응 방법을 준비할 수 있습니다. 예를 들어, 의료기구 사용에 관한 설명에서는 사용 시 어려움이 될 수 있는 부분을 미리 언급하고, 그에 대한 해결책이나 사용법을 설명합니다.

교육의 효과를 극대화하기 위하여 **교육 내용에 따라 구성과 교육 방식이 달리 접근**하는 것은 대상자의 참여와 이해를 촉진하는 데 도움이 될 것입니다. 특정 내용의 중요성이나 대상자의 특성에 따라 교육 방식을 조정하고, 정보를 효과적으로 전달할 수 있도록 합니다. 예를 들어, 의료기구에 대한 사용 설명을 한다면 실제적인 데모나 시연을 통해 설명하거나, 그림이나 시각 자료를 활용하여 내용을 보충할 수도 있습니다.

3 대상자 교육의 전략

교육자의 태도

대상자(환자) 교육의 전략으로 교육자의 태도를 고려하는 것은 매우 중요합니다. 이는 대상자와의 상호작용과 의사소통을 원활하게 하고, 대상자의 참여와 협력을 도모하는 데 도움이 됩니다.

다음은 대상자 교육에서 보건의료전문가가 보여야 할 교육자의 태도와 전략입니다.

1. 대상자를 따뜻하게 맞이하고 자신을 소개하라.

대상자(환자) 교육의 전략으로 교육자의 태도를 고려하는 것은 매우 중요합니다. 이는 대상자와의 상호작용과 의사소통을 원활하게 하고, 대상자의 참여와 협력을 도모하는 데 도움이 됩니다. 다음은 대상자 교육에서 교육자의 태도로 적용할 수 있는 전략입니다.

2. 풍부한 지식과 경험이 있고 자신감 있게 보이도록 하라.

대상자는 교육자에게 풍부한 지식과 경험을 바탕으로 정보와 지원을 받을 것을 기대합니다. 교육자는 자신의 전문성과 자신감을 보여주어 대상자에게 신뢰감을 줄 수 있습니다.

3. 평범한 언어를 사용하여 분명 하고 전문가답게 의사소통하라.

교육자는 전문 용어를 최소화하고 평범한 언어를 사용하여 분명하게 대상자와 의사소통해야 합니다. 대상자가 이해하기 쉽고 동일한 정보를 받을 수 있도록 하여, 정보 전달의 효과를 극대화할 수 있습니다.

4. 대상자 앞에서 무의식적으로 하는 자신의 행동에 주의해라.

교육자는 자신의 행동, 언어, 태도에 대해 무의식적으로 하는 것에 주의해야 합니다. 예를 들어, 비언어적인 신호, 표정, 태도 등은 대상자에게 영향을 미치며, 교육자의 전문성과 신뢰도에 영향을 줄 수 있습니다.

5. 전문인으로서 권위를 이용하라.

교육자는 자신의 전문성과 지식을 바탕으로 대상자에게 권위를 발휘할 수 있습니다. 이는 대상자에게 신뢰감을 주고, 교육의 효과를 높일 수 있습니다. 그러나 권위를 사용할 때에는 대상자의 존중과 협력을 확보하였을 때 유효합니다.

6. 대상자의 선택을 존중하라.

대상자는 자신의 건강과 관련된 선택에 대해 존중받고 의사결정에 참여하고 싶어합니다. 교육자는 대상자의 의사결정에 적극적으로 존중하고, 대상자가 자신의 선택을 할 수 있는 환경을 조성해야 합니다.

대상자 교육에 있어 이러한 전략들은 지침으로 삼아 교육자의 태도를 유지하면 상호작용과 의사소통을 원활하게 하고, 대상자의 참여와 협력을 도모할 수 있습니다.

교육 내용과 전달 방법

대상자들이 효과적으로 정보를 습득하고 건강 행동 변화를 이끌어내기 위해서는 다음과 같은 전략을 적용하여 교육 내용과 전달 방법을 선정하는 것이 중요합니다.

1. 대상자에게 이미 알고 있는 것을 물어 보고 그것에 대하여 생각해 보라.

대상자에게 이미 알고 있는 정보나 경험을 물어보고 그에 대해 생각하도록 유도합니다. 이는 대상자의 기존 지식과 경험을 존중하며, 새로운 정보를 습득하는 데에 도움을 줄 수 있습니다.

2. 대상자가 비언어적으로 보여 주는 단서를 잘 관찰하라.

대상자의 비언어적인 표현, 행동, 신체 언어 등을 주의 깊게 관찰하여 그들이 의사소통하고자 하는 단서를 파악합니다. 이는 대상자의 의사소통을 원활하게 하고, 대상자의 요구나 욕구를 이해하는 데에 도움이 됩니다.

3. 대상자의 신념이나 염려하는 사항을 교육 내용에 적용하라.

대상자의 개인적인 신념이나 염려하는 사항을 교육 내용에 반영하여 대상자가 더욱 수용할 수 있도록 합니다. 이는 대상자의 관심과 욕구를 고려하여 교육의 효과를 향상시킬 수 있습니다.

4. 치료에 관하여 대상자에게 충분하게 설명하라.

대상자에게 치료와 관련된 정보를 충분히 설명하고 이해할 수 있도록 돕습니다. 의료 용어를 최소화하고 쉽게 이해할 수 있는 언어로 설명하며, 대상자의 질문이나 의문에 성심성의껏 답변해줍니다.

5. 구체적으로 교육하라.

교육 내용은 구체적이고 명확하게 전달하여 대상자가 이해하기 쉽도록 합니다. 구체적인 예시, 실생활에서의 적용 방법 등을 제시하여 대상자가 실질적인 도움을 받을 수 있도록 돕습니다.

6. 중요한 정보는 반복하라.

중요한 정보는 반복하여 강조하고, 대상자가 잊지 않도록 돕습니다. 이는 대상자의 기억력과 이해도를 높일 수 있으며, 정보의 습득과 변화에 도움이 됩니다.

7. 시범을 보여주고 연습하는 방법을 활용하라.

대상자에게 시범을 보여주고 특정한 행동이나 기술을 연습할 수 있는 기회를 제공합니다. 시범을 통해 대상자는 올바른 방법과 기술을 배울 수 있으며, 실제 상황에서 적용할 수 있는 능력을 키울 수 있습니다.

8. 여러 가지 교육 방법을 함께 사용하라.

교육 방법을 다양하게 조합하여 대상자의 학습 스타일과 요구에 맞게 합니다. 꼭 글로 읽히는 것 외에도 시각적인 자료, 청각적인 설명, 상호작용이 활발한 활동 등 다양한 방법을 활용하여 대상자의 참여와 학습 효과를 극대화합니다. 또 비슷한 환자들끼리 모여서 토론을 하면서 이야기와 문제점들을 이끌어내도록 한다든지 여러 가지 방법들을 활용할 수 있을 겁니다.

대상자의 동기

보건의료전문가의 대상자 교육은 단순히 건강관련 정보전달 뿐 아니라 대상자가 건강행동을 할 수 있도록 동기부여하는 것이어야 합니다.

1. 대상자와 충분하게 상호작용하라.

대상자와의 상호작용을 적극적으로 추구하여 대화를 이끌어내고 대상자의 의견과 경험을 듣고 이해합니다. 진정성이 전해지도록 이를 통해 대상자가 교육과정에 참여하고 자신의 관점을 공유할 수 있도록 독려합니다.

2. 대상자가 본인의 건강을 위한 권고사항을 잘 이해할 수 있도록 격려하라.

대상자의 질문에 성실히 답변하고 필요한 추가 설명이나 자료를 제공하여 이해를 돕습니다.

3. 행동에 큰 변화보다 작은 변화가 일어날 수 있도록 권고하라.

작은 변화이더라도 대상자가 현실적으로 수행 가능한 행동 변화를 경험하면서 성취감을 느낄 수 있게 합니다.

4. 바람직하지 않은 행동을 하지 않도록 하는 대신 새로운 행동을 한 가지 추천하라.

새로운 행동 추천하기를 통해 대상자는 이전의 행동을 대체할 수 있는 대안을 배우고 적용할 수 있습니다.

5. 일상적인 행동의 새로운 행동을 연결하여 교육하라.

대상자가 이미 수행하는 일상적인 행동과 새로운 행동을 연결하여 교육합니다. 이를 통해 대상자는 새로운 행동을 일상 생활에 적용하기 쉽게 되고, 지속적인 행동 변화를 이룰 수 있습니다.

6. 대상자에게 질문이나 염려되는 상황이 있는지 확인하라.

대상자에게 권고사항에 대한 질문이나 염려사항이 있는지 주기적으로 확인하고 대상자의 의견을 존중합니다. 이를 통해 대상자의 이해도를 파악하고 개인별 맞춤 교육을 제공할 수 있습니다.

보건의료전문가는 위와 같은 전략을 적용하기 위해 대상자와의 양방향적인 소통에 관심과 주의를 둘 필요가 있습니다.

토의질문

앞에 소개한 "3P, 적용의 원리"를 활용하여, 본인이 실천해볼만한 건강목표-개인적이고, 실용적이며, 실현가능한 목표를 세워보세요.

6장

상담

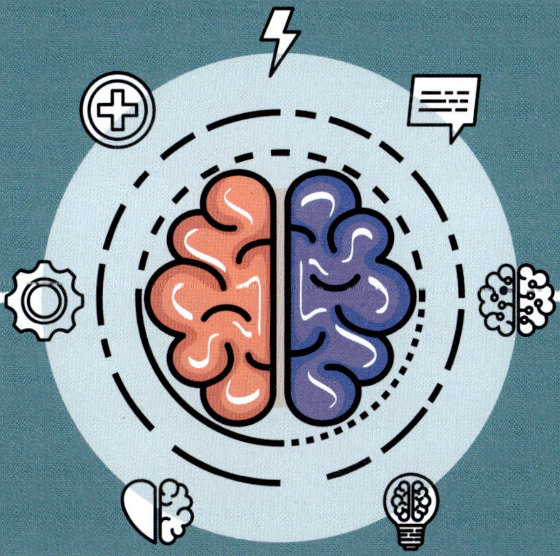

학습 목표

1. 상담원리와 목적을 이해하고 상담과정에서 주의사항을 숙지한다.
2. 상담자의 자질과 주요 기법을 알고 이에 대하여 개발할 수 있다.

학습 내용

1. 상담의 기본 원리
2. 상담의 과정
3. 상담 시 주의사항

토의질문

"의사소통의 5단계"에 따라 바람직한 의사소통이 이루어지고 있는지
스스로 점검해 보는 것은 대인 의사소통 개발에 효과적입니다(참고: 1부 6장, 112p).
최근 자신에게 있었던 소통 경험을 두고 "의사소통의 5단계"에 따라 평가해 보세요.
어떤 점을 잘하고 있나요? 어떤 점에 변화가 필요한가요? 점검하는 것도 효과적인 방법입니다

Episode 15

진료 전 상담 제도

SOAP

S	Subjective	환자의 주관적 정보
O	Objective	객관적 측정 가능한 정보
A	Assessment	사정내용 기록
P	Plan	진료 계획

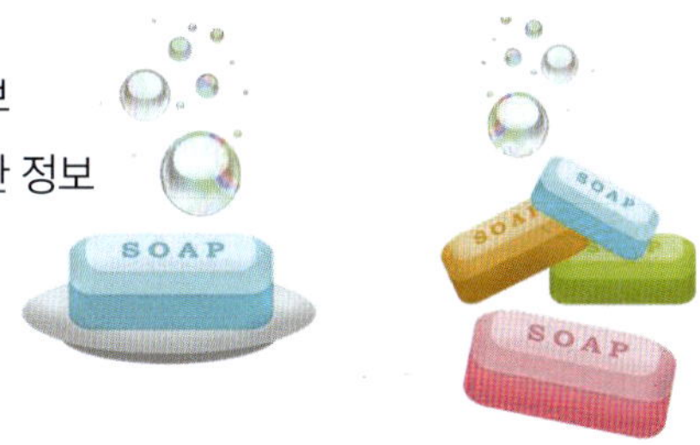

© 이미지 출처: https://pixabay.com/

"SOAP"이란 일본에서 개발된 방법으로 진료 전 의료진과 환자 간의 의사소통과 진료 기록의 일관성과 효율성을 증진시키기 위해 활용되었습니다. SOAP 방법은 의료진이 환자와 소통할 때, 환자의 주관적, 객관적 정보와 사정내용의 기록, 그리고 진료계획 등을 주요 골자로 진료전에 상담을 갖는 것입니다. 그 주요 내용을 살펴보면 다음과 같습니다.

- **S(Subjective)**: 환자의 주관적인 정보를 기록합니다. 환자가 진료 전 상담 과정에서 언급한 증상, 통증, 불편감, 과거 병력, 가족력 등을 포함합니다.
- **O(Objective)**: 객관적이고 측정 가능한 정보를 기록합니다. 이는 신체 검사 결과, 검사 데이터, 생체 측정치, 영상 검사 결과 등과 같이 환자의 신체적인 상태를 기술합니다.
- **A(Assessment)**: 진료자가 수집한 주관적인 정보와 객관적인 정보를 종합하여 환자의 상태를 평가하고 사정 내용을 기록합니다. 이는 진단, 질병의 정도 및 진행 상황, 기능적인 평가 등을 포함할 수 있습니다.
- **P(Plan)**: 진료 계획을 기록합니다. 환자의 상태와 사정 내용을 고려하여 앞으로의 치료 계획, 약물 처방, 추적 조치, 추가 검사 등이 포함될 수 있습니다.

미국의 경우는, 제도적으로 의사와 만나기 전 진료상담 전문 코디네이터를 두어 환자의 필요를 파악하고, 의료진들 간에도 정보의 공유와 의사 결정에 도움을 주도록 하고 있습니다.

1 상담의 기본 원리

상담에서는 다음과 같은 원리를 적용하는 것이 매우 중요합니다.

- **개인 차를 인정한다.**
  각 개인은 고유한 경험, 가치, 관점을 가지고 있으며, 이를 인정하고 존중해야 합니다. 상담자는 피상담자의 개인 차를 이해하고 받아들이는 자세를 가져야 합니다.
- **우호적인 분위기를 만든다.**
  상담은 신뢰와 안전한 환경에서 이루어져야 합니다. 상담자는 따뜻하고 친근한 분위기를 조성하여 피상담자가 편안하게 말할 수 있도록 도와야 합니다.
- **피상담자(내담자)의 정서에 관여한다.**
  상담자는 피상담자의 감정과 정서에 관심을 가지고, 이를 이해하고 수용하는 자세를 가져야 합니다. 피상담자의 감정에 공감하고 이해함으로써 상담의 효과를 높일 수 있습니다.
- **모든 것을 수용하는 자세를 가져야 한다.**
  상담자는 편견이나 판단을 최소화하고, 피상담자의 이야기를 존중하는 자세를 가져야 합니다. 피상담자가 자유롭게 표현할 수 있도록 모든 것을 수용하는 자세를 유지해야 합니다.
- **중립적인 자세를 유지한다.**
  상담자는 편견이나 선입견을 가지지 않고, 중립적인 입장을 유지해야 합니다. 이를 통해 피상담자의 이야기를 공정하게 들을 수 있고, 피상담자의 자율성을 존중할 수 있습니다.
- **피상담자가 자기 결정을 내릴 수 있는 기회를 주어야 한다.**
  상담은 피상담자의 자율성을 존중하는 것이 중요합니다. 상담자는 피상담자에게 자기 결정을 내릴 수 있는 기회를 주고, 그 결정을 존중해야 합니다.
- **절대 비밀이 보장되어야 한다.**
  상담은 기밀로 다뤄져야 합니다. 상담자는 피상담자의 개인 정보와 이야기를 외부에 공개하지 않고, 비밀을 보장해야 합니다. 이는 피상담자의 신뢰를 유지하고 상담의 효과를 증진시키는 데 중요합니다.

“사방을 바라볼 수 있는 들판이더라도 땅이 조금 둔턱을 이루고 있으면 비밀을 이야기하지 말라”

이는 사회적인 관점에서 비밀을 지키는 중요성을 강조하는 속담입니다. 들판은 주변으로부터 시야가 넓게 열려 있는 공간을 의미하며, 여기서 “땅이 조금 둔턱을 이루고 있다”는 표현은 주변 환경에 약간의 높이 차이가 있어 시야가 가려진다는 의미입니다. 따라서 이 속담은 비밀을 안전하게 지키기 위해서는 주변에 타인이 시청할 수 있는 환경이 아닌, 비밀을 보호할 수 있는 조용하고 안전한 장소에서 이야기해야 한다는 메시지를 전달합니다.

즉, 비밀을 지키는 중요성과 주변 환경의 영향력을 강조하여, 비밀을 공유할 때는 상황을 신중하게 고려하고 적절한 장소와 시간을 선택해야 합니다. 상황과 환경을 고려하여 비밀을 공유함으로써 개인 정보의 보호와 신뢰 관계의 유지를 지킬 수 있습니다.

2 상담의 과정

상담을 받는 **내담자**는 상담을 통해 **개인적인 성장과 변화**를 가질 수 있습니다. 이에 대해 일반적으로 다음과 같은 과정을 거치게 됩니다.

1. 자기이해
- 자기 자신에 대해 현실적인 이해를 갖는 것

2. 자기수용
- 현실을 받아들이고 직면하는 용기를 갖는 것

3. 자기개방
- 타인에게 자기 자신을 있는 그대로 솔직하게 보여줄 수 있는 것

4. 자기주장
- 타인에게 불쾌감을 주지 않으면서 자신의 주장하는 바를 나타낼 수 있는 것

상담자는 내담자가 다음 4가지 요소를 **단계적**으로 성취하도록 도와야 합니다.

1. **자기이해:** 내담자가 자기 자신에 대해 현실적인 이해를 갖도록 도와줍니다. 이는 내담자가 자신의 감정, 가치, 목표, 강점 및 약점 등을 이해하는 것을 의미합니다.

2. **자기수용:** 내담자에게 현실을 받아들이고 직면하는 용기를 갖도록 도와줍니다. 이는 내담자가 자신을 포함한 현재의 상황과 실제를 수용하고 받아들일 수 있는 능력을 키우는 것을 의미합니다.

3. **자기개방:** 내담자가 타인에게 자기 자신을 솔직하게 보여줄 수 있도록 도와줍니다. 이는 내담자가 자신의 생각, 감정, 경험 등을 솔직하게 표현하며, 자신의 존재를 타인과 공유할 수 있는 능력을 발전시키는 것을 의미합니다.

4. **자기주장:** 내담자가 타인에게 불쾌감을 주지 않으면서 자신의 주장을 표현할 수 있도록 도와줍니다. 이는 내담자가 자신의 의견, 가치, 욕구 등을 타인과 원활하게 소통하며, 자신의 목소리를 효과적으로 내는 능력을 발전시키는 것을 의미합니다.

따라서 상담자는 이러한 단계를 잘 인지하고 내담자를 지원하며, 신뢰 관계를 구축하고 내담자의 자기 인식과 자기 표현을 돕는 역할을 수행해야 합니다.

일반적으로 상담의 과정은 다음과 같이 진행됩니다.

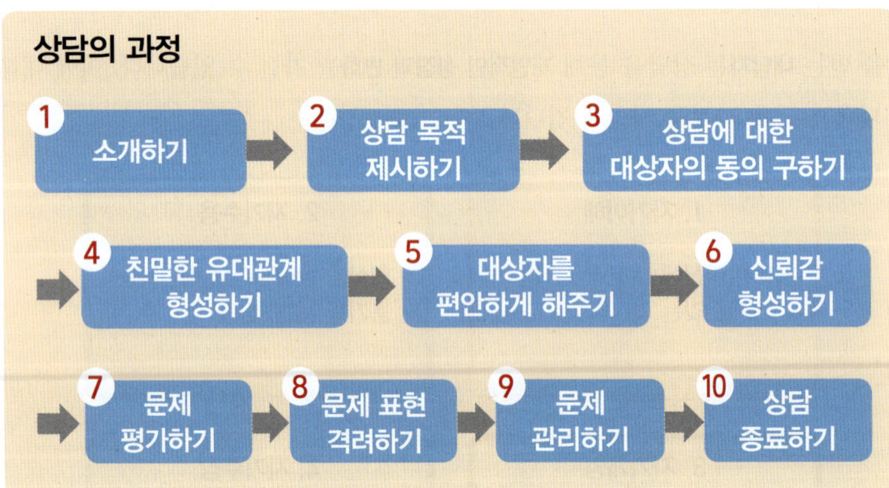

1. **소개하기:** 상담자는 상담 목적을 소개하고 상담의 전반적인 내용을 설명합니다.

2. **상담 목적 제시하기:** 이 단계에서는 상담의 목표와 예상되는 결과를 소개합니다.

3. **대상자의 동의 구하기:** 상담을 받을 대상자의 동의를 구합니다. 대상자는 자발적으로 상담에 참여하고 협력하는 의사를 표명해야 합니다.

4. **친밀한 유대관계 형성하기:** 상담자는 대상자와의 관계를 친밀하고 신뢰할 수 있는 관계로 형

성합니다. 상담자는 존중하고 이해심을 갖는 자세로 대상자와의 상호작용을 진행합니다.

5. **대상자를 편안하게 해주기:** 상담자는 대상자가 편안하고 안전한 상태에서 상담에 참여할 수 있도록 돕습니다. 대상자의 감정과 요구에 민감하게 대응하며, 비판이나 비난을 피하고 상대방을 받아들이는 자세를 취합니다.
6. **신뢰감 형성하기:** 상담자는 대상자와의 신뢰감을 형성합니다. 이는 상담자가 일관된 의사소통을 유지하고 비밀을 보장하며, 대상자의 개인정보를 존중하는 등의 행동을 통해 구축됩니다.
7. **문제 평가하기:** 상담자는 대상자의 문제와 상황을 평가하고 이해하기 위해 정보를 수집합니다. 대상자의 이야기를 경청하고 문제의 본질과 영향을 파악하는 데 초점을 둡니다.
8. **문제 표현 격려하기:** 상담자는 대상자의 문제를 표현하고 자세히 설명하도록 격려합니다. 이는 대상자가 자신의 감정, 생각, 경험 등을 자유롭게 표현할 수 있도록 돕는 것을 의미합니다.
9. **문제 관리하기:** 상담자는 대상자의 문제를 관리하고 해결책을 모색합니다. 이는 대상자와 함께 문제를 분석하고 대안을 고민하며, 실용적이고 효과적인 해결방법을 제시하는 것을 의미합니다.
10. **상담 종료하기:** 상담자는 상담이 마무리되는 단계로 넘어갑니다. 이는 대상자와 함께 상담의 진행과 결과를 돌아보고, 필요한 조치나 후속 지원을 제공하는 것을 포함합니다. 상담이 종료되면, 상담자는 상담 과정을 평가하고 자기성찰을 합니다. 이는 상담자가 자신의 역할과 행동을 돌아보고 개선할 점을 찾는 것을 의미합니다.

이러한 상담과정을 통해 상담자는 대상자의 문제 해결과 개인적인 성장을 돕고, 신뢰와 친밀한 관계를 형성하여 상담의 효과를 극대화합니다.

상담자의 자질

상담자의 자질은 상담 과정에서 매우 중요한 역할을 수행합니다. 상담자의 자질은 상담 과정의 성공과 효과에 큰 영향을 미치며, 상담자의 자질과 능력이 대상자의 변화와 발전을 도모하는 데 결정적인 역할을 합니다.

상담자가 신뢰할 수 있는 존재로 인식되어야 대상자는 자신의 어려움과 문제를 열어 말할 수 있습니다. 이때, 상담자의 진실성, 정직성, 신뢰성은 신뢰의 기반이 되며, 대상자와의 신뢰

관계를 형성하는 데 중요한 역할을 합니다. 또한 상담자는 대상자의 상황과 감정을 이해하고 공감할 수 있어야 합니다. 상담자는 심리학적, 상담학적 지식과 기술을 보유하고 있어야 합니다. 상담은 매우 다양한 상황과 대상자와의 상호작용으로 이루어지기 때문에, 상담자는 다양한 상황과 대상자의 특성에 적응할 수 있는 능력과 유연성을 발휘해야 합니다. 무엇보다 상담자는 자기 개발과 지속적인 학습에 투자할 수 있는 사람이어야 합니다. 이를 통해 상담자 자신도 성장하고 발전할 수 있으며, 대상자에게 보다 풍부하고 유익한 지원을 제공할 수 있습니다.

따라서 이러한 자질과 능력을 갖춘 상담자는 대상자와의 관계를 원활히 형성하고, 신뢰와 친밀감을 통해 상담의 효과를 극대화할 수 있습니다.

다음은 상담자의 자질로 요구되는 필수적인 요소에 대해 소개합니다.

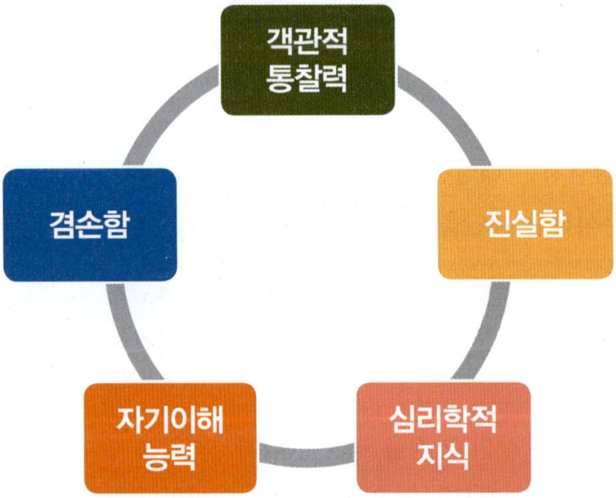

- **객관적 통찰력(Objective insignt)**: 상담자는 대상자의 이야기와 상황을 객관적으로 바라볼 수 있는 능력을 갖추어야 합니다. 개인적인 편견이나 선입견을 배제하고, 주관적인 판단 없이 상황을 평가하고 이해할 수 있어야 합니다. 이를 통해 상담자는 대상자의 어려움과 문제의 근본적인 원인을 파악하고 효과적인 해결책을 제시하는 새로운 관점과 통찰을 제공하여야 합니다.

- **겸손함(Humility)**: 상담자는 겸손한 자세를 가져야 합니다. 상담은 대상자와의 협업적인 관계를 필요로 하며, 상담자는 대상자를 존중하고 그들의 경험과 지식을 존중해야 합니다. 겸손한 자세는 상담자와 대상자 간의 신뢰를 형성하고 긍정적인 상호작용을 촉진하는 데 도움을 줍니다.

- **자기이해 능력(Self-awareness)**: 상담자는 자기 자신을 잘 이해하고 인식할 수 있어야 합니다. 자신의 가치, 신념, 감정, 한계 등을 인식하고 이해하는 능력이 필요합니다. 자기이해를 통해 상담자는 자신의 감정과 행동에 대해 책임을 지고 조절할 수 있으며, 상담과정에서 대상자에게 더 나은 지원을 제공할 수 있습니다.
- **진실함(Authenticity)**: 상담자는 진실하고 솔직한 자세를 가져야 합니다. 대상자와의 솔직하고 개방적인 대화를 통해 신뢰를 형성하고 상담관계를 강화할 수 있습니다. 진실성은 상담자의 성실성과 정직성을 보여줌으로써 대상자의 신뢰를 얻는 데 중요한 역할을 합니다.
- **심리학적 지식(Psychological Knowledge)**: 상담자는 심리학적인 이론과 지식을 갖추어야 합니다. 대상자의 심리적인 과정과 행동을 이해하고 설명할 수 있어야 합니다. 심리학적인 지식은 상담자가 대상자의 어려움과 문제를 이해하고, 적절한 상담 기법과 접근법을 적용하는 데 도움을 줍니다.

상담과정에서 대상자와의 신뢰를 형성하고 효과적인 상담결과를 이루기 위해서는 이러한 상담자의 자질이 매우 중요하게 다뤄져야 합니다. 이러한 자질들을 통해 상담자는 대상자의 어려움을 이해하고 지원할 수 있으며, 상호작용을 통해 변화와 성장을 이끌어낼 수 있습니다.

상담의 주요 기법

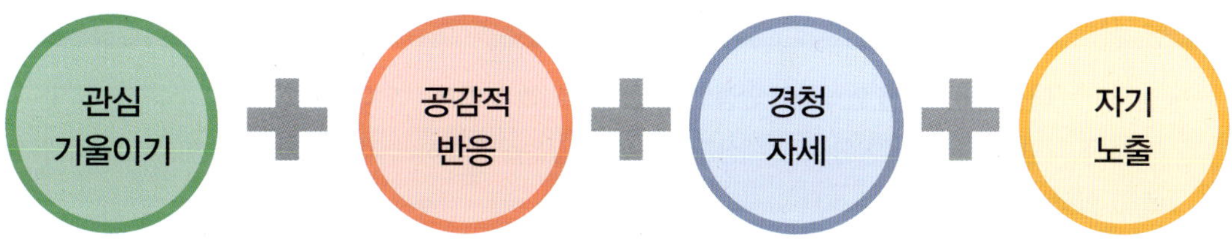

■ 관심 기울이기

관심 기울이기는 상담과정에서 대상자의 신뢰와 안정감을 증진시키는 데 중요한 역할을 합니다. 상담자는 관심 기울이기를 통해 대상자에게 소중한 존재로서 인정과 이해를 전달하며, 대상자가 자신의 이야기를 자유롭게 나눌 수 있는 환경을 조성합니다.

상담과정에서 관심을 나타내는 효과적인 전략

- 관심 기울이기는 대상자에게 진정한 관심을 가지고 그들의 이야기에 집중하는 것을 의미합니다. 상담자는 대상자의 어려움, 감정, 경험에 관심을 기울이며, 그들의 이야기를 **경청**합니다. 이는 대상자에게 상호작용의 중요성과 존중을 전달하는 것입니다.
- 관심 기울이기는 대상자의 이야기를 받아들이는 동안 **비판적인 태도나 평가를 피하는 것**을 중요시합니다. 상담자는 개인적인 견해나 판단을 내세우지 않으며, 대상자의 이야기에 적극적으로 수용하는 자세를 보입니다. 이는 대상자가 자신의 이야기를 자유롭게 나눌 수 있도록 돕습니다.
- 관심 기울이기는 언어적인 수단뿐만 아니라 **비언어적인 수단**을 통해도 관심을 표현합니다. 상담자는 대상자에게 적절한 눈 연락을 유지하고, 몸의 자세와 표정을 통해 관심을 나타냅니다. 이는 대상자가 더욱 안정감을 느끼고 상담자와의 관계를 형성하는 데 도움을 줍니다.
- 상담자는 대상자의 어려움과 감정을 이해하고, 그들의 말에 **공감하는 표현**을 사용하여 상호작용을 이룹니다. 이는 대상자가 자신을 이해받고 받아들일 수 있도록 돕는 역할을 합니다.

■ 공감적 반응

공감적 반응은 대상자에게 안정감과 이해를 전달하여 상담의 효과를 극대화하는 데 중요한 역할을 합니다. 이를 통해 상담자는 대상자와의 심리적 연결을 형성하고, 대상자의 감정적인 과정을 돕는 역할을 수행합니다.

상담과정에서 공감을 나타내는 효과적인 전략

- 상담자는 **대상자의 감정을 인식하고 인정**합니다. 이를 위해 상담자는 언어적인 표현, 톤, 신체 언어 및 표정 등 다양한 신호를 관찰합니다. 대상자가 표현한 감정을 정확하게 파악하고, 그 감정에 대해 이해하고 인정하는 것이 중요합니다.
- 상담자는 **대상자의 감정을 표현하는 언어를 사용하여 공감을 표현**합니다. 예를 들어, "당신이 그 상황에서 어떻게 느꼈을까요?" 또는 "당신이 그런 감정을 느끼는 이유를 이해합니다"와 같은 문구를 사용하여 대상자의 감정을 수용하고 이해하는 의사소통을 합니다.
- 상담자는 **대상자가 표현한 내용을 요약하고 반복함**으로써 공감을 표현합니다. 이를 통해 상담자는 대상자의 이야기를 정확하게 이해하고 그들의 감정에 동조합니다. 대상자는 자신의 이야기가 듣고 이해받는다는 느낌을 받으면서 상담자와의 신뢰 관계를 형성할 수 있습니다.
- 공감적 반응은 언어적인 수단뿐만 아니라 **비언어적인 신호도 활용**합니다. 상담자는 적절한 눈 연락을 유지하고, 대상자의 표정과 몸의 자세를 관찰하여 감정을 이해하고 공감합니다. 이는 상호작용과

신뢰를 증진시키는 데 도움을 줍니다.

- 공감적 반응은 **상담자가 자신의 경험이나 이야기를 최소화**하고 대상자에게 주도권을 주는 것을 의미합니다. 상담자는 대상자의 이야기에 집중하고, 그들의 감정에 대한 이해와 공감을 중시합니다. 이는 대상자가 자신의 경험을 표현하고 자신을 받아들이는 데 도움을 줍니다.

■ 경청 자세

경청의 자세는 대상자에게 존중과 신뢰를 전달하며, 상담과정에서 상호적인 의사소통과 함께 대상자의 성장과 변화를 도모하는 데 도움을 줍니다.

상담과정에서 경청하기 위한 효과적인 전략

- 상담자는 **대상자에게 집중**하여 주의를 기울이는 것으로 시작됩니다. 상담자는 대상자와의 상호작용에서 모든 주의를 그들에게 집중하고 다른 간섭 요소들을 제거합니다. 이는 대상자가 자신의 이야기에 대해 중요하고 존중받는다는 느낌을 받을 수 있도록 도와줍니다.
- 대상자가 상담자와의 상호작용에서 **안정감을 느낄 수 있도록** 언어적인 수단뿐만 아니라 **비언어적인 신호를 활용**합니다. 상담자는 눈 연락을 유지하고, 대상자의 표정과 자세를 주목하여 그들의 감정과 의사를 이해하려고 노력합니다.
- 상담자는 진지하게 대상자의 말을 듣고 **이해하려는 자세**를 보여줍니다. 상담자는 적극적으로 말이나 조언을 끼어들지 않고, 대상자에게 말을 마칠 때까지 주의깊게 경청합니다.
- 효과적인 경청의 기술로 **열린 질문과 요약을 활용**합니다. 열린 질문은 대상자에게 더 많은 이야기를 하도록 유도하고, 요약은 대상자의 이야기를 간결하게 정리하여 그들이 자신을 이해받고 더 깊은 수준에서 이야기할 수 있도록 돕습니다.
- 경청에 앞서 상담자는 대상자에 대한 **비판적 사고를 억제**하는 것이 중요합니다. 상담자는 대상자의 이야기를 받아들이고 그들의 시시점과 경험을 이해하려고 노력해야 합니다. 어떤 의견이나 선택에 대해서도 비난하거나 평가하지 않으며, 대상자의 감정을 무시하지 않습니다.

■ 자기노출

자기노출은 상담 과정에서 상담자가 자신의 감정, 경험, 생각 등을 대상자에게 솔직하게 표현하는 것을 의미합니다. 상담자의 자기노출은 대상자에게 상호적인 관계를 형성하는 데 도움을 줄 뿐만 아니라, 대상자가 상담자에게 더욱 신뢰를 갖고 열린 마음으로 이야기할 수 있도록 격려합니다.

상담과정에서 자기노출을 위한 효과적인 전략

- 상담자는 대상자에게 신뢰와 안전감을 제공하는 **환경을 조성**해야 합니다.
- 상담자는 **자기노출의 모델**이 되어 대상자에게 올바른 방법과 타이밍으로 자신을 표현하는 법을 보여 줍니다. 상담자가 자기노출을 통해 자신의 경험을 공유하면, 대상자는 더욱 편안하게 자기노출을 시도할 수 있습니다.
- 만약 대상자가 자기노출하면, 상담자는 그들의 감정과 경험에 공감하며, 그들을 이해하고 지지해줍니다. 이를 통해 대상자는 더욱 자신을 표현하고 자기노출할 용기를 갖게 될 수 있습니다.
- 만약 대상자가 자기노출을 못하고 있다면, 상담자는 자기노출이 상담 과정에서 어떠한 가치와 이점을 가져다주는지 대상자에게 설명합니다. 자기노출을 통해 대상자는 더 깊은 심리적인 탐구와 성장을 이룰 수 있으며, 상담의 질을 향상시킬 수 있다는 것을 알려줍니다.
- 상담자는 자기노출의 중요성을 강조하면서도, 대상자가 자신의 한계와 편안한 영역을 존중해야 합니다. 자기노출은 대상자에게 부담이 될 수도 있으므로, 상담자는 **대상자의 경계를 인식하고 존중**해야 합니다.
- 상담자는 **적절한 질문과 대화 기법**을 사용하여 대상자가 자기노출을 더 쉽게 할 수 있도록 돕습니다. 개방형 질문, 공감적 대화, 청취 기술 등을 활용하여 대상자가 자신을 표현하고 이야기할 수 있는 기회를 제공합니다.

3 상담 시 주의사항

상담 시 주의사항

조언하기	비난, 판단하기	부적절한 댓구	부정적 통제	상담자 불건강한 심리
	• 대상자나 타인 비난하기 • '왜'라고 질문 • 도덕적 관점에서 판단하기	• 침묵 • 화제 바꾸기 • 폐쇄형 질문 • 반복하기	• 어린아이 다루듯 하기 • 회유적으로 대하기 • 환심사기 • 쩔쩔매기 • 거짓 안심시키기	• 방어하기 • 감정을 합리화하기

상담 시 주의사항은 다음과 같습니다.

■ 조언하기

- 상담자는 대상자에게 **강제적인 조언**을 제공하지 않아야 합니다. 대상자는 자신의 상황을 스스로 판단하고 결정할 수 있어야 합니다. 상담자는 도움이 필요한 대상자를 돕기 위해 올바른 질문과 도구를 제공하고, 답을 주어서는 안 됩니다. 대상자의 자기결정과 문제해결 능력을 존중해야 합니다.

■ 비난 또는 판단하기

- 상담자는 대상자나 타인을 **비난하거나 판단**해서는 안 됩니다. 비난과 판단은 대상자의 자존감을 상처받게 하고 신뢰 관계를 훼손할 수 있습니다. 상담자는 대신 이해와 공감을 표현하고 대상자의 감정과 경험을 존중해야 합니다. 대상자의 문제를 이해하고 해결하기 위해 지원과 도움을 제공할 수 있습니다.
- **"왜" 라고 질문하는 것**은 대상자에게 방어적인 느낌을 주거나 자기 성낭화를 유도할 수 있습니다. 대신, 어떤 이유로 그러한 행동이나 생각이 발생했는지를 이해하고자 할 때는 "어떻게 생각하셨나요?"나 "어떤 이유로 그렇게 했나요?"와 같은 개방적인 질문을 사용하는 것이 좋습니다.
- 상담자는 **자신의 도덕적 가치나 신념에 기반하여 대상자를 판단**해서는 안 됩니다. 상담은 대상자의 관점과 가치를 존중하며, 대상자가 자기 결정을 내릴 수 있도록 돕는 것이 중요합니다. 대신 상담자는 윤리적 원칙을 준수하고 대상자의 복지와 안녕을 최우선으로 고려해야 합니다.

■ 부적절한 대화 기술

- **부적절한 댓구**는 대상자의 표현과 자기노출을 억제할 수 있으며, 상담의 효과를 저하시킬 수 있습니다.
- **침묵**은 대상자에게 무관심한 태도를 보이는 것으로 받아들여질 수 있습니다. 상담자는 대상자의 이야기를 경청하고 적절한 시간과 공간을 제공하여 대상자가 자신의 감정과 경험을 표현할 수 있도록 도와야 합니다.
- 상담 중에 **대상자의 어려움이나 문제를 회피하거나 다른 주제로 바꾸는 것**은 대상자의 심리적인 어려움을 무시하는 행동입니다. 대신에 상담자는 대상자의 이야기를 지속적으로 이해하고 다루며, 대상자가 원하는 방향으로 대화를 이끌어 나가야 합니다.

- **폐쇄형 질문**은 대답이 제한되거나 단답으로 이어지는 질문입니다. 이러한 질문은 대상자의 의사소통과 자기 표현을 어렵게 만들 수 있습니다. 상담자는 개방적이고 자유로운 대화를 유도하기 위해 개방형 질문을 사용하고 대상자의 다양한 의견과 생각을 존중해야 합니다.
- **반복적**으로 같은 내용을 묻거나 이야기하는 것은 대상자에게 지루하고 불편한 느낌을 줄 수 있습니다. 상담자는 대상자의 이야기에 적절하게 대응하고 이해를 나타내며, 대상자가 새로운 관점과 해결책을 발견할 수 있도록 돕는 것이 중요합니다.

■ 부정적 통제

- 상담자는 대상자를 **어린 아이로 취급하거나 무시하는 태도**를 보이면 안 됩니다. 대상자는 자기 자신을 존중받고 인정받는 것을 필요로 합니다. 따라서, 상담자는 대상자의 자율성과 자기결정을 존중하고, 긍정적인 지지와 안정감을 제공해야 합니다.
- 회유는 대상자를 **자신의 의견이나 행동에 동의하도록 강요**하는 것을 의미합니다. 상담자는 대상자의 의견을 존중하고 자유롭게 표현할 수 있도록 도와야 합니다. 대상자가 스스로 결정하고 행동할 수 있도록 지원해야 합니다.
- 대상자에게 **부당한 동요나 감정을 일으키는 행동**은 지양해야 합니다. 상담자는 대상자의 감정을 이해하고 공감하면서도 중립적인 자세를 유지해야 합니다. 대상자의 감정을 인정하고 존중하면서도 객관적인 관점을 유지하는 것이 중요합니다.
- 대상자가 **말을 할 때 중단하거나 끊거나, 지루한 반응을 보이는 것**은 대상자를 불안하게 만들 수 있습니다. 상담자는 대상자의 이야기를 경청하고, 대상자가 마땅한 시간과 공간을 갖도록 지원해야 합니다.
- 상담자는 대상자에게 **거짓 정보를 제공하거나 거짓으로 안심시키는 것**은 피해야 합니다. 진실성과 믿음은 상담 과정에서 매우 중요합니다. 상담자는 진실하고 정직한 자세를 유지하며, 대상자와의 신뢰 관계를 형성하는 데 초점을 둬야 합니다.

■ 상담자의 불건강한 심리

- 상담자의 불건강한 심리는 상담 과정에 부정적인 영향을 미칠 수 있습니다. 따라서 상담자는 자신의 내적 상태와 감정을 인식하고 관리하는 데 주의를 기울여야 합니다. 필요한 경우, 상담자는 자기 돌봄을 실천하고 자기 이해를 높이는 데도 노력해야 합니다.
- **방어하기**: 상담자는 자신의 감정이나 의견에 대해 방어적인 태도를 취하지 않아야 합니다. 방어적인 태도는 대상자와의 신뢰 관계를 손상시킬 수 있으며, 상담 과정에 부정적인

영향을 미칠 수 있습니다. 상담자는 자신의 감정과 의견을 열린 마음으로 대상자와 공유하고 대화를 진행해야 합니다.

- **감정을 합리화하기**: 상담자는 대상자의 감정을 합리화하거나 경시하면 안 됩니다. 감정은 개인의 경험과 중요성에 따라 다양하게 나타날 수 있습니다. 상담자는 대상자의 감정을 인정하고 이해하는 노력을 해야 합니다. 대상자의 감정을 경청하고 공감하면서도 중립적인 자세를 유지하는 것이 중요합니다.

7장

지시와 보고

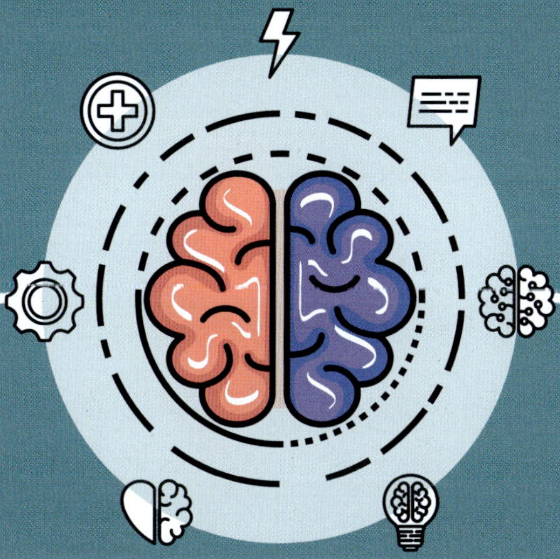

학습 목표

지시와 보고의 효율적인 기법을 익히고 적용할 수 있다.

학습 내용

1. 지시(명령)
2. 보고

토의질문

"조직내 의사소통의 주의사항" (1부 7장, 137p)를 다시 한번 살펴보겠습니다.
현재 자신이 속한 조직이 있다면, 우리 조직에서 주의해야 할 점은 무엇인지 생각해봅시다.
또 자신의 경우 어떤 점에 더 주의를 기울여야 하는지 나눠봅시다.

1 지시(명령)

지시/명령의 의의

지시 또는 명령은 **특정한 업무를 수행하도록 다른 사람에게 명확하게 이르는 말**하는 것을 뜻합니다. 예를 들어, 병원장이 행정부장에게, 행정부장은 팀장에게, 팀장은 사원에게 해야 할 일이 요구되고 전달될 수 있습니다. 지시/명령은 이렇게 조직 내에서 연쇄적으로 전달되는 계통이 존재할 때 나타납니다. 특히 명령은 상-하위 관계나 권한 구조가 있는 조직에서 흔히 사용되며, 상위자가 하위자에게 업무를 할당하거나 특정한 행동을 요구하는 경우에 사용됩니다.

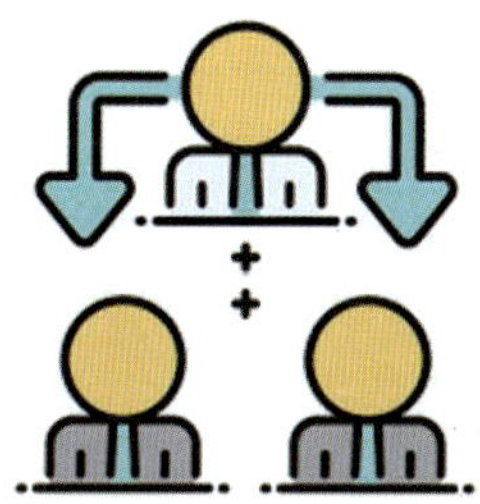

© 이미지 출처: https://iconscout.com/

지시/명령은 업무를 효율적으로 수행하기 위해 필요한 의사소통의 한 형태이며, 조직 운영상 매우 중요하게 활용되는 의사소통 방식으로서, 다음과 같은 의의를 가지고 있습니다.

- **업무의 명확한 전달**: 지시/명령은 업무에 대한 명확한 방향과 목표를 제공합니다. 수행해야 할 일에 대한 명확한 지시는 혼동을 줄이고 효율적인 일처리를 돕습니다.
- **역할과 책임의 명시**: 지시/명령은 각 개인 또는 팀의 역할과 책임을 명확히 정의합니다. 이를 통해 각자의 역할에 집중하고 협업을 통해 효율적으로 일할 수 있습니다.
- **업무의 우선순위 설정**: 지시/명령은 업무의 우선순위를 설정하는 데에 도움을 줍니다. 중요한 업무를 우선 처리하고, 시간과 자원을 효율적으로 관리할 수 있도록 돕습니다.
- **효율적인 업무 수행**: 지시/명령은 업무의 효율성을 높이기 위해 필요한 조치를 제공합니다. 팀원들이 명확한 지시를 받고 자신의 역할에 집중할 수 있으므로, 작업 시간과 노력을 절감할 수 있습니다.
- **업무 조정과 협력 강화**: 지시/명령은 업무를 조정하고 협력을 강화하는 데에 도움을 줍니

다. 팀원들 간의 업무 배분이 명확하게 이루어지고, 업무의 진행 상황을 파악할 수 있으며 필요에 따라 조정할 수 있습니다.

- **조직의 통제와 리더십 강화:** 지시/명령은 조직 내에서 통제와 리더십을 강화하는 역할을 합니다. 명확한 지시를 통해 조직 구성원들은 리더의 지침에 따라 업무를 수행하고, 조직의 목표를 달성하기 위해 협력할 수 있습니다.

효과적인 지시/명령을 하기 위한 전략

지시 또는 명령이 효과적으로 원활하게 이루어지는 것은 조직의 업무 수행에 있어 매우 중요한 부분이며, 이를 위해 수령자의 이해와 협력을 얻는 것에 초점을 맞출 필요가 있습니다.

(1) 수령자(부하)를 존중하는 태도

- **직설화법과 간접화법을 사용한다.**

  명령을 전달할 때, 명확하고 간결하게 말하는 것이 중요합니다. 직설화법을 사용하여 명령을 분명하게 전달할 수 있습니다. 또는 간접화법을 사용하여 제안이나 권고 형태로 전달할 수도 있습니다. 예를 들어, "이렇게 하시오" 대신 "이렇게 하면 어떨까요?"와 같이 상황에 맞게 제안하는 표현을 사용하면, 수령자의 의견을 존중하는 태도가 전달되며 더 좋은 협력을 유도할 수 있습니다.

- **하향식 전달이더라도 일방적인 방식은 피한다.**

  하향식 전달 방식을 사용할 때에도 일방적인 방식을 피하고 상황에 맞는 지시를 전달해야 합니다. 상위 계층이 전달한 지시가 현실적으로 실현하기 어렵거나, 상황에 맞지 않는 경우에는 수령자가 이를 인지하지 못하고 따르게 될 수도 있다는 것을 염두에 두어야 합니다. 따라서 지시나 명령을 내리는 상사는 일방적인 하향식 전달만 해서는 안 되며, 상황을 분별하고 수령자와 상호작용하는 것이 중요합니다. 그에 따라 수령자의 의견이나 역량을 반영한 지시로 조율하고 조정할 수 있어야 합니다.

- **수령자의 사기와 자긍심을 향상한다.**

  명령을 내릴 때, 수령자의 사기를 높이고 자긍심을 심어주는 것이 좋습니다. 긍정적인 표현을 사용하고 성과를 인정하며 수령자에게 책임감을 심어줄 수 있습니다. 명령을 내릴 때, 수령자의 동기와 의욕을 상실시키지 않도록 주의해야 합니다. 비난하거나 부정적인 표현을 사용하지 않습니다. 예를 들어, '○○○밖에 할 사람이 없으니 하세요'; '제일 시간이 한가하니 하세요.'라고 하기보다, '이건 ○○○이 전문이니 해보세요'; '○○○에게 반응이 좋으니 이런 내용은 ○○○이 맡아보시지요.'라고 하는 것이 수령자의 역량과 전문성을 인정하며 책임감을 심어주는 표현입니다.

- **개별화된 접근을 한다.**
  각 수령자의 특성과 성향을 고려하여 접근하는 것이 중요합니다. 수령자가 좋아하는 일이나 강점을 활용하고, 피할 수 있는 일은 피하도록 배려해야 합니다. 개별적인 접근은 수령자의 협력과 참여를 증진시킬 수 있습니다.

(2) 메시지 전달의 효율을 높이는 방법

다음과 같은 방법으로 메시지를 전달하면 업무의 원활한 진행과 협업이 가능해지며, 일관성과 효율성이 높아집니다.

- **간단하고 명료하게, 일관된 내용으로 설명한다.**
  복잡한 언어나 용어를 피하고, 이해하기 쉽고 명료한 문장을 사용하여 메시지를 전달합니다. 간단하고 명료한 언어는 수령자가 메시지를 빠르게 이해하고 처리할 수 있도록 도와줍니다.

- **지시/명령을 수행할 개인의 특성이나 이해수준을 고려해야 한다.**
  각 개인은 서로 다른 배경과 역량을 가지고 있으므로, 수령자의 특성과 이해수준을 고려하여 메시지를 전달해야 합니다. 수령자가 이해할 수 있도록 필요한 설명과 지원을 제공해야 합니다.

- **지시한 내용은 수령자가 이해했는지 파악하기 위해 되짚어 설명하게 한다.**
  지시한 내용이 수령자에게 잘 전달되었는지 확인하기 위해 되짚어 설명하도록 요청합니다. 수령자가 이해하지 못한 부분이 있을 경우 추가 설명이나 지원을 제공하여 명확히 해줍니다.

- **업무의 우선순위를 정하고 수행 시기를 명시하여 지시한다.**
  업무의 우선순위를 명시하고, 수행 시기를 명확히 알려줍니다. 이를 통해 수령자는 중요한 업무를 우선적으로 처리할 수 있고, 작업 일정을 조절할 수 있습니다.
- **진행사항을 보고 받을 수 있게 한다.**

수령자로부터 진행상황을 정기적으로 보고받을 수 있도록 합니다. 이를 통해 업무 진행 상황을 파악하고 필요한 조치를 취할 수 있습니다.

지시를 위한 계획표

지시를 위한 계획은 지시자가 일을 명확하게 전달하고 수행 상황을 추적하기 위해 필요합니다. 지시를 위한 계획표를 활용하는 것이 좋으며 다음과 같은 내용이 포함될 수 있습니다.

1. **무엇(마지막 결과물)**: 일의 목표와 최종 결과물을 명시합니다. 이를 통해 수령자가 일의 목적과 기대되는 결과물을 이해할 수 있습니다.
2. **결과물이 어디로 갈 것인지**: 최종 결과물이 어디로 제출되거나 사용되는지 명시합니다. 이는 수령자가 작업 완료 후 결과물을 적절한 위치에 전달할 수 있도록 도와줍니다.
3. **세부 기준**: 일의 세부 기준이나 요구사항을 명시합니다. 수령자에게 어떤 기준으로 일을 수행해야 하는지 알려주어 효율적이고 일관된 결과를 얻을 수 있도록 돕습니다.
4. **일의 종류 우선순위**: 다양한 업무 중에서 이번 지시의 우선순위를 명시합니다. 이를 통해 수령자는 중요한 작업을 우선적으로 처리할 수 있게 됩니다.
5. **누가 누가 이 일을 할까**: 수령자를 명시하고, 필요한 경우 협업이나 역할 분담을 정의합니다. 이는 책임과 업무 배정에 대한 명확성을 제공하여 혼동을 방지합니다.
6. **언제 지시일, 작업 종료일, 실제 제출일**: 일정에 관련된 날짜와 기한을 명시합니다. 이는 일의 진행과 완료 시기를 파악할 수 있도록 도와주며, 필요한 조치를 취할 수 있게 합니다.
7. **진행 보고를 위한 미팅**: 일정한 주기로 진행 상황을 보고받을 미팅을 명시합니다. 이를 통해 지시자와 수령자 간의 소통과 협업을 강화할 수 있습니다.
8. **정보, 자료, 서비스를 얻기 위한 곳**: 수령자가 필요로 하는 정보, 자료, 서비스를 얻을 수 있는 출처를 명시합니다. 이는 업무 수행에 필요한 자원을 쉽게 찾을 수 있도록 도와줍니다.
9. **왜**: 해당 일을 왜 수행해야 하는지 명시합니다. 목적과 이유를 이해하는 것은 수령자에게 동기와 의욕을 부여하는 데 도움이 됩니다.

이러한 계획표를 작성하고 공유함으로써 지시의 명확성과 일의 추적이 가능해지며, 업무의 원활한 진행과 효율성을 높일 수 있습니다.

자료원: 안상윤 저(2020), New 보건의사소통(3판), 350p

(3) 적절한 전달 매체를 선택

지시나 명령을 전달할 때, 적절한 매체를 선택하는 것은 매우 중요합니다. 구두로 전달되는 지시는 즉각적인 대응과 상호작용이 필요한 경우에 유용하며, 문서로 전달되는 지시는 자세한 내용과 지시 사항을 전달할 때 유용합니다. 각각의 매체의 특징과 장단점을 고려하여 적절한 선택이 필요합니다.

■ 구두가 효과적일 때

- 간단한 지시나 조언
- 긴급할 때
- 문서명령을 재차 강조
- 수령자가 내용을 잘 알고 있고, 수행하는 데 필요한 지식, 기능, 숙련이 동반될 때
- 싫어하는 일을 지시

■ 문서가 효과적일 때

- 수령자 외 타인에게도 전달이 필요 시
- 내용이 어렵거나 잊어버리기 쉬운 경우
- 내용에 복잡한 세목이나 정밀한 수치가 포함
- 진척상태를 통제하고자 할 때
- 책임을 명백히 해야 할 경우
- 수령자의 의도를 배제하기 위해 또는 방법적인 부분도 확고히 지켜져야 할 때
- 장기간 걸쳐 이행해야 할 경우

(4) 부정적인 내용으로 지시/명령해야 하는 경우

때로는 부정적인 내용을 포함하여 지시나 명령이 전해져야 하는 경우도 있습니다. 이때는 수령자의 사기가 꺾이지 않고 긍정적인 반응을 유도할 수 있는 의사소통 전략을 잘 활용하는 것이 바람직합니다.

- 부정적인 지적을 할 때에도 긍정적인 자세를 유지한다; “샌드위치 기술”을 활용(호의적인 말 사이에 지적하는 말을 담음)

- 문제가 있을 때 **바로 지적**한다.
- **개인적으로** 만나서 지적한다; 여럿이 있는 곳에서 하지 않는다.
- **한번에 한 가지씩만** 이야기한다. 한번에 한 가지씩만 이야기한다; 특히 부정적인 문제에 대해 한 번에 다 다루려 하면 좋지 않다.

효과적인 지시/명령을 받기 위한 전략

효과적인 지시와 명령은 상사뿐만 아니라 수령자에게도 소통의 기술이 필요합니다. 수령자는 지시와 명령을 잘 받고 수행하기 위해 다음과 같은 몇 가지 전략을 고려할 수 있습니다.

- 상사가 부르면 **활기찬 목소리**로 대답하고 **하던 일을 일단 멈춘다.**
- 상사를 똑바로 주시하면서 **적극적으로 청취**한다.
- 대면 시 **메모**할 준비를 하고, 구두 전달이더라도 **기록**하여 둔다.
- 상사가 지시하고 있는 동안에는 질문을 하거나 방해하지 않고 일단 지시내용을 끝까지 잘 듣고 나중에 질문하도록 한다.
- 요점을 **분명히 확인**한다.
- 제출 **마감기한** 등을 **확인**하여 둔다.
- **적극적인 사고**로, 그러나 **겸손하게 개입**한다.
- **개인적인 감정을 표현하지 않는다.**
- 상사의 지시/명령을 **되풀이하면서** 중요한 점과 의문점을 잘 **생각해 본다.**

2 보고

보고의 원칙

객관성 유지 | 근거 제시 | 모호성 배제 | 필요성 | 적시성 | 간결성

효과적인 보고를 위해 고려해야할 "**보고의 원칙**" 6가지 요소에 대한 설명입니다.

1. **객관성 유지**: 보고서나 의사소통에서는 주관적인 의견이나 편견을 배제하고 객관적인 사실과 데이터에 근거하여 정보를 전달해야 합니다. 주관적인 해석이나 감정적인 요소를 최대한 배제하여 정확하고 신뢰할 수 있는 보고를 작성해야 합니다.

2. **근거 제시**: 보고서나 의사소통에서는 내용을 뒷받침하는 근거와 데이터를 제시해야 합니다. 이는 다른 사람들이 내용을 검토하고 평가할 수 있도록 도와줍니다. 근거를 제시함으로써 신뢰성과 신빙성을 높일 수 있습니다.

3. **모호성 배제**: 보고서나 의사소통에서는 모호한 용어, 문장, 표현을 피해야 합니다. 명확하고 이해하기 쉬운 언어를 사용하여 내용을 명확히 전달해야 합니다. 모호성을 배제함으로써 오해와 혼동을 방지할 수 있습니다.

4. **필요성**: 보고서나 의사소통에서는 내용의 필요성을 강조해야 합니다. 왜 이 보고서가 필요한지, 왜 이 내용이 중요한지를 명확하게 전달해야 합니다. 내용의 중요성을 강조함으로써 수령자가 보고를 신속하고 적극적으로 처리할 수 있습니다.

5. **적시성**: 보고서나 의사소통에서는 적절한 시기에 정보를 제공해야 합니다. 정보가 늦게 전달되면 의사결정이나 조치를 취하는 데 불이익을 초래할 수 있습니다. 따라서 적절한 시기에 정보를 전달하고 필요한 경우 신속하게 대응해야 합니다.

6. **간결성**: 보고서나 의사소통에서는 간결하고 명료한 언어를 사용해야 합니다. 복잡하거나 장황한 표현은 이해를 방해하고 내용의 중요성을 희석시킬 수 있습니다. 간결하고 명료한 언어를 사용하여 내용을 간결하게 전달해야 합니다.

보고 시 고려사항

보고 시 주의하여야 할 몇 가지 고려사항은 다음과 같습니다.

- **기한보다 빨리 보내기**: 보고서를 가능한 한 기한 이전에 보내는 것이 중요합니다. 이렇게 함으로써 상사나 관련자들은 진행 상황을 파악하고 필요에 따라 조정할 수 있는 시간적 여유가 생깁니다. 또한 중간점검의 기회를 마련하여 진행 상황을 확인하고 필요한 지시를 받을 수 있습니다.

- **중요한 사안 먼저 보고**: 보고서에서 가장 중요한 사안부터 먼저 다루는 것이 좋습니다. 이

렇게 함으로써 중요한 사안을 우선 고려하고 주요 관심사에 대해 즉각적인 대응이 가능합니다.

- **구두와 문서 병행 보고:** 구두와 문서를 병행하여 보고하는 것이 효과적입니다. 구두로 보고하는 경우 실시간 상호작용이 가능하며, 문서로 보고하는 경우에는 자세한 정보와 사실들을 정확하게 기록할 수 있습니다. 두 가지 방법을 함께 사용함으로써 의사소통의 효율성과 명확성을 높일 수 있습니다.
- **간결한 결론과 상사의 지시 보고:** 보고서의 결론은 간결하게 서술해야 합니다. 주요 요점을 명확히 전달하고 상사의 지시에 따른 경과나 이유를 보고서에 포함시켜야 합니다. 이렇게 함으로써 다른 사람들이 보고서를 빠르게 이해하고 대응할 수 있습니다.
- **객관적인 사실 설명:** 보고서에서는 주관적인 견해보다는 객관적인 사실을 정확하게 설명하는 것이 중요합니다. 자료나 결과를 왜곡하지 않고 있는 그대로 전달함으로써 신뢰성 있는 보고서를 작성할 수 있습니다.
- **착오와 문제 즉시 보고:** 업무의 진행 중에 발생하는 착오나 문제가 있을 경우 즉시 상사에게 보고해야 합니다. 빠른 대응과 조치를 통해 문제를 해결하고 추가적인 문제 발생을 방지할 수 있습니다.
- **보고를 내린 사람에게 보고하는 원칙:** 보고를 진행한 사람이 자신의 보고서에 대해 해당 상사에게 직접 보고하는 것이 원칙입니다. 이를 통해 보고자가 직접 자신의 결과물을 설명하고 주요 내용을 전달할 수 있으며, 정보의 왜곡이나 오해를 최소화할 수 있습니다.
- **진행 상황에 따른 수시로 중간보고:** 업무 진행 중에는 상사에게 수시로 중간보고를 하는 것이 효과적입니다. 이렇게 함으로써 상사는 업무의 진행 상황을 지속적으로 파악하고, 문제 발생 시 즉시 대응할 수 있습니다. 중간보고를 통해 업무의 방향성과 우선순위를 조정하거나 지원을 제공하는 등 조직의 전반적인 효율성을 높일 수 있습니다.

이러한 고려사항들을 지켜서 보고서를 작성하면 조직 내에서 원활하고 효율적인 의사소통과 업무 진행이 가능해질 것입니다.

지시자와 수행자가 보고에 대한 견해 차이

지시자(결재권자)가 원하는 보고

- 중요한 사건 순으로 나열
- 신속한 해결을 요구하는 문제부터 보고 결론이 우선
- 보고서는 얇아야 경쟁력이 있다고 봄
- 사안의 중요성과 보고량이 비례하다고 봄
- 알아듣기 쉬운 일반용어를 선호

수행자가 원하는 보고

- 자신이 한 일을 시간 순으로 나열
- 좋은 일부터 먼저보고
- 배경과 필요성 우선
- 보고서가 두꺼워야 설득력이 있다고 봄
- 자신의 노고와 보고량을 비례하다고 봄
- 전문용어나 약어를 남용하기 쉬움

효과적인 보고를 하기 위한 전략

- **수령자의 입장을 고려하여 보고를 작성 또는 발표함:** 이를 위해 다음과 같은 사항을 고려할 수 있습니다.
  - 상대에게 꼭 필요한 내용인지 확인
  - 호기심을 자극할 수 있는 방법 고려
  - 이해하기 쉬운 내용 전달
  - 객관적인 내용 제시
- **전체적으로 제시된 공문서는 빠짐없이 열람:** 업무의 일관성과 조율을 위해서는 항시 전체 공지를 열람하는 것에 주의를 기울여야 합니다. 열람하지 않은 경우 팀 내에서 편차가 발생하고 의사소통에 오류가 생길 수 있으므로 주의해야 합니다.
- **정기적인 미팅이나 회의를 통해 공개적인 보고의 기회를 마련:** 이를 통해 발표자는 자신감을 갖고 업무 진행 상황을 보고할 수 있으며, 참석자들은 업무의 진행 상황을 파악하고 피드백을 제공할 수 있습니다. 이러한 공개적인 보고의 기회는 팀의 협업과 조정을 원활하게 할 수 있고, 발표자에게도 중요성과 업무의 중요성을 일깨워줄 수 있습니다.

의사소통의 노하우

〈보고서 작성 요령〉

- 제목이 **상사의 요구**의 핵심을 담고 있어야 한다.
- **중복과 나열**을 지양한다.
- **결론부터, 요약**하고 시작한다.
- **시각적 자료**를 활용하여 정보 전달력을 높인다.
- **본래 목적이나 핵심**에서 이탈하는 착오가 없도록 한다.
- 금전, 숫자, 명칭 등 분명히 해야 하는 것은 **재차 확인**한다.
- **논리적 비약**이 없는지 살펴본다.

8장

의료서비스와 홍보를 위한 의사소통

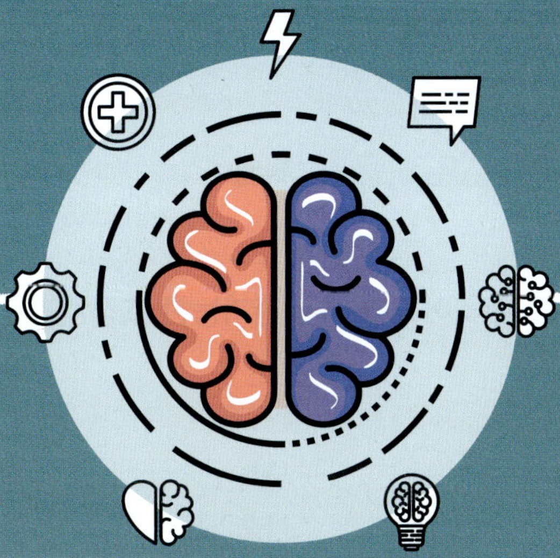

학습 목표

1. 의료서비스 기관에서 서비스 의사소통의 필요성을 인식한다.
2. 대외 홍보의 중요성을 알고 서비스 의사소통으로 홍보에 동참할 수 있다.

학습 내용

1. 의료시장에 대한 이해
2. 서비스 의사소통
3. 홍보

1 의료시장에 대한 이해

의료서비스 기관은 생존

의료서비스 기관은 생존과 지속적인 운영을 위해 수익을 창출해야 하는 조직체입니다. 의료 기관은 인력, 시설, 장비, 약품 등 다양한 비용이 발생하며, 이를 충당하기 위해 수익을 올려야 합니다. 수익은 기관의 운영비용을 지불하고 향상된 의료서비스를 제공하는 데 필요한 자금을 확보하는 데 도움이 됩니다.

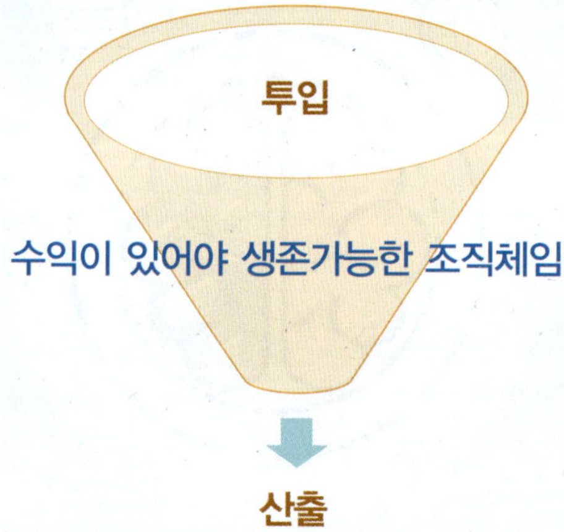

수익 창출을 위해 의료기관은 다양한 전략을 채택할 수 있습니다. 예를 들어, 의료서비스의 품질과 다양성을 향상시켜 환자(대상자)들의 만족도를 높이고 신뢰를 구축할 수 있습니다. 이를 통해 환자(대상자)들의 입원율과 외래 방문율을 늘리고, 서비스 이용량을 증가시킬 수 있습니다. 또한 효율적인 재원관리, 비용절감, 협력 네트워크 구축 등을 통해 비용을 최소화하고 수익을 극대화할 수도 있습니다. 또한 의료기관은 보험 청구와 정부 지원 프로그램 등 다양한 금융 소스를 활용하여 수익을 창출할 수 있습니다. 이를 통해 기관의 재정적 안정성을 유지하고 지속적인 운영을 보장할 수 있습니다.

의료서비스 기관은 더 나아가 마케팅 전략과 홍보 활동을 통해 지역사회에서의 인지도를 높이고 신뢰를 구축할 수도 있습니다. 이를 통해 환자(대상자)들의 선택과 선호도를 높여 수익 창출에 기여할 수 있습니다.

따라서 의료서비스 기관은 수익을 창출하여 조직의 생존과 성장을 지속시키는 것이 중요합니다. 이를 위해 품질 향상, 비용 관리, 금융 전략, 마케팅 및 홍보 등 다양한 요소를 고려하여 효과적인 경영 전략을 수립해야 합니다.

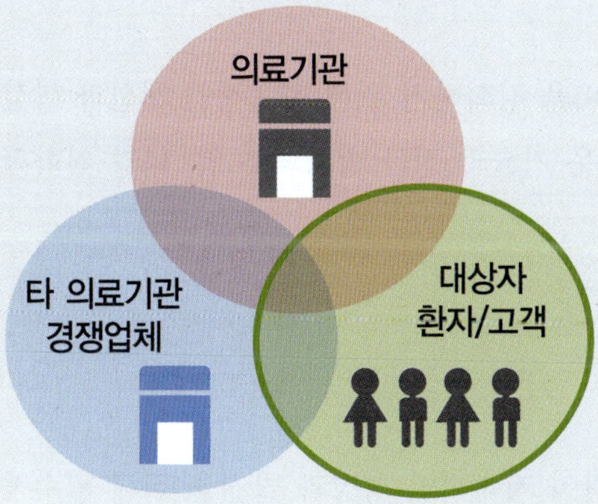

- **일반적 환경**

  경제적, 정치적, 법적, 사회적, 문화적, 기술적, 생태적, 국제환경 및 조직의 역사적 배경, 타 의료기관, 경쟁업체

- **특수 환경**

  소비자, 경쟁의료기관, 진료재료 공급업체, 정부의 규제, 노동조합, 금융기관, 채권자, 주주, 언론기관, NGO, 지역사회

의료서비스 기관은 다양한 환경과 상호작용하며 운영됩니다. 이러한 환경은 개인과 단체의 관계를 포함하여 다양한 영향을 미칠 수 있습니다. 대상자(환자/고객), 의료기관 등의 그룹뿐만 아니라 타 의료기관과의 경쟁, 진료재료 공급업체, 정부의 규제, 노동조합, 금융기관, 채권자, 주주, 언론기관, NGO, 지역사회 등도 모두 의료서비스 기관의 환경에 속합니다. 이러한 다양한 환경은 의료서비스 기관의 생존과 성공에 영향을 미칠 수 있습니다.

경쟁적인 시장에서는 타 의료기관과의 경쟁을 고려해야 하며, 정부의 규제 및 정책 변화, 금융기관의 지원과 채권자와의 관계, 주주와의 기업 운영 방향 등도 고려되어야 합니다. 또한 소비자와의 관계, 노동조합과의 협력, 지역사회와의 연계 등도 의료서비스 기관의 생존과 수익에 영향을 줄 수 있습니다. 이러한 환경 요소들을 분석하고 이해하는 것은 의료서비스 기관의 경영 전략과 의사결정에 중요한 역할을 합니다.

따라서 의료서비스 기관은 생존과 성장을 위해 주변 환경에 적응하고, 환경 변화에 유연하게 대처해야 합니다. 또한 다음과 같은 접근 방법을 통해 의료서비스 기관은 생존과 성장을 위한 조치를 적절히 취하며, 개인과 단체와의 호의적인 관계를 유지하며 지속적으로 발전해 나갈 수 있습니다.

- **환경 분석:** 경제적, 정치적, 법적, 사회적, 문화적, 기술적, 생태적, 국제적인 환경 및 조직의 역사적 배경 등을 분석하여 의료서비스 기관의 경영에 영향을 미치는 요소를 파악합니다.

- **대응 전략 수립:** 환경 변화에 대응하기 위해 적절한 전략을 수립합니다. 경쟁자와의 경쟁 전략, 정부의 규제에 대한 대응 전략, 소비자와의 관계 관리 전략 등을 고려합니다.

- **협력과 파트너십 구축:** 개인과 단체와의 호의적인 관계를 유지하고 필요한 협력과 파트너십을 구축합니다. 지역사회와의 연계, 노동조합과의 협력, 진료재료 공급업체와의 협약 등을 통해 기관의 지속 가능성을 높입니다.
- **지속적인 개선과 혁신:** 환경 변화에 대한 적응력을 강화하기 위해 지속적인 개선과 혁신을 추구합니다. 기존 서비스의 품질 향상, 새로운 기술과 접근 방식의 도입, 환경 친화적인 조치 등을 통해 경쟁력을 강화합니다.

공중의 파악

공중의 특성을 파악하는 것은 의료서비스 기관이 지속적인 성장과 발전을 위해 필수적인 요소입니다. 이를 통해 공중의 요구를 충족하고 경쟁력을 강화하며, 변화하는 환경에 대응할 수 있는 전략을 수립할 수 있습니다.

의료서비스 기관이 공중의 특성을 파악하는 것은 다음과 같은 이유로 중요합니다.

- **공중은 의료서비스 기관의 고객이자 이해관계자**

  공중의 요구와 기대를 이해하고 충족시키기 위해 공중의 특성을 파악해야 합니다. 예를 들어, 공중은 안전하고 효과적인 의료서비스, 친절한 의료진, 접근성과 편의성, 투명한 의료정보, 공정한 비용 등을 원할 수 있습니다. 이를 파악하고 반영하는 전략을 수립하여 공중의 요구를 충족시킬 수 있습니다.
- **경쟁 환경에 놓인 의료서비스 기관**

  경쟁 업체와의 차별화를 위해 공중의 특성을 파악해야 합니다. 예를 들어, 경쟁의료기관과 비교하여 어떤 측면에서 우위를 가지고 있는지, 어떤 서비스나 기능을 강화하여 경쟁력을 확보할 수 있는지 등을 파악하여 경쟁 전략을 수립할 수 있습니다.
- **항상 변화하고 발전하는 환경**

  공중의 요구와 환경 변화에 민첩하게 대응하기 위해 공중의 특성을 파악하는 것이 중요합니다. 예를 들어, 의료 기술의 발전이나 법적 규제의 변경 등은 의료서비스 기관에 영향을 미칠 수 있습니다. 공중의 특성을 파악하고 이에 맞춰 조직을 유연하게 조정하고 개선할 수 있습니다.

공중의 특성을 파악하기 위한 질문들

1. 우리 의료서비스 기관에게 영향을 미치는 공중들은 누구인가?

의료서비스 기관에 영향을 미치는 공중은 환자, 고객, 보건 당국, 지역사회, 의료기관의 직원 및 관련 기관 등이 포함될 수 있습니다.

2. 핵심 공중은 누구인가?

핵심 공중은 주요 고객이자 의료서비스 기관의 주요 이해관계자인 환자와 고객입니다. 그들의 만족과 요구를 충족시키는 것이 중요합니다.

3. 지속적인 충성공중의 구축은 가능한가?

지속적인 충성 공중의 구축은 가능합니다. 이를 위해 고객 관리 및 의료서비스 품질 향상, 지속적인 의료 혁신과 개선, 의료정보의 투명성 및 의사소통 등을 통해 고객들의 신뢰와 충성을 유지하고 강화할 수 있습니다.

4. 공중은 우리 의료서비스 기관에 대하여 무엇을 원하고 있는가?

공중은 안전하고 효과적인 의료서비스, 친절하고 신뢰할 수 있는 의료진, 접근성과 편의성, 효율적인 예약 시스템, 품질 높은 의료 정보, 환경 친화적인 조치 등을 원하고 있을 수 있습니다.

5. 우리 의료서비스 기관이 공중에게 제공할 수 있는 서비스는 무엇인가?

우리 의료서비스 기관은 고품질의 의료서비스, 신속하고 정확한 진단과 치료, 친절하고 이해심 있는 의료진의 상담, 전문적인 의료 정보 제공, 효율적인 예약 및 대기 시간 관리 등을 제공할 수 있습니다.

6. 공중의 가치를 의료서비스 기관의 수익과 연결할 수 있는 방안은 무엇인가?

의료서비스 기관은 공중의 가치를 제공하면서 동시에 수익을 창출할 수 있는 방안을 모색해야 합니다. 이를 위해 고품질의 서비스 제공으로 고객의 만족도를 높이고, 효율적인 운영으로 비용을 절감하며, 마케팅 전략과 금융 모델을 개발하여 수익을 극대화할 수 있습니다. 또한 보험 청구 및 환급 과정의 원활한 처리, 부가가치 서비스의 제공 등을 통해 공중의 가치와 기관의 수익을 연결할 수 있습니다.

의료서비스 기관은 **안정적 고객 확보**를 위해 고객들의 만족도를 높이고 지속적인 관계를 유지하도록 노력하는 것이 중요합니다. 고객의 만족도를 높여 기관에 대한 **고객의 충성심**을 확보하는 전략이 필요합니다.

일반적으로 수시로 설문 조사를 통해 고객의 의견과 만족도를 확인하고, 지역별 환자 정보 및 건강문제를 파악하여 지역별 특성에 맞는 서비스를 제공하는 것이 좋습니다. 또한 과학적 조사지표를 개발하여 정확하고 합리적인 조사를 실시하며, 이를 통해 문제점을 파악하고 개선할 수 있습니다.

예를 들어, 예약 시간을 지키지 않거나 대기시간이 너무 길어진다는 고객들의 불만을 개선하기 위해 밀리는 접수 창구나 대기 시간 단축을 위한 대책을 마련하고 시행함으로써 안정적인 외래환자를 확보할 수 있습니다. 이러한 노력은 고객들의 만족도를 높이고 의료서비스 기관의 신뢰와 긍정적인 평판을 얻는데 도움이 됩니다.

또한 의료서비스 기관의 고객 확보를 위해 **적극적인 환자 의뢰 체제를 구축**하는 전략을 채택할 수 있습니다. 이를 위해 의료서비스 기관, 장기요양시설, 가정간호 기관, 호스피스, 의료장비 공급업체, 보험사, 건강유지 조직 등와 같은 다양한 협력기관과의 협업이 중요합니다.

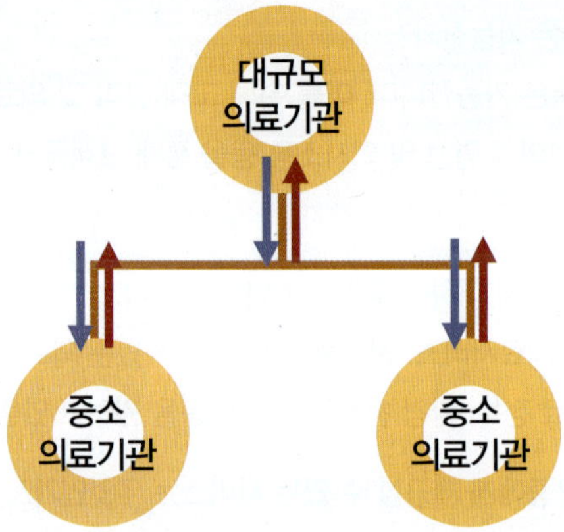

공중과의 관계

의료서비스 기관은 일반 공중을 포함하여 내부고객, 지역사회, 국제사회, 주주, 외부고객, 정부, 제3섹터, 교육, 비즈니스, 언론 등 그 어떤 공중과도 원활한 의사소통을 갖는 것이 중요합니다.

■ 공중과의 관계에서 문제가 발생하는 징후들

의료서비스 기관의 발생할 수 있는 다음과 같은 문제들은 의료서비스 기관과 공중 간의 관계에 문제가 발생할 수 있다는 것을 알려주는 징후로 알려져 있습니다.

➤ 윤리적인 문제

- 조직 내부에서 상사가 부하를 무시하고 있다.
- 조직 구성원들이 최고 경영진을 불신한다.

- 조직 구성원들 간에 불신과 갈등이 있다.
- 구매 담당자가 업무상 부정한 행위를 하고 있다.
- 조직 구성원들이 거짓 선전에 익숙하다.
- 비합법적인 로비가 너무 심하다.

➢ 조직 내부 소통과 지원의 문제

- 좋은 소식이 병원 내부에 빨리, 깊숙이 전파되지 않는다.
- 나쁜 소문에 병원 내부에 빨리 재생산되어 퍼진다.
- 조직의 정책이나 제품에 대하여 관련된 사람들에게 정확하게 의사전달이 되지 않는다.
- 2년째 임금협상이 이뤄지고 있지 않다.
- 조직 구성원들이 의욕을 잃고 있다.
- 조직내 안전사고가 너무 자주 발생한다.

➢ 외부 환경과의 문제

- 정부가 새 사업의 승인을 지연시키고 있다.
- 언론으로부터 좋은 인상을 받지 못하고 있다.
- 행사성 언론 플레이가 자주 일어나고 있다.
- 최고 책임자의 발언이 구설수에 오르고 있다.
- 납품업체들의 불이익이 커지고 있다.

➢ 고객 서비스 대응의 문제

- 피해보상 요구에 대하여 소극적이다.
- 고객이 진료 서비스에 대한 불만이 많다.
- 조직에 대한 좋지 않은 소문이 시중에 떠돈다.
- 조직의 신용도가 떨어지고 있다.

➢ 의료기관에서 공중과의 문제 해결을 위한 전략

의료서비스 기관은 이러한 문제들을 발견할 때, **공중과의 관계에 부정적 문제를 예견**할 수 있어야 하며, 이것이 드러나기 전에 영향요인들을 **조속히 해결할 필요**가 있습니다. 그리고 공중과의 관계에서 문제가 발생하였다면 이를 해결하기 위해 다음과 같은 부분이 강조되어야 합니다.

• **당사자 간 직접적인 의사소통**: 문제가 발생한 경우, 관련된 당사자들끼리 직접 대화하고 의견을 교환함으로써 원활한 의사소통을 유지해야 합니다. 이를 통해 오해와 불신을 해소하고 공중에게 정확한 정보를 전달할 수 있습니다.

• **공중과의 원활한 의사소통 유지**: 공중과의 의사소통은 지속적으로 유지되어야 합니다. 의료기관은 공중에게 필요한 정보를 제공하고, 문제나 의견을 공개적으로 받아들일 준비가 되어야 합니다. 이를 위해 홈페이지, 소셜 미디어, 공지사항 등을 통해 공중과의 소통 채널을 개선할 수 있습니다.

• **최고 경영자와 전문가의 상호작용 강화**: 최고 경영자와 의료 전문가들 간의 긴밀한 상호작용이 필요합니다. 의사소통과 결정 과정에서의 협력을 강화하여 조직의 목표와 가치를 공중에게 투명하게 전달할 수 있습니다.

• **좋은 대인관계 구축**: 의료기관 내부에서는 좋은 대인관계가 필수적입니다. 존중과 신뢰를 기반으로 한 상호작용과 협력은 공중과의 관계를 강화하고 문제 발생 시 조화로운 해결을 도모할 수 있습니다. 적극적으로 팀워크를 장려하고 의료기관 내부의 커뮤니케이션과 협업을 강화하는 것이 중요합니다.

2 서비스 의사소통

접점 커뮤니케이션

MOT(Moment of Truth)는 고객 경험에서 중요한 시점을 가리키는 개념입니다. MOT는 고객과의 상호작용에서 실제로 고객에게 영향을 미치는 순간을 뜻하며, 우리말로 **접점**이라고 합니다. MOT는 일반적으로 고객의 관점에서 정의되며, 의료서비스 기관과의 상호작용에서 고객이 실제로 서비스를 경험하고 평가하는 시점으로 볼 수 있습니다. 이는 고객이 의료서비스 기관과의 접점에서 직접적인 경험을 하게 되는 시점을 의미합니다. 예를 들어, 의료진과의 진료 시간, 의사소통의 품질, 진료 과정에서의 편의성 등이 모두 MOT에 해당할 수 있습니다. 이러한 시점에서의 고객 경험은 고객의 만족도와 충성도에 큰 영향을 미치게 됩니다.

MOT 개념은 고객 중심적인 관점에서 의료서비스의 품질과 경쟁력을 평가하고 개선하기 위해 사용될 수 있습니다.

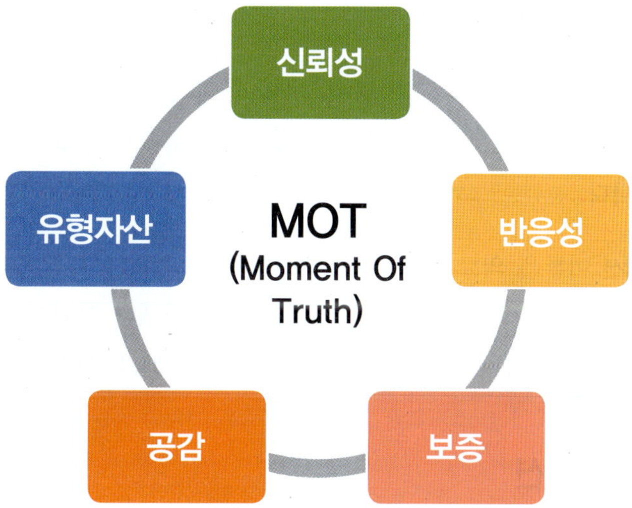

➢ **신뢰성(Reliability)**

신뢰성은 의료기관이 예상 가능한 수준의 서비스 품질을 일관되게 제공하는 능력을 말합니다. 이는 정확한 정보 제공, 약속한 시간에 진료 및 처리, 신뢰할 수 있는 의료진의 역량 등을 포함합니다.

➢ **반응성(Responsiveness)**

반응성은 의료기관이 대상자(고객)의 요구와 문의에 신속하고 적극적으로 대응하는 능력을 의미합니다. 대상자(고객)들이 의료서비스에 대해 문의나 의견을 제기할 때, 적절한 응답과 피드백을 제공하여 높은 수준의 고객만족을 유지하는 것이 중요합니다.

➢ **보증(Assurance)**

보증은 의료기관이 대상자(고객)들에게 안전하고 신뢰할 수 있는 서비스를 제공하기 위한 조치를 취하는 것을 의미합니다. 이는 자격을 갖춘 의료진, 철저한 품질 관리, 개인정보 보호 등을 포함합니다.

➢ **공감(Empathy)**

공감은 의료기관이 대상자(고객)들의 감정과 요구를 이해하고 공감하는 능력을 말합니다. 의료진은 대상자(고객)들과 소통하면서 상호작용을 통해 대상자(고객)의 심리적, 정서적, 문제 해결 등에 관심을 가지고 배려하는 자세를 가져야 합니다.

➢ **유형자산(Tangible assets)**

유형자산은 의료기관이 보유한 시설, 장비, 기술 등의 물리적 자산을 의미합니다. 이러한 자산은 대상자(고객)들에게 현실적인 보장과 안정감을 제공하며, 의료서비스의 질과 효과를 향상시킬 수 있습니다.

"접점 커뮤니케이션"이론은 의료서비스 기관과 대상자(고객) 간의 상호작용 및 의사소통을 강조하는 개념입니다. 의료기관과 대상자들 사이 모든 접점에서 신뢰성, 반응성, 보증, 공감, 유형자산 등의 요소들이 효과적으로 구현될 수 있는 의사소통의 개발을 강조합니다.

세일즈 커뮤니케이션

세일즈 커뮤니케이션은 고객의 요구와 필요에 초점을 맞추어 고객 중심의 접근 방식으로 제품이나 서비스를 판매하는 커뮤니케이션 전략입니다. 이를 통해 고객의 니즈를 파악하고 맞춤형 해결책을 제공함으로써 고객과의 관계를 강화하고 매출을 증가시킬 수 있습니다.

세일즈의 과정은 일반적으로 다음과 같은 단계로 구성됩니다.

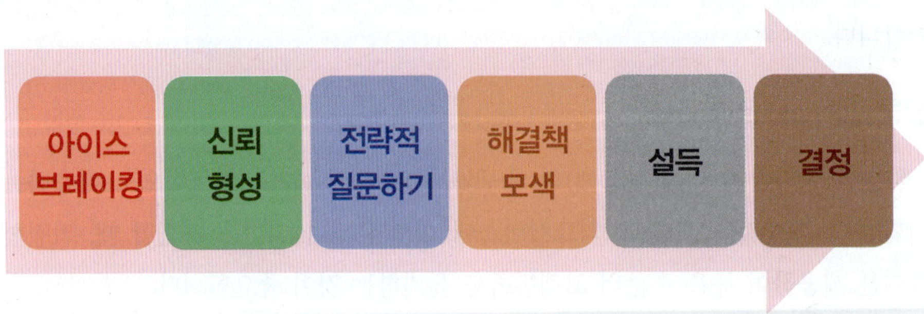
아이스 브레이킹
신뢰 형성
전략적 질문하기
해결책 모색
설득
결정

① **아이스 브레이킹(Ice Breaking):** 고객과의 첫 만남에서 빠르게 친근한 관계를 형성하기 위해 대화를 시작합니다. 이 단계에서는 공감과 관심을 표현하며 상대방의 편안함을 도모합니다.

② **신뢰 형성(Trust Building):** 고객과의 신뢰를 형성하기 위해 성실하고 믿음직한 자세로 대화를 이어나갑니다. 이 단계에서는 신뢰를 강화하기 위해 이전 고객의 사례나 제품/서비스의 신뢰성을 강조할 수 있습니다.

③ **전략적 질문하기(Strategic Questioning):** 고객의 요구와 문제를 파악하기 위해 전략적인 질문을 활용합니다. 이 단계에서는 고객의 니즈와 욕구를 자세히 이해하고, 고객이 직면한 어려움을 파악하는 데 중점을 둡니다.

④ **해결책 모색(Solution Finding):** 고객의 문제와 요구를 기반으로 맞춤형 해결책을 제시합니다. 제품이나 서비스의 특징과 이점을 강조하며, 고객의 니즈에 부합하는 가치 제안을 전달합니다.

⑤ **설득과 결정(Persuasion and Decision):** 고객에게 제안된 해결책의 가치와 장점을 설득력 있게 전달하여 고객의 결정을 도출합니다. 이 단계에서는 고객의 우려사항을 해소하고 혜택을 강조하여 고객이 최종 결정을 내리도록 유도합니다.

의료기관에서는 대상자에게 자신의 서비스의 가치와 혜택을 설명하고, 대상자의 요구와 니즈를 파악하여 최적의 서비스를 제공하기 위해 세일즈 커뮤니케이션을 적용할 수 있습니다. 세일즈 커뮤니케이션은 대상자에게 자신의 서비스를 알리고 고객 유치에 중요한 역할을 수행합니다. 위와 같은 세일즈 과정에 따라 고객과의 소통과 상호작용을 통해 고객의 니즈를 파악하고, 맞춤형 해결책을 제공하는 것은 효과적인 전략이 됩니다.

갭 이론(Gap Theory)

갭 이론은 서비스 제공자와 서비스 수요자 사이의 **갭(차이)**을 분석하는 이론입니다. 이 갭은 서비스 제공자의 기대와 서비스 수요자의 실제 경험 간에 생기는 차이를 의미합니다. 의료기관과 고객 사이 기대와 실제 서비스에 대해 발생할 수 있는 갭은 다음 4가지로 나눌 수 있습니다.

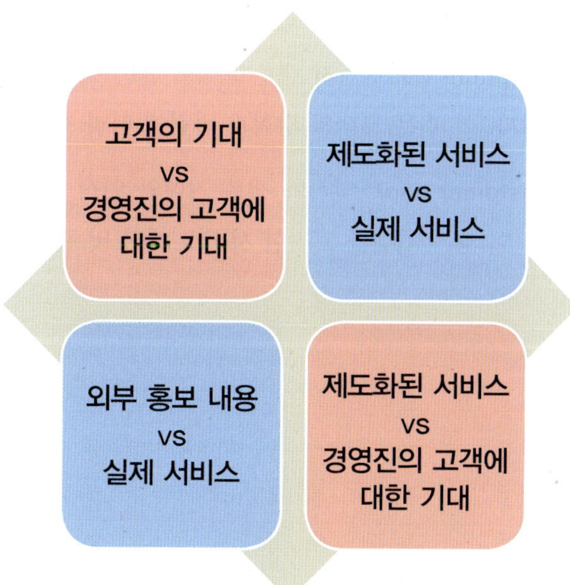

- 고객의 기대 vs 경영진의 고객에 대한 기대
- 제도화된 서비스 vs 실제 서비스
- 외부 홍보 내용 vs 실제 서비스
- 제도화된 서비스 vs 경영진의 고객에 대한 기대

갭 이론을 통해 의료서비스 기관은 고객의 기대와 경험 간의 차이를 파악하여 서비스 개선에 집중할 수 있습니다. 이를 통해 고객의 만족도를 높이고, 서비스 품질을 향상시킬 수 있습니다.

또한 갭 이론에서 제시하는 5가지 갭을 유념하여 문제를 파악하고 해결을 시도해 볼 수도 있습니다.

① **기대 갭(Gap 1: Expectations Gap):** 기대 갭은 고객이 서비스에 대해 어떤 기대를 가지고 있는지를 나타냅니다. 이 갭은 고객과 서비스 제공자 사이의 의사소통과 정보전달에 따라 형성됩니다.

② **계획 갭(Gap 2: Service Design Gap):** 계획 갭은 서비스를 제공하기 위한 전략과 실제 서비스 디자인 간의 차이를 나타냅니다. 이 갭은 기업 내부의 의사소통, 조직 구조, 리소스 할당 등과 관련됩니다.

③ **전달 갭(Gap 3: Service Delivery Gap):** 전달 갭은 실제 서비스 제공과 고객이 받은 서비스 간의 차이를 나타냅니다. 이 갭은 서비스 제공자의 능력, 기술, 태도, 행동 등과 관련됩니다.

④ **인지 갭(Gap 4: Perceptions Gap):** 인지 갭은 고객이 받은 서비스에 대한 인식과 평가 간의 차이를 나타냅니다. 이 갭은 고객의 경험과 관점에 따라 형성됩니다.

⑤ **의식화 갭(Gap 5: Customer Gap):** 의식화 갭은 기대와 인식 사이의 차이를 최종적으로 결정하는 갭입니다. 이 갭은 기대를 고려한 서비스 개선 및 관리 활동을 통해 축소될 수 있습니다.

3 홍보

홍보는 기업이나 의료기관이 자신의 상품, 서비스, 브랜드 가치 등을 알리고 관심을 끌기 위해 수행하는 활동입니다. 병원 및 의료기관에서도 홍보를 통해 자신들의 서비스를 알리고 홍보 활동을 많이 진행하고 있습니다.

국내 의료서비스 기관의 홍보 방법들

국내에서 현행되는 의료기관의 홍보 방법들은 다양하며, 정보지 무료 배부, 기자 회견 성명서, 자체 홍보뉴스, 홈페이지, 인터넷, 개인접촉(무료교육 및 초청행사) 등이 포함됩니다. 이외에도 의료기관은 광고, 소셜 미디어 홍보, 커뮤니티 활동, 건강 캠페인 참여 등 다양한 방법을 활용하여 홍보를 진행합니다.

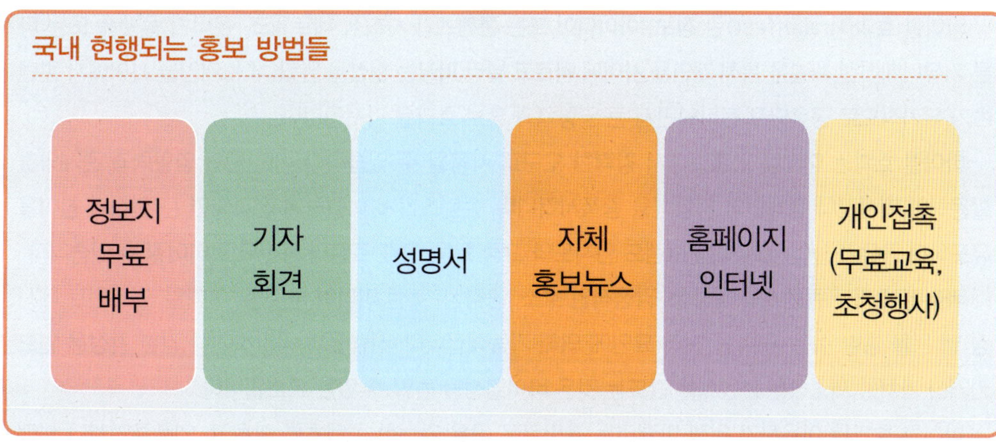

국내 의료서비스 기관에서 활용되는 홍보 매체들

홍보를 위해 선택 가능한 매체는 다음과 같이 다양합니다.

- **인터넷**: 의료기관의 홈페이지, 소셜 미디어 플랫폼, 블로그 등을 통해 정보를 제공하고 홍보를 할 수 있습니다. 인터넷은 많은 사람들이 접근하는 공간이므로 효과적인 홍보 수단이 될 수 있습니다.

- **신문과 잡지**: 광고를 통해 의료기관을 홍보할 수 있습니다. 일반 신문과 전문 의료 잡지 모두 홍보에 유용한 매체입니다.
- **포스터**: 의료기관 내부나 외부에 포스터를 게시하여 서비스와 정보를 알릴 수 있습니다. 포스터는 시선을 끌 수 있는 시각적인 요소를 활용하여 효과적인 홍보가 가능합니다.
- **라디오와 텔레비전**: 의료기관의 광고를 통해 라디오와 텔레비전에서 홍보할 수 있습니다. 이는 대중 매체로서 많은 사람들에게 의료기관의 존재와 서비스를 알릴 수 있는 방법입니다.
- **관련 업체 협력**: 의료기관은 관련 업체와의 협력을 통해 홍보를 진행할 수 있습니다. 예를 들어, 건강 관련 제품을 판매하는 회사와 제휴하여 공동 홍보를 할 수 있습니다.

또한 주변인의 추천은 매우 중요한 홍보 요소입니다. 만족한 환자(대상자)들이 주변인에게 의료기관을 추천하고 긍정적인 평가를 남기는 것은 신뢰성과 영향력이 큰 홍보 방법 중 하나입니다.

바이럴 효과(Viral Effect)

바이럴 효과(viral effect)란 **정보, 아이디어 또는 콘텐츠**가 사회적 네트워크, 온라인 플랫폼 또는 다른 커뮤니케이션 채널을 통해 **개인들 사이에 빠르고 널리 퍼지는 현상**을 말합니다. 개인들 사이에서 콘텐츠가 유기적으로 공유되고 전파되면서 큰 영향력과 홍보 효과를 가져옵니다.

바이럴 효과는 마케팅과 홍보에서 강력한 도구로 사용될 수 있습니다. 개인들의 영향력과 관계망을 활용하여 메시지나 캠페인의 영향력을 증폭시킵니다. 콘텐츠가 바이럴하게 전파되면 큰 관심과 참여를 유도하며 공유가 늘어나고, 이는 브랜드 인지도와 고객 획득, 고객 로열티 증진으로 이어질 수 있습니다.

바이럴 효과는 콘텐츠의 독창성, 감정적인 호소, 공감성, 소셜 미디어 플랫폼, 이메일, 인스턴트 메시징 앱 등을 통한 쉬운 공유 등 여러 요인에 의해 가능해집니다. 사람들과 공감하거나 강한 감정을 일으키거나 가치를 제공하는 콘텐츠를 만드는 것은 바이럴성을 높일 수 있는 요소입니다.

바이럴 효과를 이용하기 위해 마케터는 흥미로운 공유 가능한 콘텐츠를 만들고, 인플루언서나 브랜드 지지자를 활용하며, 사용자가 생성한 콘텐츠를 장려하고, 추천 프로그램을 실행하며, 소셜 미디어 플랫폼을 활용하여 메시지의 전파 범위를 확대할 수 있습니다.

바이럴 효과는 항상 예측 가능하거나 조절 가능한 것은 아니며, 콘텐츠를 공유하는 개인들의 유기적인 행동에 의존합니다. 그러나 바이럴 효과의 기반 요소를 이해하고 바이럴성을 고려한 캠페인을 디자인함으로써 메시지의 빠른 전파와 중요한 영향을 창출할 수 있는 가능성을 높일 수 있습니다.

실제, 의료기관 선택에 가장 영향을 끼치는 홍보방법은 "주변인의 추천"이라고 나타났습니다. 많은 사람들이 신뢰할 수 있는 주변인의 의견을 중요하게 생각하며, 의료기관 선택에도 이러한 추천이 큰 영향을 미칩니다. 이는 의료기관에서 홍보와 고객과의 실질적인 서비스 의사소통의 중요성을 입증하는 근거가 됩니다.

효과적인 홍보를 위해 다음과 같은 요건

의료서비스 기관에서는 효과적인 홍보를 위해 다음과 같은 요건을 고려할 수 있습니다.

- **환경 적응적인 조직 구조 구축**
  의료기관은 홍보 활동을 위한 조직 구조를 구축해야 합니다. 홍보를 담당하는 팀이나 부서가 명확하게 설정되고, 역할과 책임이 분명히 정의되어야 합니다. 이를 통해 효율적인 홍보 전략 수립과 실행이 가능해집니다.

- **공중의 의견과 태도 평가**
  홍보 활동을 시작하기 전에 공중의 의견과 태도를 평가하는 것이 중요합니다. 이를 위해 설문 조사, 인터뷰, 소셜 미디어 분석 등을 활용하여 공중의 요구와 욕구, 의견을 파악할 수 있습니다. 이를 통해 개인 맞춤형 홍보 전략을 수립할 수 있습니다.

- **공중의 이해와 수용을 얻기 위한 프로그램 수행**
  홍보 활동을 통해 공중의 이해와 수용을 얻기 위해 다양한 프로그램을 수행할 수 있습니다. 예를 들어, 교육 세미나, 건강 캠페인, 커뮤니티 이벤트 등을 통해 공중과의 상호작용과 소통을 강화할 수 있습니다.

- **차별화된 홍보 전략**
  경쟁이 치열한 의료서비스 분야에서는 차별화된 홍보 전략이 필요합니다. 의료기관은 자체적인 강점과 특색을 강조하는 홍보 방법을 선택해야 합니다. 이를 통해 다른 의료기관과의 경쟁에서 차별성을 확보할 수 있습니다. 예를 들어, 특정 전문 분야에 대한 우수한 전문성, 혁신적인 치료 방법, 편리한 시설 등을 강조할 수 있습니다.

이러한 요건을 고려하여 효과적인 홍보 전략을 수립하고 실행함으로써 의료기관은 공중에게 자신의 서비스와 가치를 전달하고 더 많은 관심과 신뢰를 얻을 수 있습니다.

예 병원 홍보 전문 업체 성공 사례 소개

http://www.medi-story.com/sub2_7.html

의사소통의 노하우

〈효과적인 공중 관계 의사소통의 개발〉

- **능동적이고 적극적인 의사소통**을 개발하라.
- **선도적 고객확보**가 중요하다.
- **고객과 우호적인 관계 형성**을 추구하라.

토의질문

오늘 접점 의사소통에 대한 주요 요소 5가지를 떠올려보세요.
자신이 서비스 하고 있는 분야(일상)에서 적용해 볼 만한 실천계획 세워봅시다.

9장

의료과오 관련 의사소통

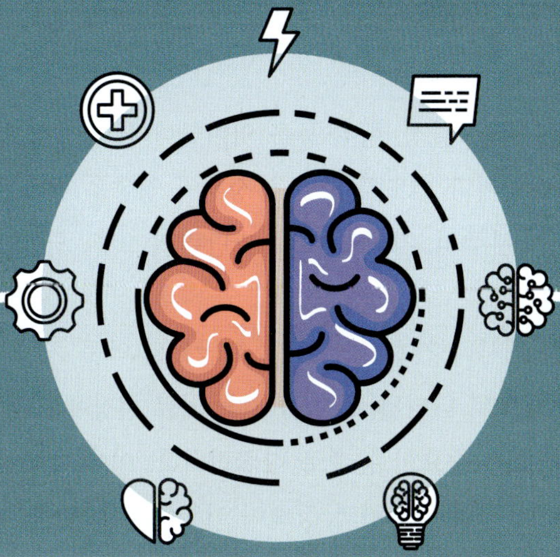

학습 목표

의료 과오에 대한 바람직한 대처 방법에 대하여 설명할 수 있다.

학습 내용

1. 과오에 대한 이해
2. 의료 과오에 대한 바람직한 대처
3. 불만에 관한 가이드

> **"실수를 하는 것은 인간적이다;**
> **용서를 하는 것은 성스러운 행위다."**
>
> – Alexander

1 과오에 대한 이해

"과오"란 잘못된 행동, 판단, 결정, 행위 등을 의미합니다. 일반적으로 예상되거나 기대되는 결과와 다른 결과를 초래하거나 의도치 않은 부정적인 영향을 미치는 것을 의미합니다. 과오는 개인이나 조직의 실수, 부주의, 지식의 부족, 판단력의 오류, 시스템적 결함 등으로 인해 발생할 수 있습니다.

의료 현장에서의 과오는 의사나 간호사의 오진, 오남용된 약물 처방, 의료 장비의 오작동, 의사소통 오류 등 다양한 형태로 나타날 수 있습니다. 의료 현장에서의 과오는 환자의 건강이나 안전에 영향을 미칠 수 있는 중요한 문제로 다뤄집니다. 이에 따라 의료 현장에서는 과오를 최소화하고 개선하기 위한 다양한 노력과 정책이 이루어지고 있습니다.

과오는 인간 사회에서 불가피한 것이나 이를 비판적으로 평가하고 인정함으로써 학습과 개선의 기회를 제공하는 것이 중요합니다. 이러한 관점에서 **과오에 대한 이해**는 의료 현장에서의 개선과 학습의 기회를 제공하며, 환자 중심의 의료 서비스를 제공하기 위해 필요한 요소 중 하나라고 할 수 있습니다. 과오를 정확히 이해하고 분석하면 의료 현장에서의 안전성과 서비스의 질을 향상시키는 데 도움이 될 수 있습니다.

의료 현장에서 일어나는 과오에 대해 기본적으로 다음과 같은 내용을 이해하고 있는 것이 중요합니다.

- **의료 현장에서 과오는 피할 수 없다.**
  의료 현장에서는 인간의 실수나 시스템적인 결함으로 인해 과오가 발생할 수 있습니다. 의사소통의 오류, 오진, 잘못된 처방 등이 그 예시입니다.
- **과오는 인간적 요소와 시스템적 요소의 결합으로 발생한다.**
  과오는 개인의 실수뿐만 아니라 의료 시스템의 결함이나 조직 문화의 영향으로 발생할 수 있습니다. 이는 개인적 책임과 시스템적 문제 모두를 고려해야 함을 의미합니다.

- **과오를 한 사람의 실수로만 비난하는 것은 적절하지 않다.**
  과오를 한 사람을 비난하거나 따지는 것은 적절하지 않는 대신, 과오를 인정하고 개선할 수 있는 분위기를 조성해야 합니다. 비난하지 않는 문화를 형성하고 과오를 인정할 수 있는 분위기를 만들어야 합니다. 비난보다는 학습과 개선에 초점을 맞춘 문화를 형성하는 것이 중요합니다.

- **과오가 발생하면 환자와 그 가족과 효과적으로 의사소통해야 한다.**
  이를 통해 사과, 설명, 보상 등의 접근을 취하여 환자와의 관계를 유지하고 소통의 품질을 개선할 수 있습니다.

- **과오로 인해 피해를 입은 대상과의 의사소통의 질은 향후 그들의 결정, 불만 제기, 소송 여부 등에 큰 영향을 미친다.**
  과오가 발견된 이후, 과오에 대한 적절한 의사소통은 환자와의 관계를 유지하고 해결책을 모색하는 데 도움이 됩니다.

2 의료 과오에 대한 바람직한 대처

과오에 대응하는 담당자는 개인 또는 기관의 과오를 인정하고 피해를 입은 환자나 가족에게 사과하는 것이 중요합니다. 환자와 가족은 상황을 이해하고 신뢰할 수 있는 정보를 얻을 필요와 권리가 있으므로, 과오에 대한 상세한 설명과 원인 분석을 투명하게 제공해야 합니다. 무엇보다 문제를 해결하기 위해 적극적으로 조치를 취하고 개선 방안을 모색하는 자세를 가져야 합니다. 과오를 방지하기 위한 조치 및 개선 계획을 수립하고 이행하여, 유사한 상황이 재발하지 않도록 해야 합니다.

반면, 과오를 숨기거나 감추는 행동은 신뢰를 훼손하고 상황을 악화시킬 수 있습니다. 과오를 인정하고 적극적으로 대처해야 합니다. 또한 과오를 범한 사람을 비난하거나 과오를 범한 자신을 방어하는 태도는 문제 해결과 환자와의 신뢰 구축에 방해가 될 수 있습니다. 상황을 합리적으로 접근하고 개선에 집중해야 합니다. 과오를 경시하거나 문제를 소홀히 하는 것은 심각한 결과를 초래할 수 있습니다. 과오의 원인을 분석하고 개선점을 찾는 노력을 해야 합니다.

■ 의료 현장에서 과오를 범했을 때 행동지침

[과오를 범했을 때]

해야 할 것	하지 말아야 할 것
• 솔직할 것 • 환자와 논의할 준비를 할 것 • 환자와 보호자의 근심을 덜어주고 경청하는 태도를 보일 것 • 사과할 것 • 죄책감이 부담이 된다면 필요 시 도움을 요청하라. • 분석하고 기록으로 남길 것	• 너무 방어하지 말 것 • 비난을 인정하거나 수용하지 말 것 • 다른 사람을 비판하지 말 것 • 과오가 심각하면 절대 혼자 해결하려고 하지 말 것

의료 현장에서 **과오를 범했을 때 대응 매뉴얼**을 가지고 있는 것이 바람직합니다. 그러나 각 상황과 문제의 성격에 따라 조정될 수 있는 여지를 두어야 합니다. 또한 보건의료전문가는 과오와 관련하여 전문적인 판단과 윤리적인 기준을 가지고 행동해야 합니다.

3 불만에 관한 가이드

의료 현장에서는 대상자(환자) 및 보건의료서비스제공자들 간의 원활한 의사소통과 신뢰를 증진시키는 것이 매우 중요합니다. 따라서 대상자(환자)의 불만 사항을 처리하는 것이 매우 중요하며, 불만을 접했을 때 대응하는 지침이 필요합니다.

이에 대한 일반적인 지침은 다음과 같습니다.

① **듣고 이해하기:** 환자나 가족의 불만 사항을 경청하고 이해하는 것이 중요합니다. 환자의 감정과 요구를 존중하며, 그들이 어떤 문제를 경험하고 있는지를 이해하기 위해 시간을 할애해야 합니다.

② **사과와 솔선수범:** 불만 사항에 대해 사과하고, 가능한 한 신속하게 조치를 취해야 합니다.

불만의 원인을 파악하고, 문제를 해결하기 위해 노력하는 모습을 보여줌으로써 신뢰를 회복할 수 있습니다.

③ **개선 및 피드백 제공**: 불만 사항을 경험한 환자와 가족에게 개선 계획과 향후 조치를 설명해야 합니다. 그들의 의견과 피드백을 적극적으로 수렴하고, 이를 통해 서비스 품질을 향상시킬 수 있는 기회를 제공해야 합니다.

④ **상황 전달 및 대화 기록**: 불만 사항을 접수한 보건의료전문가는 상황을 즉시 관리하고 관련 정보를 기록해야 합니다. 대화 내용과 조치 사항을 명확히 기록하여 추후에 참고할 수 있도록 해야 합니다.

⑤ **청취와 투명성**: 불만 사항에 대한 이해를 나타내기 위해 상황을 청취하고 의사소통을 투명하게 진행해야 합니다. 환자와 가족이 자신들의 의견을 표현할 수 있도록 장려하고, 그들의 우려와 관심사를 고려해야 합니다.

⑥ **전문성과 윤리**: 불만 사항에 대한 대응은 항상 전문적이고 윤리적인 수준을 유지해야 합니다. 환자와 가족을 존중하고 인간적인 측면을 고려하며, 보건의료전문가로서의 의무와 윤리적 가치를 준수해야 합니다.

위와 같은 대응 지침은 상황과 환자의 개별적인 요구에 따라 조정될 수 있으며, 과오에서와 마찬가지로 전문적인 판단과 윤리적인 기준을 가지고 대응해야 합니다.

[불만을 해결할 때]

해야 할 것	하지 말아야 할 것
• 공감대를 형성할 것	• 불평하지 말 것
• 필요한 경우 사과할 것	• 화를 내거나 방어하지 말 것
• 충분히 설명할 것	• 숨기려 하지 말 것
• 선배에게 조언을 구할 것	• 기록을 변경하지 말 것
• 기록을 잘할 것	• 동료를 비판하지 말 것
• 비밀을 유지할 것	

토의질문

자신이 속한 조직(또는 그룹)에서 발생한 과오(본인이나 타인이 저지른 과오) 중 기억에 남는 것이 있습니까? 그 과오는 어떻게 처리되었나요? 오늘 과오에 대해 다룬 내용을 바탕으로 다시 그때 일어난 과오를 처리한다면 어떤 변화가 있을까요?

10장

임상에서 정보제공과 전달 시 주의사항

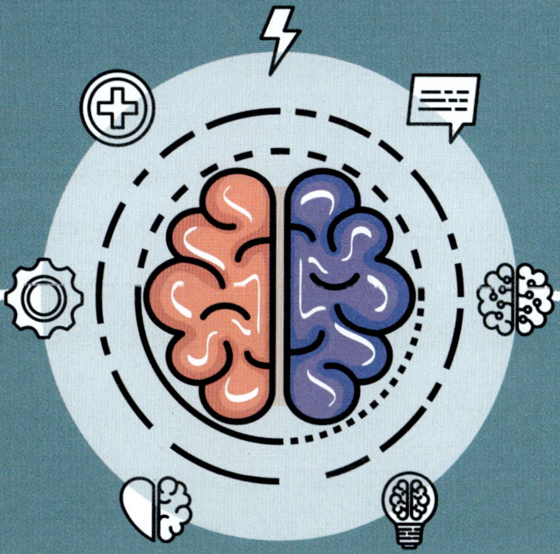

학습 목표

건강 리터러시의 개념을 이해하고 이를 반영하여 효과적인 건강정보의 전달을 할 수 있다.

학습 내용

1. 건강 리터러시
2. 나쁜 소식 전하기

Episode 16

임상에서 부족한 정보전달로 인한 소송사례

의사 시술 적절해도 설명 부족하면 위자료 내야*

– 한국소비자원 판시

당뇨병과 말기 신부전증을 앓고 있던 환자가 위내시경 시술 후 심정지가 발생해 결국 패혈증 쇼크로 사망하였다. 3년 전부터 복막투석을 치료받고 있던 중 흑변과 토혈 증상이 관찰되었고 복막염 진단되어 1차 내시경 시술로 **응급조치가 적절**하게 취하여졌으며, 다음날 추적관찰을 위하여 **내시경 시술한 것이 문제**가 되었다. 병원을 상대로 소송을 신청한 **보호자는 2차 내시경 시술과 관련하여 위험성에 대한 아무런 설명도 듣지 못하였다**는 것이었고, **병원측은 시술 전 활력징후가 정상이었으므로 시술하기 적합한 범위에 있었고 심정지후 응급치료도 최선을 다한 바 소송의 기각을 요구**하였다.

판결: "병원 의료진에게는 시술의 과실이 있다고는 보기 어려우므로 설명 의무 위반에 대한 정신적 손해 배상하는 것을 한정한다."

*자료원: Dailymedi 2010.02.19 기사
(https://dailymedi.com/news/news_view.php?wr_id=713116)

토의질문

병원에 갔을 때 병원 환경이 낯설거나 의료진의 말이 이해되지 않아서 불편하고 당황한 적은 없었나요?
혹은 이에 대해 긍정적인 서비스를 제공받은 적이 있나요?
자신의 경험에 대해 나누어 보세요.

1 건강 리터러시

건강 리터러시(health literacy)는 **적절한 건강에 대한 의사결정을 위해 필요한 기본적인 건강 정보와 의료서비스를 얻고, 처리하며 이해하는 능력**을 말합니다. 건강 리터러시는 문화적, 개념적인 지식과 읽기, 쓰기, 듣기, 말하기, 계산 등의 기술을 포함합니다.

건강 리터러시가 부족한 대상자는 일반적인 절차나 임상실험에 대한 동의서를 이해하는 데 어려움을 겪을 수 있으며, 치료의 위험성과 이득에 대한 소통에도 문제를 초래할 수 있습니다. 이는 다양한 이유로 발생할 수 있으며, 일반적인 의료 용어, 의료 정보의 복잡성, 문화적 차이, 낮은 글쓰기 능력 등이 영향을 미칠 수 있습니다.

건강 리터러시(health literacy)를 높이는 소통 전략

건강 리터러시를 개선하기 위해 다음과 같은 접근 방법이 도움이 될 수 있습니다.

1. **의료 정보의 이해를 돕기 위한 간단하고 명확한 언어 사용**
   전문 용어나 복잡한 의료 정보를 이해하기 어려울 수 있으므로, 의료 전문가는 환자와 소통할 때 간단하고 명확한 언어를 사용해야 합니다.
2. **시각적 자료 활용**
   시각적인 자료, 예를 들어 그림, 차트, 그래프, 모형 등을 활용하여 의료 정보를 시각적으로 이해하기 쉽게 만들어 줍니다.
3. **맞춤형 커뮤니케이션**
   환자의 문화적 배경, 언어, 교육 수준 등을 고려하여 맞춤형으로 커뮤니케이션을 진행합니다. 이는 환자가 의료 정보를 더 잘 이해하고 의사결정에 참여할 수 있도록 돕습니다.
4. **교육 프로그램 제공**
   건강 리터러시를 향상시키기 위한 교육 프로그램을 제공하여 개인의 건강 지식과 기술을 향상시킵니다. 이러한 교육은 의료 기관, 커뮤니티 센터, 도서관 등에서 제공될 수 있습니다.
5. **지원 시스템 구축**
   건강 리터러시가 부족한 대상자를 위한 지원 시스템을 구축합니다. 이는 의료진, 건강교육 전문가, 도움을 주는 자원봉사자 등을 통해 도움을 제공하는 것을 의미합니다.

건강 리터러시의 중요성을 인식하고 이를 향상시키는 노력을 통해, 개인들이 건강 정보를 이해하고 의사결정에 참여할 수 있는 능력을 나아질 수 있습니다. 이는 개인의 건강 결과는 물론, 전반적인 의료 서비스의 질 개선에도 기여합니다.

2 나쁜 소식 전하기

나쁜 소식에 대한 정의

■ 나쁜 소식이란?

의료 관련하여 절망감, 개인의 정신적, 신체적 안녕을 위협, 생활 스타일의 변화 위협이나 자신의 생명에 대한 선택의 여지가 적은 것 같은 메시지를 전달하는 과정 또는 어떤 부정적인 정보를 뜻합니다.

예) 암과 같은 심각한 진단을 알리는 것

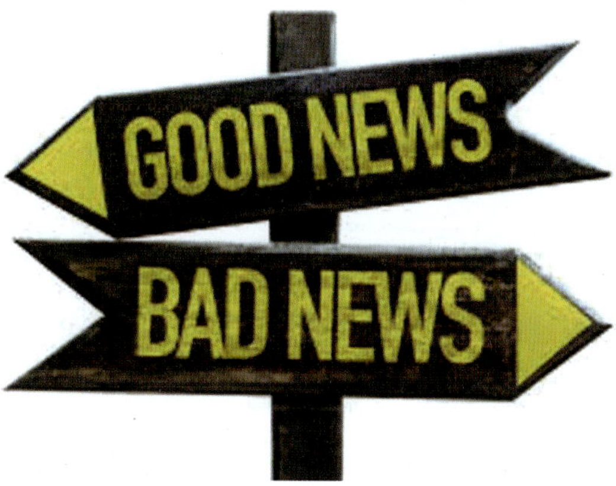

© 이미지 출처 : https://miro.medium.com/

대상자가 접한 소식이
나쁜 소식일지 좋은 소식일지
전달자는 선입견을 가지면 안 된다.
대상자 스스로 충분히 이해하고
좋은 소식일지 나쁜 소식일지
판단하도록 기다려주어야 한다.

나쁜 소식을 전하는 것이 어려운 이유

- 나쁜 소식은 **상처, 고통, 사회적, 재정적 손실과 같은 부정적인 영향을 대상자에게 끼칠 수 있습니다**. 이러한 영향을 예상하고 그로 인한 불편을 주는 것을 막고자 하는 우려가 있을 수 있습니다.
- 나쁜 소식을 전달하는 사람은 **대상자의 한계와 정보에 대해 잘 알지 못할 수 있습니다.** 대상자의 개인적인 상황과 성향을 고려하지 못하고 그들의 반응을 예측하기 어렵다고 느낄 수 있습니다.
- **대상자의 감정적인 반응은 때로는 전달자에게도 위협적으로 느껴질 수 있습니다.** 그리고 이를 전달

자가 처리하고 대처하는 것에 대한 책임을 져야 한다고 느낄 수 있습니다.

- 나쁜 소식을 전달하는 사람은 **어떤 방식이 최선인지 확신하지 못할 수 있습니다**. 보건의료전문가로서 역할에 대해 명확하지 않은 경우나, 미래에 발생할 일에 대한 불확실성으로 인해 해답을 제시하기 어려울 수 있습니다.
- 나쁜 소식을 전하는 사람이 이전에 개인적인 상실감을 경험했거나, 억제적인 행동이 나타나는 경우가 있을 수 있습니다. 이로 인해 **소식 전달에 주저하거나 소통을 제한하는 경향이 있을 수 있습니다**.
- 나쁜 소식을 전하는 것은 **때로는 현재의 관계와 구조를 깨뜨릴 수 있다는 두려움이 있을 수 있습니다**. 이러한 변화를 두려워하고, 관계의 손상이나 충돌을 피하려는 우려가 있을 수 있습니다.

나쁜 소식을 전하는 것은 어려운 과정이지만, 대상자의 이해와 지원을 고려하며 신중하게 처리하는 것이 중요합니다.

나쁜 소식을 전할 때 고려할 사항들

- **누구에게 나쁜 소식을 전해 주어야 하는가?**

  나쁜 소식을 전달할 대상자는 주로 해당 정보와 관련된 사람들입니다. 예를 들어, 환자에게 진단 결과를 전달하거나, 가족에게 사망 소식을 전달하는 경우 등이 있을 수 있습니다. 그러나 현행 의료법이나 임상윤리지침은 정보공개를 보류하는 선택권을 명확히 규정하지 않았기 때문에, 이러한 결정은 전문가의 판단과 사례별 상황에 따라 다를 수 있습니다.

- **누가 나쁜 소식을 전해 주어야 하는가?**

  나쁜 소식을 전달하는 사람은 일반적으로 의료 전문가 중에서도 친밀한 관계가 형성된 의료인이 적절할 수 있습니다. 환자가 의료진과 믿을 수 있는 신뢰 관계를 형성한 경우, 해당 의료진이 나쁜 소식을 전달하는 것이 도움이 될 수 있습니다. 그러나 때로는 직접적인 담당자나 주요 책임자가 해당 소식을 전달하는 것이 더 적절한 경우도 있을 수 있습니다.

- **언제 나쁜 소식을 전해 주어야 하는가?**

  나쁜 소식을 전달하는 타이밍은 중요합니다. 이를 위해 의료 전문가는 상황에 따라 신중한 판단을 내리고 적절한 시기를 선택해야 합니다. 일반적으로는 소식을 전달할 수 있는 최단 시간 내에 전달하는 것이 바람직합니다. 그러나 때로는 환자나 가족의 정서적 상태와 준비 수준을 고려하여 소식을 전달할 적절한 시기를 결정해야 합니다.

- **나쁜 소식과 함께 희망과 안심을 심어 주어야 하는가?**

  나쁜 소식을 전달할 때는 단지 부정적인 정보만을 전달하는 것이 아니라, 희망과 안심을 심어주는 것도 중요합니다. 이를 통해 대상자에게 긍정적인 지지와 힘을 주고, 상황을 극복할 수 있는 자원을 제공할 수 있습니다. 그러나 이는 각 상황과 대상자에 따라 다를 수 있으며, 전문가의 판단과 상황에 맞는 접근이 필요합니다.

- **나쁜 소식을 전하는 발신자와 수신자는 모두 부정적인 영향을 받을 수 있다.**

  때로는 이 자체가 위협적으로 느껴질 수 있습니다. 이에 나쁜 소식을 전하는 사람이 충분한 사유와 준비가 요구됩니다. 전달 이후 일어날 수 있는 변화에 대해 예측하고 필요한 준비와 대책을 갖고 임할 필요가 있습니다.

- **효과적인 전달은 진단 전후 환자의 심리적, 행동적인 반응에 영향을 미칠 수 있다.**

  예를 들어, 잘 문서화되고 명확한 소식 전달은 환자가 소식을 이해하고 수용할 수 있는데 도움이 됩니다.

- **연령, 성별, 교육수준, 인종과 같은 인구학적 변수는 소식 전달에 영향을 미칠 수 있다.**

  각각의 변수는 개인의 배경, 경험, 문화적 차이 등을 반영하며, 이는 소식을 이해하고 처리하는 방식에 영향을 줄 수 있습니다.

- **개인의 이전 경험과 관련 지식은 소식 전달에 영향을 줄 수 있다.**

  이전에 비슷한 상황을 겪은 경험이 있는 경우, 그들의 반응과 대처 방식이 달라질 수 있습니다.

이러한 요소들을 고려하여, "나쁜 소식" 전달을 보다 효과적으로 할 수 있고, 대상자의 이해와 지원을 더욱 신중하게 도모할 수 있습니다.

또한 나쁜 소식을 전하는 과정에 다음과 같은 절차를 따르면 대상자와의 의사소통이 보다 개선되고, 환자의 이해도와 적응력을 높일 수 있습니다.

■ 나쁜 소식을 전하는 과정

① 정보주기

먼저, 나쁜 소식에 대한 정보를 분명하고 명확하게 제공해야 합니다. 중요한 사실과 그에 따른 상황을 이해하기 쉽게 설명하는 것이 중요합니다.

② 환자가 정보를 이해했는지 확인하기

소식을 전달한 후에는 환자가 제공된 정보를 이해했는지 확인해야 합니다. 환자에게 질문을 하거나 그 내용을 다시 설명하여 환자의 이해 수준을 확인합니다.

③ 환자가 가장 염려하는 점 확인하기

환자가 가장 염려하는 점이 무엇인지 확인하는 것이 중요합니다. 환자의 감정과 우려를 경청하고 이해하는 것이 필요합니다. 이러한 염려를 들어주고 공감하는 태도를 보여줍니다.

④ 환자의 적응전략과 개인적 자원을 확인하고 현실적인 희망주기

환자의 적응전략과 개인적인 자원을 파악하여 현실적인 희망을 주는 것이 중요합니다. 환자에게 어떻게 대처할 수 있는 방법이 있는지 알려주고, 환자의 강점과 자원을 강조하여 긍정적인 관점을 유지할 수 있도록 도움을 줍니다.

나쁜 소식 전하기

〈나쁜 소식을 전하는 과정〉

1. 정보주기
2. 환자가 정보를 이해했는지 확인하기
3. 환자가 가장 염려하는 점 확인하기
4. 환자의 적응전략과 개인적 자원을 확인하고 현실적인 희망주기

의료현장에서 공감대화가 어려운 이유

로체스터대학의료센터 Morse와 연구진(2008)의 한 연구 결과에 따르면, 9명의 외과의사가 폐암 환자와 20회의 면담에서 평균적으로 326회의 대화를 관찰했을 때, "매우 큰일이다.", "나는 암과 싸우고 있다" 등의 환자의 불안 표현 384회에 대해 39회만이 공감의 반응을 보였다고 보고되었습니다.

의사-환자 관계에서 공감대 형성이 효율적인 의사소통의 매우 중요한 요소임에도 불구하고, 공감을 표현할 수 있는 기회의 10%만이 활용되었다고 분석되었습니다.

이에 대해 외과의사들의 공감표현이 어려운 이유에 대해 조사한 결과, 다음과 같은 이유들이 보고되었습니다.

- 환자와 공감할 시간이 없다고 생각함
- 다른 업무가 너무 바빠 공감의 기회를 놓침
- 불편하게 느끼고 공감표현을 애써 외면
- 생물의학적인 정보만이 환자에게 위안이 될 수 있다고 생각함

이러한 결과로부터 보건의료전문가들에게 다음과 같은 **효과적인 공감표현을 저해하는 주요한 장애물**들을 고려해 볼 수 있습니다.

첫째, **시간 부족**입니다. 의료 현장은 늘 여러 업무로 인해 분주하고, 이에 보건의료전문가들은 대상자/환자와 공감할 시간이 부족하다고 생각할 수 있습니다.

둘째, 대상자와의 소통에서 **공감에 대한 우선순위가 배제**될 수 있습니다. 진료와 관련한 분명하고 정확한 정보전달도 매우 중요하지만, 어떤 경우에는 정보보다 환자에게 위안을 줄 수 있는 공감표현이 우선될 필요도 있습니다.

셋째, 공감표현이 **익숙하지 않고 어색하여 피하게 되는 경우**입니다. 이는 개인적인 경험이나 성격적 요인에 따른 영향일 수도 있습니다. 이러한 경우에는 보건의료전문가들에게 공감표현에 대한 교육과 훈련을 제공하여 자신감을 키우고 익숙함을 향상시킬 필요가 있습니다.

따라서 보건의료전문가 스스로에게 공감과정에 대한 이해와 중요성에 대한 인식이 필요할 뿐 아니라, 의료기관에서도 보건의료전문가들이 자신의 감정적인 자원을 관리하고, 공감과정에서 자기 돌봄을 실천할 수 있도록 시스템적인 지원과 소통기술을 강화하는 교육과 훈련 기회를 공급해야 합니다.

*자료원: Morse et al., Missed opportunities for interval empathy in lung cancer communication. Arch Intern Med. 2008 Sep 22; 168(17): 1853-8.

11장

효과적인 비대면 의사소통의 개발

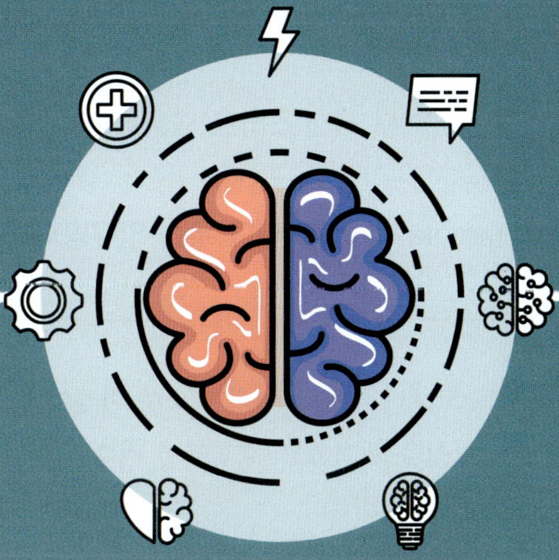

학습 목표

비대면 온라인 의사소통의 한계를 파악하고 이에 따른 주의사항을 숙지하여 의사소통에 반영할 수 있다.

학습 내용

1. 비대면 의사소통의 한계
2. 비대면 온라인 의사소통의 주의사항

1 비대면 의사소통의 한계

비대면 의사소통의 시대상

2020년을 기점으로 Post Corona로 인한 소통환경의 변화들

- Untact Communication(비대면 의사소통)
- ZOOM 시대(스마트 영상회의)
- Remote Work(비대면 우선 업무방식)

2020년을 기점으로 포스트 코로나 시대에 이러한 소통 환경에 변화가 생겼습니다. 이전보다 더 많은 비대면 의사소통 방식을 채택하고, 효과적인 비대면 의사소통을 개발하고 발전시키는 데 관심을 가지게 되었습니다.

이에 따라 비대면 의사소통과 관련된 다양한 개념과 동향이 있습니다. 몇 가지를 소개하면 다음과 같습니다.

■ 언택트 커뮤니케이션(Uncontact Communication)

언택트 커뮤니케이션은 사람들이 실제로 접촉하지 않고도 비대면으로 소통하는 것을 의미합니다. 이는 화상 통화, 온라인 채팅, 이메일, 메신저 등을 통해 이루어질 수 있습니다.

■ 줌(Zoom)시대

"줌"은 여러 사람이 동시에 참여하여 화상 회의를 할 수 있는 프로그램입니다. 줌이나 이런 형태의 온라인 화상회의가 많이 개발되고 또 이를 활용하여 강연이나 회의 등을 비대면으로 진행하는 일이 활발해졌습니다. 이런 스마트 영상 회의가 활발해진 시대를 일컬어 "줌 시대"라고도 부르기도 합니다.

■ 리모트 워크(Remote Work)

리모트 워크는 비대면 우선으로 업무를 수행하는 방식을 의미합니다. 즉, 직장에서 모든 업무를 온라인으로 처리하고 회의도 비대면으로 진행하는 형태를 말합니다. 이러한 방식은 메일이나 전화 등을 사용하는 것 외에도 영상 회의를 통해 직원들끼리 소통하고 협업하는 방식을 채택합니다. 특히, 코로나 팬더믹이 시작된 이후로 리모트 워크가 더욱 널리 적용되고 있습니다.

이러한 소통 환경 변화는 2020년 이후 포스트 코로나 시대에 더욱 강조되고 있으며, 비대면 소통이 일상적인 방식으로 자리잡고 있는 시대상을 읽을 수 있습니다. 이러한 변화에 따라 보건의료분야에서도 비대면 접근이 점점 중요해지고 있습니다. 보건의료전문가들은 이에 더욱 유연하게 비대면 의사소통 방식을 활용하여 원활한 업무와 소통을 이룰 수 있도록 노력할 필요가 있습니다.

■ ICT 융합기술의 발전과 전망

보건의료분야는 ICT(Information and Communication Technology)의 발전에 따라 다양한 변화가 일어나고 있습니다. **ICT 융합 기술**은 **정보통신기술**이라고도 불리며, 일반적으로 **IT**(Information Technology, 정보기술)라고도 많이 부릅니다. 이와 관련하여, 텔레메디슨(telemedicine), EHS(Extended Health Services)라 하여, 모바일 헬스케어, 스마트 헬스케어, 디지털 헬스케어 등과 같은 다양한 용어들이 등장하고 있습니다.

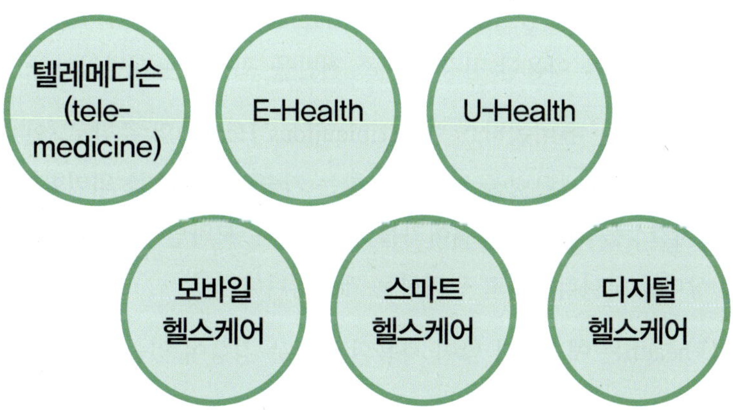

- **텔레메디신(Telemedicine):** 텔레메디신은 **원격 의료**를 의미하며, 의사와 환자가 실시간으로 의료 정보를 공유하고 상담 및 진료를 받을 수 있는 시스템입니다. 이는 주로 비대면

접근을 통해 환자들의 건강을 관리하고 의료 서비스를 제공하는 데 활용됩니다. 화상 진료, 의료 영상 전송, 전자 건강 기록 등이 텔레메디신의 일부 기술입니다.

- **모바일 헬스케어**: 모바일 헬스케어는 휴대폰이나 태블릿과 같은 모바일 기기를 활용하여 건강 관리를 할 수 있는 서비스를 말합니다. 예를 들어, 건강 관련 애플리케이션을 통해 식단 관리, 운동 추적, 건강 상태 모니터링 등을 수행할 수 있습니다. 모바일 헬스케어는 개인의 편의성과 접근성을 높여주는 장점을 가지고 있습니다.

- **스마트 헬스케어**: 스마트 헬스케어는 IoT(사물인터넷) 기술을 활용하여 건강 관리를 지원하는 서비스를 의미합니다. 예를 들어, 건강 관련 센서가 내장된 스마트 웨어러블 기기를 통해 실시간으로 심박수, 수면 패턴, 활동량 등을 모니터링하고 데이터를 수집할 수 있습니다. 이러한 데이터는 의료 전문가나 개인 사용자에게 유용한 정보를 제공하며, 개인 맞춤형 건강 관리를 가능하게 합니다.

- **디지털 헬스케어**: 디지털 헬스케어는 전통적인 의료 서비스를 디지털 기술과 결합하여 제공하는 것을 의미합니다. 예를 들어, 전자 건강 기록(Electronic Health Records, EHR)은 환자의 의료 기록을 전자적으로 저장하고 관리하는 시스템으로, 의료진들이 환자 정보에 더 쉽게 접근하고 공유할 수 있습니다. 또한 인공지능과 빅데이터 분석을 활용하여 질병 예측, 건강 상태 모니터링, 의료 영상 분석 등에 활용되기도 합니다.

- **E-health**: E-health는 전자 건강(Electronic Health)의 준말로, 정보 기술을 활용하여 건강 관리와 의료 서비스를 제공하는 것을 의미합니다. 전자 건강 기록(Electronic Health Records), 온라인 진료, 건강 정보 검색, 웹 기반 건강 관리 등이 E-health의 예시입니다. 이 용어는 정보 기술을 이용한 건강 서비스 전반을 포괄하는 개념입니다.

- **U-health**: U-health는 유비쿼터스 헬스(Ubiquitous Health)의 준말로, 언제 어디서나 지속적인 건강 관리와 모니터링을 가능하게 하는 기술과 서비스를 의미합니다. U-health는 이동성과 실시간성을 강조하며, 웨어러블 기기, 센서, 모바일 애플리케이션 등을 통해 개인의 건강 상태를 모니터링하고 관리하는 개념입니다.

(E-health와 U-health는 예전보다 많이 사용되지 않는 경향이 있습니다.)

향후 보건의료분야에 인공지능과 머신 러닝을 활용한 자가진단 시스템, 웨어러블 기기를 통한 실시간 건강 모니터링, 건강 데이터의 분석과 개인 맞춤형 건강 가이드 등과 같은 **신기술이 도입**될 것으로 보입니다. 이에 따라 보건의료사업은 더욱 효율적이고 **개인화된 서비스를 제공**하며, **의료 서비스의 접근성과 품질을 향상**시킬 것으로 기대됩니다.

또한 디지털 기술의 발전과 아울러 향후 많은 업무들이 자동화되거나 비대면으로 처리되고 이로 인해 사람이 담당하는 일자리가 많이 줄어들 것이 예상됩니다. 그러나 사람들은 여전히 **휴먼 터치(human touch)**, 사람의 접촉이 필요한 일에 대한 관심을 가지고 있습니다. 사람만이 할 수 있는 **감정적인 지지, 공감, 상담** 등은 사람들 사이 서로서로 접촉이 필요한 영역이며, 이러한 서비스는 여전히 중요시 될 것입니다.

한편, 디지털 기술의 발전과 비대면 의사소통은 **일부 사람들에게는 소외감**을 일으킬 수 있습니다. 특히 연령이 높은 분들이나 디지털 환경에 익숙하지 않은 분들은 이러한 기술을 사용하기 어려울 수 있습니다. 이로 인해 **디지털 격차가 발생**하여 일부 사람들이 혜택을 받지 못하는 경우가 있을 수 있습니다.

따라서 보건의료분야에서는 기술 발전과 동시에 사람 중심의 접근과 다양한 의사소통 방식을 고려하여 모든 사람들이 건강 관리와 의료 서비스를 동등하게 이용할 수 있도록 노력해야 합니다. 이를 해결하기 위해서는 디지털 리터러시 교육이나 접근성을 개선하는 정책들이 필요합니다. 그 밖에 디지털화에 따른 개인 정보 보호와 보안에 대한 신뢰도를 높이는 문제도 앞으로 중요하게 다뤄져야 할 과제라고 할 수 있습니다.

향후 예측되는 보건의료분야의 변화들

- ICT(정보통신기술) 고도화에 따른 서비스 확대
- Human Touch(사람이 접촉하는 일)
- 비대면 의사소통의 소외계층의 발생

비대면 의사소통의 특징과 한계

비대면 의사소통은 다음과 같은 특징과 관련하여 한계점들이 있습니다.

■ 비대면 의사소통은 비언어적인 요소와 맥락 전달에 제약이 있을 수 있다.

비대면 환경에서는 언어 외의 비언어적인 신호나 신체 언어, 감정의 표현 등은 전달이 어려울 수 있으며, 상호작용에서 중요한 정보 손실이 발생할 수 있습니다. 이러한 비대면 의사소통의 한계로 인해, 어떤 상황에서는 대면 소통이 더 효과적일 수 있습니다. 잘 알려진 예로, 애널리스트나 투자자들과 같이 정보의 신속한 파악과 현장 탐방이 중요한 업무에서는 대면 소통의 필요성이 높습니다. 현장에서 직접적으로 상황을 보고 들으며 새로운 정보를 수집하고, 비언어적인 신호나 맥락을 파악하는 것이 매우 중요한 역할을 하기 때문입니다. 또한 미팅을 비대면으로 진행할 경우 실시간의 대화와 직접적인 상호작용이 어려울 수 있어서 선호하지 않는 경우도 있습니다. 또한 실리콘 밸리와 같은 지역에서는 벤처 기업들이 모여있어, 대면 상호작용과 지역적인 네트워킹이 활발하게 일어나는 것을 볼 수 있습니다. 이런 예들을 볼 때, 대면 의사소통이 수월할수록 신뢰 구축과 협업에 도움이 되는 것이라 해석할 수 있습니다.

■ 시기에 따른 의사소통의 매체의 변천

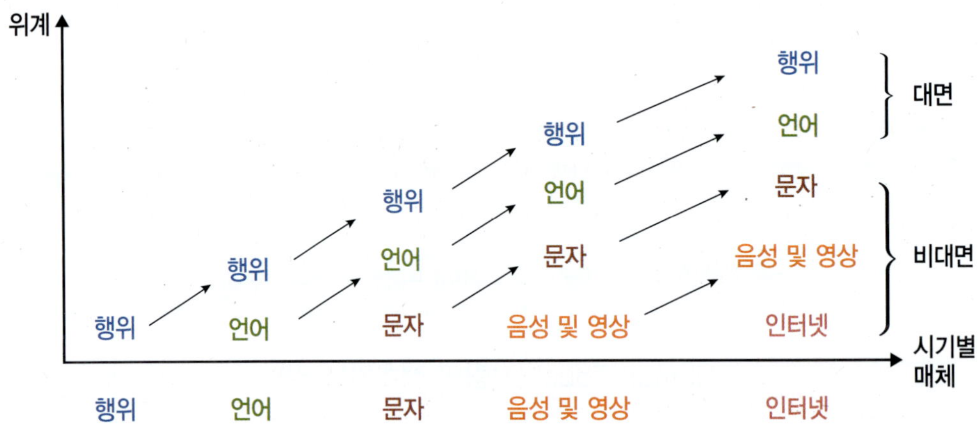

이미지 출처: https://t1.daumcdn.net/cfile/blog/013CAD3E517E460032?original

커뮤니케이션 매체의 발전은 시간적으로 나타난 순서대로 진행되었습니다. 초기에는 행위적 의사소통이 있었고, 그 다음으로 언어가 등장했습니다. 이어서 문자, 음성, 영상 등의 매체가 전파와 인터넷을 통해 활용되었습니다. 이러한 매체의 나타남에 따라 위계적인 질서가 형성되었는데, 상위에는 대면적인 행위와 언어가 위치하고, 하위에는 문자, 음성, 영상, 인터넷과 같은 비대면적인 매체가 존재합니다.

의사소통 매체는 시간적으로 발전하고 변천하여, 시간이 흐를수록 새로운 의사소통 매체들이 더하여졌습니다. 의사소통의 위계적인 관점에서 각 시기별 매체를 분석해볼 수 있는데, 흥미롭게도, **최근에 나타난 매체들은 더 가벼운 위계**를 가진다고 해석됩니다. 인류 역사에 기록되지 않은 시간에 처음에는 말이 아닌 어떤 행위, 그 다음은 언어가 나타났을 것으로 예상됩니다. 그 이후에 문자, 음성, 영상을 활용한 전파가 등장하였으며, 현재는 인터넷을 통한 의사소통이 활발히 이루어지고 있습니다. 이러한 위계에서는 대면적인 행위와 언어가 상위에 위치하며, 문자, 음성, 영상, 인터넷과 같은 매체는 하위에 속하며 비대면적 속성을 가지는 것으로 나타납니다. 예를 들어, 이러한 개념으로 전화 공포증과 같은 현상을 설명할 수 있습니다.

대화 > 영상통화 > 전화통화 > 메신저 … 순으로 대면에 대한 부담감

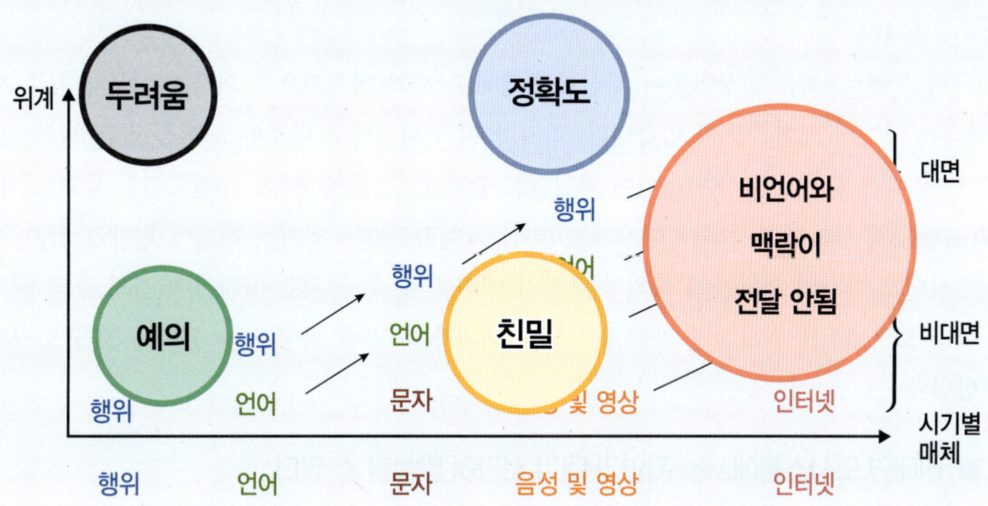

특별한 경우가 아닌 이상, 영상 통화보다는 음성 통화가 편하고, 메신저를 통한 텍스트 메시지가 음성 통화보다 더 편리하게 느껴지는 것이 일반적입니다.

대면적 행위와 언어가 더 많은 비언어적 정보를 노출하게 하므로, 화자는 예의나 신체 언어에 대한 부담감을 더 느낄 수 있습니다. 이러한 이유로 인해 일부 사람들은 직접 대면하여 대화를 나누는 것에 두려움을 느끼며, 더 정확하게 내용을 표현할 수 있는 메신저나 텍스트 기반의 도구를 선호하기도 합니다. 한편, 비대면이지만 쉽고 빠르게 접촉할 수 있는 매체로서 문자, 음성 및 영상, 인터넷을 활용한 소통이 대인관계에 더 친밀함을 높여 주기도 합니다.

■ 비대면 의사소통에서는 비언어와 맥락의 전달이 제한적이기 때문에 갈등과 오해가 발생할 수 있다.

많은 연구들은 인간의 의사소통에서 언어에 비해 비언어가 더 많은 비중을 차지하며, 비언어의 비중이 70% 또는 그 이상이라고 언급합니다.

문자나 메신저 전달인 경우, 이러한 한계를 보완하기 위해 **이모티콘**과 같은 비언어적인 표현이 개발되었습니다. 이모티콘은 감정을 좀 더 표현할 수 있는 도구로 사용되며, 최근에는 3D 이모티콘과 같은 다양한 형태로 발전하고 있습니다. 또한 영상에서도 이모티콘을 사용할 수 있게 되어 널리 활용되고 있지만, 여전히 이모티콘만으로는 모든 감정을 표현하기에는 한계가 있습니다.

또 다른 예로, 최근 직장인들이 메신저를 통해 상사와 비대면으로 의사소통할 때 자주 사용한다는 긍정의 표현 "넵"이 있습니다. 화자가 뭔가 확실하고 단호한 느낌을 전달하려는 음성표현을 문자로 나타낸 것이 유행이 되었다고 합니다. 그 밖에 "네에", "네!", "네~", "네.." 등 **문자 표현**을 추가하여 소통하려 하지만, 이러한 표현만으로는 의미의 전달에 한계가 있기 때문에 상대가 화자의 의도를 정확히 이해하기 어려울 수 있습니다. 따라서 메신저 등의 텍스트 기반 도구에서는 의사전달 과정에 갈등과 오해가 더 자주 발생할 수 있다는 것을 인지해야 합니다.

■ 비대면 의사소통에서는 지연과 대기 시간이 발생할 수 있다.

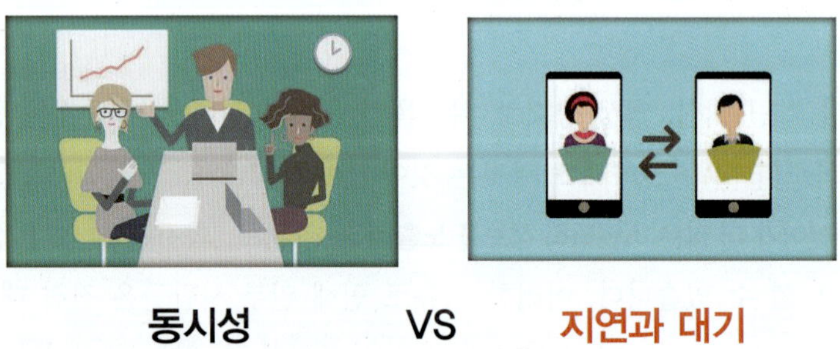

© 이미지 출처: https://pixabay.com/

실제 대면 상황에서는 동시에 대화를 할 수 있지만, 텍스트 기반의 온라인 의사소통이나 SNS와 같은 플랫폼에서는 **피드백의 지연과 대기**가 발생할 수 있습니다. 이로 인해 의사소통의 효율이 저하되고, 불필요한 대화가 더 이어질 수도 있습니다.

예를 들어, 대화가 끝날 때 인사를 나누는 상황에서도 이런 지연이 발생할 수 있습니다. "집에 잘 도착했어요"와 "감사합니다"라는 간단한 인사가 위 그림의 실사례에서는 3분이나 걸릴 수 있습니다. 이와 같은 경우에는 이모티콘을 주고받거나 대화를 이어가면서 시간이 더 소요될 수도 있습니다. 반면, 전화 통화를 한다면 "안녕히 계세요"라고 말하는데 단 3초만 소요될 것입니다. 이렇듯 비대면 의사소통에서는 텍스트를 통한 소통으로 인해 **시간이 불필요하게 소비**되는 경우가 많습니다.

끝나지 않는 인사 사례(불필요한 소통)

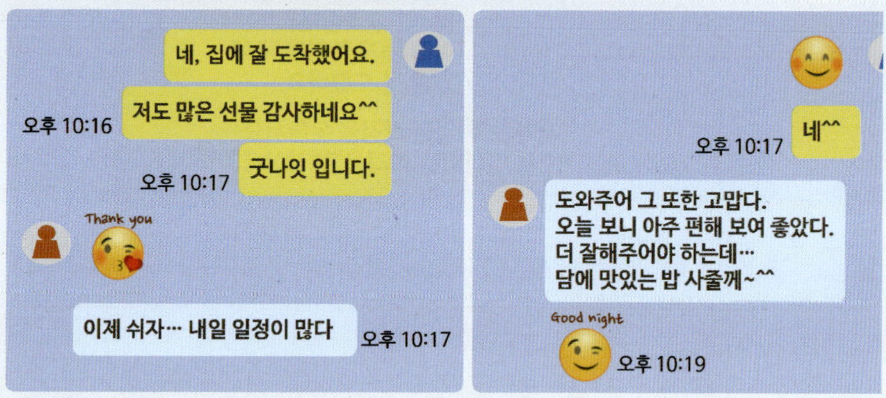

© 이미지 출처: https://pixabay.com/

또한 회의 시간을 조정하는 상황에서도 지연과 대기의 문제가 발생할 수 있습니다. 예를 들어, 한 시간짜리 회의를 잡기 위해 5분 동안 카톡이나 메신저를 통해 언제 만날지를 조율하는 과정에서 **과도한 시간이 소모**되기도 합니다. 이때는 상대방의 답변을 기다리며 5분 동안 메시지를 체크해야 합니다. 이런 식의 대기 시간과 지연으로 인해 비대면 의사소통은 효율은 매우 저하되기도 합니다.

지체된 피드백으로 인한 불통 사례도 있습니다. 실 사례를 들어보면, 밤에 상대방에게 미팅 일정을 확인하고 싶어서 메시지를 보냈지만, 상대방은 이를 보지 못하고, 다음날 확인하게 됩니다. 미처 메시지를 확인하지 못한 채 다른 일정을 계획해 버린 터라 아예 미팅 일정 자체가 무산된 일이 발생하였습니다.

또한 요즘 사람들은 다양한 플랫폼을 이용하여 의사소통을 합니다. 지연된 회신으로 혼돈한 경우에는, 카카오톡으로 메시지를 보냈지만 답변은 DM(다이렉트 메시지)으로 받고, 그에 대한 답을 인스타그램에 댓글로 작성하거나 페이스북에서 대화를 이어가는 경우도 있다고 합니다. 이렇게 여러 플랫폼으로 다양한 사람들을 만나다 보니 의사소통 그룹별로 계정이나 플

피드백의 시간차로 인한 불통

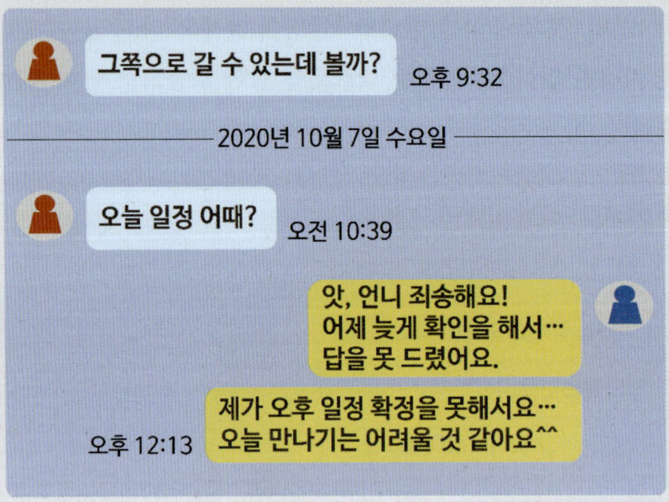

© 이미지 출처: https://pixabay.com/

랫폼을 달리하여 대화하는 사람들도 있습니다. 이러한 **다양한 채널의 사용**은 비대면으로 인한 의사소통의 시간차로 인한 **불통을 가중**시킵니다.

2 비대면 온라인 의사소통의 주의사항

비대면 비동시적 의사소통을 위한 가이드

비대면 비동시적 의사소통을 원활하게 이루기 위한 지침으로 다음과 같은 3가지가 중요합니다.

① 비대면 비동시적 의사소통은 대화의 확장이 아니라 서신의 확장이다.

비대면 비동시적 의사소통은 단순한 대화의 확장이 아니라 비즈니스 서신의 형태로 이해해야 합니다. 상대방이 궁금해 할 것을 미리 예상하고 필요한 정보를 전달하는 것이 중요합니다.

② 첫 메시지에 용건과 관련 정보를 완전히 포함한다.

비대면 비동시적 의사소통에서는 첫 번째 메시지에 용건과 관련된 모든 정보를 포함해야 합니다. 예를 들어, 약속을 잡을 때 "OO 관련하여 O시에 회의를 진행하려 합니다. 아래 파일을 먼저 확인해 주세요. 가능하신가요?"와 같이 명확한 내용과 첨부 파일을 포함하여 전달하는 것이 좋습니다.

③ 단순하고 명확한 문체 사용한다.

의사소통은 단순하고 명확한 문체로 이루어져야 합니다. 간결하면서도 필요한 내용과 의도를 명확히 전달할 수 있도록 주의해야 합니다. 상대방이 메시지를 이해하고 적절한 조치를 취할 수 있도록 메시지를 작성해야 합니다. 예를 들어, 거래처와의 의사소통에서는 요구사항과 관련된 내용만을 다루고, 다른 이야기를 함께 전달하지 않는 것이 좋습니다. 의사소통의 내용과 의도에 혼동이 없도록 명확하고 직접적인 메시지를 전달해야 합니다.

비대면 비동시적 의사소통에서 이러한 지침들을 준수하면 보다 효과적인 의사소통을 할 수 있으며, 오해나 혼돈을 최소화할 수 있습니다.

비대면 단체 의사소통을 위한 가이드

비대면 상황에서 단체 의사소통을 원활하게 이루기 위해 주의해야 할 사항은 다음과 같습니다.

① 가능한 최소한의 정보를 전달하기

과도한 정보는 효과적인 의사소통을 방해할 수 있으므로 필요한 정보만을 간결하게 전달하는 것이 좋습니다. TMI(Too Much Information)를 피하고, 필요한 핵심 내용에 초점을 맞추어야 합니다.

② 직속 상사나 핵심 파트너에게는 참조를 함께 보내기

중요한 의사소통에는 직속 상사나 핵심 파트너를 참조로 함께 포함하는 것이 좋습니다. 이를 통해 모두가 동일한 정보를 받아 공유하며, 시간과 에너지를 절약할 수 있습니다. 참조와 보고를 구분하여 사용해야 합니다.

③ 작고 사소한 아이디어를 공유하는 "Small talk(스몰토크)" 활용하기

의사소통은 단순한 업무 내용에만 국한되지 않고, 작은 이야기와 아이디어를 공유하는 것도 중요합니다. Tandem 앱과 같은 SNS를 활용하여 함께하는 분위기를 조성하고, 사적인 질문이 과도하게 이루어지지 않도록 주의해야 합니다. 이는 수직적 관계에서 압력으로 작용할 수 있습니다.

④ 역할과 책임을 잘 분배하기

단체 의사소통에서는 역할과 책임을 명확히 분배하여야 합니다. 의견을 수시로 교환하고, 필요한 조정을 통해 업무를 원활하게 진행할 수 있도록 해야 합니다. 재택근무 증가나 아웃소싱의 증가와 같은 변화에 대한 의견을 교환하고, 원스탑 솔루션 프로바이더를 활용하여 효율성을 높일 수 있습니다.

단체 의사소통을 원활하게 이루기 위해 이러한 지침을 잘 따르면, 업무 수행에 필요한 정보와 아이디어를 더욱 효과적으로 공유할 수 있습니다.

토의질문

평소 자신의 비대면 의사소통에서 문제점이나 개선점이 있다면 이에 대해 나눠보세요.

12장

건강한 의사소통

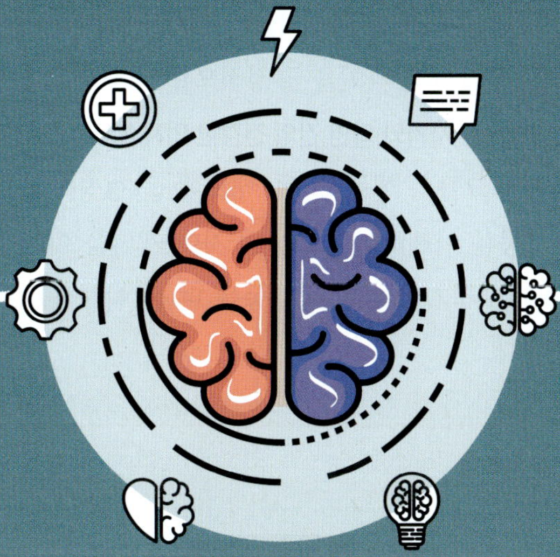

학습 목표

자기 개념과 자기 인식의 과정이 공감 능력의 기초가 되는 것을 이해하고 훈련할 수 있다.

학습 내용

1. 긍정적인 자아 인식
2. 자기 인식을 위한 의사소통

1 긍정적인 자아 인식

| 자아 개념(Self-concept)

자아 개념은 **개인이 스스로를 인식하고 이해하는 방식**을 나타내는 개념입니다. 자아 개념은 내면적인 성찰과 외부 세계와의 관계를 통해 형성되며, 개인의 이미지를 형성하는 데 영향을 미칩니다. 자아 개념은 변할 수 있으며 긍정적이거나 부정적으로 형성될 수 있습니다.

긍정적인 자아 개념은 개인이 **스스로를 의미있는 존재로 인식하는 것**입니다. 이러한 긍정적인 자아 개념을 가진 사람들은 자신과 타인을 긍정적으로 이해하고 받아들이는 경향이 있습니다. 그렇기 때문에 자아 개념은 **자기와 타인 간의 건강한 의사소통의 첫 단추**가 될 수 있습니다.

또한 개인의 자아 개념은 그들의 행동, 선택, 태도 등을 형성하고 영향을 미치는 중요한 요소입니다. 다른 사람의 행동을 이해하려면 그들의 자아 개념을 이해해야 합니다. 따라서 자아 개념을 이해함으로써 우리는 자기와 타인의 행동을 더 잘 이해하고 좀 더 존중하며 긍정적인 태도로 대할 수 있게 됩니다.

자아 개념의 구성요소

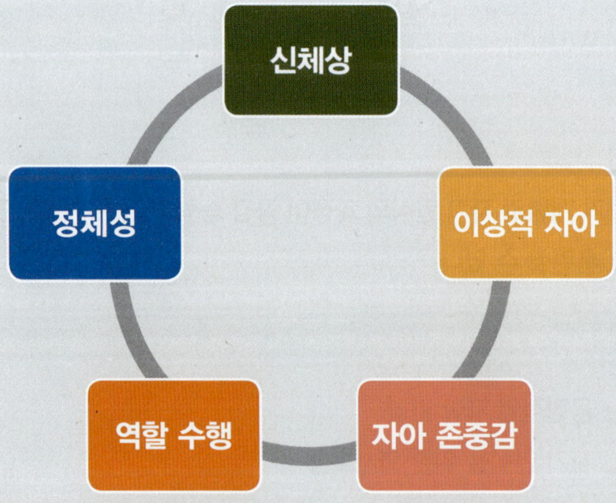
신체상
이상적 자아
자아 존중감
역할 수행
정체성

자아 개념은 여러 구성요소들로 이루어져 있으며, 주요 구성요소는 다음과 같이 설명할 수 있습니다.

- **신체상:** 개인이 자신의 신체에 대한 이미지를 형성하는 것입니다. 이는 개인의 외모, 체형, 건강 상태 등을 포함합니다.
- **이상적인 자아상:** 개인이 이상적으로 되고자 하는 자아의 모습에 대한 상상이나 희망을 의미합니다. 자신이 어떤 사람이 되고자 하는지에 대한 이상적인 상상을 포함할 수 있습니다.
- **자아 존중감:** 개인이 자신을 얼마나 존경하고 존중하는지에 대한 인식을 나타냅니다. 자아 존중감은 자기에 대한 긍정적인 태도와 자기 사랑을 의미합니다.
- **역할 수행:** 개인이 어떤 역할을 잘 수행하는지, 자신의 역할에 대한 자신감과 성취감을 나타냅니다. 역할 수행이 잘되면 자아 개념이 긍정적으로 형성될 수 있고, 역할 수행의 어려움이나 실패는 자아 개념에 부정적인 영향을 미칠 수 있습니다.
- **정체성:** 개인이 자신의 신원, 소속, 가치, 존재에 대한 이미지와 이해를 갖는 것을 의미합니다. 개인이 자기가 누구인지, 어떤 집단이나 사회에 속하는지, 자신의 가치와 목표에 대한 인식을 포함합니다.

이러한 구성요소들이 상호작용하면서 자아 개념이 형성되고 개인의 자아 인식에 영향을 미칩니다.

자아 존중감 척도*

(주어진 문장에 대한 동의 정도를 1부터 5까지의 숫자로 답변해주세요. 예를 들어, 숫자 1은 "전혀 동의하지 않는다", 숫자 5는 "매우 동의한다"를 의미합니다. 자신의 생각과 감정에 가장 가까운 숫자를 선택해 주세요.)

1. 나는 내가 다른 사람들처럼 가치 있는 사람이라고 생각한다.
2. 나는 좋은 성품을 가졌다고 생각한다.
3. 나는 대체적으로 실패한 사람이라는 생각이 든다.
4. 나는 대부분의 다른 사람들과 같이 일을 잘 할 수가 있다.
5. 나는 자랑할 것이 별로 없다.
6. 나는 내 자신에 대하여 긍정적인 태도를 가지고 있다.
7. 나는 내 자신에 대하여 대체로 만족한다.
8. 나는 내 자신을 좀 더 존경할 수 있으면 좋겠다.

9. 나는 가끔 내 자신이 쓸모 없는 사람이라는 느낌이 든다.
10. 나는 때때로 내가 좋지 않은 사람이라고 생각한다.

(3, 5, 9, 10은 부정 문항입니다. 점수를 역으로 환산하여 합산하세요. 총점이 높을수록 자아 존중감이 더 강하다고 볼 수 있습니다.)

*자료원: 임숙빈 외(2012), 간호 실무 의사소통, 자아존중감척도 48p

자기 인식(Self-awareness)

자기 인식은 **자신의 생각, 감정, 태도, 동기, 가치관, 신념, 편견, 한계 등을 알고 있는 것**을 의미합니다. 이는 **자신을 있는 그대로 인정하고 받아들이는 자기 수용을 포함**합니다. 자기 수용은 자기에 대한 긍정적인 자아 인식을 형성하고, 자신의 장단점을 인정하며 발전하는 것을 의미합니다.

또한 타인의 가치관과 생각, 감정을 이해하는 **공감 능력은 자기 인식을 기반**으로 합니다. 타인을 이해하는 과정을 통해 자신의 인식능력이 확장되고, 이는 다시 타인을 이해하는 데 반영됩니다. 상호작용을 통해 자기와 타인 사이에 건강한 의사소통과 관계가 형성되며, 서로를 이해하고 받아들이는 능력이 향상됩니다.

자기 인식과 타인의 이해는 서로 영향을 주고받으며 상호보완적인 관계를 가지고 있습니다. 이를 통해 자아의 성장과 개인적인 변화를 이끌어낼 수 있으며, 건강한 의사소통과 조화로운 관계를 구축할 수 있습니다.

자기를 인식하는 뇌, 인슐라(insula)

우리 뇌의 **인슐라**는 부위가 감정, 자아 인식, 인지 제어, 신체 감각 등 다양한 기능과 연관되어 있습니다. 인슐라는 **자아 인식과 관련된 정보를 처리**하고, **자기와 타인의 감정을 이해**하는 과정에 중요한 역할을 합니다.

인슐라는 자아와 관련된 감정 신호를 처리함으로써 개인이 자기 자신을 인식하고 감정을 인지하는 데에 기여합니다. 이는 **자기 수용**과 관련된 과정에서도 중요한 역할을 합니다.

또한 인슐라는 타인의 감정을 인식하고 **공감**하는 데에도 관여합니다. 타인의 감정을 이해하고 공감하는 능력은 상호작용과 의사소통에서 매우 중요한 역할을 하며, 이러한 능력을 발휘할 때 인슐라가 활성화됩니다.

Johari의 창

Johari 창은 1955년 루프트(Joseph Luft)와 잉엄(Harry Ingham)에 의해 개발되어 그들의 이름을 첫소리를 합쳐 **"Johari window" 또는 "마음의 창"**이라고 소개되었습니다. 이는 인간 상호작용과 의사소통에서 사용되는 도구로, 인간의 자기 인식과 타인의 인식을 이해하는 데에 도움을 줍니다.

Johari 창은 네 개의 영역으로 구성되어 있습니다:

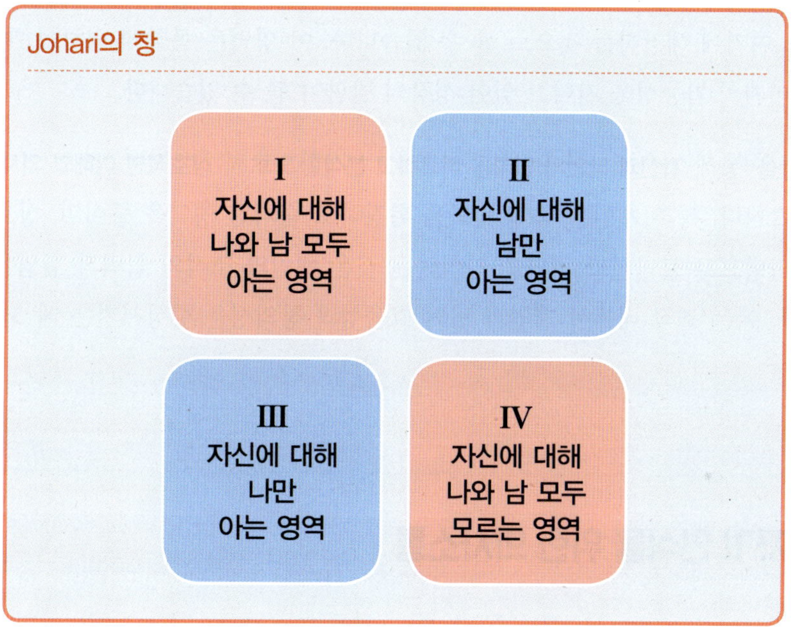

- **공개 영역(Open Area): 열린창–개방영역**이라고 부르기도 합니다. 자신과 타인이 공유하고 알고 있는 정보와 행동이 포함된 영역입니다. 즉, 자신의 행동과 타인에게 알려진 정보가 있는 영역입니다. 자기 이해, 자기 수용에 해당하는 의식적인 부분이며, 개방영역이 클수록 공감대 형성이 수월하고 인간관계가 원만할 수 있습니다.

- **무의식 영역(Blind Area): 보이지 않는 창–눈먼 영역**이라고 부르기도 합니다. 자신이 알지 못하고 타인만이 알고 있는 정보와 행동이 포함된 영역입니다. 즉, 자신이 인식하지 못하는 것을 타인이 인식하고 있는 영역입니다. 자신이 모르는 맹점, 또는 사소한 습관 등이 이에 속합니다. 자아도취적이거나 잘난 척하는 경우 자기 이해가 부족하여 이런 영역을 무시할 수 있습니다.

- **숨겨진 영역(Hidden Area): 숨겨진 창–감춘 영역**으로 부르기도 합니다. 자신만이 알고 있는 정보와 행동이 포함된 영역입니다. 즉, 자신이 타인과 공유하지 않는 정보나 감정 등이 있는 영역입니다. 자신 자신을 알고 이해하지만 수용하지 못한 부분이 이에 해당합니다. 이러한 영역에서 자기 은폐로 인한 불안과 긴장이 발생되며 충분히 자신의 능력을 발휘하기 어려워집니다.
- **알 수 없는 영역(Unknown Area): 암흑의 창–미지의 영역**이라고 부르기도 합니다. 자신과 타인 모두가 알지 못하는 정보와 행동이 포함된 영역입니다. 이 영역은 자아와 관련된 미확인이나 발견되지 않은 부분을 나타냅니다. 무의식도이나 어린 시절 심리적 외상 같은 부분도 여기에 해당하는 것으로 볼 수 있습니다. 이 영역은 통찰에 의하여 개방될 수 있으며, 미지의 가능성을 지니고 있어 성장의 발판이 될 수 있습니다.

Johari 창을 통해 **자신과 타인의 인식을 비교하고 분석**함으로써 **상호적인 이해와 의사소통을 촉진**시킬 수 있습니다. 특히 개인은 공개 영역을 확장하고 숨겨진 영역을 줄이며, 상호적인 신뢰와 이해를 바탕으로 블라인드 영역을 인식하는 것은 개인과 조직의 협력과 협업을 향상시킬 수 있습니다. 이는 조직 내에서 개인과 팀의 효율성과 창의성을 향상시키는 데 도움을 줄 수 있습니다.

2 자기 인식을 위한 의사소통

자기 인식 과정

자기 인식은 다양한 단계와 상호작용을 포함하는 과정입니다. 일반적으로, 다음과 같은 단계를 자기 인식의 과정으로 설명할 수 있습니다.

① **자신을 경청한다:** 자기 인식의 첫 번째 단계는 자기를 경청하는 것입니다. 이는 내부적인 성향, 감정, 욕망 및 생각과 같은 자기의 내면 세계를 주의 깊게 관찰하는 것을 의미합니다. 자기를 경청하면 자신의 가치, 욕구 및 감정을 이해하는 데 도움이 될 수 있습니다.

② **남의 말을 경청하고 타인으로부터 배운다:** 자기 인식은 자신의 경험이나 생각뿐만 아니라 다른 사람들의 의견과 경험을 수용하는 것도 포함합니다. 남의 말을 경청하고 타인의 이야기에 주의를 기울이면 새로운 관점과 아이디어를 얻을 수 있으며, 이를 통해 자신에

대해 새롭게 생각해볼 수 있습니다.

③ **자신을 표현하거나 자신의 중요한 측면을 남에게 나타내 보인다(자기 노출):** 자기 인식의 다음 단계는 자신을 표현하고, 자신의 중요한 측면을 남에게 보여주는 것입니다. 이는 자기 신념, 가치관, 역량 및 성격 특성을 타인과 공유하고 자기를 표현하는 것을 의미합니다 자기 노출을 통해 다른 사람들의 피드백을 받을 수 있으며, 이를 통해 자신의 강점과 개선해야 할 부분을 인식할 수 있습니다.

④ **피드백을 주고 받는다:** 자기 인식의 마지막 단계는 피드백을 주고받는 것입니다. 타인으로부터 피드백을 받으면 자신의 행동, 태도 또는 특성에 대한 외부적인 관점을 얻을 수 있습니다. 이를 통해 자기 인식을 향상시키고, 필요한 조치를 취할 수 있습니다. 또한 자신의 피드백을 다른 사람들에게 제공함으로써 타인의 성장과 발전에도 기여할 수 있습니다.

이러한 단계들은 상호작용하면서 자기 인식을 증진시키고, 개인의 성장과 발전을 도모하는 데 도움을 줄 수 있습니다. 자기 인식은 지속적인 과정이며, 경험과 상황에 따라 변화하고 발전할 수 있습니다.

자기 인식을 위한 효과적인 질문들

다음은 자기 인식을 촉진시키고 개인적인 성장을 도모할 수 있는 몇 가지 질문 예시입니다.

- 나는 누구인가요? 어떤 가치와 믿음을 가지고 있나요?
- 어떤 활동이나 일을 할 때 가장 기쁨을 느끼나요? 그 이유는 무엇인가요?
- 어떤 상황에서 슬픔을 느끼나요? 그 상황에 대한 반응은 어떤가요?
- 나에게 가장 중요한 가치나 원칙은 무엇인가요? 그것이 왜 중요한가요?
- 현재 꿈이나 목표는 무엇인가요? 어떻게 그 꿈을 실현하기 위해 노력하고 있나요?
- 10년 후에 나의 모습은 어떨 것 같나요? 어떤 성장과 발전을 이루고 있을 것으로 기대하나요?
- 나는 어떤 장점이나 능력을 가지고 있나요? 이러한 장점이 어떻게 나의 목표에 도움을 줄 수 있을까요?
- 어떤 경험 또는 도전을 통해 나 자신을 더 잘 이해하게 되었나요? 그 경험이 어떻게 나에게 영향을 미쳤나요?
- 나에게 있어서 가장 중요한 것은 무엇인가요? 이를 향해 어떻게 나아가고 있나요?
- 나는 어떤 가치나 영향력을 다른 사람들에게 전달하고 싶나요? 어떤 방식으로 그것을 실천하고 있나요?

이러한 질문들을 통해 자기 인식을 증진시키고 자신의 욕망과 가치를 더 잘 이해할 수 있습니다. 개인적인 성장과 발전을 위해 꾸준히 이러한 질문들을 고민하고 탐구해보는 것이 좋습니다. 또한 생애곡선이나 묘비 문구 작성하기, 나의 일생에 제목 붙이기 등 자신 이해를 돕는 도구들을 활용해보는 것도 추천합니다.

이런 질문들과 도구들로 자신이 답하기 어려웠던 질문이나 스스로에게 놀랄 만한 답변 등을 잘 숙고해보면서 이전에 몰랐던 자기 자신을 발견하고 이해할 수 있습니다. 또 그룹 토의를 활용하여 타인의 경우 인상적인 것 등을 평가해보는 것도 자기 인식을 향상시키는 좋은 방법입니다. 이러한 과정을 통해 자신의 가치와 이해를 더욱 확장시킬 수 있습니다.

의사소통의 노하우

〈긍정적인 사고 연습〉

- 자신의 기분을 있는 그대로 인정해 주세요.
- 자신을 긍정해주는 사람에게 피드백을 받으세요.
- 현재를 살아가세요.
- 자신이 하는 일에 의미부여를 하세요.

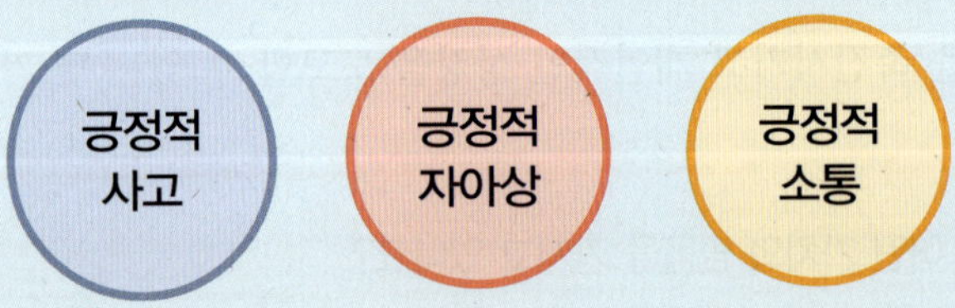

토의질문

잠시 시간을 내어, 자기 인식을 돕는 3가지 도구를 활용하여 자신의 삶을 돌아보세요.

■ 생애곡선(Life Line)

• 나는 몇 살까지 살 수 있을까? ______________________

• 지금까지 살아오면서 가장 기쁘고, 즐거웠던 경험 3가지 ______________________

• 지금까지 살아오면서 가장 힘들고, 괴로웠던 경험 3가지 ______________________

• 과거 현재 미래에 대한 인생 만족 곡선

+100 성공, 만족, 보람

0세 ______________________ ?세

−100 실패, 좌절, 실망

■ 묘비 문구 작성하기

■ 나의 일생에 제목 붙이기

13장

나와 타인을 이해하기

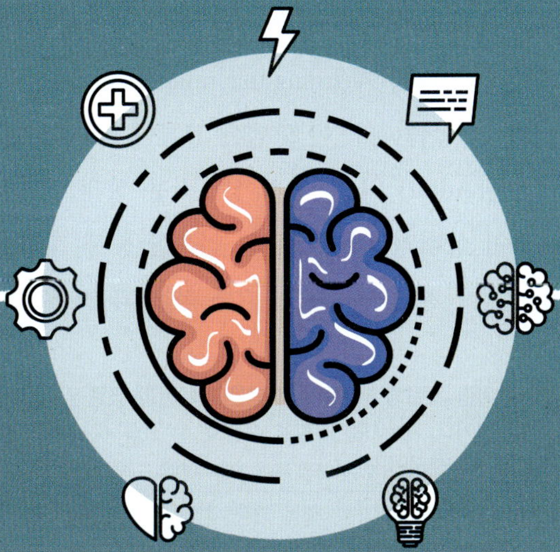

학습 목표

타인과의 상호작용에서 자신과 타인의 반응을 해석하고 대화의 역동을 이해하며, 적절한 반응을 적용할 수 있다.

학습 내용

1. Bern의 교류 분석의 활용
2. Satir의 의사소통 모형의 활용

1 Berne의 교류 분석의 활용

정신과 의사인 번(Eric Berne)은 1957년에 "교류분석(transactional analysis)"이라는 이론을 개발하였습니다. Berne은 교류분석을 통해 개인들의 상호작용을 분석하고, 개인들이 어떤 상태에 머물러 있는지 파악하여 개인의 사고와 행동, 그리고 대인관계를 개선하는 방법을 제안했습니다. 이 이론은 심리치료, 커뮤니케이션, 조직 개발 등 다양한 분야에서 활용되고 있습니다.

교류분석 이론에서는 사람들 사이에서 발생하는 모든 상호작용을 "**교류**(transaction)"라는 용어로 표현합니다. 이 교류는 삼자관계(triangular relationship)이나 부모-어린이 상호작용과 같은 다양한 형태로 나타날 수 있습니다. 이 모델은 교류에 참여하는 개인들이 "**부모**(Parent)", "**어린이**(Child)", 그리고 "**성인**(Adult)"의 세 가지 상호작용 상태를 가질 수 있다고 설정했습니다. 이 교류분석 모델은 자아 상태와 교류 패턴의 인식을 통해 개인이 자기 통제와 자율성을 높이며, 건강하고 친밀한 인간관계를 형성할 수 있도록 도와줍니다.

부모 상태 (Parent Ego State)	개인이 어린 시절에 부모로부터 받은 가치관과 행동 양식을 대변합니다. 이 상태에서 개인은 지시하거나 가르치는 역할을 수행할 수 있습니다. 부모 상태는 긍정적인 부모(positive parent)와 부정적인 부모(negative parent)로 나눌 수 있습니다.
어린이 상태 (Child Ego State)	개인이 어린 시절의 감정, 행동 패턴, 기억 등을 대변합니다. 이 상태에서 개인은 반복되는 어린이적 행동을 보일 수 있습니다. 어린이 상태는 맞서 싸우는 어린이(fighting child), 순종하는 어린이(compliant child), 자유로운 어린이(free child) 등으로 나눌 수 있습니다.
성인 상태 (Adult Ego State)	개인이 현재의 현실을 인식하고 분석하는 데에 사용하는 상태입니다. 이 상태에서 개인은 객관적이고 합리적인 판단을 할 수 있습니다.

번은 이러한 개념을 시각적으로 표현하기 위해 "**스크립트**(script)"와 "**자아 상태도**(ego state diagram)"라는 도식을 사용했습니다.

■ 스크립트(Script, 인생각본)

개인의 사고, 감정, 행동 패턴을 나타내는 스크립트는 **삶의 이야기나 드라마와 비슷한 구조**를 가지며, 과거의 경험과 사회적 영향으로 형성됩니다. 스크립트는 개인이 자신의 삶을 어떻게 이해하고 행동하는지를 나타냅니다. 예를 들어, "성공을 향한 노력과 자부심"이라는 스크립트를 가진 사람은 자신의 삶에서 성공적인 경험을 중시하고 이에 대한 자부심을 느낄 수 있을 것입니다.

■ 자아 상태도(Ego State Diagram)

자아 상태도는 개인의 자아 상태를 도식화하여 나타낸 것입니다. 일반적으로 삼각형으로 표현되며, 각 모서리에는 "성인(Adult)", "부모(Parent)", "어린이(Child)"라는 레이블이 표시됩니다. 각 모서리에 있는 도형은 해당 자아 상태에서의 사고, 감정, 행동을 나타내는 것입니다. 개인은 특정 상황에서 성인, 부모, 어린이 상태 중 하나로 대응할 수 있으며, 이러한 **상태 전환**은 교류 패턴에서 발생합니다.

번은 **자기와 타인 사이의 교류 패턴을 파악하고 개선**하는 것을 핵심 목표로 제시하였습니다. 이를 위해 개인은 자신의 스크립트와 자아 상태를 인식하고, 타인과의 교류에서 자신이 어떤 자아 상태에 머무르는지 파악해야 합니다. 이를 통해 개인은 자기의 교류 패턴을 자각하고 필요에 따라 변화시키는 데 초점을 맞출 수 있습니다.

■ 스트로크(Stroke)

스트로크는 교류분석에서 **상호작용에서의 긍정적인 인정과 표현**을 나타냅니다. 다른 사람으로부터 받는 인정, 관심, 지지, 반응 등의 스트로크는 우리의 삶에서 중요한 역할을 합니다. 스트로크는 **양의 스트로크**(positive stroke)와 **음의 스트로크**(negative stroke)로 나눌 수 있으며, 각각은 상대방에게 긍정적인 인정이나 부정적인 평가를 전달하는 것을 의미합니다. 스트로크는 우리가 다른 사람과의 상호작용에서 얻는 에너지와 만족감을 나타내는데, 건강한 인간관계에서는 상호적인 긍정적인 스트로크가 자주 교환되어야 합니다.

개인은 초기에 타인에 대한 믿음과 상호작용에서 스트로크를 경험하는 것을 기반으로 스크립트(인생각본)를 형성합니다. 이 스크립트(인생각본)는 개인의 생각, 감정, 행동 패턴을 지배하는 데 영향을 미칩니다.

어떤 방향으로, 어떤 종류의 스트로크를 주고 받을지에 따라 개인은 자기의 행동과 삶의 방향을 결정하게 되는데, 이는 개인의 인생의 질과 만족도에 영향을 미칠 수 있습니다.

교류분석은 이러한 스트로크의 중요성을 강조하고, 개인이 건강하고 의미 있는 인간관계를 형성하고 유지할 수 있도록 돕는 도구로 사용됩니다.

■ 게임(Game)

교류분석에서의 게임은 일상적인 인간관계에서 자주 반복되는, 의도적이고 예측 가능한 패턴을 의미합니다. 이러한 게임은 사람들 사이에서 **감정적인 에너지를 교환하는 방식**으로 이루어지며, 상호작용의 일부로서 특정한 목적과 패턴을 가지고 진행됩니다. 게임은 종종 감정적인 보상이나 스트로크를 얻기 위해 발생하며, **상호작용에 일종의 예측 가능한 재미 요소**를 더합니다. 교류분석에서는 게임을 인식하고 변화시킴으로써 보다 건강하고 진정한 인간관계를 형성할 수 있도록 돕습니다.

실제로 게임은 **종종 부정적인 의사소통 패턴**으로 나타나기도 합니다. 예를 들어, 말싸움이나 비판적인 언어를 사용하거나, 부정적인 논쟁을 좋아하는 등의 상호작용이 게임의 일부가 될 수 있습니다. 교류분석은 이러한 부정적인 게임을 인식하고 변화시킴으로써 보다 건강하고 의미 있는 인간관계를 형성하도록 돕습니다. 이를 통해 부정적인 의사소통 패턴을 탈피하고 긍정적인 스트로크와 상호작용을 강화할 수 있습니다.

■ 에고그램(Egogram)

개인의 자아 상태와 타인과의 교류 방식을 파악하는 도구입니다. 에고그램은 개인의 자아 상태를 그래프나 도표로 나타내어 보여줍니다. 에고그램을 이용하여 개인은 자신의 에너지 균형을 변화시키고, 더 좋은 의사소통과 관계 균형을 찾을 수 있습니다.

교류분석에서는 에고그램을 통해 개인의 심리적인 에너지와 힘의 역동을 그래프나 도표로 표현하여 개인의 행동 패턴과 에너지 균형 또는 불균형을 해석할 수 있게 합니다. 개인이 자기 자아 상태에 대한 인식을 높이는 것뿐 아니라, 타인과의 교류에서의 상호작용 방식을 이해하는 데 도움을 줍니다. 예를 들어, 자신의 행동이 어떻게 바뀌면 좋을지를 생각할 수 있으며, 자신이 특정한 부분에 고착되어 있거나 대화가 고착되어 있는 것을 인식할 수도 있습니다.

| 교류분석 모델

교류분석 모델을 삼자관계(triangular relationship)로 나타내면 다음과 같이 개인의 상태를 "부모(Parent)", "어린이(Child)", 그리고 "성인(Adult)"의 세 가지 중 하나의 상호작용 상태로 해석할 수 있습니다. 또 부모와 어린이는 세분화하여 부모는 **비판적 부모**(Critical Parent, CP)와 **양육적 부모**(Nirturing Parent, NP)로 나눌 수 있습니다. 어린이도 **자유로운 어린이**(Free Child, FC)와 **순응하는 어린이**(Adapted Child, AC)로 나눌 수 있습니다.

각각 상호작용 상태의 특징을 살펴보면 다음과 같습니다.

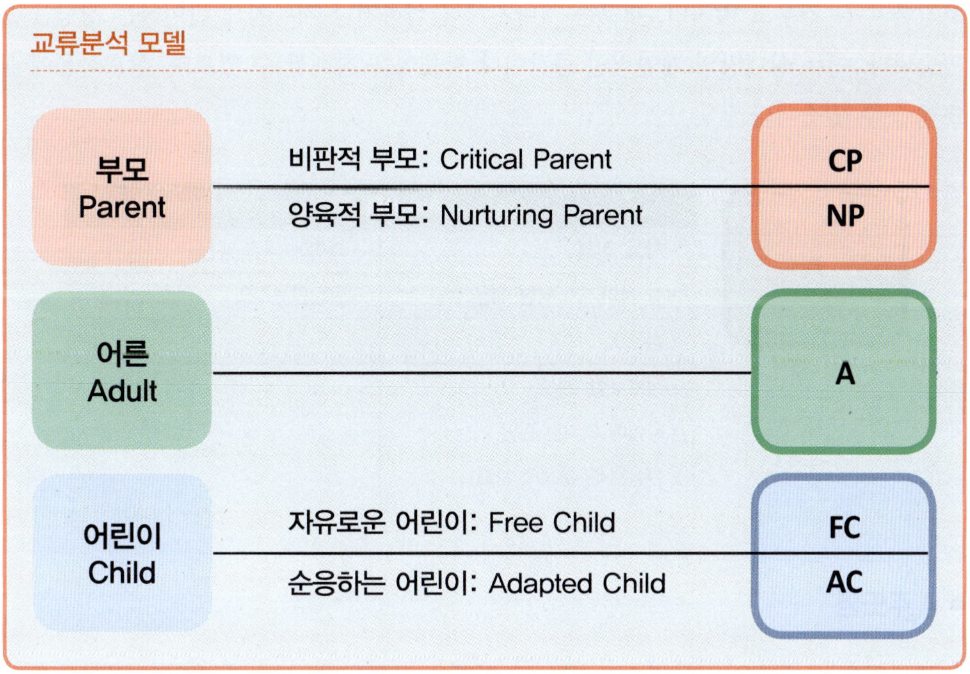

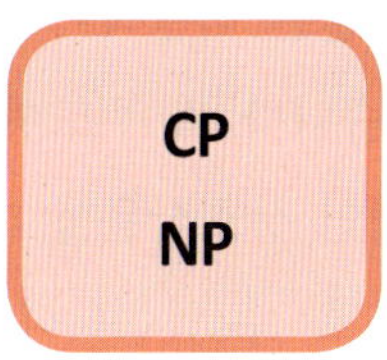

Parent의 특징			
CP		NP	
• 이상	– 비난, 질책	• 동정	– 과보호
• 양심, 도덕	– 강제	• 위로	– 응석 부림
• 정의감	– 편견	• 공감	– 묵인
• 권위	– 권력	• 보호, 관용	– 참견

■ CP 주도형

CP 주도형은 상대방을 비판하고 통제하려는 경향을 보입니다. 이러한 타입의 사람들은 다른 사람을 비판하거나 지시하는 것에 익숙하며, 자기 주장을 강조하고자 합니다. 이들은 자신의 의견이 옳다고 믿으며, 상대방을 통제하려고 할 수 있습니다. 이는 부정적인 상호작용을 초래할 수 있고, 상대방과의 관계에 긍정적인 영향을 미치기 어렵게 만들 수 있습니다.

■ NP 주도형

반면, NP 주도형은 이는 상대방에게 따뜻한 온정과 도움을 베풀려는 경향을 보입니다. 이러한 타입의 사람들은 다른 사람에게 관심과 돌봄을 주는 것을 좋아합니다. 그들은 상대방에게 호감을 주는 경우도 많지만, 때로는 지나치게 간섭하거나 지나치게 관여하는 경향을 보일 수 있습니다. 이는 상대방의 개인적인 공간이나 자율성을 침해할 수 있으며, 상호작용에 불편을 초래할 수 있습니다.

A

Adult의 특징	
• 지성, 이성	– 과학에 대한 맹신
• 잘 살아가기 위한 적응 수단	– 물질만능주의
• 컴퓨터	
• 정보수집, 계산 • 사실에 의거한 판단 • 현상분석, 분석적 사고	

■ A 주도형

A 주도형은 상대방을 사무적으로 대하는 경향을 보입니다. 이러한 타입의 사람들은 감정적인 측면을 덜 강조하고, 논리적이고 사실적인 접근을 선호합니다. 그들은 객관적이고 분석적인 태도를 가지며, 감정과 애정을 표현하는 데 어려움을 겪을 수 있습니다. A 주도형은 상대방과의 관계에서 온정과 애정이 결여될 수 있습니다. 그들은 감정적인 상호작용을 피하거나 제한하며, 상대방의 감정적인 요구에 대한 이해와 공감을 부족하게 할 수 있습니다. 이는 상호작용에서 냉담하게 느껴질 수 있고, 상대방에게 사무적인 태도를 보여줄 수 있습니다.

FC
AC

Child의 특징			
FC		AC	
• 천진난만	– 충동적	• 인내	– 주체성 결여
• 자유로운 감정의 표현	– 방종	• 감정의 억제	– 소극적
• 직관력	– 방약무인	• 타협, 신중	– 자기 속박
• 적극적 • 창조의 근원		• 타인의 기대에 부응 • 착한 아이	– 적개심 보존

■ FC 주도형

FC 주도형은 개방적이고 자유분방한 경향을 보일 수 있지만, 일반성이 결여될 가능성이 높다는 것을 의미합니다. 이러한 타입의 사람들은 자유로운 표현과 감정을 추구하며, 규칙과 제약을 피하는 경향을 보입니다. 그러나 그들은 때로 일반적인 사회 규범이나 상황에 대한 감각이 부족할 수 있습니다.

FC 주도형은 자유분방함이나 무책임한 행동을 보일 수 있으며, 일반적인 상황에서 예의나 적절한 행동이 부족할 수 있습니다. 이는 타인과의 상호작용에서 혼란이나 문제를 일으킬 수 있습니다. FC 주도형은 자기 표현과 자유로움을 존중하면서도, 일반적인 규칙과 사회적 상황에 대한 이해를 향상시킬 수 있도록 지원받아야 합니다.

■ AC 주도형

AC 주도형은 상대방의 눈치를 살피며 자신의 의견이나 주장을 나타내지 못하는 경향을 보입니다. 이러한 타입의 사람들은 상대방에게 기쁨을 주기 위해 조화를 추구하고, 충돌을 피하려는 경향을 보입니다. 그러나 그들은 자기 주장을 뒤로하거나 표현하지 못하는 경우가 많습니다.

AC 주도형은 자기 표현과 자신의 의견을 더 자주 표현할 수 있도록 도움이 필요할 수 있습니다. 이를 위해 AC 주도형은 자신의 의견과 주장을 타인에게 표현하는 방법을 배우고, 자기를 더욱 존중하며 표현할 수 있는 환경을 조성해야 합니다. 이를 통해 상호작용에서 더욱 활발하고 의미 있는 대화와 의사결정을 할 수 있습니다.

위 세 가지 상태 중 강하게 반응을 보이는 부분이 있는데, 이는 그 사람 특유의 사고나 행동패턴을 이루게 연관됩니다. 또는 특정 자아의 상태가 높은 경우, 필요한 상황마다 골고루 활용되지 못하고 한 가지로 치우쳐 부조화를 일으킬 수 있습니다.

구조분석의 적용

개인의 자아 상태의 변화와 조화를 위해 다양한 심리치료 기법과 접근법으로 활용하고 있는 **구조분석**은, 자아 상태에 초점을 두는 교류분석과는 달리, 개인의 내적 구조를 이해하고 분석하기 위한 접근법입니다. 구조분석은 개인의 언어, 비언어적인 신호, 개인의 생활사, 그리고 타인의 반응을 관찰하여 개인의 자아 상태와 상호작용 패턴을 분석합니다.

개인의 내적 구조를 이해하고 분석하는 구조분석 기법을 **교류분석에 접목**하여 교류분석의 인간관계와 커뮤니케이션 관점을 분석하는 것으로 개인의 교류패턴과 상호작용을 보다 깊이 이해하고 개선하는 데에 도움을 줄 수 있습니다.

예를 들어, 다음과 같은 언어적 분석의 항목을 고려하여 상호작용의 특성과 의미를 이해하고, 개인의 의사소통 스타일과 패턴을 파악하여 개선할 수 있습니다.

- 대화 구조
- 의사소통 양식
- 화행분석
- 언어적 의미 해석
- 비언어적 신호
- 상호작용 패턴

언어적 상호교류 분석의 예 – 세 가지 자아 상태에 따라 나타나는 언어적 표현

부모 Parent

- **비평하는 언어**
  예 잘했다. 나쁘다. 그렇게 하면 어떻게?
- **강요하는 언어**
  예 결코, 해야 한다. 해서는 안 된다.
- **명령하는 언어**
  예 해라. 하지 말아라.
- **훈계하는 언어**
  예 몇 번 말했다. ~하셔야죠.
- **지지하는 언어**
  예 잘 하셨어요.
- **동조를 구하는 언어**
  예 하지요? 그렇지요?

어른 Adult

- **현실에 대한 객관적인 인식의 언어**
  예 네 알고 보니 그렇군요.
- **정보수집의 언어**
  예 육하원칙
- **추정이나 예측의 언어**
  예 아마 ~일 것이다.
- **의견 제시의 언어**
  예 내 의견~ 입니다.
- **정보제공**
  예 혈압이 120~80입니다.

	• **문제 해결 언어** 예 ~하니 ~하면 어떨까요? • **질문이나 설명의 언어** 예) 그것은 ~입니다.
어린이 Child	• **투사하는 언어** 예 ~때문에 그랬어. 의사가 ~하니까 이렇게 되었어. • **거부하는 언어** 예 안 해. 안 하면 안돼? • **요구하는 언어** 예 해줘요. • **순종적인 언어** 예 네에. • **불안, 감정의 표현** 예 악! 근심, 긴장, 공포 등을 담은 언어적 표현 • **소망하는 언어** 예 ~하면 될 거야. • **흥분하는 언어** 예 떠들썩하고 요란한~ 언어적 표현 • **탐색하는 언어** 예 저게 뭐야?

성장을 위한 교류분석의 활용

① **바람직한 에고그램**을 만들기 위해서는 다음과 같은 특징을 갖는 **종모양이나 평평한 에고그램**을 추구해야 합니다.

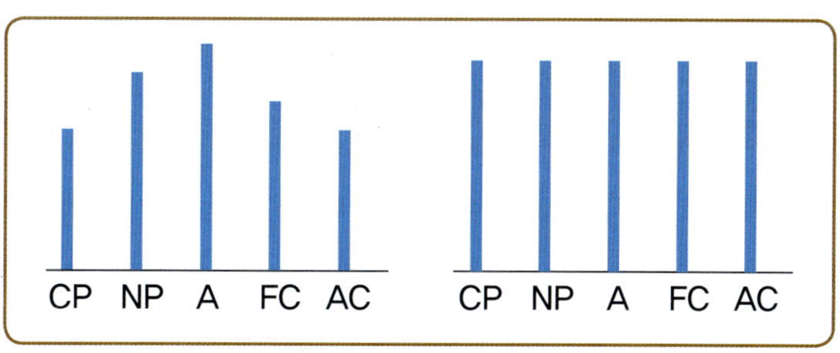

바람직한 에고그램을 만들기 위한 가이드

에고그램은 자신의 건강한 상태와 균형을 나타낼 수 있습니다. 다음과 같은 요소들을 염두에 두고 자기 자신을 이해하고 변화시키는 과정을 통해 바람직한 에고그램을 만들어 나갈 수 있습니다.

1. **자기 자신과 타인에게 적절한 스트로크를 주고받는다:** 상호작용에서 긍정적인 스트로크를 주고받음으로써 감정적인 만족과 균형을 유지합니다.
2. **자율성을 갖고 행동한다:** 자신의 생각과 가치를 존중하며 자유롭게 행동합니다. 타인의 영향을 받지 않고 자기의 선택과 책임을 집니다.
3. **적절한 경계를 설정한다:** 자신과 타인 사이의 경계를 인식하고 존중합니다. 상호관계에서 필요한 거리와 개인적인 공간을 존중하며, 타인의 경계도 인정합니다.
4. **긍정적인 자기 이미지를 가진다:** 자신에 대한 긍정적인 자아상을 가지고 자신을 인정하고 사랑합니다. 자기에 대한 자신감과 존중을 갖습니다.
5. **타인과의 친밀한 관계를 형성한다:** 건강한 에고그램은 타인과의 친밀한 관계를 형성하고 유지하는 데 중점을 둡니다. 서로에게 따뜻한 마음을 가지고 스트로크를 주고받으며 서로를 지원하고 배려합니다.

② **긍정적인 스트로크를 개발**하기 위해 **자아와 타인을 긍정적으로 받아들이는 태도**를 갖는 것은 매우 중요합니다. 자기 자신에 대한 긍정적인 자아상을 갖고, 타인에게도 긍정적으로 접근하며 상호 간의 지원과 인정을 표현하는 스트로크를 주고받는 것이 바람직합니다.

긍정적인 스트로크 개발하기

"I'm OK.-You are OK."

상호 간의 긍정적인 자아 상태를 나타냅니다. 자신과 상대방 모두가 자신에게 긍정적이고, 상대방에게도 긍정적으로 접근하는 태도를 갖고 있습니다. 이는 상호 간에 존중과 인정을 표현하는 것을 의미합니다. 상호 간의 긍정적인 스트로크를 주고받으며 서로를 지지하고 격려하는 관계를 형성합니다.

"I'm not OK.-You are not OK."

자아 상태가 부정적인 상태를 나타냅니다. 자신과 상대방 모두가 자신에게 부정적이며, 상대방에게도 부정적으로 접근하는 태도를 갖고 있습니다. 이는 서로에게 부정적인 스트로크를 주고받으며 상호 간의 갈등과 불화를 야기할 수 있습니다.

"I'm OK.-You are not OK."

자신에게 긍정적인 자아 상태를 가지고 있지만, 상대방을 비판적이거나 부정적으로 바라보는 태도를 나타냅니다. 자신은 자신을 긍정적으로 인식하고 받아들이지만, 상대방을 부정적으로 보고 통제하려는 경향을 가지고 있습니다. 이는 상호 간의 균형이 깨지고 상호작용이 부정적으로 이루어지는 것을 의미합니다.

"I'm not OK.-You are OK."

자신에게 부정적인 자아 상태를 가지고 있으며, 상대방을 긍정적으로 보고 인정하는 태도를 나타냅니다. 자신은 자신을 부정적으로 인식하고 받아들이지만, 상대방을 긍정적으로 보고 도움을 주려는 경향을 가지고 있습니다. 이는 자신에 대한 자기 비하와 상대방에 대한 적극적인 도움 제공이 혼재한 상황을 나타냅니다. 이러한 상황은 건강하지 않은 에고그램 상태를 나타내며, 상호 간의 의사소통과 관계에 부정적인 영향을 미칠 수 있습니다.

상호 간의 긍정적인 자아 상태를 추구하고, 상대방을 존중하고 인정하는 태도는 긍정적인 스트로크를 일으키며, 상호 간의 긍정적인 스트로크 또한 자신과 타인에게 긍정적인 마음을 갖는 선순환이 일어납니다.

③ **부정적인 스트로크의 교환을 의식적으로 피하는 것**은 건강하고 건설적인 관계 구축을 위해 중요합니다. 부정적인 스트로크는 상대방을 상처입히고 갈등을 조장할 수 있으며, 긍정적인 관계 구축을 방해할 수 있습니다.

④ **시간의 구조화 이론**을 활용하여 **스크립트(인생각본, 인생 또는 매일의 시간의 사용방법)**를 써볼 수 있습니다. 이를 바탕으로 일상에서 중요한 우선순위를 설정하고, 시간을 효율적으로 관리함으로써 더 의미 있는 경험을 할 수 있고 진정으로 가치 있는 활동이나 관계에 시간을 할애할 수 있습니다.

시간의 구조화와 스트로크 교환의 밀도

시간의 구조화는 개인의 시간 사용 방법에 대한 이론이며, 다양한 측면을 고려하여 시간을 조직화하고 활용하는 것을 말합니다.

여러 요소 중에서 "폐쇄", "의식", "잡담", "활동", "게임", "친밀"이라는 6가지 종류의 시간 사용 방법을 갖고 있습니다.

- **폐쇄**: 자폐적이며 다른 사람과의 스트로크 교환이 없는 상태입니다. 이는 소외감이나 고립된 상태를

의미할 수 있습니다.

- **의식**: 종교적인 의식이나 예배와 같은 의미로 사용되는 시간입니다.
- **잡담**: 심심풀이나 대화를 통한 소소한 이야기에 시간을 할애하는 것을 의미합니다.
- **활동**: 다양한 활동에 시간을 사용하는 것으로, 운동, 취미, 일 등 다양한 활동을 포함합니다.
- **게임**: 게임 분석에서 다루는 것처럼, 사람 사이에서 반복되는 나쁜 버릇이나 불쾌한 감정에 빠져들어 시간을 소비하는 상황을 의미합니다.
- **친밀**: 가족이나 연인과의 밀접하고 상호작용이 많은 스트로크 교환을 포함한 시간입니다.

시간의 구조화 이론은 개인이 자신의 시간을 더 의미있게 활용하고, 불필요한 스트로크 교환을 줄이고, 자신의 삶에 창조적인 요소를 추가하기 위해 도움을 줄 수 있습니다. 이를 통해 더 의미 있는 일상을 구축하고 개인의 성장과 발전을 이룰 수 있습니다.

예를 들어, 게임은 반복되는 불쾌한 감정에 빠져들어 자신의 매일을 보내는 방식으로 이해됩니다. 이러한 상황에서 시간의 구조화 이론은 게임에서 벗어나 전향적이고 창조적인 일상을 살기 위해 개인의 시간 사용 방법을 분석하고 개선하는 것을 목표로 합니다.

시간의 구조화를 통해 개방성, 깊은 대화, 스트로크 강도, 심리적 위험과 같은 다양한 측면을 고려하면서 자기 발전과 더 건설적인 관계 형성을 위한 방향을 제시할 수 있습니다.

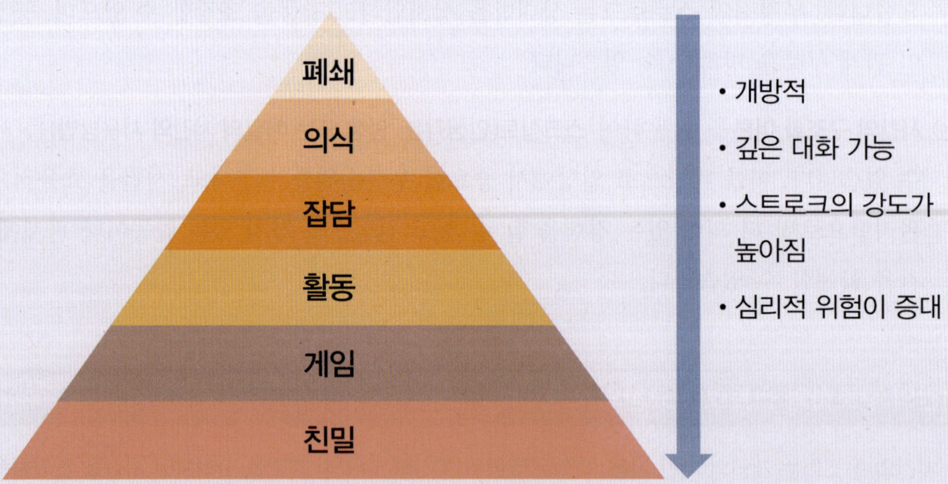

2 Satir의 의사소통 모형의 활용

심리치료사이자 가족치료의 선구자로 알려진 사티어(Virginia Satir)는 1972년에 본인의 이름으로 "Satir 의사소통 모형"을 제시하였습니다. Satir의 의사소통 모형은 가족 및 대인 관계에서 발생하는 문제와 그 해결을 이해하기 위해 개발되었으며, 모형은 의사소통의 핵심 원리와 패턴을 설명하고, 인간관계의 질을 향상시키기 위한 방법을 제시합니다.

Satir의 의사소통 모형의 주요 구성요소

Satir의 의사소통 모형은 다음과 같은 주요 구성요소로 이루어져 있습니다.

- **Self(자아)**: 개인의 자아 감각과 인식, 내적 자아 상태 등을 포함합니다.
- **Communication(의사소통)**: 의사소통의 과정과 방법을 나타냅니다. 말과 비언어적인 요소들을 통해 정보와 감정을 전달하고 받는 과정입니다.
- **Congruence(일관성)**: 일관성을 나타냅니다. 말과 행동이 일치하는 상태를 의미하며, 이는 의사소통의 신뢰성과 효과성에 중요한 역할을 합니다.
- **Validation(검증)**: 상호적인 스트로크 교환을 통해 상대방을 인정하고 존중하는 과정입니다. 상대방의 감정과 경험을 수용하고 이해함으로써 의사소통의 품질을 향상시킵니다.
- **Growth(성장)**: 상호작용과 의사소통을 통해 개인과 관계가 발전할 수 있는 기회를 제공합니다.

Satir의 의사소통 모형은 의사소통의 여러 핵심 개념들을 종합적으로 포함하고 있으며, 의사소통의 문제점을 파악하고 해결하기 위한 접근 방식을 제시합니다. 사티어는 개인과 가족 간의 의사소통을 개선하고 조화롭고 건강한 관계를 형성하기 위해 이 모형을 활용했습니다. Satir의 의사소통 모형은 심리치료, 가족치료, 대인관계 개발 등 다양한 분야에서 응용되고 연구되었습니다.

Satir의 의사소통 모형은 중요한 개념으로 다음과 같은 점을 강조합니다.

➢ **모든 인간은 성장과 완성을 위해 긍정적인 에너지를 가지고 있다.**

인간은 자아 강화와 성장을 위한 긍정적인 에너지를 활용하여 관계를 향상시키고 개인의 삶을 발전시키는 방향으로 이끕니다.

➢ **자존감과 자기 가치감은 인간의 기본 욕구이며 자라면서 발전한다.**

개인은 스스로를 인정하고 사랑하며, 자존감과 자기 가치감을 발전시켜 나갑니다. 이는 인간의 성장과 완성을 위한 필수적인 요소입니다.

➢ **스트레스나 자존심, 자기 가치를 보호하기 위해 의사소통에서 역기능적인 패턴이 나타날 수 있다.**

예를 들어, 자기를 방어하거나 공격적인 태도를 취하는 등의 행동이 이에 해당합니다. 이러한 역기능적인 대처 방식은 관계의 질을 저하시킬 수 있습니다.

이 모형은 역기능적 대처 방법을 변화시켜 높은 자존감의 상태에서 자신을 돌보고 성장할 수 있도록 돕는 것을 올바른 방향으로 제시합니다.

Satir의 5가지 의사소통 유형

Satir의 의사소통 모형에서는 다섯 가지 의사소통 유형이 있습니다. 이러한 유형들은 사람들이 상호작용하고 의사소통할 때 보이는 특정한 방식을 나타냅니다. 아래에 각 의사소통 유형을 설명합니다.

5가지 의사소통 유형

기능적	역기능적			
일치형	회유형	비난형	초아성형	산만형

① 일치형

이 유형에서는 개인이 솔직하고 직접적으로 자신의 감정과 의견을 표현합니다. 상대방과 솔직하게 대화하며 서로를 이해하고 조화롭게 해결하려는 의지를 가지는 특징이 있습니다. 이는 건강하고 개방적인 의사소통을 촉진하는 방법입니다.

② 회유형

이 유형에서는 개인이 자신의 의견을 억제하고 다른 사람을 기쁘게 하기 위해 동의하거나 순응합니다. 자기를 무시하고 상대방의 요구나 기대에 맞추는 경향이 있습니다. 이는 충돌을 회피하고 상대방의 허락과 인정을 받기 위한 전략입니다.

③ **비난형**

이 유형에서는 개인이 다른 사람을 비난하고 책임을 돌리는 경향이 있습니다. 자신의 부정적인 감정이나 실패를 외부 요소나 다른 사람에게 돌리는 것이 특징입니다. 이는 자기 방어를 위한 방법으로 사용될 수 있습니다.

④ **초아성형**

이 유형에서는 개인이 사실과 논리에 주로 의존하여 의사소통합니다. 감정적인 요소를 배제하고 상황을 분석하고 문제를 해결하려는 경향이 있습니다. 이는 객관적이고 분석적인 접근을 선호하는 사람들에게 흔히 볼 수 있는 유형입니다.

⑤ **산만형**

이 유형에서는 개인이 주제나 문제를 피하고 주의를 다른 곳으로 돌리려는 경향이 있습니다. 유머나 사소한 이야기로 주의를 돌리고, 감정적으로 불편한 상황을 회피하려는 특성이 있습니다.

이 다섯 가지 의사소통 유형은 사람들이 의사소통을 할 때 보이는 다양한 방식을 나타냅니다. 사티어는 이러한 유형들 중에서 솔직하고 조화로운 의사소통인 **일치형을 권장**하며, 상호적인 스트로크 교환과 자아 인정이 중요한 역할을 한다고 강조했습니다.

Satir의 일치적 의사소통의 기법들

사티어는 상호작용하는 개인이 다른 사람과의 의사소통에서 다음과 같은 요소를 고려해야 한다고 강조했습니다. 이러한 요소들은 상호작용하는 개인이 의사소통을 향상시키고 상대방과의 관계를 개선하는 데 도움을 주는 중요한 원칙들입니다.

- **선택적인 반응**: 개인은 자신이 어떻게 반응할지 선택할 수 있다는 것을 인식하고, 상황에 맞게 적절한 반응을 선택합니다.
- **내면의 경험과 접촉**: 개인은 현재 내면에 진행되고 있는 기대, 인식, 감정과 접촉합니다. 이를 통해 자기를 이해하고 다른 사람과의 의사소통에 반영할 수 있습니다.
- **설명적인 언어**: 판단적인 언어보다는 설명적인 언어를 사용하여 자신의 메시지를 전달합니다. 이는 상대방의 이해를 돕고 더 나은 의사소통을 이끌어냅니다.

- **타인의 반응과 내면의 경험 공유:** 타인의 반응을 읽고 이해하는 동시에 내면에서 일어나고 있는 것들을 나누어 공유합니다. 이는 상호 간의 이해와 공감을 촉진합니다.
- **물리적 거리와 접촉:** 타인과의 접촉 시 물리적 거리와 상대의 눈높이 수준을 고려합니다. 이는 상대방과의 관계를 존중하고 편안한 의사소통을 가능하게 합니다.

성장을 위한 일치적인 의사소통 기법은 개인이 자기 자신과 타인, 그리고 주변 상황과의 관계에서 성장하고 발전하기 위해 활용하는 방법들을 의미합니다. 이를 위해 다음과 같은 단계들을 거치는 것이 중요합니다.

이러한 일치적인 의사소통 기법은 개인이 자기 자신과 타인, 그리고 주변 세계와 조화롭게 상호작용하며 성장하고 발전할 수 있는 기반이 됩니다. 이를 통해 더욱 의미있는 삶을 살고, 자아실현과 성공을 이룰 수 있습니다.

성장을 위한 일치적 의사소통 기법의 활용

1단계: 자신의 감정과 신체 메시지를 인정하고 수용

이 단계에서는 자기 자신의 감정과 신체적인 반응을 인식하고 수용합니다. 이는 자기 자신을 이해하고 자기에게 관심을 기울이는 출발점입니다.

2단계: 인식을 변화시키고 다른 사람에게 투사하고 충족하지 못한 기대에서 벗어남

이 단계에서는 자신의 인식을 변화시키고, 다른 사람에게 자신의 내면을 솔직하게 표현합니다. 또한 자신이 가진 충족되지 못한 기대나 요구에서 벗어나고 새로운 관점과 방향을 모색합니다.

3단계: 인간 내면의 생명력을 인정

이 단계에서는 자기와 타인, 현실의 상황에만 국한되지 않고, 인생의 의미, 삶의 가치, 세상과 우주의 이치와 창조력에 대해 자각하고 인정합니다. 이는 개인의 내면에 내재한 생명력과 창의력을 발휘하고 성장의 기회를 찾는 데 도움을 줍니다.

토의질문

Berne의 교류분석은 긍정적인 스트로크 개발을 통해 건강한 의사소통으로 발전할 수 있다고 하였습니다. 평소 자신이 자신과 타인을 긍정/부정하는지 평가해봅시다. 다음 4가지 중 나는 어떤 태도를 주로 가지나요?

주요 참고문헌

- 안상윤 외/New 보건의사소통 (3판)/보문각/2020 [1, 2, 3, 4, 5, 6, 7, 8, 9, 10, 11장]
- Laurie Kelly McCorry and Jeff Mason/(역) 나희자 외/Communication skills for Health Professional, 보건의료전문가를 위한 의사소통 기술/바이오사이언스/2014 [1, 2, 3, 4, 5, 6, 7장]
- Margaret Lloyd and Robert Bor/(역) 김 선 외/Communication skill for Medicine, 의료커뮤니케이션(2판)/2008 [1, 4, 10, 11장]
- Michael P. Pagano/Health Communication for Health Care Professionals: An Applied Approach/Springer Publishing Company/2017 [2장]
- 한금선 외/의사소통과 인간관계론(4판)/고문사/2018 [3, 6, 8, 10, 11, 12, 13장]
- Joseph Telushkin/(역) 이주만/Words That Hurt, Words That Heal: How to Choose Words Wisely and Well, 힘이 되는 말, 독이 되는 말/마일스톤/2019 [7장]
- 남철현 외/보건의사소통론/계축문화사/2013 [8, 9장]
- 전국대학보건관리학교육협의회/보건교육사를 위한 보건의사소통(2판)/한미의학/2011 [8장]
- 전은희 외/갈등에 대한 개념 분석/정신간호학회지, v9, no.2/2000 [9장]
- 임숙빈 외/간호 실무 의사소통/엘스비어코리아/2012 [12, 13장]
- Don Rochard Risso, Russ Hudson/(역) 주혜명/The wisdom of Enneargram, 에니어그램의 지혜/한문화/2015 [12장]
- Joseph Luft and Harry Ingham/The Johari window, a graphic model of interpersonal awareness/Proceedings of the Western Training Laboratory in Group Development: Univ. of California /1958 [12장]
- William Glasser/Choice theory: a new psychology of personal freedom/HarperPerennial/1999 [12장]
- Alexander Thomas and Stella Chess/Temperament and Development/Brunner/1977 [12장]
- Carl R. cRogers/The Characteristics of a Helping Relationship/Personnel and Guidance Journal/37, no. 1/1958 [13장]
- Carl R. Rogers/The development of human resources/Counseling and values, v16, no.3/1972 [13장]
- Robert R. Carkhuff and Bernard G. Berenson/Beyond counseling and therapy/Canadian counsellor, v3, no.2/1967 [13장]

기타 참고자료

- GPT-3.5, an AI language model by OpenAI(https://chat.openai.com/)
- 위키백과 (https://ko.wikipedia.org/)
- ITWORLD 2009.07.17. 기사(https://www.itworld.co.kr/news/)
- 사이언스타임즈 2008.01.17.; 2009.02.17 기사(https://www.sciencetimes.co.kr/news/)
- 동아일보 2012.5.9. 기사(https://www.donga.com/news/)
- WEEKLY BIZ 2020.5.1.5 기사(https://weeklybiz.chosun.com/)
- 세바시 174회 프레젠테이션은 커뮤니케이션이다 I 정진호 프레젠테이션 전문가 (https://app.getpocket.com/read/197349044)
- 김교수의 세 가지; 직장, 대학에서의 ppt 자료, 내용 있게 빨리 잘 만드는 법 (https://www.youtube.com/watch?v=Fq5tXqICkFM)
- 김교수의 세가지; ppt로 발표 잘 하는 법 (https://www.youtube.com/watch?v=67UhmKDKiIA)
- Made to Stick by Dan & Chip Heath: Animated Book summary (https://www.youtube.com/watch?v=_sAFPDZjlSg)
- 임창희 저/조직행동/비엔엠북스/2018
- Graham et al. Cognitive word use during marital conflict and increases in proinflammatory cytokines. Health Psychol. 2009 Sep; 28(5): 621-30
- Christine Porath/ presentation: "Why being respectful to your coworkers is good for business"/2018 TED (https://www.ted.com/talks/christine_porath_why_being_respectful_to_your_coworkers_is_good_for_business)
- 통계청(https://kostat.go.kr)Dailymedi 2010.02.19. 기사 (https://dailymedi.com/news/news_view.php?wr_id=713116)
- Babara Jo Brothers/Virginia Satir: Foundational Idea/Journal of Couples therapy, v2, no.1 /1991
- 김옥희, 박미하/교류분석의 의사거래 유형과 Satir의 의사소통 유형 비교/교류분석연구, v2, no.1/2011

이미지 출처

- https://pixabay.com https://www.google.com/imghp
- https://www.gogung.go.kr/gogung
- https://www.koreatriptips.com
- https://www. icon-library.com
- https://kingscampsandfitness.com
- https://www.cleanpng.com
- https://iconscout.com
- https://3.bp.blogspot.com
- https://www.pngwing.com
- https://img.pngio.com
- https://www.pngegg.com
- https://www.clipartmax.com
- https://clipartstation.com
- https://webstockreview.net
- https://www.freepik.com
- https://unsplash.com/https://brandbrief.co.kr
- https://gae9.com
- https://www.news1.kr
- https://image.flaticon.com
- https://img.vogue.co.krhttps://miro.medium.com
- 신유근(2005), 인간존중의 경영, 다산출판사, 294p
- https://www.kscoramdeo.com/, 김윤하 작
- https://www.youtube.com/watch?v=Vt3TLQGoTKo&feature=youtu.be, 옥이샘 작, 열한 살 감정툰 (창비, 2021)
- Simone Schnall, Jean Roper and Daniel M.T. Fessler Elevation Leads to Altruistic Behavior, Psychological Science 2010 21: 315
- https://t1.daumcdn.net/cfile/blog/013CAD3E517E460032?original

영상 출처

- https://www.youtube.com/watch?v=hAHQxE_BcuQ
- https://www.youtube.com/ watch?v=yWYGjUeN93A
- https://www.youtube.com/watch?v=XAxg-5ZBpP0